临床影像病例点评系列
Case Review Series

Vascular and Interventional Imaging : Case Review
血管与介入影像病例点评 170 例

（第 3 版）

原　著　［美］Wael E. Saad

　　　　［美］Minhaj S. Khaja

　　　　［美］Suresh Vedantham

主　译　张子曙　王宏宇

副主译　马　聪　吴　静　肖煜东

译　者（按姓名汉语拼音排序）

陈　柱（中南大学湘雅二医院）　　　　吴　静（中南大学湘雅二医院）

范　力（中南大学湘雅二医院）　　　　吴　鹏（中南大学湘雅二医院）

胡　超（中南大学湘雅二医院）　　　　肖煜东（中南大学湘雅二医院）

刘　欢（中南大学湘雅二医院）　　　　杨　笙（中南大学湘雅二医院）

马　聪（中南大学湘雅二医院）　　　　张　斌（中南大学湘雅二医院）

王宏宇（北京大学首钢医院）　　　　　张子曙（中南大学湘雅二医院）

北京大学医学出版社

XUEGUAN YU JIERU YINGXIANG BINGLI DIANPING 170 LI（DI 3 BAN）

图书在版编目（CIP）数据

血管与介入影像病例点评 170 例：第 3 版 /（美）瓦
埃勒·E.萨阿德（Wael E. Saad），（美）明哈杰·S.卡哈
（Minhaj S. Khaja），（美）苏雷什·威丹特曼
（Suresh Vedantham）著；张子曙，王宏宇主译. —
北京：北京大学医学出版社，2021.5
书名原文：Vascular and Interventional Imaging:
Case Review, 3e
ISBN 978-7-5659-2315-9

Ⅰ.①血…　Ⅱ.①瓦…②明…③苏…④张…⑤王…　Ⅲ.①血管疾病 – 介入性治疗 – 病案 – 分析　Ⅳ.
① R543.05

中国版本图书馆 CIP 数据核字（2020）第 223791 号

北京市版权局著作权合同登记号：图字：01-2020-7378

ELSEVIER

Elsevier (Singapore) Pte Ltd.
3 Killiney Road, #08-01 Winsland House I, Singapore 239519
Tel: (65) 6349-0200; Fax: (65) 6733-1817

Vascular and Interventional Imaging: Case Review, 3rd edition
Copyright © 2016 by Elsevier, Inc. All rights reserved.
Previous editions copyrighted 2010, 2004
ISBN-13: 978-1-4557-7630-6

血管与介入影像病例点评 170 例（第 3 版）

主　　译：张子曙　王宏宇
出版发行：北京大学医学出版社
地　　址：（100191）北京市海淀区学院路 38 号　北京大学医学部院内
电　　话：发行部 010-82802230；图书邮购 010-82802495
网　　址：http://www.pumpress.com.cn
E-mail：booksale@bjmu.edu.cn
印　　刷：北京强华印刷厂
经　　销：新华书店
责任编辑：赵　欣　　责任校对：靳新强　　责任印制：李　啸
开　　本：889 mm×1194 mm　1/16　印张：36　字数：1050 千字
版　　次：2021 年 5 月第 1 版　2021 年 5 月第 1 次印刷
书　　号：ISBN 978-7-5659-2315-9
定　　价：280.00 元

版权所有，违者必究
（凡属质量问题请与本社发行部联系退换）

介入放射学在影像医学中是一个相对年轻的学科，它发展迅速，几乎涵盖了所有的人体器官和系统，各种介入新技术不断涌现，呈现层出不穷的发展态势，患者对介入放射学的需求也日益增加。因此，介入放射学专业人才的培养显得非常重要。

Case Review 系列中的血管与介入影像分册是美国医学影像学住院医师的经典培训书籍，也是我在美国接受医学影像学培训时阅读的第一本教材。它由约翰·霍普金斯大学医学院医生会同美国多家大型医院的介入放射学教授共同编撰。

我们翻译的 *Vascular and Interventional Imaging：Case Review* 第 3 版通过从 170 个更新的或新加入的病例中获得新的视角，主要反映血管和介入影像的基础知识和进展，包括门静脉高压、主动脉疾病、介入肿瘤学、外周动脉疾病和复杂静脉等，内容系统全面，具有很强的实用性。每个病例包含临床相关图像、选择题、答案、讨论、参考文献和交叉参考，通过不同层次的难易级别加强读者对血管和介入图像基本原则的理解与学习。内容编排合理，高度契合临床影像诊断思路，图文并茂，讲解精炼简洁，可读性强，是一本实用性很强的介入放射学用书。该书不仅可以作为介入放射学初学者的教材，也可以作为资深介入放射学医生进行规范系统化学习的参考。

本书由中南大学湘雅二医院放射介入科团队主译，在本书翻译过程中，除了尊重原文的本意外，还针对性地对难点部分进行解释性翻译，我们应该对所有参与该项工作的人员表示诚挚的谢意！

尽管我们投入了大量的时间和精力，在书籍的翻译过程中，仍然不可避免地在内容和编排上会出现纰漏，恳请广大读者不吝赐教。

张子曙

2020 年 9 月 18 日

　　致教会我善良、关心与关爱的我的父母和女儿，你们教我的没有任何书可以替代。致我的妻子，我的爱人，她仁慈地忍受我个人和我的工作。致本书三个版本的所有参与者与贡献者，他们的努力工作和奉献使本书成为可能，感谢他们卓越的教学。特别感谢 Minhaj Khaja，他出色的工作及奉献精神使本书成为现实。

WS

　　致 Sami 和 Musa，他们教会我人生最重要的一课。谢谢我的父母和妻子对我的爱与支持。我还要感谢我过去和现在的多位导师，感谢他们的引导与教诲。

MK

　　以爱致 Tanya、Shreyas 及我们的父母。

SV

Sarah Allgeier, MD, PhD
University of Michigan Health System
Ann Arbor, Michigan

Jared H. Bailey, MD
University of Michigan Health System
Ann Arbor, Michigan

Alok Bhatt, MD
University of Southern California
Los Angeles, California

Lucia Flors Blasco, MD, PhD
University of Virginia Health System
Charlottesville, Virginia

Adam Bracha, MD, DABR
University of Michigan Health System
Ann Arbor, Michigan

Jordan Castle, MD
The Ohio State University Wexner Medical Center
Columbus, Ohio

Michael Cline, MD
University of Michigan Health System
Ann Arbor, Michigan

Kyle J. Cooper, MD
Miami Cardiac & Vascular Institute
Miami, Florida

Steven Doukides, MD
The Ohio State University Wexner Medical Center
Columbus, Ohio

Jeremy S. Feldman, MD
University of Michigan Health System
Ann Arbor, Michigan

Andrew Ferdinand, MD
University of Virginia Health System
Charlottesville, Virginia

James Frencher, MD, PhD
Mount Sinai School of Medicine
New York, New York

Christopher M. Graham, MD
The Ohio State University Wexner Medical Center
Columbus, Ohio

Jason Grove, MS, PA
University of Michigan Health System
Ann Arbor, Michigan

Klaus D. Hagspiel, MD
University of Virginia Health System
Charlottesville, Virginia

Kevin Hannawa, MD
University of Michigan Health System
Ann Arbor, Michigan

Nicholas J. Hendricks, MD
University of Virginia Health System
Charlottesville, Virginia

Matthew Hermann, MD
University of Michigan Health System
Ann Arbor, Michigan

Alexandria Jo, MD
University of Michigan Health System
Ann Arbor, Michigan

Abrar Khan, MS, DO
Michigan State University Health System
Pontiac, Michigan

Mamdouh Khayat, MD
The Ohio State University Wexner Medical Center
Columbus, Ohio

Bill S. Majdalany, MD
University of Michigan Health System
Ann Arbor, Michigan

David M. Mauro, MD
University of Virginia Health System
Charlottesville, Virginia

Douglas Murrey, MD, MS
The Ohio State University Wexner Medical Center
Columbus, Ohio

David Nicholson, RT (R) (CV)
University of Virginia Health System
Charlottesville, Virginia

Andrew Niekamp, MD
University of Texas Medical School at Houston
Houston, Texas

Brandon Olivieri, MD
Mount Sinai Medical Center
Miami Beach, Florida

Kushal Parikh, MD, MBA
University of Michigan Health System
Ann Arbor, Michigan

Nishant Patel, MD, MBA
University of Michigan Health System
Ann Arbor, Michigan

Feraz Rahman, MD, MS
Emory University
Atlanta, Georgia

W. Tania Rahman, MD, BA
University of Michigan Health System
Ann Arbor, Michigan

Arnold Saha, MD
University of Michigan Health System
Ann Arbor, Michigan

William Sherk, MD
University of Michigan Health System
Ann Arbor, Michigan

Vikram Sood, MD
University of Michigan Health System
Ann Arbor, Michigan

Andre Uflacker, MD
University of Virginia Health System
Charlottesville, Virginia

Marco A. Ugas, MD
University of Virginia Health System
Charlottesville, Virginia

Candace L. White, MA, MD
Mount Sinai Medical Center
Miami Beach, Florida

Zachary Wilseck, MD
University of Michigan Health System
Ann Arbor, Michigan

我很高兴为您介绍由 Wael E. Saad、Minhaj S. Khaja 和 Suresh Vedantham 医师撰写的 *Vascular and Interventional Imaging*：*Case Review* 第 3 版。作者更新了 2015 年血管和非血管病例相关知识及操作。本书将为住院医师和专科医师提供基于常规放射学和介入放射学的医疗知识。本书强调研究生医学教育联合委员会和研究生医学教育认证委员会对医学中查体、临床评估和治疗的重视。对于那些专门从事该领域的人来说，这本书也将是对其专业的挑战。

本书是 *Case Review* 系列中最受欢迎的分册之一。我确信，该版将延续受读者欢迎的悠久的历史传统。祝贺作者和读者，他们将从其智慧中受益。

David M. Yousem, MD, MBA

Case Review 系列丛书提供了一个互动式病例点评模式，它要求读者精确解读并理解影像学表现的临床相关性。因此，它为解决学习介入放射学面临的独特及动态的挑战提供了最好的学习模式。

在第 3 版中，书中展示了由现代介入放射科医生执行的许多诊断和治疗操作。典型的放射学受训人员所掌握的介入放射学图像通常仅反映出他们所接触的少数几种病例类型。但是，本书将涉及较广的动脉、静脉、肿瘤、门静脉高压症和非血管手术病例，并观察它们对许多疾病过程的影响。整本书中，尤其是在"提高篇"和"挑战篇"部分，涉及了几个非常新的手术病例，这些病例体现了 2015 年介入放射学知识边界的定义。我们真诚希望这些"令人印象深刻"的病例将激发受训人员探索在介入医学领域中进一步专业化的可能性。

另外，读者将注意到大量呈现的资料与患者的正确临床评估和治疗有关。我们认为，该资料对于使读者能够发展和传达（会诊医师或同事）与手术相关的基本成熟的临床判断水平至关重要，这是每位放射科医师应达到的水准。介入医师采用其他学科的临床实践模式和职责的速度正在加快，只有掌握临床和治疗原理方面的精湛基础，才能使受训人员保持与时俱进。

在第 3 版中，我们增加了一些手术方式，这些手术已在现代介入放射学领域得到发展并受到青睐。我们还努力在尽可能多的情况下添加多种成像方式，以使读者了解不同类型研究的发现。最后，我们更新了参考资料和已有的病例讨论，以反映文献中的最新数据。

我们当然希望，本书将被证明是目前所有血管和介入放射学从业者和受训人员的宝贵资源。

Wael E. Saad, MBBCh, FSIR

Minhaj S. Khaja, MD, MBA

Suresh Vedantham, MD

我们真诚地感谢和认可介入放射学同仁们所做出的许多贡献。我们特别要感谢 Alan Matsumoto、David Williams、Daniel Brown、Thomas Vesely、Narasimham Dasika、J. Fritz Angle、Klaus Hagspiel、Bill Majdalany、James Duncan、David Hovsepian、Michael Darcy、Sailendra Naidu 和 Daniel Picus 医生非常慷慨地分享珍藏在他们个人教学文件中的临床"珍宝"。我们感激 Zainab Ashraf 在准备单个病例模板时提供的帮助。也非常感谢 Elsevier 的出版团队：Katy Meert、Jillian Crull 和 Robin Carter。我们也感谢系列主编 David Yousem 医生的远见、指导和鼓励，以及他给我们提供的绝佳机会。

目　录

基础篇　1

提高篇　109

挑战篇　229

附图　347

病例索引　551

术语索引　553

基础篇

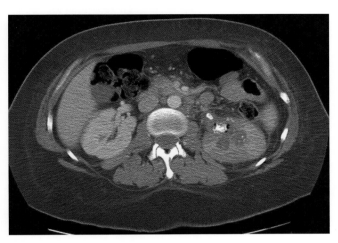

图 1-1

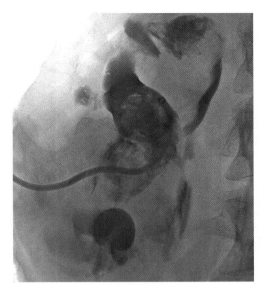

图 1-2

病史： 女性，24 岁，发热和尿痛。

1. 根据图像所示影像学表现，以下哪些应纳入鉴别诊断？（多选）
   A. 尿路上皮细胞癌
   B. 肾动脉狭窄
   C. 肾盂积水
   D. 肾积脓

2. 何处是经皮肾造瘘管置入的理想穿刺点？
   A. 前部肾盏
   B. 后部肾盏
   C. 肾上极肾盏
   D. 肾下极肾盏

3. 肾积脓的最常见病原体是什么？
   A. 脆弱类杆菌
   B. 金黄色葡萄球菌
   C. 大肠埃希菌
   D. 肺炎克雷伯菌

4. 经皮肾造瘘管置入并静脉内抗生素应用 2 天后，患者仍发热和心动过速，最可能的诊断是什么？
   A. 导管置于肾外
   B. 肺栓塞
   C. 肾周血肿
   D. 肾周脓肿

本病例更多图片及说明请见附图部分。

病例 1

肾积脓

1. CD

CT 图像显示左肾集合系统闭塞，伴有多发结石、气体影，肾盂造影示左肾盂不均匀延迟显影，以上表现提示肾积脓。

2. B

进入肾集合系统的最佳位置是后部肾盏，原因有两点：第一，此穿刺途径经过 Brodel 乏血管区，可减少出血并发症的发生率；第二，后部肾盏穿刺可形成一个更直捷的经皮到肾集合系统的穿刺道，这样有利于之后的置管、扩张和操作。

3. C

肾积脓最常见的病原体是大肠埃希菌，而肺炎克雷伯菌也是尿路感染的常见病原菌，但没有大肠埃希菌那么常见。

4. D

鉴于经造瘘管注入对比剂外溢（图 S1-2）和持续脓毒症，应该怀疑肾周脓肿，之后的影像表现（图 S1-3）证实了肾周脓肿的存在，需行置管引流。肾周血肿也有可能，但是影像和临床发现不支持。

讨论

患者表现

CT 检查显示左肾积水和尿路集合系统积气（图 S1-1）。经皮肾造瘘管可以用于缓解尿路梗阻，感染的临床症状与肾积脓有关：梗阻的尿路集合系统中含有感染的尿液。因其有脓毒症高风险，应急诊行经皮肾造瘘术。对于已经出现脓毒症表现的患者，经皮肾造瘘术可以挽救生命，必须立即进行肾造瘘术。

操作技术

经皮肾造瘘术可以使用多种影像引导技术。如果影像检查后肾盂已有对比剂，或已经有输尿管支架，或存在阳性肾结石，透视引导亦可。否则，常需超声引导或者 CT 引导进行后部肾盏的穿刺（一步法）。如果不能清楚地看到扩张的后部肾盏，则可以用 22G 穿刺针进行肾盂穿刺。少量的对比剂和空气注入造影显示后部肾盏（空气上浮），然后在透视引导下用 18G 穿刺针进行穿刺（两步法）（图 S1-2）。

病因

任何引起尿路梗阻的原因都会导致肾盂积水或肾积脓，其中超过 50% 起自尿路结石。另一个常见的原因是输尿管被盆腔肿块性病变压迫。解除梗阻原因应当在感染控制之后进行，因为过度的操作可导致脓毒症。并发症包括肾周脓肿形成（图 S1-3，图 S1-4）。

参考文献

Li A, Regalado S. Emergent percutaneous nephrostomy for the diagnosis and management of pyonephrosis. *Semin Intervent Radiol*. 2012;29:218–225.

Watson RA, Esposito M, Richter F. Percutaneous nephrostomy as adjunct management in advanced upper urinary tract infection. *Urology*. 1999;54:234–239.

交叉参考

Vascular and Interventional Radiology: The Requisites, 2nd ed, 488–495.

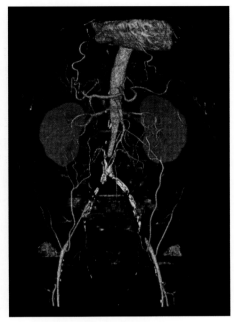

图 2-1　Klaus D. Hagspiel 医师授权使用

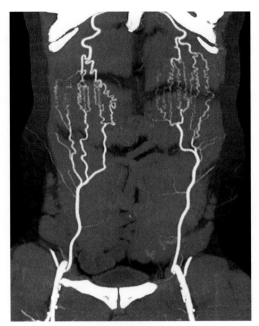

图 2-2　Klaus D. Hagspiel 医师授权使用

病史：男性，47 岁，间歇性跛行。

1. 根据影像表现，以下最可能的诊断是什么？
   A. 主动脉夹层
   B. 主动脉炎
   C. 主动脉闭塞
   D. 中间主动脉综合征

2. 在本病例中，主动脉到下肢的侧支旁路为以下哪一种？
   A. 腹壁上动脉到腹壁下动脉旁路
   B. 肠系膜上动脉经直肠上动脉丛到肠系膜下动脉
   C. 肋间动脉 / 腰动脉到旋髂动脉
   D. 肋间动脉 / 腰动脉到臀上动脉

3. 哪个症状不常见于 Leriche 综合征？
   A. 臀跛行
   B. 高血压
   C. 阳萎
   D. 股动脉无搏动

4. 这种情况应选择何种治疗？
   A. 溶栓
   B. 动脉内膜切除术
   C. 血管腔内主动脉修复
   D. 主动脉–双侧股动脉旁路移植术

本病例更多图片及说明请见附图部分。

病例 2

腹主动脉闭塞

1. C

影像显示主动脉-髂动脉闭塞,原因是动脉粥样硬化及血栓形成。而中间主动脉综合征表现为进行性加重的腹主动脉缩窄,常见于儿童和年轻人。

2. A

所有选项均是可能存在的侧支旁路。

- 本例中,表现为以下侧支旁路:锁骨下动脉→内乳动脉→腹壁上动脉→腹壁下动脉→髂外动脉,也称为 Winslow 旁路
- 肠系膜上动脉→ Drummond 边缘动脉或 Riolan 弓→肠系膜下动脉→直肠上动脉→直肠中或直肠下动脉→髂外动脉
- 肋间动脉 / 腰动脉→旋髂动脉→髂外动脉
- 肋间动脉 / 腰动脉→臀上动脉或髂腰动脉→髂内动脉→髂外动脉

3. B

Leriche 综合征(腹主动脉-髂动脉闭塞性疾病)的症状包括臀跛行、股动脉无搏动和阳萎。

4. D

慢性主动脉-髂动脉闭塞必须通过外科旁路移植术的方式来治疗。对于无法行外科手术的患者,可以行血管腔再通及支架置入闭塞的主动脉和髂动脉。此外,鉴于此病为慢性病变,溶栓治疗不能有效地缓解血管闭塞情况。

讨论

临床表现

腹主动脉闭塞的原因有多种,包括创伤、血栓栓塞、医源性的动脉夹层。本例患者在慢性动脉粥样硬化血管狭窄基础上形成血栓,这种情况称为 Leriche 综合征(图 S2-1)。本病患者常到血管接近闭塞才出现缺血症状,甚至有些患者血管闭塞后才会出现症状。Leriche 综合征的典型症状出现在男性患者,表现为臀跛行、股动脉无搏动、阳萎(原因是髂内动脉供血区域的血供受限)和下肢冰凉。

治疗方法

动脉粥样硬化血管闭塞的进展缓慢,使得肋间动脉、腰动脉、腹壁上动脉侧支能够建立,为髂动脉和下肢提供血流。Leriche 综合征的治疗是外科旁路移植术。本例患者亦适合行主动脉-双侧股动脉旁路移植术。血管腔内主动脉修复不是一线治疗,因为血管再通复杂,并且可能导致肾上主动脉夹层或损伤。

参考文献

Bosch JL, Huninck MC. Meta-analysis of the results of percutaneous transluminal angioplasty and stent placement for aorto-iliac occlusive disease. *Radiology*. 1997;204:87–96.

Hardman RL, Lopera JE, Cardan RA, Trimmer CK, Josephs SC. Common and rare collateral pathways in aortoiliac occlusive disease: a pictorial essay. *AJR Am J Roentgenol*. 2011;197:19–24.

交叉参考

Vascular and Interventional Radiology: The Requisites, 2nd ed, 209–214.

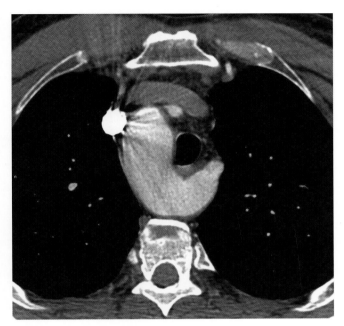

图 3-1

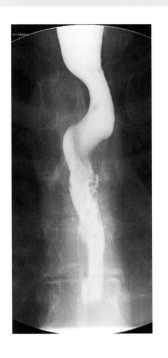

图 3-2

病史：男性，42 岁，吞咽困难。

1. 根据影像表现，以下最可能的诊断是什么？
   A. 肺动脉吊带
   B. 左位主动脉弓伴迷走右锁骨下动脉
   C. 右位主动脉弓伴迷走左锁骨下动脉
   D. 右位主动脉弓伴镜像分支

2. 下列哪种情况最容易合并先天性心脏病？
   A. 右位主动脉弓伴镜像分支
   B. 右位主动脉弓伴迷走左锁骨下动脉
   C. 肺动脉吊带
   D. 左位主动脉弓伴迷走右锁骨下动脉

3. 这个诊断的患者中最常见的先天性心脏病是下列哪种？
   A. 主动脉缩窄
   B. 房间隔缺损
   C. 法洛四联症
   D. 室间隔缺损

4. 迷走锁骨下动脉起始部扩张称为
   A. Sano 动脉瘤
   B. Hutch 憩室
   C. Kommerell 憩室
   D. Norwood 憩室

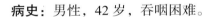

本病例更多图片及说明请见附图部分。

病例 3

右位主动脉弓

1. **C**

CT 显示右位主动脉弓，左锁骨下动脉从气管后方通过，再到左上肢。右位主动脉弓伴镜像分支表现为分支血管与正常分支一样在气管前方通过，但位置相反。

2. **A**

右位主动脉弓伴镜像分支的患者中 98% 有先天性心脏病，右位主动脉弓伴迷走左锁骨下动脉的患者中 10% 有先天性心脏病。

3. **C**

此类患者中最常见的先天性心脏病是法洛四联症，法洛四联症包括右心室肥大、主动脉骑跨、室间隔缺损和肺动脉狭窄。主动脉缩窄、房间隔缺损和室间隔缺损独立出现较少见。

4. **C**

迷走锁骨下动脉起始部扩张见于约 60% 的患者，称之为 Kommerell 憩室。Hutch 憩室是一种膀胱外翻。Sano 和 Norwood 都是外科医生，他们的名字与先天性心脏病手术相关。

讨论

主要知识点

右位主动脉弓伴迷走左锁骨下动脉在人群中的发病率为 0.05% ～ 0.1%，主动脉弓越过右主支气管，下降至食管和气管右侧（图 S3-1）。左锁骨下动脉作为最后一个分支，常起自于 Kommerell 憩室，同本例一样，从气管和食管后面通过，然后供应左臂（图 S3-2）。呼吸系统症状和食管受压发生于 5% 的病例，迷走锁骨下动脉所致的食管受压称为食管受压性吞咽困难。仅 10% 的患者合并先天性心脏病，最常见的是法洛四联症。

解剖变异描述

右位主动脉弓也可发生镜像分支，在这种情况下，主动脉分支依次为左头臂动脉、右颈总动脉、右锁骨下动脉，超过 98% 的患者合并发绀型先天性心脏病，最常见的是法洛四联症。

参考文献

Donnelly LF, Fleck RJ, Pacharn P, et al. Aberrant subclavian arteries: cross-sectional imaging findings in infants and children referred for evaluation of extrinsic airway compression. *Am J Roentgenol.* 2002;178:1269–1274.

Franquet T, Erasmus JJ, Gimenez A. The retrotracheal space: normal anatomic and pathologic appearances. *Radiographies.* 2002;22: S231–S246.

交叉参考

Vascular and Interventional Radiology: The Requisites, 2nd ed, 177–179.

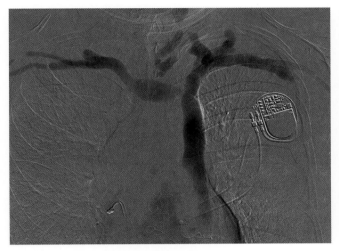

图 4-1　Minhaj S. Khaja 医师授权使用

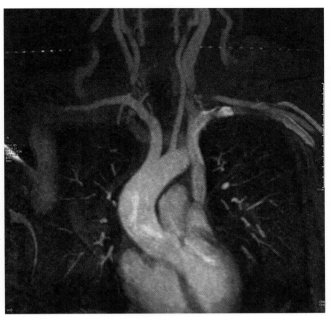

图 4-2　Minhaj S. Khaja 医师授权使用

病史： 男性，55 岁，患心律失常，在起搏器升级前行静脉造影。

1. 根据影像表现，以下最可能的诊断是什么？
   A. 肺静脉异位回流
   B. 左上腔静脉（SVC）
   C. 左上肋间静脉
   D. 侧支血管

2. 前述结构最常引流至哪里？
   A. 右心房
   B. 左心房
   C. 冠状窦

D. 肺静脉

3. 以下哪种情况最常与此异常相关？
   A. 先天性心脏病
   B. 下腔静脉重复畸形
   C. 肺静脉异位回流
   D. 左侧头臂静脉缺失

4. 以下哪种血管解剖变异患者最容易出现症状？
   A. 左 SVC 引流入冠状窦
   B. 左 SVC 引流入左心房
   C. 出现左上肋间静脉
   D. 左位主动脉弓伴迷走右锁骨下动脉

本病例更多图片及说明请见附图部分。

病例 4

解剖变异：左上腔静脉

1. B

本例为持续性左 SVC，是由于左前主静脉退化失败所致。而左上肋间静脉是正常结构，在 SVC 阻塞的情况下成为重要的侧支通路。

2. C

左 SVC 最常引流入冠状窦并进入右心房。引流入左心房者较罕见。此类病例常合并相关的先天性心脏病。

3. D

在大多数情况下，持续性左 SVC 的存在与左头臂静脉的缺失相关。静脉分支常汇入左头臂静脉，并经左 SVC 引流。左 SVC 可能与先天性疾病相关。

4. B

左 SVC 引流入左心房的患者常患有先天性心脏病。左 SVC 引流入冠状窦常是良性的，且不出现症状。而左上肋间静脉是正常结构。

讨论

主要知识点

左 SVC 由左前主静脉退化失败引起，常与先天性心脏病有关，而多非内脏反位相关的孤立性异常。典型左 SVC 通过冠状窦引流至右心房，但偶尔会直接引流入左心房（图 S4-1，图 S4-2）。

其他解剖变异

SVC 重复畸形更常见，且更常见于先天性心脏病，可能与肺静脉异位回流有关。与分离的左 SVC 相似，SVC 重复畸形的左侧部分常引流入冠状窦。

参考文献

Minniti S, Visentini S, Procacci C. Congenital anomalies of the venae cavae: embryological origin, imaging features and report of three new variants. *Eur Radiol.* 2002;12:2040–2055.

Povoski S, Khabiri H. Persistent left superior vena cava: review of the literature, clinical implications, and relevance of alterations in thoracic central venous anatomy as pertaining to the general principles of central venous access device placement and venography in cancer patients. *World J Surg Oncol.* 2011;9:173.

交叉参考

Vascular and Interventional Radiology: The Requisites, 2nd ed, 137–138.

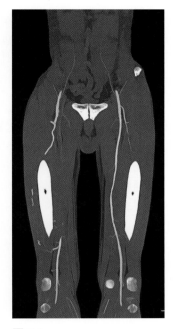

图 5-1

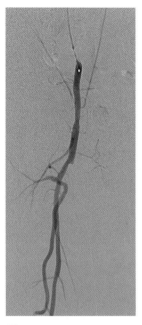

图 5-2

病史：男性，54 岁，慢性右小腿跛行。

1. 根据影像表现，以下最可能的诊断是什么？
   A. 髂外动脉闭塞
   B. 股浅动脉（SFA）闭塞
   C. 股静脉的深静脉血栓
   D. Hunter 管内动脉卡压

2. 根据泛大西洋学会间共识（Trans Atlantic Inter Society Consensus，TASC）分类系统，12 cm 的病变归于哪一类？
   A. TASC A
   B. TASC B
   C. TASC C
   D. TASC D

3. 当踝臂指数（ABI）小于多少时，常能发现患者出现组织缺损？
   A. 小于 1
   B. 小于 0.8
   C. 小于 0.6
   D. 小于 0.4

4. 数字减影血管造影上哪个解剖结构标志着由股浅动脉向腘动脉移行？
   A. 髁间切迹
   B. 股骨髁的关节面
   C. 膝状动脉的起始处
   D. 股骨内侧皮质

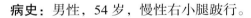

本病例更多图片及说明请见附图部分。

病例 5

股浅动脉闭塞

1. **B**

CT 血管造影和初始血管造影图像显示 SFA 起始段闭塞。另外需注意到血管造影上的粗大的股深动脉并没有广泛侧支形成。

2. **B**

SFA 闭塞大于 5 cm 但小于 15 cm，故归类为 TASC B。

3. **D**

ABI 在 0.41～0.9 之间表明轻度至中度的外周动脉疾病。ABI 小于 0.4 表明严重的外周动脉疾病，称为严重肢体缺血。组织缺损见于 Rutherford 分类系统的第 5/6 类。

4. **D**

当 SFA 穿过股骨内侧皮质时，就移行为腘动脉。

讨论

临床表现

SFA 是动脉粥样硬化疾病的极为常见部位。该血管中的狭窄病变最常见于内收肌管（亨特管）的水平。这些病变是小腿跛行的常见原因，并且可以（在存在其他病变的情况下）导致静息痛和肢体恶化性缺血。如图 S5-1 和图 S5-2 所示，渐进性 SFA 狭窄通常导致完全 SFA 闭塞。

影像解读

当描述 SFA 中的病变时应该重点观察以下几点：①重视同侧股动脉情况，因其常为治疗性旁路移植的源血管。②末梢循环重建的状况，以及远端动脉至足部动脉的连续性决定了末梢循环旁路移植术的吻合部位。③股深动脉的状态，股深动脉的侧支血管常成为重建末梢循环的重要部分，因而股深动脉状态常决定肢体的临床表现。

治疗方法

伴腘窝重建的孤立性的 SFA 闭塞的标准治疗是股-腘动脉旁路移植术。该方法的 5 年通畅率为 50%～80%，通畅率取决于远端吻合位于膝盖上方还是下方，以及通畅移植血管的数量和质量。导管溶栓治疗并随后进行血管成形术（图 S5-3）以及支架置入术可用于再通 SFA 闭塞，但此方法的通畅率低于外科手术治疗。

卢瑟福（Rutherford）分类系统经常用于对跛行进行分类：

0 类：无症状

第 1 类：轻度跛行

第 2 类：中度跛行

第 3 类：严重跛行

第 4 类：静息痛

第 5 类：轻微组织缺损

第 6 类：较大组织损伤和坏疽

参考文献

Gibbs JM, Peña CS, Benenati JF. Treating the diseased superficial femoral artery. *Tech Vasc Interv Radiol.* 2010;13:37–42.

Hunink M, Wong J, Donaldson M, et al. Revascularization for femoropopliteal disease: a decision and cost-effectiveness analysis. *JAMA.* 1995;274:165–171.

交叉参考

Vascular and Interventional Radiology: The Requisites, 2nd ed, 343–351.

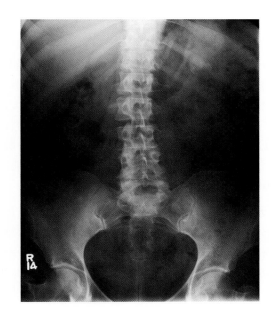

图 6-1

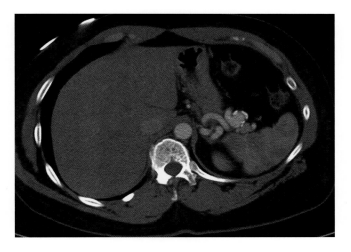

图 6-2

病史：女性，49 岁，背部疼痛，无外伤；平片及随后 CT 的偶然发现分别如图 6-1 和图 6-2。白细胞计数和红细胞沉降率均正常。

1. 根据影像表现，以下最可能的诊断是什么？
   A. 脾假性动脉瘤
   B. 血管炎
   C. 脾动脉瘤
   D. 纤维肌性发育不良

2. 内脏动脉瘤最常见的位置是哪里？
   A. 肝动脉
   B. 脾动脉
   C. 胃十二指肠动脉

   D. 肠系膜上动脉

3. 这种病变的一线治疗方法是什么？
   A. CT 随访 1 年
   B. 开腹手术结扎
   C. 覆膜支架置入
   D. 弹簧圈栓塞

4. 脾假性动脉瘤最常见的原因是什么？
   A. 创伤
   B. 胰腺炎
   C. 感染
   D. 医源性

本病例更多图片及说明请见附图部分。

病例 6

脾动脉瘤

1. C

总体而言，真性脾动脉瘤比假性动脉瘤更常见。真性动脉瘤常见于女性，而假性动脉瘤更常见于男性。没有相关的影像学发现提示为感染或纤维肌性发育不良。

2. B

脾动脉瘤占所有内脏动脉瘤的 60%。肝动脉瘤居于第二位，占 20%。

3. D

弹簧圈栓塞或覆膜支架置入是脾动脉瘤的首选治疗方法。在此病例中，由于血管的扭曲性，首选弹簧圈栓塞。

4. B

所有选项都可能是假性动脉瘤形成的原因，其中胰腺炎最为常见。

讨论

病因

脾动脉是内脏动脉瘤最常见的部位（约 60%），其次是肝动脉（约 20%）。脾动脉瘤在女性中比男性多 4 倍。最常见的病因是伴有动脉粥样硬化的内膜退变。脾动脉瘤似与妊娠相关，大多数患有脾动脉瘤的妇女至少有两次妊娠史，而妊娠与破裂风险的增加有关。内脏动脉瘤的其他原因包括创伤、胰腺炎、感染、先天性门静脉高压、胶原血管疾病、脾功能亢进、纤维肌性发育不良和血管炎。

疾病进展

许多动脉瘤是在 CT 或 X 线片上偶然发现的（图 S6-1 ～图 S6-3）。其主要风险是动脉瘤破裂，且死亡率高。破裂时患者通常出现腹痛和（或）低血压。幸而仅不到 10% 的动脉瘤发生破裂，且大部分破裂与妊娠有关。因此，不建议对所有未破裂的动脉瘤进行治疗。通常建议对大于 20 mm 的动脉瘤、假性动脉瘤、可能妊娠患者的动脉瘤以及可能接受肝移植患者的动脉瘤进行治疗。

治疗方法

治疗旨在消除流入动脉瘤囊腔的血流。导管栓塞术是首选的治疗方法，弹簧圈是最常用栓塞物（图 S6-4，图 S6-5）。值得注意的是，应从瘤体远端到近端对动脉瘤颈进行栓塞，以防止远端脾动脉侧支血管的血流反流入动脉瘤腔内。因为侧支为脾供血，故很少发生脾梗死或脓肿形成。治疗脾动脉瘤也可以通过切脾和动脉瘤，或结扎动脉瘤近端和远端的动脉完成。

参考文献

Berceli S. Hepatic and splenic artery aneurysms. *Semin Vasc Surg.* 2005;18(4):196–201.

Stanley C. Mesenteric arterial occlusive and aneurysmal disease. *Cardiol Clin.* 2002;20:611–622.

Yasumoto T, Osuga K, Yamamoto H, et al. Long-term outcomes of coil packing for visceral aneurysms: correlation between packing density and incidence of coil compaction or recanalization. *J Vasc Interv Radiol.* 2013;24:1798–1807.

交叉参考

Vascular and Interventional Radiology: The Requisites, 2nd ed, 256–258.

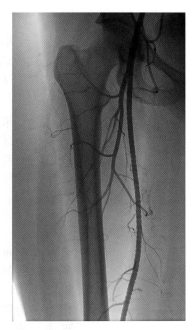

图 7-1　Alan H. Matsumoto 医师授权使用

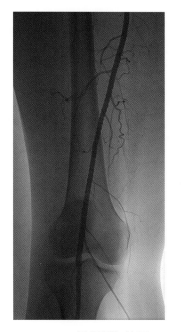

图 7-2　Alan H. Matsumoto 医师授权使用

病史： 女性，30 岁，右小腿及足踝静脉畸形伴进行性腿部肿胀。

1. 根据图像所示影像学表现，以下哪些应纳入鉴别诊断？
   A. 纤维肌性发育不良（FMD）
   B. 驻波
   C. 腘动脉挤压综合征
   D. 雷诺现象

2. 下列哪几项非侵入性技术可以消除这种征象？（多选）
   A. 血管扩张剂
   B. 减慢对比剂注射速率
   C. 增加显示帧率

D. 增加对比剂量

3. 哪些血管床最常表现为这种征象？（多选）
   A. 四肢动脉
   B. 肠系膜血管
   C. 颈动脉
   D. 髂内动脉

4. 这种征象最可能的解释是什么？
   A. 挤压血管的纤维带
   B. 运动伪影
   C. 血管炎
   D. 对比剂注射到高阻力血管床过程中流量和压力的变化

本病例更多图片及说明请见附图部分。

病例 7

驻波

1. **B**

驻波是动脉正常的波形。纤维肌性发育不良（FMD）是动脉壁中层发育不良。腘动脉挤压综合征是由于腘动脉被腘窝内肌肉结构压迫所致。

2. **AB**

可以通过注射血管扩张药或减慢对比剂的注射速率来减少驻波的出现。增加显示帧率不会减少驻波的出现。

3. **AB**

驻波最常见于四肢和肠系膜血管。股浅动脉是最常见的可见位置。

4. **D**

在高阻力血管床注射对比剂时，流量和压力的变化会对动脉壁造成压力。

讨论

影像解读

驻波是一种原因不明的良性征象。如图 S7-1 ～

图 S7-3，驻波是血管壁规则的波纹的外观。这种现象的机制可能以血管痉挛为基础，故在使用血管扩张剂后驻波可消失。同时也有报告显示，在不使用血管扩张剂的情况下，立即重复血管造影也可以看到驻波的消退。对驻波的其他解释，包括脉管系统对于对比剂的快速注入或对比剂在血管中分层造成的与血流有关的干扰性生理反应。虽然驻波主要是在常规动脉造影中报道，但在磁共振血管造影中也有报道。与 FMD 不同的是，FMD 是一种固定的不规则充盈缺损，驻波是规则且仅瞬间存在的，因此在重复注射对比剂时可能无法再现。

参考文献

Norton PT, Hagspiel KD. Stationary waves in magnetic resonance angiography. *J Vasc Interv Radiol*. 2005;16:423–424.

Reuter SR, Redman HC, Cho KJ. Vascular diseases. In: *Gastrointestinal Angiography*. 3rd ed. Philadelphia: Saunders; 1986:120–121.

交叉参考

Vascular and Interventional Radiology: The Requisites, 2nd ed, 15–17.

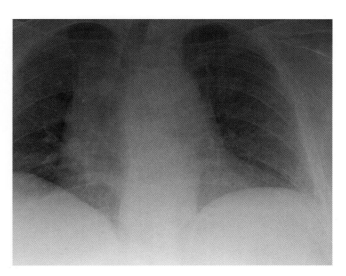

图 8-1

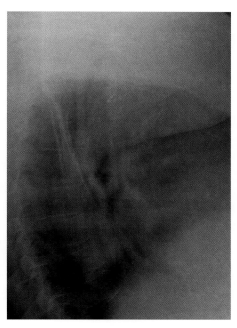

图 8-2

病史：男性，57 岁，疑患肺炎。近期床旁行左侧外周中心静脉导管（PICC）置入。

1. 根据影像表现，以下最可能的诊断是什么？
   A. 导管尖端位于颈内（IJ）静脉内
   B. 导管尖端位于上腔静脉（SVC）内
   C. 导管尖端位于奇静脉内
   D. 导管尖端位于右心房

2. 中心静脉导管尖端位于右心房的主要并发症是什么？
   A. 心律失常
   B. 纤维鞘快速形成
   C. 导管不通畅
   D. 导管尖端的自动移位

3. 中心静脉导管尖端位于 SVC 上段的主要并发症是什么？
   A. 心律失常
   B. 纤维鞘快速形成
   C. 导管不通畅
   D. 导管尖端的自动移位

4. 男性，45 岁，慢性肾衰竭，需行紧急透析导管置入。以下哪一个置入点最好？
   A. 锁骨下通路
   B. 经腰下腔静脉（IVC）通路
   C. 颈内静脉通路
   D. 股静脉通路

_____
本病例更多图片及说明请见附图部分。

病例 8

中心静脉导管移位

1. C

图像显示左侧 PICC 的尖端弯曲进入奇静脉。导管应重新置入以避免并发症。

2. A

右心房内的中心静脉导管尖端与心律失常有关。选项中，管尖的自动移位与管尖位于 SVC 上段有关。纤维鞘理论上可在任何位置沿导管形成，但在较高血流量区域相对少见。

3. D

中心静脉导管尖端位于 SVC 上段与导管尖端自动移位有关（即导管尖进入颈内静脉或对侧头臂静脉内）。

4. B

经颈内静脉是放置长期导管和输液港的首选方法。但在这个特殊病例中，应该避免锁骨下静脉置管，因为患者需要上肢动静脉瘘（AVF）或人工血管（AVG）行血液透析治疗。股静脉通路不太理想，因为股静脉置管限制患者活动，而且有较高的感染概率。只有当其他更多外周静脉无法进入时，才应该使用经腰下腔静脉通路。

讨论

主要知识点

放射科医生可以放置各类中心静脉导管：

（1）PICC 管：小口径，用于短期（2～6周）静脉通路，通过上臂浅静脉置入（图 S8-1～图 S8-4）。

（2）非隧道或隧道式（长期使用）导管，用于输血及给予抗生素、其他肠外药物和（或）完全肠外营养。

（3）非隧道或隧道式留置导管。

（4）非隧道或隧道式透析导管。

（5）放置输液港，适用于长期间歇使用的患者。

血管管理

一般来说，颈内静脉是放置隧道式（长期）导管和输液港的首选血管。颈内静脉通路的导管移位、导管夹闭综合征和有症状的静脉梗阻发生率较低。此外，颈内静脉通路保留了锁骨下静脉，这对于慢性肾衰竭患者非常重要，因患者常可能需要保留上肢透析通路。对于非隧道导管，锁骨下静脉通常为首选，因为胸廓出口部位的感染率低于颈部或腹股沟区，但应特别注意，其不适于慢性肾衰竭和凝血功能障碍的患者，因为锁骨下静脉位于比颈内静脉更难压迫止血的位置。尽管大多数机构指南建议导管尖端置入 SVC 远端，但仍有相当多的医生在放置透析管和留置导管时，将管尖置入右心房内以达到更大的血流量。

参考文献

Engstrom B, Horvath J, Steward J, et al. Tunneled internal jugular hemodialysis catheters: impact of laterality and tip position on catheter dysfunction and infection rates. *J Vasc Interv Radiol.* 2013;24:1295–1302.

Schutz J, Patel A, Clark T, et al. Relationship between chest port catheter tip position and port malfunction after interventional radiologic placement. *J Vasc Interv Radiol.* 2004;15:581–587.

Vesely T. Central venous catheter tip position: a continuing controversy. *J Vasc Interv Radiol.* 2003;14:527–534.

交叉参考

Vascular and Interventional Radiology: The Requisites, 2nd ed, 145–150.

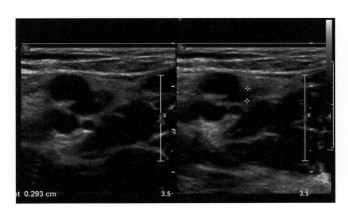

图 9-1　**Minhaj S. Khaja** 医师授权使用

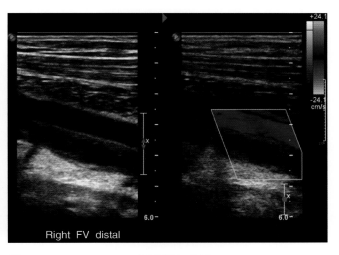

图 9-2　**Minhaj S. Khaja** 医师授权使用

病史: 男性, 35 岁, 急性下肢肿胀。

1. 根据图像所示影像学表现, 以下哪些应纳入鉴别诊断?
   A. 慢性深静脉血栓形成（DVT）
   B. 股动脉栓塞
   C. 急性 DVT
   D. 静脉炎

2. 下列哪一项检查是诊断该疾病的首选方法?
   A. 磁共振（MR）静脉造影
   B. 多普勒和加压超声检查
   C. 核显像
   D. 常规静脉造影

3. 下列哪一种急性 DVT 的临床表现描述了股青肿现象?
   A. 四肢水肿、疼痛、肿胀和红斑
   B. 苍白、疼痛、四肢搏动弱; 通常短时发作
   C. 发绀, 极度疼痛, 四肢无脉搏; 可能有肢体缺失
   D. 四肢可触及柔软、红斑、条索状的静脉

4. 有什么治疗方案?（多选）
   A. 全身抗凝
   B. 腔静脉滤器
   C. 外科血栓切除术
   D. 导管溶栓术

本病例更多图片及说明请见附图部分。

病例 9

急性深静脉血栓形成

1. C

在急性 DVT 中，充盈缺损多较光滑，并位于扩张的静脉内。在慢性 DVT 中，充盈缺损则多为不规则，并呈压缩性，病变静脉的管径常比正常静脉小。此外，与本病例一样，无侧支静脉和静脉曲张提示急性血栓（病程小于 14 天），而非慢性血栓。静脉炎最常见于下肢浅静脉。

2. B

费用低、无辐射和便利性是超声影像的主要优点。在下肢深静脉血栓的检测中，磁共振静脉成像被认为是敏感性和特异性很高的，然而磁共振静脉成像的缺点包括费用高、检查时间长、便利性相对有限。最后，虽然常规静脉造影仍然是评估 DVT 的金标准，但其成本高、具侵入性且有放射性辐射，导致其主要用于治疗，而非诊断。

3. C

股青肿由广泛性静脉血栓形成引起，并因软组织水肿导致动脉萎陷。选项 A 是对普通 DVT 的描述。选项 B 描述了股青肿的并发症，这被认为是静脉血栓形成后继发动脉痉挛引起的。选项 D 描述浅表血栓性静脉炎，是一种临床诊断。

4. ABCD

抗凝是 DVT 患者的一线治疗方案。抗凝的目的是在机体内源性过程溶解已有血栓的同时，防止新的血栓形成。对于有抗凝禁忌证或抗凝失败的患者，下腔静脉滤器是首选的预防性治疗措施。下腔静脉滤器本身并不以任何方式治疗深静脉血栓，只是预防潜在并发症——肺栓塞。外科血栓切除术通常选择用于即将发生或进展期的股青肿患者。导管溶栓术已取代外科血栓切除术，成为广泛、有症状、急性髂股静脉 DVT 的介入治疗方法，但其对血栓后综合征的影响仍在研究中。

讨论

临床表现

下肢 DVT 是致病和致残的常见原因。DVT 的直接并发症包括肺栓塞和威胁肢体的股青肿。长期而言，大部分 DVT 患者会出现血栓后综合征，包括肢体沉重和疼痛、反复水肿、静脉性间歇性跛行和下肢溃疡形成。

影像诊断

多普勒超声检查可以准确诊断评估股-腘静脉的 DVT（图 S9-1，图 S9-2）。相比之下，静脉造影虽是诊断 DVT 的金标准，但很少用于诊断。不过对于髂静脉系统 DVT，静脉造影仍是评估的常用方法，因超声不适于评估髂静脉系统。MR 或 CT 静脉成像在诊断髂静脉 DVT 的应用也越来越广泛。急性 DVT（＜2 周）的静脉造影表现通常包括静脉腔内球形充盈缺损、静脉突然中断闭塞，以及（或）外周静脉系统扩张（图 S9-3）。

治疗方法

髂-股静脉 DVT 的患者发生严重血栓后综合征的风险特别高。因此，髂-股静脉急性 DVT 的患者应进行导管溶栓或外科血栓切除术。DVT 的标准治疗方案是低分子量肝素或普通肝素抗凝，在大多数情况下，过渡到华法林抗凝和穿弹力袜至少 3 个月。但是在适合的患者中，直接行导管溶栓是一种可选方案。

参考文献

Vedantham S, Millward SF, Cardella JF, et al. Society of Interventional Radiology: Society of Interventional Radiology position statement. Treatment of acute iliofemoral deep vein thrombosis with use of adjunctive catheter-directed intrathrombus thrombolysis. *J Vasc Interv Radiol.* 2006;17:613–616.

Wells PS, Forgie MA, Rodger MA. Treatment of venous thromboembolism. *JAMA.* 2014;311:717–728.

交叉参考

Vascular and Interventional Radiology: The Requisites, 2nd ed, 370–375.

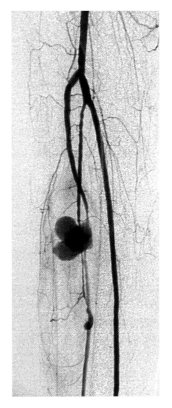

图 10-1

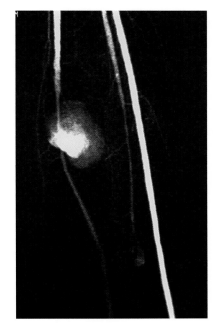

图 10-2

病史: 男性, 43 岁, 摩托车碰撞事故中右下肢损伤。

1. 根据影像表现, 以下最可能的诊断是什么?
   A. 血管畸形
   B. 假性动脉瘤
   C. 真性动脉瘤
   D. 血肿

2. 下列哪项是外周动脉假性动脉瘤的最常见病因?
   A. 手术后
   B. 真菌 / 感染
   C. 恶性肿瘤
   D. 动脉粥样硬化性血管疾病

3. 以下哪一项治疗对该患者最适合?
   A. 弹簧圈栓塞
   B. 超声引导下注射凝血酶
   C. 超声引导下压迫止血
   D. 外科手术修复

4. 在真菌性假性动脉瘤中, 下列哪项治疗是禁忌?
   A. 超声引导下压迫止血
   B. 覆盖假性动脉瘤
   C. 超声引导下注射凝血酶
   D. 外科手术修复

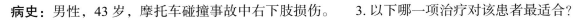

本病例更多图片及说明请见附图部分。

病例 10

外周动脉假性动脉瘤

1. B

假性动脉瘤是动脉血管壁破裂的结果。高动脉血压导致血渗透到周边组织。有别于真性动脉瘤的是，假性动脉瘤由周围组织或血管外膜包裹。

2. A

假性动脉瘤最常见的原因是创伤，不管是医源性的还是钝性伤或是贯穿伤。动脉粥样硬化性血管疾病常常导致多个区域的动脉狭窄或真性动脉瘤形成。真菌性假性动脉瘤非常罕见，特别是在四肢。

3. D

所有方法都可被用来治疗假性动脉瘤。在以上给出的病例中，假性动脉瘤瘤腔较大、宽颈，对于这类外科手术修复是最好的。弹簧圈栓塞也可行，但需要行保肢旁路移植术。

4. B

真菌性动脉瘤是感染或炎症影响动脉血管壁造成的。在感染的情况下置入外源性的材料，如覆膜支架是相对禁忌证。以上其他选项在感染情况下没有禁忌。

讨论

病因

中等大小血管的外周假性动脉瘤常继发于外伤。尽管真菌性动脉瘤少见，但当在外周发现囊状或不规则动脉瘤时，仍应该考虑其可能性。

诊断评估

尽管CT和多普勒超声能够诊断和定位假性动脉瘤，但动脉造影在制订合理的治疗方案中很重要（图S10-1，图S10-2）。它能够准确地评估假性动脉瘤的破口位置和载瘤动脉的通畅性。当受损伤的血管对远端有供血意义，像本病例中一样为下肢供血，应考虑外科血管修复或结扎并行远端外科旁路移植术。而当不是此情况时，可以考虑行动脉栓塞。

参考文献

Saad N, Saad W, Davies MG, et al. Pseudoaneurysms and the role of minimally invasive techniques in their management. *Radiographics*. 2005;25:173–190.

Wolford H, Peterson SL, Ray C, et al. Delayed arteriovenous fistula and pseudoaneurysm after an open tibial fracture successfully managed with selective angiographic embolization. *J Trauma*. 2001;51:781–783.

交叉参考

Vascular and Interventional Radiology: The Requisites, 2nd ed, 354–359.

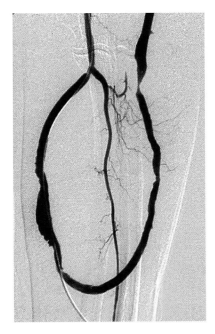

图 11-1　Thomas Vesely 医师授权使用

病史：男性，58 岁，终末期肾病，表现为透析不全和静脉压力增高。

1. 根据影像表现，以下最可能的诊断是什么?
   A. 假性动脉瘤形成
   B. 血液透析动静脉瘘
   C. 血液透析动静脉人工血管狭窄
   D. 血管盗血综合征

2. 对该患者来说以下哪项症状最有可能出现?
   A. 受累肢体疼痛、发绀、肿胀、皮肤变厚或溃疡形成
   B. 静脉扩张
   C. 发凉、苍白、疼痛和缺血性坏疽并人工血管透析失功

   D. 透析时的循环阻力增大或低流量

3. 对于动静脉人工血管来说最常见的狭窄部位是哪里?
   A. 吻合口静脉端
   B. 人工血管本身
   C. 吻合口动脉端
   D. 载瘤动脉中

4. 上述病例目前推荐的一线治疗方法是哪项?
   A. 外科手术
   B. 球囊血管成形术
   C. 球囊血管成形术和后续的支架置入术
   D. 置入中心静脉导管，倾向于颈内静脉

本病例更多图片及说明请见附图部分。

病例 11

透析人工血管狭窄

1. C

图像显示了贯穿透析人工血管的多发性狭窄，最显著的狭窄是在吻合口静脉端，还有两处狭窄是在人工血管内。图像所示的血管盗血综合征也很常见，诊断主要依靠查体，包括皮肤苍白以及内瘘或人工血管远端搏动减弱及手部缺血征象。

2. D

该透析人工血管狭窄的患者最有可能表现出的症状是透析时低流量和循环阻力大。以上所列其他选项提示的是血栓形成和动脉瘤形成表现。

3. A

最常见的人工血管狭窄部位在吻合口静脉端。这是由于较大的血流剪切力作用于流出道较薄的静脉血管壁，导致血管壁纤维增生和纤维化。

4. B

目前，透析人工血管狭窄的一线治疗为球囊血管成形术，该治疗可防治人工血管血栓形成。覆膜支架置入可能提高随后介入治疗的成功率。另外，二线治疗方法包括手术修复和中心静脉导管置入。

讨论

主要知识点

血液透析可以通过各种各样的通路实施：

（1）机体本身的瘘可以是肢体动脉（通常是桡动脉或肱动脉）和静脉之间的连接。

（2）人工血管（材料通常是聚四氟乙烯）移植于流入动脉和流出静脉之间。

（3）透析导管被放在合适的中心静脉中，通常是颈内静脉。当使用自身动静脉瘘或人工血管透析时，由于血管通路某处的狭窄，经常导致透析失功。人工血管吻合口静脉端和人工血管连接处是最常见的狭窄部位，如本病例（图 S11-1）。其他位置，如人工血管、人工血管的引流静脉以及中心静脉狭窄所致流量受限均可引起透析流量不达标。在大多数病例中，动脉连接处或自身动脉损伤都会导致透析流量不达标，最终导致人工血管血栓形成。

治疗方法

通过对狭窄的成功治疗，可提高人工血管的通畅率和透析质量。狭窄的治疗方法有外科手术或球囊血管成形术和（或）覆膜支架置入。对内瘘狭窄的介入治疗在 92% 的患者中可以达到至少 30 天的成功透析率，6 个月的通畅率是 61%。

参考文献

Bittl JA. Catheter interventions for hemodialysis fistulas and grafts. *J Am Coll Cardiol Intv.* 2010;3:1–11.

Haskal Z, Trerotola S, Domatch B, et al. Stent graft versus balloon angio-plasty for failing dialysis-access grafts. *N Engl J Med.* 2010;362: 494–503.

National Kidney Foundation. Guidelines for vascular access. *Kidney Disease Outcomes Quality Initiative Clinical Practice Guidelines.* New York: National Kidney Foundation; 2000.

交叉参考

Vascular and Interventional Radiology: The Requisites, 151–157.

病例 12

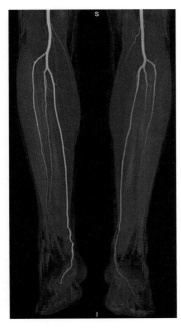

图 12-1　Minhaj S. Khaja 医师授权使用

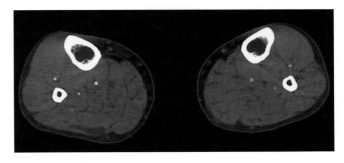

图 12-2　Minhaj S. Khaja 医师授权使用

病史：男性，44 岁，右下肢疼痛。

1. 根据影像表现，以下最可能的诊断是什么？
   A. 腓大动脉（peronea arteria magna，PAM）
   B. 周围血管疾病
   C. 正常下肢动脉血流
   D. 严重的下肢缺血

2. 以下哪项是常见的腘动脉延续？
   A. 三分叉成胫前动脉（AT）、胫后动脉（PT）和腓动脉
   B. 胫前动脉和胫腓动脉干
   C. 胫骨主动脉和腓动脉
   D. 腘浅动脉和腘深动脉

3. 以下哪项是小腿到足部动脉的正常延续？
   A. 胫前动脉 —足背动脉；胫后动脉—足底动脉
   B. 胫后动脉—足背动脉；胫前动脉—足底动脉
   C. 腓动脉—足背动脉；胫后动脉—足底动脉
   D. 胫前动脉—足背动脉；腓动脉—足底动脉

4. 在正常下肢小腿三条分支血管中哪条是终止于踝以上水平的？
   A. 胫前动脉
   B. 腓动脉
   C. 胫后动脉
   D. 足背动脉

本病例更多图片及说明请见附图部分。

病例 12

正常胫动脉解剖

1. C

从图中可以很清晰地看到小腿的三条动脉没有动脉粥样硬化钙化征象以及流量限制型狭窄。这是小腿动脉的标准分支模式。PAM 是一个足部只靠腓动脉供血的常见变异。

2. B

正常的解剖学变异包括腘动脉的三分叉，最常见的腘动脉分叉是分为胫前动脉和胫腓动脉干，后者又分为腓动脉和胫后动脉。

3. A

选项 D 可以发生在 PAM 伴胫后动脉发育不全、胫前动脉发育正常。

4. B

腓动脉发出终末支，与胫前和胫后动脉分支相吻合。虽腓动脉不能达到足部水平，但下肢血流测量仍不应该只报告 2 条血管的通畅情况。

讨论

常见解剖

腘动脉起自股收肌管远端，穿过腓肠肌头之间的腘窝。在终点，腘动脉常常分为胫前动脉和胫腓动脉干。胫腓动脉干行走 2～3 cm 后分为胫后动脉和腓动脉（图 S12-1～图 S12-4）。真正的腘动脉三分叉在人群中只占极少数（2%）。在正常人群中，胫前动脉穿过踝关节延续为足背动脉，胫后动脉穿过内踝后面到足部后分为外侧和内侧跖动脉。这些血管通过足背部和足弓部血管相互吻合。腓动脉行走在小腿骨间膜间，常常在踝关节近端发出分支，与胫前、胫后动脉分支相吻合。

解剖变异

已经对动脉解剖变异做过系列描述（但陈旧）。最常见的两种变异：一是高位胫前动脉分支（图 S12-5，4%）；二是 PAM（图 S12-6，4%）。PAM 没有很明确的定义。许多整形和血管外科医生定义 PAM 为单一的占主导供血地位的腘动脉伴胫前动脉、胫后动脉发育不良（0.2%）。然而，有一支占主导供血地位的腘动脉供应足底动脉伴随正常的胫前动脉和发育不良的胫后动脉则更常见（3.8%）。这种 PAM 存在的可能性提示：在外科腓骨皮瓣重建术前行下肢 CT 动脉成像是非常必要的，因其可能害怕破坏足部唯一的供血血管。

参考文献

Fernandez N, McEnaney R, Marone L, et al. Predictors of failure and success of tibial interventions for critical limb ischemia. *J Vasc Surg.* 2010;52:834–842.

Kim D, Orron D, Skillman J. Surgical significance of popliteal arterial variants: a unified angiographic classification. *Ann Surg.* 1989;210:776–781.

Toussarkissian B, Mejia A, Smilanich RP. Noninvasive localization of infrainguinal arterial occlusive disease in diabetics. *Ann Vasc Surg.* 2001;13:714–721.

交叉参考

Vascular and Interventional Radiology: The Requisites, 2nd ed, 334–337.

病例 13

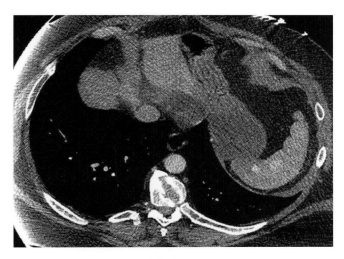

图 13-1　Wael E. Saad 医师授权使用

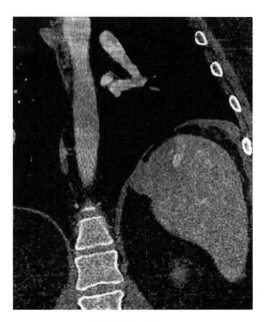

图 13-2　Wael E. Saad 医师授权使用

病史：男性，32 岁，从梯子上跌落后左上腹疼痛。

1. 根据影像表现，以下最可能的诊断是什么？
   A. 脾裂伤
   B. 脾假性动脉瘤
   C. 肝裂伤
   D. 腹腔积血

2. 在血流动力学不稳定的成人中，首选治疗方法是什么？
   A. 近端弹簧圈栓塞
   B. 超选择性远端脾栓塞
   C. 观察
   D. 剖腹探查

3. 行近端弹簧圈栓塞时，栓塞弹簧圈应放在何位置？
   A. 胰背动脉和胰大动脉之间
   B. 胰背动脉近端
   C. 胰大动脉远端
   D. 胰尾动脉远端

4. 近端栓塞的理想弹簧圈尺寸是多少？
   A. 比血管直径大 100%
   B. 比血管直径大 75%
   C. 比血管直径大 25%
   D. 与血管直径完全相同

本病例更多图片及说明请见附图部分。

病例 13

创伤性脾动脉损伤

1. **B**
脾实质内斑点状高密度区域。没有看到提示脾或肝裂伤的线性低密度影。

2. **D**
不稳定的患者应行剖腹手术。对于血流动力学稳定的患者，可行脾栓塞或观察。

3. **A**
弹簧圈置于胰背动脉和胰大动脉之间，降低血流压差，同时允许侧支血管供应脾。栓塞胰背动脉近端、胰大动脉远端，否则胰尾动脉的远端失去胰横动脉侧支供应，从而可能导致脾梗死的风险。

4. **C**
弹簧圈的尺寸应超过血管直径约 25%，提供足够的径向力以保持稳定。大于此尺寸可能导致弹簧圈无法正常成形。小于该尺寸可能增加弹簧圈移位的风险。

讨论

术前计划

针对腹部创伤所致的腹痛患者，只有在回顾腹部 CT 扫描、诊断性腹腔穿刺结果和手术探查发现（如果已经剖腹探查过）之后，才能确认出血的动脉（图 S13-1，图 S13-2）。进行血管造影的时间紧迫，故血管造影者必须将注意力引向最可能的出血源。常宜先行腹主动脉造影，其仅能检测出大致的分支血管出血点，亦可发现解剖变异，辅助进一步选择性造影。后宜行选择性动脉造影以评估内脏血管，并应首先检测最可能为出血源的血管。

影像解读

内脏动脉损伤的血管造影表现包括：血肿压迫所致血管受压移位，假性动脉瘤，对比剂外渗，血栓或夹层引起的动脉充盈缺损和由于低血容量性休克引起的弥漫性血管收缩（图 S13-3）。在弥漫性血管收缩时，内脏血管管径极小，偶可致选择性插管困难。

血管管理

创伤引起的脾动脉损伤的传统治疗方法是脾动脉结扎行脾切除术。近年来，经导管栓塞已演变成可能保留脾的一种较少并发症的替代治疗方案（图 S13-4）。然而，由于栓塞后可发生脾梗死，患者应接受适当的免疫预防，以防止后期发生菌血症。

参考文献

Kluger Y, Rabau M. Improved success in nonoperative management of blunt splenic injury: embolization of splenic artery pseudoaneurysm. *J Trauma*. 1998;45:980–981.

Schnuriger B, Inaba K, Konstantinidis A, et al. Outcomes of proximal versus distal splenic artery embolization after trauma: a systematic review and meta-analysis. *J Trauma*. 2011;70:252–260.

交叉参考

Vascular and Interventional Radiology: The Requisites, 2nd ed, 255–256.

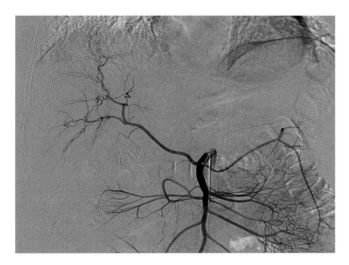

图 14-1　Minhaj S. Khaja 医师授权使用

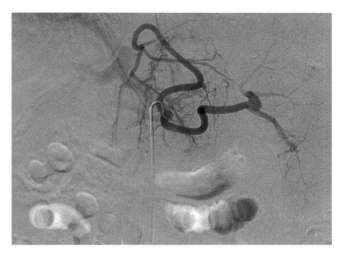

图 14-2　Minhaj S. Khaja 医师授权使用

病史：男性，48 岁，肝硬化患者。

1. 以下哪项是第一张图像中出现的影像学检查最可能的诊断？
   A. 副肝右动脉
   B. 胃十二指肠动脉
   C. 肝固有动脉
   D. 替代肝右动脉

2. 关于肝动脉解剖变异，下列哪一项有关副动脉和替代动脉的说法是正确的？
   A. 移植手术期间通常应保留替代动脉，而不需要保留副动脉
   B. 副动脉直径通常大于正常来源的相关血管
   C. 替代动脉通常是多余的，几乎无临床意义

   D. 有替代动脉的患者通常也有副动脉

3. 以下关于替代肝左动脉的描述哪项最佳？
   A. 肝左动脉由肝固有动脉发出
   B. 肝左动脉由胃左动脉发出
   C. 肝左动脉供应肝左叶，供应部分肝右叶
   D. 肝左动脉与另一血管共同供应肝左叶

4. 副动脉的定义哪项正确？
   A. 与同一器官中另一条动脉吻合的动脉
   B. 异常走行的动脉
   C. 异常起源的动脉
   D. 供应肝部分血流的动脉，这部分肝也由正常起源血管供应

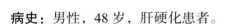

本病例更多图片及说明请见附图部分。

病例 14

解剖变异：替代肝动脉

1. D
该图显示了由肠系膜上动脉发出的替代肝右动脉。

2. A
替代动脉通常必须保留，而副动脉则不需要，因为后者常同时有正常起源的血管供血。

3. B
根据定义，替代血管为异常来源的血管。因此，胃左动脉发出的肝左动脉为替代血管。选项 A 为正常解剖。

4. D
根据定义，副动脉与正常起源血管供应相同的区域。选项 C 为替代动脉。

讨论

主要知识点

认识肝动脉常见变异很重要。其动脉常可出现替代血管或副血管，但这些变异血管并非多余。当供应整个肝叶的血管异常起源时，称为替代动脉。一部分肝叶由正常血管供应，同时也由另一个异常起源血管供应时，此异常起源血管称为副动脉。

解剖变异描述

变异发生率文献报道有差异，但 15% ～ 25% 的人有胃左动脉发出的副肝动脉或替代动脉（图 S14-2）。当难以确定肝左分支是否来自胃左动脉时，左前斜位和侧位可帮助展开肝动脉分支（向前延伸到肝左叶）和胃底动脉分支。15% ～ 20% 的人由肠系膜上动脉发出右肝的副动脉或替代动脉（图 S14-1）。替代肝动脉通常是肠系膜上动脉的第一个分支。其他罕见变异包括全肝动脉血供源自肠系膜上动脉或主动脉（图 S14-3，图 S14-4）。

参考文献

Covey AM, Brody LA, Maluccio MA, et al. Variant hepatic arterial anatomy revisited: digital subtraction angiography performed in 600 patients. *Radiology*. 2002;224:542–547.

交叉参考

Vascular and Interventional Radiology: The Requisites, 2nd ed, 229–232.

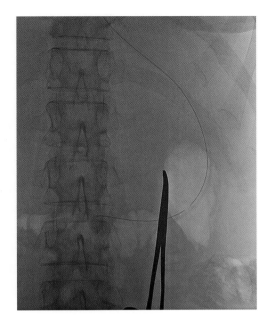

图 15-1

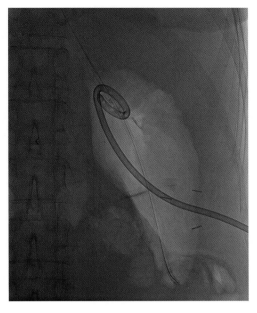

图 15-2

病史：女性，63 岁，卵巢转移癌和吞咽困难。

1. 对于图中所示操作，以下哪个陈述不正确？
   A. 注射对比剂后显示黏膜皱襞有助于腔内定位
   B. 胃穿刺点应该在幽门附近
   C. 该手术通常在透视引导下进行
   D. 术中给予胰高血糖素可能会有所帮助

2. 以下哪项陈述是正确的？
   A. 胃造瘘管（G 管）可在放置后 6 个月内安全移除
   B. 在放置胃造瘘管之前，应拔除患者的鼻饲管
   C. 间位结肠可能会增加放置 G 管的难度
   D. 在手术前应行胃减压，以减小胃损伤的风险

3. 以下哪项**不是**此操作的禁忌证？
   A. 大量腹水
   B. 胃前壁肿瘤
   C. 自发性出血倾向
   D. 食管裂孔疝

4. 以下哪项陈述是正确的？
   A. 与内镜相比，经皮 G 管置入有更高的术后感染率
   B. 与手术相比，经皮 G 管置入的术后出血率更高
   C. 胃空肠管可能是胃出口梗阻或有误吸史患者的首选
   D. G 管置入不应超过 2 个月

本病例更多图片及说明请见附图部分。

病例 15

经皮胃造瘘术

1. B

应在胃体部穿刺。注射对比剂后显示的黏膜皱襞有助于明确导管的腔内定位。在极少数情况下，例如严重间位结肠患者，CT 扫描可能有助于确定胃造瘘路径。此外，该操作通常在透视引导下进行。

2. C

间位结肠可能增加放置 G 管的难度。胃内充气有助于推移结肠，使之远离胃穿刺部位。此外，如有需要，亦可以通过直肠灌注钡剂以显示结肠。在形成窦道后可以移除 G 管，其通常在 4 ～ 6 周后拔除。在经皮穿刺之前，应将鼻胃管（NG）放入胃中并注入空气。

3. D

大量腹水可能导致插管部位周围渗漏。出血倾向和胃前壁肿瘤可能在手术过程中导致严重的出血。故应在手术前纠正凝血功能障碍。

4. C

胃空肠管可能是胃出口梗阻或有误吸史患者的首选。这些患者需要行幽门后营养以降低误吸风险及餐后不适。经皮 G 管置入具有较低的感染和出血等并发症发生率，并且不需要内镜检查。

讨论

适应证

经皮 G 管置入用于口服摄入不足患者的营养支持或用于慢性小肠梗阻患者的胃减压。经皮 G 管置入相对于手术置入的优点包括无需全身麻醉及避免麻醉相关并发症。内镜置入的误吸和伤口感染发生率较高。

操作技术

G 管放置的基本方法包括以下步骤：①通过鼻饲管将空气注入胃腔内（图 S15-1 ～图 S15-3）。②透视引导下确认进入胃内的安全路径，并注意避免经结肠或经肝穿刺。③经皮胃固定术可以通过插入 2 ～ 4 个金属 T 形固件来进行，这使得胃前壁向前固定于前腹壁。这个步骤在一些医疗中心常规进行，在其他中心是选择性进行。选择的患者包括有腹水和无法在导管周围形成安全的经腹膜通道的患者（例如，接受类固醇的患者）。④将针置于胃体内，注射对比剂以确认定位于胃内（图 S15-3）⑤经导丝使用扩张器扩大通道。⑥将胃造瘘管置于胃中，注射对比剂以明确定位正确（图 S15-2，图 S15-4）。

并发症

经皮 G 管置入的并发症包括腹膜炎、误吸、出血和导管移位。禁忌证包括不可纠正的出血性疾病、缺乏进入胃的安全通道、大量腹水、胃前壁肿瘤以及脑室腹膜分流术后。

参考文献

Laasch HU, Wilbraham L, Bullen K. Gastrostomy insertion: comparing the options-PEG, RIG or PIG? *Clin Radiol*. 2003;58:398–405.

Lyon SM, Pascoe DM. Percutaneous gastrostomy and gastrojejunostomy. *Semin Intervent Radiol*. 2004;21:181–189.

交叉参考

Vascular and Interventional Radiology: The Requisites, 2nd ed, 425–432.

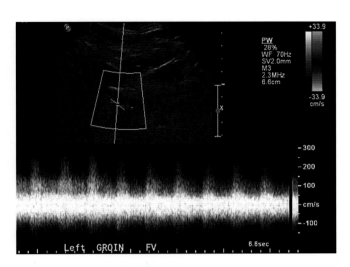

图 16-1　Luke R. Wilkins 医师授权使用

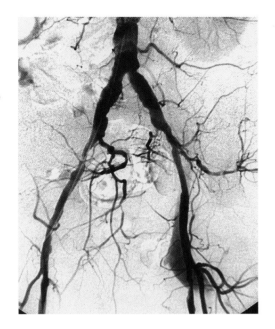

图 16-2

病史：男性，46 岁，近期接受过心导管检查。

1. 根据影像表现，以下最可能的诊断是什么？
    A. 肿瘤
    B. 静脉血栓栓塞
    C. 股动静脉瘘（AVF）
    D. 股浅动脉瘤

2. 发生此病变的危险因素是什么？（多选）
    A. 低位腹股沟穿刺
    B. 心动过速
    C. 男性
    D. 抗凝

3. 哪一项是与此病变相关的临床问题？
    A. 感染
    B. 高输出性心力衰竭
    C. 出血
    D. 血栓形成

4. 这种病变的标准治疗方法是什么？
    A. 超声引导的压迫治疗
    B. 手术修复
    C. 血管内置入覆膜支架
    D. 弹簧圈栓塞

本病例更多图片及说明请见附图部分。

病例 16

股动静脉瘘

1. C

血管造影显示，动脉早期左髂股静脉系统早期充盈，超声显示股静脉内的动脉化血流，搏动与左股动静脉瘘一致。肿瘤常可见肿块、新生血管和实质染色。真性动脉瘤表现为血管扩张，其内对比剂填充均匀。假性动脉瘤表现为对比剂充盈于血管外的局灶性突出。

2. AD

低位腹股沟穿刺和抗凝如高剂量肝素或华法林治疗使患者易患 AVF，动脉高血压和女性也是如此。心动过速不是已知的 AVF 形成的危险因素。

3. B

AVF 所致静脉回流增加可导致高输出性心力衰竭。感染和血栓形成是罕见的并发症。出血是 AVF 发展或 AVF 手术修复发生并发症的危险因素。

4. B

治疗 AVF 的金标准是手术修复，确认瘘道，直接或补片修复。其他选择包括超声引导压迫或血管腔内修复技术；然而，在大多数情况下，它们不如手术修复成功率高。在某些情况下，如 AVF 位置与股总动脉分叉处非常接近时，不应行支架或弹簧圈等血管腔内治疗。

讨论

影像诊断

二维超声检查、CT 血管造影和 DSA 血管造影均可用于 AVF 的诊断（图 S16-1 ～图 S16-4）。二维超声检查无创，无辐射，适合筛查。但在某些情况下，治疗开始前仍需要血管造影。正确观察评估血管造影需要注意以下几点：①注意造影检查的类型。②注意导管位置和血管入路，阅片者应了解是否进行了非选择性或选择性导管造影。③阅片者应该观察并确认图像是否为动态血管造影（包括早期动脉、晚期动脉、实质或静脉期）。

病因

动脉造影的并发症包括腹股沟感染、腹股沟血肿、对比剂相关肾病，以及动脉损伤。在穿刺部位对股动脉的损伤可导致形成假性动脉瘤（其发生在 1% 的血管造影中），有或没有 AVF。股动脉穿刺的最佳部位位于股骨头水平，在这个层面上，股总动脉和静脉并行。然而，股动脉穿刺点过低可导致贯穿股静脉，移除导管后形成 AVF。AVF 也可由钝器或穿透性创伤引起（图 S16-4）。

症状

AVF 通常是无症状的，但它们偶尔会扩大并导致动脉盗血或高输出性心力衰竭。有症状且不能自发闭合的 AVF 患者常需行股 AVF 的外科结扎或覆膜支架置入术。

参考文献

Perings SM, Kelm M, Jax T. A prospective study on incidence and risk factors of arteriovenous fistulae following transfemoral cardiac catheterization. *Int J Cardiol.* 2003;88:223–228.

Porter J, Al-Jarrah Q, Richarson S. A case of femoral arteriovenous fistula causing high-output cardiac failure, originally misdiagnosed as chronic fatigue syndrome. *Case Rep Vasc Med.* 2014;2014:510429.

交叉参考

Vascular and Interventional Radiology: The Requisites, 2nd ed, 40–43.

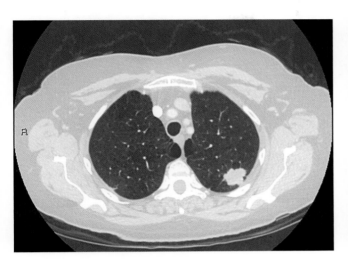

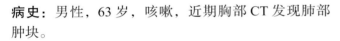

图 17-1

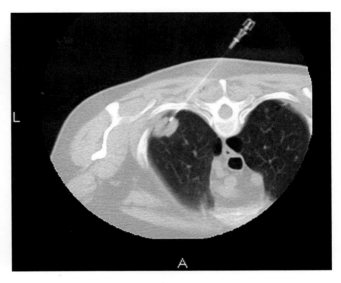

图 17-2

病史：男性，63 岁，咳嗽，近期胸部 CT 发现肺部肿块。

1. 根据图像所示影像学表现，以下哪些应纳入鉴别诊断？（多选）
   A. 原发性支气管肺癌
   B. 肉芽肿
   C. 肺动静脉畸形
   D. 囊性腺瘤样畸形

2. 转诊医生要求对肿块进行活检，同时进行细针抽吸和组织活检。以下哪项最正确？
   A. 在超声下可进行两种活检，因为它对两种类型的针头可视
   B. CT 引导下活检时，首先使用细针（细胞活检针）穿刺定位，拔出细针后再用组织活检针

   C. CT 引导下活检时，同轴套管针技术可用于抽吸活检和组织活检
   D. 由于存在针道播散风险，应避免进行活检

3. 关于影像引导肺组织活检，以下哪项正确？
   A. 针穿过叶间裂不增加气胸的风险
   B. 局部出血和咯血为活检的严重并发症
   C. 肺门以下的肺部受呼吸运动影响最大
   D. 中叶是对心脏运动最敏感的区域

4. 如果一个 17G 针在没有放置针芯的情况下留在一个小的肺静脉内，可增加以下哪些风险？（多选）
   A. 空气栓塞
   B. 出血
   C. 气胸
   D. 活检失败

本病例更多图片及说明请见附图部分。

病例 17

CT 引导下肺活检

1. **AB**
   原发性支气管肺癌常表现为有毛刺的实性肿块。虽然肉芽肿性疾病并不很常见，但其表现常与肺癌类似，有时可有特殊的钙化。肺动静脉畸形常有可见的引流静脉，而畸形血管团具有较低的密度（低于软组织）。

2. **C**
   目前，大多数肺活检是用同轴套管针进行的，仅允许单次穿刺胸膜，可容纳细胞活检针和组织活检针，从而最大限度地减少多次穿过胸膜的风险和并发症。

3. **C**
   肺基底部最容易受呼吸运动影响，因此有时难以在 CT 引导下活检。穿过叶间裂会增加气胸的风险，而舌叶是对心脏运动影响最大的肺叶。穿刺手术过程中几乎都能发现局部出血，手术后预计会出现咯血，除非患者需要额外干预，否则不应将其视为严重并发症。

4. **ABD**
   如果肺静脉内留置较大未封口的穿刺针套，可能会发生空气栓塞。穿过肺静脉的针可能导致出血，大多数情况出血量不大，但可能遮挡视野，导致活检失败。

讨论

术前计划

经皮肺活检术是一种安全的手术，前提是放射科医生能了解并处理潜在并发症。对于带毛刺肿块高度怀疑原发性肺癌者，多次细针抽吸标本常已可做出诊断。对于更复杂的病变，如怀疑淋巴瘤时，则需要进行组织活检。术前计划应包括仔细评估 CT 扫描和心肺功能。如本病例中，CT 有助于术前计划和术中定位（图 S17-1，图 S17-2）。

并发症

穿刺后少量咯血常见（25%），但大量咯血和明显的血胸很少见。肺活检患者气胸发生率在 15% ～ 30%，但仅 2% ～ 5% 需要置入胸腔引流管。但慢性阻塞性肺疾病患者发生活检后气胸的风险显著提高，其中较大部分需要放置胸腔引流管。通常，当需要放置胸腔引流管时，可以使用小孔管（10 ～ 12F），并且通常可以在 1 ～ 3 天内移除引流管。使用同轴套管技术可以降低气胸的发生率。减少气胸发生的因素还包括：最小化针穿过胸膜表面的次数，最小化针穿刺路径长度，并避免斜穿过胸膜表面（穿刺针应尽量与胸膜垂直）。细胞病理学家在术中验证组织量是否足够，以最小化活检次数亦是降低风险的方法。

参考文献

Ohno Y, Hatabu H, Takenaka D, et al. CT-guided transthoracic needle aspiration biopsy of small solitary pulmonary nodules. *AJR Am J Roentgenol*. 2003;180:1665–1669.

Tsai I, Tsai W, Chen M, et al. CT-guided core biopsy of lung lesion: a primer. *AJR Am J Roentgenol*. 2009;193:1228–1235.

交叉参考

Vascular and Interventional Radiology: The Requisites, 2nd ed, 395–399.

病例 18

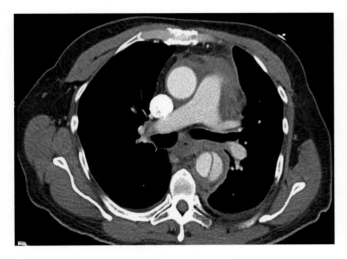

图 18-1　David M. Williams 医师授权使用

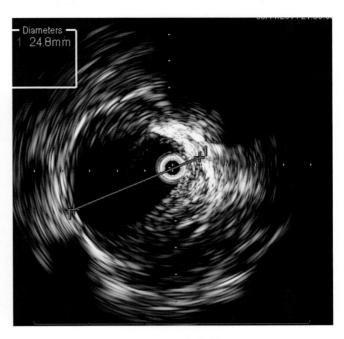

图 18-2　David M. Williams 医师授权使用

病史：男性，71 岁，剧烈胸痛。

1. 根据图像所示影像学表现，以下哪些应纳入鉴别
   诊断？（多选）
   A. 主动脉破裂
   B. 主动脉夹层
   C. 主动脉瘤
   D. 穿透性动脉粥样硬化性溃疡

2. 以下哪项是主动脉夹层最广泛使用的分类系统？
   A. Stanford 和 DeBakey
   B. 欧洲心脏病学会
   C. DISSECT
   D. 以上都不是

3. 哪项**不是**主动脉夹层的危险因素？
   A. 既往心脏手术
   B. 高血压
   C. 马方综合征
   D. 女性

4. Stanford B 型夹层出现以下哪些情况是手术或血管
   腔内治疗的适应证？（多选）
   A. 灌注不良
   B. 顽固性疼痛
   C. 假腔的急性扩张
   D. 包裹性破裂

本病例更多图片及说明请见附图部分。

病例 18

主动脉夹层

1. AB
CT 可见撕裂的内膜瓣，符合主动脉夹层。另外，本例合并纵隔出血，应考虑主动脉破裂。主动脉未见动脉瘤样扩张，也没有穿透性动脉粥样硬化性溃疡。

2. A
最广泛使用的分类系统是 Stanford 和 DeBakey。Stanford A 型夹层累及升主动脉，B 型夹层累及左锁骨下动脉以远的主动脉。欧洲心脏病学会分类于 2001 年被开发，目前应用较少。DISSECT 分类是一个基于记忆的系统，由 DEFINE 项目研究人员于 2013 年发布。

3. D
男性（而非女性）是夹层的危险因素，既往的心脏手术（尤其是主动脉瓣手术）、高血压和马方综合征都是夹层的危险因素。

4. ABCD
肢体及内脏灌注不良、抗高血压药物治疗后顽固性疼痛、假腔急性扩张及包裹性破裂均为 Stanford B 型夹层手术治疗的指征。

讨论

诊断性评估

急性主动脉夹层是一种危及生命的疾病，在最初的 48 小时内死亡率约为每小时 1%。主动脉夹层诊断基于螺旋 CT、磁共振成像、血管腔内超声或多平面经食管超声心动图（图 S18-1，图 S18-2）。在外科主动脉修补或血管腔内治疗前，常以血管造影评估分支血管情况（图 S18-4，图 S18-5）。

分类法

Stanford A 型主动脉夹层累及升主动脉，合并（DeBakey Ⅰ 型）或无（DeBakey Ⅱ 型）降主动脉受累。Stanford B 型（DeBakey Ⅲ 型）仅累及左锁骨下动脉以远的主动脉。Stanford A 型夹层患者需行急诊升主动脉置换术，以预防冠状动脉闭塞、主动脉瓣关闭不全、心脏压塞等并发症。非复杂 Stanford B 型主动脉夹层患者可接受药物治疗，以降低全身血压和心脏搏动冲击。

治疗方法

Stanford B 型主动脉夹层并发分支血管缺血的治疗方案包括手术、主动脉置换和血管腔内治疗。血管腔内治疗包括内膜瓣球囊开窗术、复合分支血管的支架置入术、主动脉支架置入或人工血管移植（图 S18-3）。

参考文献

Dake MD, Thompson M, van Sambeek M, Vermassen F, Morales JP, DEFINE Investigators. DISSECT: a new mnemonic-based approach to the categorization of aortic dissection. *Eur J Vasc Endovasc Surg.* 2013;46:175–190.

Erbel R, Alfonso F, Boileau C, et al. Task force on aortic dissection diagnosis and management of aortic dissection. *Eur Heart J.* 2001;22:1642–1681.

Vedantham S, Picus D, Sanchez LA, et al. Percutaneous management of ischemic complications in patients with type-B aortic dissection. *J Vasc Interv Radiol.* 2003;14:181–193.

Williams DM, Lee DY, Hamilton BH, et al. The dissected aorta: percutaneous treatments of ischemic complications—principles and results. *J Vasc Interv Radiol.* 1997;8:605–625.

交叉参考

Vascular and Interventional Radiology: The Requisites, 2nd ed, 188–192.

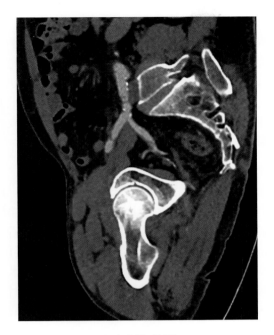

图 19-1　Saher S. Sabri 医师授权使用

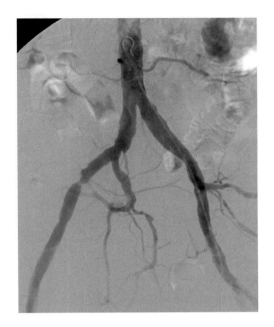

图 19-2　Saher S. Sabri 医师授权使用

病史：男性，69 岁，右下肢跛行。

1. 根据影像表现，以下最可能的诊断是什么？
   A. 右髂总动脉闭塞
   B. 右髂外动脉狭窄
   C. 右髂外动脉夹层
   D. 右股动脉狭窄

2. 根据上述影像征象，他最可能的病因是什么？
   A. 穿透性溃疡
   B. 纤维肌性发育不良
   C. 动脉粥样硬化性疾病
   D. 栓塞性疾病

3. 显示右髂总动脉、右髂外动脉、右髂内动脉的最佳透视投影位置是什么？
   A. 后前位（PA）
   B. 右后斜位（RPO）
   C. 左后斜位（LPO）
   D. 右前斜位（RAO）

4. 正常的踝肱指数（ABI）是多少？
   A. ≥ 1.3
   B. 0.9 ～ 1.1
   C. 0.6 ～ 0.8
   D. ≤ 0.5

本病例更多图片及说明请见附图部分。

病例 19

髂动脉狭窄

1. B

划分髂股动脉节段的关键血管造影解剖征象包括髂外和髂内动脉的分叉、腹壁下动脉的起始部、股浅动脉和股深动脉的分叉。本例中，髂外动脉段未见内膜撕裂。

2. C

在此情况下，考虑患者年龄和整体的血管造影表现，动脉粥样硬化性疾病是导致狭窄的最可能原因。纤维肌性发育不良虽然可影响髂动脉，但通常呈串珠状血管造影表现，且多见于年轻患者。该病例也不是典型的穿透性溃疡的表现，而栓塞性疾病通常表现为急性起病，多表现为血管分叉处狭窄或闭塞。

3. B

RPO 是较好显示右髂总动脉、右髂外动脉、右髂内动脉的透视角度。LPO 和 RAO 实际投照角度类似，用于显示左髂动脉。后前位会导致髂外和髂内动脉重叠。

4. B

ABI ≥ 1.3 提示血管不可压缩，有严重钙化。ABI ≤ 0.8 的情况提示缺血，而 ABI < 0.4 则属危象。

讨论

影像诊断

在诊断和制订跛行治疗计划中，CT 血管造影越来越重要（图 S19-1）。而 MR 血管造影也可用于肾功能较差的和碘对比剂禁忌证的患者。

治疗方法

经皮腔内血管成形术和腔内支架置入术是被广泛接受的治疗髂动脉闭塞的方法。治疗指征是：生活质量受影响，患侧肢体面临缺血威胁。同心的、非钙化、小于 3 cm 的狭窄在治疗后具有最佳的长期通畅性，且常常仅需要血管成形术治疗即可取得良好效果。

血管腔内介入治疗

血管成形术后的支架置入适合以下情况：成形后仍有狭窄，且狭窄超过 30%；成形术后收缩压压差静息时大于 10 mmHg，或给予血管扩张剂后大于 20 mmHg；有影响血流动力学意义的动脉夹层出现；血管成形术后再狭窄。当单独使用血管成形术可能具有较高动脉夹层风险或远端栓塞风险较大时，支架置入术可以优先考虑——此类情况常见于偏心钙化斑块或小量新鲜血栓等。本病例是血管成形术后残留狭窄患者，拟行血管支架置入（图 S19-2 ～图 S19-4）。一般来说，相对传统血管重建手术，髂动脉血管成形术和支架置入术的通畅性可与之媲美，而致残、致死率更低。

参考文献

Bosch JL, Tetteroo E, Mall WP, et al. Iliac arterial occlusive disease: cost-effectiveness analysis of stent placement versus percutaneous transluminal angioplasty. *Radiology*. 1998;208:641–648.

Sabri SS, Choudhri A, Orgera G, et al. Outcomes of covered kissing stent placement compared with bare metal stent placement in the treatment of atherosclerotic occlusive disease at the aortic bifurcation. *J Vasc Interv Radiol*. 2010;21:995–1003.

交叉参考

Vascular and Interventional Radiology: The Requisites, 2nd ed, 209–214.

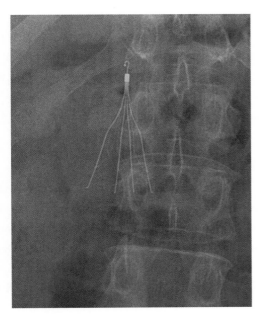

图 20-1

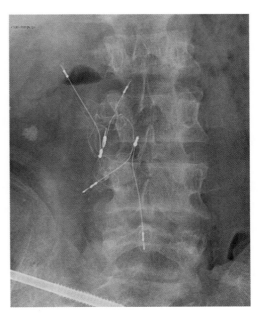

图 20-2

病史： 女性，52 岁，有肺栓塞病史，既往抗凝治疗失败。

1. 哪种装置适用于直径超过 30 mm 的腔静脉？

   A. Denali

   B. Greenfield

   C. Bird's Nest

   D. Gunther Tulip

2. 以下哪一项是下腔静脉（IVC）滤器放置的理想位置？

   A. T11 水平

   B. 紧邻最下肾静脉入口下方

   C. 紧邻最上肾静脉入口的上方

   D. 紧邻髂总静脉汇合到 IVC 处

3. 以下哪项被视为抗凝失败？

A. 女性，28 岁，既往有深静脉血栓形成（DVT），使用华法林 6 个月治疗成功，在停止治疗后 2 个月的越野公路旅行中，发生第二次急性 DVT

B. 男性，56 岁，患有骨关节炎，近期接受膝关节镜手术，出院后采用依诺肝素 5 天疗程预防，在治疗的 3 天后发生急性 DVT

C. 女性，66 岁，新素食主义者，发生急性肺栓塞，既往有 DVT，采用华法林治疗长达 13 年

D. 女性，73 岁，有房颤史，长期华法林治疗（INR 2.5）并有转移性乳腺癌，现发生急性 DVT

4. 以下哪种设备是"可回收"的滤器？

   A. Bird's Nest

   B. Greenfield

   C. Gunther Tulip

   D. Venatech LP

本病例更多图片及说明请见附图部分。

病例 20

下腔静脉滤器

1. C

由 FDA 批准的唯一用于直径大于 30 mm 的腔静脉滤器称为 Bird's Nest 滤器。巨大腔静脉的标准为直径大于 28 mm。

2. B

通常，放置 IVC 滤器的首选位置是紧邻最下肾静脉入口下方。滤器附近的血液连续流入可使该位置血栓形成的可能性最小化。

3. D

该患者的抗凝治疗失败，因为她在治疗剂量的华法林下长期抗凝，仍然发生急性 DVT。B 选项中，56 岁的男性未接受治疗剂量的依诺肝素治疗；A 选项中，28 岁女性的 DVT 是新发 DVT（与乘车相关）；C 选项中，66 岁新素食主义患者最有可能是处于亚治疗的 INR 水平，由于她增加了绿叶蔬菜的食用，其可以抑制华法林的作用。

4. D

在列出的所有选项中，Gunther Tulip IVC 滤器是唯一可回收的滤器。目前还有其他几种可回收的 IVC 滤器，如 Denali、Optease、Crux 和 Option Elite 等。

讨论

主要知识点

不同类型滤器的物理特性、成本和放置方法有所差异，但所有 IVC 滤器均可用于预防 PE，常用于某些类型下肢 DVT 及具有高风险 DVT 可能的患者。术前下腔静脉造影可指导选择滤器类型和放置位置，造影应该观察：① IVC 有无血栓：IVC 血栓可干扰滤器的正常就位，且滤器常需置于 IVC 中较高位置；②每侧最下方肾静脉的位置：因 IVC 滤器首选位置紧邻肾静脉入口下方；③是否存在腔静脉或肾静脉变异；④ IVC 直径。

血管管理

任何滤器（Greenfield，Boston Scientific；Venatech，Braun；Simon-Nitinol，Bard；Gunther Tulip，Cook Medical；Crux Vena Cava Filter，Volcano Corporation；Option，Argon Medical；Optease，Cordis；Denali，Bard）都可置于直径为 18～28 cm 的 IVC 中。1%～3% 的患者有巨大腔静脉，其 IVC 直径大于 28 mm。TrapEase 滤器（Cordis）可置入 18～30 mm 的 IVC 中。Bird's Nest 滤器（Cook）可置于直径达 40 mm 的 IVC 中。在 IVC 直径大于 40 mm 的罕见情况下，可放置两个滤器，分别放在两侧髂总静脉（图 S20-1～图 S20-6）。

参考文献

Grassi CJ, Swan TL, Cardella JF, et al. Quality improvement guidelines for percutaneous permanent inferior vena cava filter placement for the prevention of pulmonary embolism. *J Vasc Interv Radiol.* 2001;12:137–141.

Kim HS, Young MJ, Narayan AK. A comparison of clinical outcomes with retrievable and permanent inferior vena cava filters. *J Vasc Interv Radiol.* 2008;19:393–399.

交叉参考

Vascular and Interventional Radiology: The Requisites, 2nd ed, 296–301.

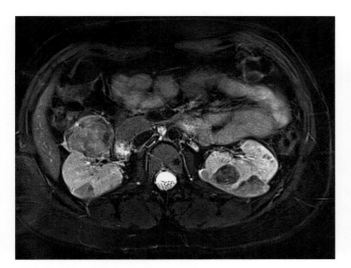

图 21-1　J. Fritz Angle 医师授权使用

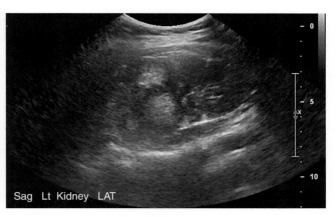

图 21-2　J. Fritz Angle 医师授权使用

病史： 女性，20 岁，有癫痫发作史。

1. 根据影像表现，以下最可能的诊断是什么？
   A. 肾细胞癌（RCC）
   B. 单纯囊肿
   C. 血管平滑肌脂肪瘤（AML）
   D. 嗜酸细胞瘤

2. 鉴于已有的征象，这位患者患的可能是什么病？
   A. von Hippel-Lindau 综合征
   B. 结节性多动脉炎
   C. Churg-Strauss 综合征
   D. 结节性硬化

3. 哪种肾肿块的并发症需要行血管腔内治疗？
   A. 异位激素分泌
   B. 出血
   C. 梗死
   D. 感染

4. 通常推荐此类病变直径达多少以上需要行预防性治疗？
   A. 0.5 cm
   B. 1 cm
   C. 4 cm
   D. 10 cm

本病例更多图片及说明请见附图部分。

病例 21

肾血管平滑肌脂肪瘤

1. C

在超声图像上观察到多个含脂肪的肿块，行脂肪抑制的增强磁共振成像（MRI）显示的征象与AML特性最为一致。RCC中极少数含脂质成分，但年轻患者多发病变中含脂质RCC极罕见。

2. D

结节性硬化与多发性肾AML、囊性肺病变（淋巴管平滑肌瘤病）、面部血管纤维瘤、心脏横纹肌瘤、皮质结节和脑室管膜下结节相关。患者常因中枢神经系统病变而出现癫痫发作。

3. B

AML是富血管病变，具有自发出血的倾向，有时甚至达到危及生命的程度。肾AML的其他症状包括胁腹痛和血尿。

4. C

对于大于4cm的病灶，一般建议行预防性治疗。同时，任何有症状的AML都应该治疗。

讨论

病因

AML是含有脂肪、平滑肌和血管的错构瘤。大约80%的结节性硬化患者患有AML，病灶通常多发并呈双侧性。

影像解读

AML的常用诊断依据是肾占位性病变内存在脂肪，此征象几乎都提示AML（图S21-1，图S21-2）。AML富血管，故其血管造影上具有特征性的表现，MRI和CT扫描上也表现为明显的对比增强（图S21-1，图S21-3）。血管造影特征包括血管丰富、周围有大的迂曲的供血动脉，偶尔可见小动脉瘤，以及实质期的"日光放射样"表现，而动静脉分流在这类病变不常见。血管造影常不能鉴别AML与RCC。

AML通常在大病变（＞4cm）或有症状或自发出血时需行治疗。治疗可包括手术切除或经皮导管栓塞，可以用颗粒或液体栓塞剂。

参考文献

Hocquelet A, Cornelis F, Le Bras Y, et al. Long-term results of preventive embolization of renal angiomyolipomas: evaluation of predictive factors of volume decrease. *Eur Radiol.* 2014;24:1785–1793.

Siegel C. Renal angiomyolipoma: relationships between tumor size, aneurysm formation, and rupture. *J Urol.* 2003;169:1598–1599.

交叉参考

Vascular and Interventional Radiology: The Requisites, 2nd ed, 278–279.

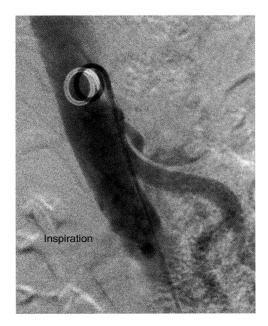

图 22-1　Minhaj S. Khaja 医师授权使用

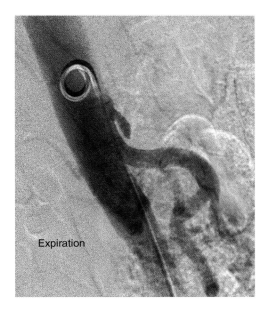

图 22-2　Minhaj S. Khaja 医师授权使用

病史：女性，30 岁，痉挛性腹痛和吸收不良。

1. 根据影像表现，以下最可能的诊断是什么？
    A. 正中弓状韧带压迫
    B. 腹腔动脉粥样硬化性狭窄
    C. 肠系膜缺血
    D. 纤维肌性发育不良

2. 哪项操作能使患者病情恶化？
    A. 吸气
    B. 呼气
    C. 向前倾斜
    D. 向后倾斜

3. 这个病例的正确治疗方法是什么？
    A. 血管内支架置入术
    B. 手术松解
    C. 增加体重
    D. 减轻体重

4. 哪些影像学检查可以用于诊断？（多选）
    A. 多普勒超声
    B. 经导管血管造影
    C. CT 血管造影
    D. 磁共振（MR）血管造影

本病例更多图片及说明请见附图部分。

病例 22

正中弓状韧带综合征

1. A

腹腔动脉受压在呼气时最为明显。当影像学表现符合，并伴随腹痛和吸收不良（体重减轻）时，可诊断该综合征。动脉粥样硬化性疾病引起的腹腔动脉狭窄不随刺激操作而改变，也没有证据显示斑块导致管腔狭窄。肠系膜缺血可由肠系膜血管阻塞所致，而该患者肠系膜上动脉充盈正常，并逆向充盈腹腔动脉。

2. B

呼气时膈肌上升，腹腔动脉受膈角压迫，而在吸气时，膈角远离腹腔动脉。体重减轻对腹腔动脉受压影响不大，但可影响肠系膜上动脉压迫。

3. B

手术松解是治疗正中弓状韧带综合征的有效和确定性方法。支架置入的问题在于，重复压力下保持支架长期通畅的可能性较低，并且可能导致支架折断。增重和减重可影响脾动脉受压，但不影响腹腔动脉压迫。

4. ABCD

所有这些检查都有助于正中弓状韧带综合征的诊断。超声和 MR 的好处是没有辐射。所有这四种检查应分别于吸气和呼气时成像，以证明在呼气时腹腔动脉受压狭窄，而血管造影仍是金标准。

讨论

病因

正中弓状韧带综合征或腹腔干压迫综合征是最常见的内脏动脉压迫综合征。这种综合征患者的腹腔动脉受到膈肌中脚和（或）腹腔神经丛及结缔组织的外源性压迫。大多数患有这种疾病的患者都是年轻的、瘦弱的女性，尽管部分狭窄程度超过 50%，但多数为无症状者。然而，有些患者会出现痉挛性腹痛和吸收不良，这是由于腹腔动脉受压所致。

影像学发现

动脉压迫通常随呼吸而变化，随着呼气而加重（图 S22-1，图 S22-2）。还可见腹腔动脉的狭窄后扩张（图 S22-1～图 S22-3）。在这种情况下，经肠系膜上动脉注射对比剂通过胃十二指肠和胰十二指肠动脉逆行，使腹腔动脉显影，提示腹腔动脉受压严重（图 S22-4）。

治疗方法

手术扩大膈肌裂孔或切除腹腔神经节是首选的治疗方法，因为这种压迫行血管成形术无效。支架禁忌使用，因其存在老化问题。

参考文献

Douard R, Ettore GM, Chevalier JM, et al. Celiac trunk compression by arcuate ligament and living-related liver transplantation: a two-step strategy for flow-induced enlargement of donor hepatic artery. *Surg Radiol Anat*. 2002;24:327–331.

Sultan S, Hynes N, Elsafty N, Tawfick W. Eight years experience in the management of median arcuate ligament syndrome by decompression, celiac ganglion sympathectomy, and selective revascularization. *Vasc Endovascular Surg*. 2013;47:614–619.

交叉参考

Vascular and Interventional Radiology: The Requisites, 2nd ed, 238–239.

病例 23

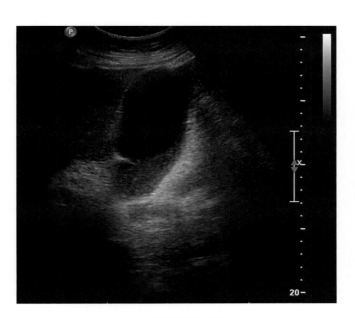

图 23-1　Minhaj S. Khaja 医师授权使用

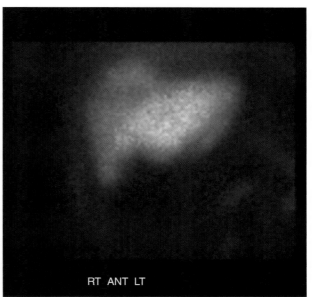

RT　ANT　LT

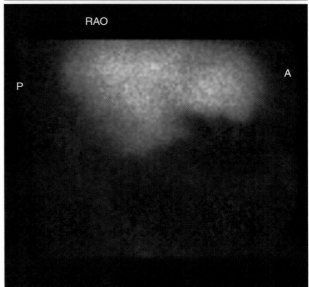

RAO

P　　　　A

图 23-2　Minhaj S. Khaja 医师授权使用

病史： 男性，53 岁，右上腹疼痛，肝酶升高。

1. 根据影像表现，以下最可能的诊断是什么？
   A. 气肿性胆囊炎
   B. 急性化脓性胆囊炎
   C. 胆管癌
   D. 胆囊腺癌

2. 如果患者目前不宜外科手术治疗，以下哪项是最合适的介入治疗措施？
   A. 经皮胆管引流术
   B. 腹腔引流导管置入
   C. 经皮胆囊造口术
   D. 透视引导活检

3. 下列哪项是介入的相对禁忌证？
   A. 急性胰腺炎
   B. 肝恶性肿瘤
   C. 艾滋病病史
   D. 不可控的出血性倾向

4. 以下哪项是介入的主要并发症？
   A. 胆汁性腹膜炎
   B. 胰腺炎
   C. 肠梗阻
   D. 肝硬化

本病例更多图片及说明请见附图部分。

病例 23

经皮胆囊造口术

1. B

超声图像显示胆囊增大，内有胆泥淤积，但未见明确的胆石症。肝胆动态显像证实胆囊管阻塞。在出现右上腹疼痛和发热的患者中，这些表现可能与急性胆囊炎有关。此例并无胆囊腔内肿块或壁内气体支持其他诊断。

2. C

适当的介入措施是胆囊减压，为患者外科手术创造条件。胆囊切除术仍是治疗急性胆囊炎的有效方法。胆总管引流对胆总管结石和上行性胆管炎可能有所帮助。在怀疑有肿瘤的情况下，活检可能有用。

3. D

经皮胆囊造口术的绝对禁忌证很少，主要包括未经治疗的严重出血。误插入肠道是另一严重并发症，经肝途径可避免肠道损伤。其他一些相对禁忌证包括胆囊癌和结石填充胆囊，因其可能无法容纳导管通过。

4. A

最常见的急性并发症包括出血、脓毒症、血管迷走神经反应、导管移位（最常见）、胆瘘、肠穿孔和气胸。经肝穿刺入路最常见的并发症是出血，而胆汁性腹膜炎则多经腹膜途径发生。

讨论

临床适应证

目前经皮胆囊引流的适应证包括急性结石或非结石性胆囊炎、经皮结石溶解或取出术、胆总管梗阻时胆道系统的造影诊断和引流。有些患者由于机械通气或精神状态低落而无法提供病史，可造成胆囊炎的诊断困难。影像学诊断包括超声、磁共振成像、核医学肝胆扫描或 CT 扫描（图 S23-1，图 S23-2）。

经皮穿刺方法

有两种经皮胆囊穿刺引流通道，各有利弊。经肝穿刺更常用，因为胆囊固定于肝表面，腹膜后胆汁渗漏的发生率减低（图 S23-3 ～ 图 S23-6）。然而，弊端包括肝损伤和出血。因此，一些医院也行经腹膜腔胆囊穿刺，但该通路易并发胆汁性腹膜炎。

临床随访

为了减少脓毒血症的风险，在患者临床好转之前，不应该对胆道进行操作。随后，通过导管进行胆管造影，以确定胆总管的通畅性，并确定存在有需要进一步治疗的结石。在根本问题得到解决之前，不应拔除引流导管。同样，拔管前应该注意，导管周围形成完整的纤维束，从胆囊到皮肤表面窦道成熟，可以防止滑脱。胆囊切除术仍然是这些患者的最终治疗方法，因此，这些患者在有明确手术指征的时候，应该常规进行外科手术治疗。

参考文献

Little MW, Briggs JH, Tapping CR, et al. Percutaneous cholecystostomy: the radiologist's role in treating acute cholecystitis. *Clin Radiol.* 2013;68:654–660.

Menu Y, Vuillerme MP. Non-traumatic abdominal emergencies: imaging and intervention in acute biliary conditions. *Eur Radiol.* 2002;12:2397–2406.

交叉参考

Vascular and Interventional Radiology: The Requisites, 2nd ed, 474–480.

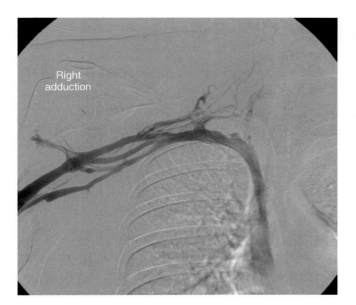

图 24-1

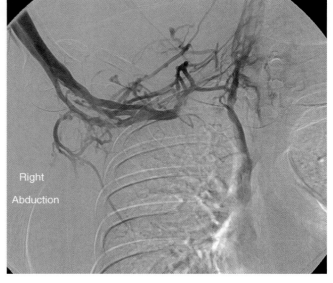

图 24-2

病史： 女性，18 岁，右上肢疼痛和肿胀。

1. 根据影像表现，以下最可能的诊断是什么？
   A. 锁骨下动脉盗血综合征
   B. 上腔静脉闭塞
   C. 锁骨下静脉闭塞
   D. 动静脉瘘

2. 下列哪一项不是治疗此疾病的首选疗法？
   A. 静脉溶栓
   B. 第 1 肋骨切除术
   C. 初次球囊扩张支架血管成形术
   D. 抗凝

3. 此情况下潜在并发症有哪些？（多选）
   A. 手指缺血
   B. 肺动脉栓塞
   C. 肌萎缩
   D. 血栓后综合征

4. 本病与下列哪个解剖结构相关？
   A. 锁骨下肌
   B. 胸锁乳突肌
   C. 锁骨下动脉瘤
   D. 后斜角肌

本病例更多图片及说明请见附图部分。

病例 24

锁骨下静脉闭塞

1. C

在此例中，锁骨下静脉闭塞继发于静脉性胸廓出口综合征，这在参与运动或其他剧烈活动的年轻患者中最为常见。所提供的图像下腔静脉未见闭塞，也没有显示动脉图像，故其他选项不正确。

2. C

使用球囊扩张支架进行初次支架置入术并不是一种合适的治疗方法，因为在放置区域内，外部压迫会产生较高的机械剪切力，这可能会导致支架粉碎或断裂。其他选择通常用于联合治疗继发于静脉性胸廓出口综合征的腋-锁骨下静脉闭塞。

3. BD

肺栓塞和血栓后综合征是静脉血栓形成的并发症，尤其是在发生再闭塞时。选项 AC 是动脉性和神经源性胸廓出口综合征的特征。

4. A

除了锁骨或第 1 肋骨外，锁骨下肌或前斜角肌肥大在上肢外展期间可引起锁骨下静脉的外部剪切型压迫。故在怀疑静脉性胸廓出口综合征时，内收和外展静脉造影至关重要。

讨论

临床表现

原发性腋-锁骨下静脉闭塞是由于静脉进入胸廓的机械压迫所致。这种病症在年轻患者中最常见，尤其是肌肉发达的人。压迫引起静脉内膜反应以及血管周围纤维化，从而产生上肢肿胀和（或）疼痛的症状。如果闭塞未诊治，常继发血栓。

诊断性评估

锁骨下静脉狭窄或血栓形成的诊断通常由静脉造影得出。在评估原发性腋-锁骨下静脉闭塞患者时，重要的是在臂外展时和臂上举胸肌屈曲时进行多种形式的静脉造影（图 S24-1，图 S24-2）。这种动作通常表现为明显的静脉受压或闭塞。这种疾病常为双侧性，因此对侧上肢的评估也很重要。

治疗方法

原发性腋-锁骨下静脉闭塞的治疗主要是通过导管引导溶栓治疗血栓，然后行胸廓出口减压术（图 S24-3）。通常应先避免使用锁骨下静脉狭窄的血管成形术，以避免对静脉造成进一步的创伤；然而，血管成形术仍可以用于手术减压术后的静脉持续狭窄（图 S24-4）。支架置入术禁用于初始治疗，该部位的机械压迫造成支架断裂的风险极高。

参考文献

Meissner MH. Axillary-subclavian venous thrombosis. *Rev Cardiovasc Med*. 2002;3:S76–S83.

Thompson JF, Winterborn RJ, Bays S, et al. Venous thoracic outlet compression and the Paget-Schroetter syndrome: a review and recommendations for management. *Cardiovasc Intervent Radiol*. 2011;34:903–910.

交叉参考

Vascular and Interventional Radiology: The Requisites, 2nd ed, 140–144.

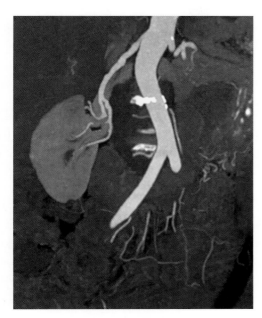

图 25-1　Alan H. Matsumoto 医师授权使用

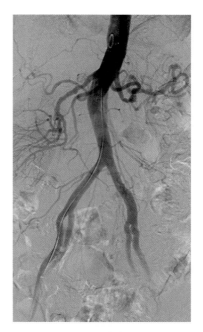

图 25-2　Alan H. Matsumoto 医师授权使用

病史：女性，60 岁，顽固性高血压，目前四种降压药物联合治疗。

1. 根据图像所示影像学表现，以下哪些应纳入鉴别诊断？（多选）
   A. 动脉粥样硬化性肾动脉狭窄（ARAS）
   B. 纤维肌性发育不良（FMD）
   C. 结节性多动脉炎
   D. 节段性动脉中膜溶解

2. 对于伴有血流动力学改变的肾动脉 FMD，下列哪项是一线治疗措施？
   A. 支架置入术
   B. 球囊扩张血管成形术
   C. 栓塞术

   D. 外科旁路移植术

3. 下面哪个部位最不容易受到 FMD 的累及？
   A. 髂动脉
   B. 肾动脉
   C. 颈动脉
   D. 肱动脉

4. 多普勒超声检查的哪些征象提示肾动脉狭窄？（多选）
   A. 迟缓低小的波形
   B. 血流阻力指数（RI）升高
   C. 肾动脉与腹主动脉比值减低
   D. 收缩期峰值速度增加

本病例更多图片及说明请见附图部分。

病例 25

纤维肌性发育不良伴肾动脉狭窄

1. AB

此例患者为典型的 FMD 患者，病变位于肾动脉主干的中段。动脉粥样硬化性肾动脉狭窄病变最常见于动脉开口处，尽管如此，ARAS 仍需要纳入鉴别诊断。

2. B

球囊扩张血管成形术是纤维肌性发育不良伴肾动脉狭窄的一线首选方案。接近 80% 的患者其高血压于术后改善。支架置入术用于治疗血管成形术的并发症。

3. D

尽管肱动脉也可被 FMD 累及，但是肾动脉、颈动脉、髂动脉以及椎动脉受累概率更大。

4. ABD

只有 C 选项不提示肾动脉狭窄。患者如果肾动脉狭窄，肾动脉与腹主动脉比值会升高，即比值大于 3.5。

讨论

临床表现

FMD 是一种不明原因的疾病，最常见侵犯肾动脉。这是肾血管性高血压第二常见的原因（仅次于 ARAS）。肾动脉主干的中、远段最易受累，但也可累及整个动脉（图 S25-1，图 S25-2）。只有近段受累的情况很少见。当 FMD 发生于单侧时，右肾动脉较左侧更易受累。约 20% 的病例，病灶由肾动脉主干侵犯分支血管，而不到 5% 的病例仅有血管分支病变。

FMD 亚型

最常见的血管造影征象是串珠样改变，是由于中膜上的纤维增生所致。纤维增生亚型包括（由多见至少见）中膜周围肌纤维增生、内膜增生、内膜夹层、内膜纤维增生、外膜纤维增生。

治疗方法

对本例而言，首选的治疗方式是经皮血管成形术（图 S25-3，图 S25-4）。其技术成功率与球囊扩张血管成形术治疗动脉粥样硬化相当，但预期临床成功率更大。大约 40% 的患者可治愈肾血管性高血压，另外 40% 的患者术后高血压明显改善。FMD 所致的肾动脉狭窄，术后 5 年血管通畅率约为 90%。支架一般用于治疗球囊扩张血管成形术后的医源性动脉夹层。

参考文献

Gowda MS, Loeb AL, Crouse L. Complementary roles of color-flow duplex imaging and intravascular ultrasound in the diagnosis of renal artery fibromuscular dysplasia (FMD): should renal arteriography serve as the "gold standard"? *J Am Coll Cardiol.* 2003;41:1305–1311.
Olin JW, Sealove BA. Diagnosis, management, and future developments of fibromuscular dysplasia. *J Vasc Surg.* 2011;53:826–836.

交叉参考

Vascular and Interventional Radiology: The Requisites, 2nd ed, 268–275.

病例 26

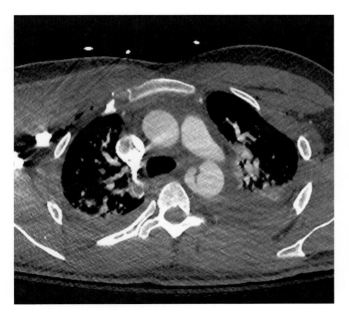

图 26-1　David M. Williams 医师授权使用

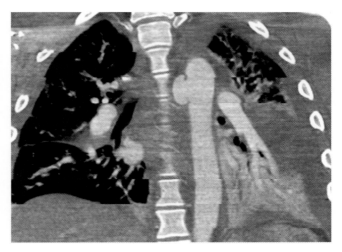

图 26-2　David M. Williams 医师授权使用

病史： 男性，26 岁，摩托车车祸后入院。

1. 根据影像表现，以下最可能的诊断是什么？
   A. 主动脉夹层
   B. 假性动脉瘤
   C. 动脉瘤
   D. 动脉导管膨大

2. 包裹性主动脉破裂的首要处理是什么？
   A. 主动脉内置人工血管
   B. 血管内支架置入术
   C. 控制心率和血压
   D. 脑脊液引流术

3. 钝性损伤者血管造影，胸主动脉最常见的损伤部位在哪里？
   A. 胸升主动脉
   B. 大血管发出部位
   C. 胸降主动脉中段或远端
   D. 胸降主动脉起始端

4. 以下哪一项是胸主动脉支架置入术后期失败的最常见原因？
   A. 置入支架贴壁不完全
   B. 支架未完全展开
   C. 支架破裂或解体
   D. 血管分支闭塞

本病例更多图片及说明请见附图部分。

病例 26

急性创伤性主动脉损伤

1. **B**

   在 CT 横断面上见主动脉弓峡部局部突起，其边缘清晰锐利，主动脉周见液性密度影。主动脉弓部病变需要与动脉导管膨大或动脉导管残留相鉴别。主动脉弓峡部局限性膨出、动脉周围积液以及高速外伤史均是假性动脉瘤的指征。

2. **C**

   控制血压以及心率是首要步骤，可减少失血、避免休克。血管内覆膜支架置入术以及外科人工血管植入则是下一步治疗的可能措施。脑脊液引流术是一种对于主动脉夹层腔内修复术的补充手段，主要用于维持脊髓的灌流并避免局部缺血引起截瘫。

3. **D**

   左锁骨下动脉开口处至胸降主动脉起始端，是血管造影时最常见到的损伤部位。而升主动脉损伤患者在影像学检查前就常已死亡。其他部位的更少见。

4. **A**

   支架破裂（或Ⅲ型内漏）是主动脉夹层腔内隔绝术后的常见晚期并发症之一。Ⅲ型内漏最有可能发生在动脉瘤段内弯曲连接处。处理方式为在分离的支架间放置桥接的内移植物。其余的并发症则多发生在支架置入初期。

讨论

临床表现

急性创伤性主动脉损伤（acute traumatic aortic injury，ATAI）死亡率高。汽车碰撞中突发减速而致死亡者中大约 16% 是主动脉破裂。仅 15% 的 ATAI 能成功入院接受治疗。如果误诊或漏诊，6 小时内死亡率 30%，24 小时内 50%，4 个月内 90%。

影像解读

车祸时突然的减速会对主动脉最大固定点造成巨大的压力。创伤性主动脉损伤血管造影时最常见的表现（约 80% 的患者可见）为锁骨下动脉开口以远的主动脉峡部发生撕裂，并形成了假性动脉瘤。假性动脉瘤通常表现为主动脉轮廓的异常凸起，其可涉及整个主动脉或仅包括主动脉的一部分（图 S26-2，图 S26-3）。本例中透明线状影代表受累的内膜和中膜（图 S26-1）。其他少见部位包括升主动脉（多数患者在影像学检查前死亡）以及降主动脉膈段。

血管管理

ATAI 的治疗以前多为手术治疗。目前，由于技术与经验的进步，现多采用血管内覆膜支架置入术（图 S26-4，图 S26-5），并改善了患者的结局。

参考文献

Demetriades D, Velmahos G, Scalea T, et al. Operative repair or endovascular stent graft in blunt traumatic thoracic aortic injuries: results of an American Association for the Surgery of Trauma Multicenter Study. *J Trauma*. 2008;64:561–570.

Fattori R, Napoli G, Lovato L, et al. Indications for, timing of, and results of catheter-based treatment of traumatic injury to the aorta. *AJR Am J Roentgenol*. 2002;179:603–609.

Lee WA. Failure modes of thoracic endografts: prevention and management. *J Vasc Surg*. 2009;49:792–799.

交叉参考

Vascular and Interventional Radiology: The Requisites, 2nd ed, 193–195.

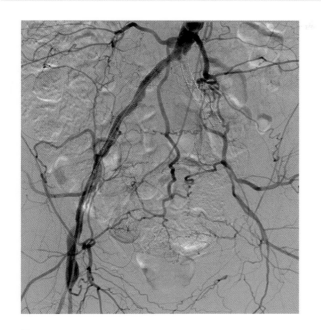

图 27-1

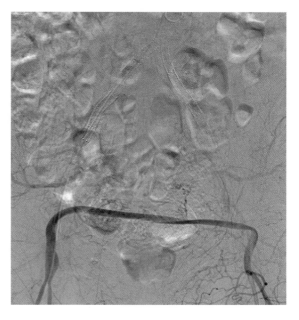

图 27-2

病史： 男性，75 岁，下肢疼痛。

1. 根据影像表现，以下最可能的诊断是什么？
   A. 股动静脉环移植术
   B. 髂-股动脉旁路移植术
   C. 股-股动脉旁路移植术
   D. 股-股静脉旁路移植术（Palma 术）

2. 选择这个手术可能的指征是什么？
   A. 髂静脉阻塞
   B. 右股总动脉完全闭塞
   C. 左髂动脉闭塞
   D. 需要开通血液透析通路

3. 哪些因素与成像结构的通畅率较高有关？
   A. 髂动脉供体狭窄的术前球囊扩张
   B. 华法林全身抗凝
   C. 术后高血压
   D. 腹股沟下静脉通畅

4. 这个患者还有其他什么治疗选择？
   A. 主动脉-股动脉旁路移植术
   B. 静脉溶栓
   C. 右股总动脉血管成形术
   D. 左髂动脉栓子切除术

本病例更多图片及说明请见附图部分。

病例 27

股–股动脉旁路移植术

1. C

本例图像展示了经股–股动脉旁路移植术治疗后的左髂动脉闭塞。由于未看见静脉，故不考虑静脉分流术或静脉旁路。

2. C

左髂动脉闭塞。可以看到之前放置的双侧髂动脉支架。

3. A

成功的旁路移植术多依靠具有充足血流的供体动脉以及至少一支的健康受体动脉。

4. A

股–股动脉旁路移植术使用较多，因为其隧道创伤小。主动脉–股动脉、交叉髂股或腋–股动脉旁路（解剖外旁路）也可在该患者中使用。尽管具有挑战性，但血管内途径仍是单侧髂动脉闭塞的一种治疗手段。

讨论

手术指征

　　股–股动脉旁路移植术是一种通过解剖外旁路治疗单侧髂动脉闭塞的手段。解剖外旁路移植术被推荐用于单侧髂动脉闭塞的患者；不适合手术的患者，如严重术后移植的患者，腹部或者腹股沟感染的患者，或者一侧肢体主动脉–股动脉旁路移植术的通道闭塞的患者。

病情进展

　　供体动脉以及受体动脉的病变程度决定了旁路的远期通畅。供血的髂动脉狭窄会导致双下肢血流减少，并且严重时会导致旁路血液反流。股浅动脉闭塞会减少旁路的畅通时间并影响症状缓解。股–股动脉旁路移植术的并发症包括旁路血栓形成、股动脉盗血现象、吻合口假性动脉瘤和吻合口狭窄。

血管腔内评估

　　动脉造影通常是通过供体股动脉插管进行的，但也有其他方法，包括腋动脉、经腹主动脉以及直接经旁路穿刺（图 S27-1 ～图 S27-3）。由于并发症多在吻合处发生，故在此应不同角度投照获得图像以充分评估。如果出现了狭窄，应进行血管球囊扩张。CT 血管造影和多普勒超声也可无创评估旁路情况（图 S27-4）。

参考文献

AbuRahma AF, Robinson PA, Cook CC, Hopkins ES. Selecting patients for combined femorofemoral bypass grafting and iliac balloon angioplasty and stenting for bilateral iliac disease. *J Vasc Surg.* 2001;33:S93–S99.

Bismuth J, Duran C. Bypass surgery in limb salvage: inflow procedures. *Methodist Debakey Cardiovasc J.* 2013;9:66–68.

Huded CP, Goodney PP, Powell RJ, et al. The impact of adjunctive iliac stenting on femoral-femoral bypass in contemporary practice. *J Vasc Surg.* 2012;55:739–745.

Nazzal MM, Hoballah JJ, Jacobovicz C, et al. A comparative evaluation of femorofemoral crossover bypass and iliofemoral bypass for unilateral iliac artery occlusive disease. *Angiology.* 1998;49:259–265.

交叉参考

Vascular and Interventional Radiology: The Requisites, 2nd ed, 209–214.

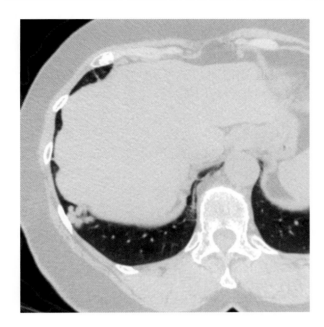

图 28-1　Bill S. Majdalany 医师授权使用

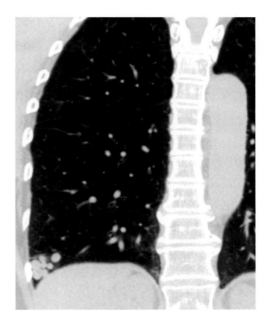

图 28-2　Bill S. Majdalany 医师授权使用

病史： 男性，48 岁，反复鼻出血，伴有急性精神状态改变。

1. 根据图像所示影像学表现，以下哪些应纳入鉴别诊断？（多选）

   A. 肺动脉假性动脉瘤

   B. 支气管肺癌

   C. 肺动静脉畸形（pAVM）

   D. 肺静脉曲张

2. 下列哪种遗传综合征与此种情况最相关？

   A. Sturge-Weber 综合征

   B. Churg-Strauss 综合征

   C. Klippel-Trénaunay-Weber 综合征

   D. Osler-Weber-Rendu 综合征

3. 下列哪项**不是**血管腔内治疗的适应证？

   A. 病变进行性增大

   B. 直立型低氧血症

   C. 反常栓塞

   D. 载瘤动脉大于或等于 3 mm

4. 下列哪些是这种情况采取血管腔内治疗可能的并发症？（多选）

   A. 肺动脉高压

   B. 空气栓塞

   C. 血管再通

   D. 弹簧圈移位

本病例更多图片及说明请见附图部分。

病例 28

肺动静脉畸形

1. AC

CT 显示右肺基底段边界清楚的串珠样肿块。肺动脉假性动脉瘤和肺动静脉畸形在横断位图像和血管造影上可表现出类似的特征，供血动脉和引流静脉能够确定动静脉畸形的诊断。

2. D

影像表现与肺动静脉畸形（pAVMs）的诊断相符合，大部分 pAVMs（约 85%）是常染色体显性遗传疾病的一部分，例如遗传性毛细血管扩张症（hereditary hemorrhagic telangiectasia，HHT），即 Osler-Weber-Rendu 综合征。这种综合征典型表现为三联征：鼻出血、多发性皮肤黏膜毛细血管扩张、一级亲属常染色体显性遗传。

3. B

直立型低氧血症（站立位时血氧饱和度降低）是 pAVMs 的一个表现，原因是站立位时肺基底需要更多的灌注，从而增加了 pAVMs 的分流程度。这种情况下更多的缺氧血液回流到左心，进入体循环，导致特征性的低氧血症。尽管这是 pAVMs 非常常见的并发症，但并不是行侵入性介入治疗的适应证。

4. ABCD

pAVMs 弹簧圈栓塞过程中最可怕的并发症是栓塞材料移位进入体循环，并且在操作过程中要密切注意防止空气栓塞形成，尽管如此，空气栓塞仍然不少见（小于 5%）。由于分流的原理，大部分 pAVMs 患者的肺动脉压正常或偏低，但是，相当一部分经过栓塞治疗的 pAVMs 患者出现肺动脉高压。再通或复发是少见并发症。

讨论

临床表现

据报道 HHT 的发生率为（2～3）/10 万，但是由于很多症状轻的患者并没有被确诊，因此实际发病率可能更高。鼻出血、多发性皮肤黏膜毛细血管扩张、常染色体显性遗传三联征是典型表现，HHT 患者中约 15% 有 pAVMs，但是如果有一个家族成员有肺动静脉畸形，则发生率会更高。尽管大部分患者有中枢神经系统表现（脑卒中和脑脓肿），但是最常见的临床表现为呼吸困难、乏力、发绀、杵状指（趾）、红细胞增多症。诊断可通过 CT 或者血管造影（图 S28-1～图 S28-3）来确认。

治疗方法

治疗方法包括外科切除累及的肺组织，以及用弹簧圈或其他材料栓塞畸形的血管（图 S28-4，图 S28-5）。由于绝大多数 pAVMs 有单独的供血动脉和引流静脉，介入治疗薄壁动脉瘤的目标是限制动脉血流，外周（非肺动脉）AVMs 与之不同，其治疗目标是消除瘤巢。需要对有 HHT 家族史的人进行筛查。

参考文献

Haitjema T, Disch F, Overtoom TT, et al. Screening family members of patients with hereditary hemorrhagic telangiectasia. *Am J Med.* 1995;99:519–524.

Meek M, Meek J, Beheshti M. Management of pulmonary arteriovenous malformations. *Semin Intervent Radiol.* 2011;28:24–31.

Zylak C, Eyler W, Spizamy D, et al. Developmental lung anomalies in the adult: radiologic–pathologic correlation. *Radiographics.* 2002;22: S25–S43.

交叉参考

Vascular and Interventional Radiology: The Requisites, 2nd ed, 169–171.

病例 29

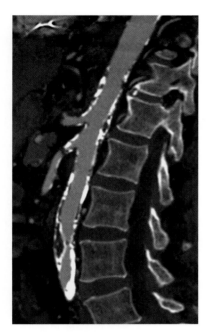

图 29-1　Alan H. Matsumoto 医师授权使用

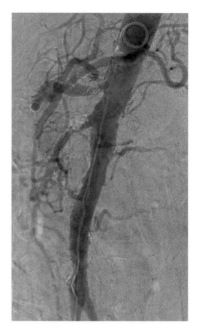

图 29-2　Alan H. Matsumoto 医师授权使用

病史： 女性，65 岁，高脂血症，餐后腹痛加重和体重减轻 6 个月。

1. 根据影像表现，以下最可能的诊断是什么？
   A. 穿透性主动脉溃疡
   B. 腹腔动脉压迫综合征
   C. 肠系膜缺血
   D. 主动脉夹层累及肠系膜动脉起始部

2. 慢性肠系膜缺血的危险因素包括哪些？（多选）
   A. 高血压
   B. 糖尿病
   C. 高血脂
   D. 吸烟

3. 慢性肠系膜缺血的典型临床表现是哪项？
   A. 低血压
   B. 代谢性酸中毒
   C. 精神状态改变
   D. 慢性餐后腹痛和拒食

4. 慢性肠系膜缺血的患者常常有明显的侧支形成，肠系膜上动脉（SMA）和肠系膜下动脉（IMA）之间的主要侧支血管是哪些？（多选）
   A. 胰十二指肠弓
   B. 胃十二指肠动脉
   C. Drummond 边缘动脉弓
   D. Riolan 弓

本病例更多图片及说明请见附图部分。

病例 29

慢性肠系膜缺血

1. C

中等程度的弧形压迫、主动脉夹层累及都可作为慢性肠系膜缺血的鉴别诊断，但是图中影像表现提示动脉粥样硬化是病因。

2. ABCD

所有选项均是慢性肠系膜缺血的危险因素。

3. D

慢性肠系膜缺血的典型临床表现是餐后腹痛、拒食、体重下降。所列的其他选项提示肠系膜缺血的急性表现。

4. CD

Drummond 边缘动脉弓和 Riolan 弓都是 SMA 和 IMA 之间侧支旁路的名称，胰十二指肠弓和胃十二指肠动脉均是腹腔动脉和 SMA 之间的侧支旁路。

讨论

病因

慢性肠系膜缺血比急性肠系膜缺血少见，主要病因是动脉粥样硬化，常导致主动脉斑块，累及肠系膜动脉开口处。典型的狭窄主要在外周，并表现为狭窄后扩张，狭窄能进一步发展成为血栓性闭塞。大部分患者为有动脉粥样硬化危险因素的老年女性。除了上述典型症状以外，一些患者有恶心、呕吐和（或）吸收障碍导致的腹泻，尽管可以听到上腹部杂音，但是体格检查并没有典型的阳性表现。

诊断性评估

通常认为诊断需要 3 支肠系膜动脉中至少 2 支出现明显的狭窄或闭塞，因为内脏系统具有足够的侧支循环。但是，由于心排血量减少，轻度狭窄也能出现症状。疑似肠系膜缺血患者的影像学评估包括 CTA、MRA、超声或血管造影（图 S29-1，图 S29-2）。由于疾病为慢性，增大的侧支典型表现可通过造影确认，腹腔动脉和 SMA 之间的主要侧支是胃十二指肠动脉和胰十二指肠动脉。SMA 和 IMA 之间的主要侧支是 Drummond 弓和 Riolan 弓的边缘动脉，IMA 也可通过直肠及肛门动脉系统接收髂内动脉的血流。

治疗方法

这类患者的处理与冠脉或外周血管疾病类似，包括戒烟、阿司匹林、他汀类药物以及运动。对于需要侵入性治疗的患者，可行外科旁路移植术或者动脉内膜切除术。考虑到治疗效果以及较低的术后即时发病率和死亡率，腔内血管成形术和支架置入也越来越受到欢迎（图 S29-2 ～图 S29-6）。

参考文献

Matsumoto AH, Angle JF, Spinosa DJ. Percutaneous transluminal angioplasty and stenting in the treatment of chronic mesenteric ischemia: results and long-term follow-up. *J Am Coll Surg.* 2002; 194:S22–S31.

Park WM, Cherry KJ, Chua HK. Current results of open revascularization for chronic mesenteric ischemia: a standard for comparison. *J Vasc Surg.* 2002;35:853–859.

Turba UC, Saad WE, Arslan B, et al. Chronic mesenteric ischaemia: 28-year experience of endovascular treatment. *Eur Radiol.* 2012; 22:1372–1384.

交叉参考

Vascular and Interventional Radiology: The Requisites, 2nd ed, 238–239.

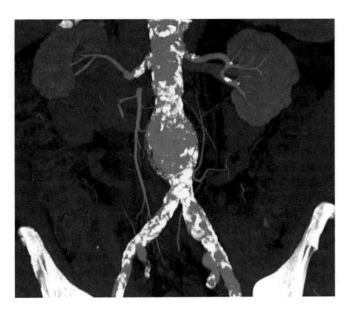

图 30-1　**Klaus D. Hagspiel** 医师授权使用

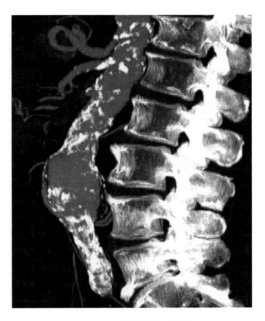

图 30-2　**Klaus D. Hagspiel** 医师授权使用

病史：男性，65 岁，白人，有长期高血压、高血脂病史，吸烟史（30 包 / 年），腹部超声偶然发现，CTA 进一步确诊。

1. 根据影像表现，以下最可能的诊断是什么？
   A. 主动脉瘤
   B. 主动脉夹层
   C. 主动脉炎
   D. Leriche 综合征

2. 腹主动脉瘤（AAA）最常见的部位是哪里？
   A. 肾上
   B. 近肾区域
   C. 肾下
   D. 肾旁

3. 这种疾病最常影响的年龄和性别组合是哪项？
   A. 60 岁以上女性
   B. 60 岁以上男性
   C. 40 ～ 60 岁女性
   D. 40 ～ 60 岁男性

4. 下列哪些解剖因素是血管腔内动脉瘤修复时需要注意的？（多选）
   A. 足够的肾下瘤颈长度以便近端支架锚定
   B. 足够的远端髂动脉锚定区
   C. 合适的管腔直径作为血管通路
   D. 血管通路的合适形态（无过度迂曲）

本病例更多图片及说明请见附图部分。

病例 30

腹主动脉瘤

1. A

肾下腹主动脉可见一 5.2 cm 的梭形动脉瘤。未见主动脉夹层征象，主动脉壁无增厚或强化，不考虑主动脉炎。Leriche 综合征是一种动脉粥样硬化闭塞性疾病，累及腹主动脉及其分支。

2. C

AAA 的最常见部位是肾下腹主动脉，肾动脉下方大于 1 cm 处。近肾动脉瘤发生在距肾动脉 1 cm 以内的区域，肾上动脉瘤延伸至肾动脉水平上方。

3. B

AAA 最常见于 60 岁以上男性。其他危险因素包括高血压、高血脂、吸烟以及家族史。

4. ABCD

以上各项均是血管腔内动脉瘤修复术前需要关注的解剖因素，合适的最低限度的主动脉壁钙化有利于支架的置入，并且可以减少内漏的风险。

讨论

病因

AAA 通常是动脉粥样硬化的结果，常见的并发症是动脉瘤破裂以及远端栓塞。破裂的死亡率高，动脉瘤越大，破裂的风险越高。AAA 治疗的适应证是直径大于 5 cm 或者远端栓塞，对于女性或者结缔组织病患者，动脉瘤治疗的直径阈值可降低。

诊断性评估

AAA 的影像诊断常用超声或 CT，二者对 AAA 的敏感度都很高，能够精准地测量动脉瘤直径以及评估邻近正常主动脉节段的形态。相反，当动脉瘤瘤体内出现血栓时，动脉造影对于 AAA 直径的评估不准确，会低估动脉瘤直径。在行 AAA 支架修复术之前，CTA 是很重要的（图 S30-1，图 S30-2）。在治疗过程中，动脉造影很重要，可用于评估内脏血管分支与动脉瘤之间的关系，评估髂动脉能否作为支架置入的通道，并进行支架型号和尺寸的选择。

治疗方法

AAA 的传统标准治疗是开放手术行人工血管旁路移植置入术。近年来，血管腔内支架置入用于有合适解剖结构以及明确有外科手术禁忌的患者。相比于开放手术，支架旁路移植术能够降低围术期的死亡率和住院时间。CTA 用于术后随访，监测动脉瘤排除情况，评估并发症如内漏或支架移位（图 S30-3）。

参考文献

Golzarian J. Imaging after endovascular repair of abdominal aortic aneurysm. *Abdom Imaging*. 2003;28:236–243.

Walker TG, Kalva SP, Yeddula K, et al. Clinical practice guidelines for endovascular abdominal aortic aneurysm repair: written by the Standards of Practice Committee for the Society of Interventional Radiology and endorsed by the Cardiovascular and Interventional Radiological Society of Europe and the Canadian Interventional Radiology Association. *J Vasc Interv Radiol*. 2010;21:1632–1655.

交叉参考

Vascular and Interventional Radiology: The Requisites, 2nd ed, 203–209.

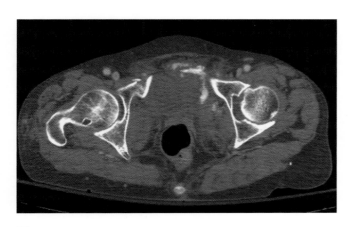

图 31-1

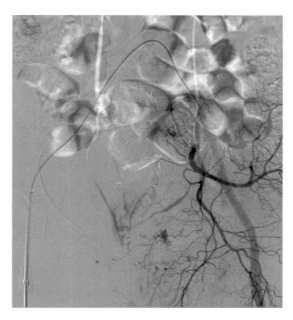

图 31-2

病史： 中年男性，遭遇机动车撞击。

1. 以下哪项诊断最符合所显示的影像？
   A. 骨盆骨折伴活动性出血
   B. 骨盆骨折伴阴部变红
   C. 骨盆骨折伴腹膜外膀胱破裂
   D. 骨盆骨折伴腹腔内膀胱破裂

2. 以下哪项不是永久性栓塞剂？
   A. 明胶海绵
   B. 颗粒
   C. 液体栓塞剂
   D. 微球

3. 以下哪一项和创伤性骨盆骨折出血风险增加相关？
   A. 永存坐骨动脉
   B. 副闭孔动脉发自髂外动脉
   C. 旋髂深动脉
   D. 髂腰动脉

4. 以下哪些血流动力学参数可提示需要失血性休克的急诊干预？
   A. 肺毛细血管楔压（PCWP）正常，心排血量增加，全身血管阻力下降
   B. PCWP 增加，心排血量下降，全身血管阻力增加
   C. PCWP 下降，心排血量增加，全身血管阻力下降
   D. PCWP 下降，心排血量增加，全身血管阻力增加

本病例更多图片及说明请见附图部分。

病例 31

骨盆创伤伴活动性出血

1. A

骨盆骨折伴活动性出血，表现为与多发骨盆骨折相邻的高密度灶。在给出的图像中没有很好地显示膀胱，但在严重的骨盆创伤时应注意排除膀胱破裂。"阴部变红"是指当没有出血时，阴部内动脉的远端分支表现类似出血。

2. A

明胶海绵是唯一的非永久性栓塞剂。再通可能在手术后 2～3 周内发生。它通常是在创伤环境中使用的理想栓塞剂，因为它会暂时阻塞受伤的血管，使其有机会愈合。栓塞所致性功能障碍等副作用也可能随着时间的推移而改善。

3. B

由髂外动脉发出的副闭孔动脉是正常变异，并且在高达 10%～30% 的患者中可见。它邻近耻骨上支，在骨盆骨折情况下容易损伤。此解剖变异被称为"死亡冠"。坐骨动脉是髂内动脉的延续，其在胎儿发育期间供应下肢。它通常会在出生时消失，但可能会持续存在。

4. D

在失血性休克期间，前负荷减少（PCWP 降低），心排血量增加，后负荷增加（全身血管阻力增加）。分布性休克表现为选项 B，败血症引发的休克表现为选项 C。

讨论

临床表现

钝性骨盆创伤通常是由机动车撞击、高处坠落和挤压伤引起的。骨盆骨折患者大约 10% 有骨盆出血并需要治疗。这些患者通常有低血压并且具有多器官损伤。因其死亡率主要与出血和败血症有关，故及时治疗活动性出血特别重要。常见的损伤血管是臀上和阴部内动脉，邻近骨盆骨折则是损伤原因。

血管腔内评估

在增强 CT 和（或）腹主动脉的非选择性血管造影中，出血点有时较为明显（图 S31-1）。然而，仍有必要选择双侧髂内动脉以排除血管损伤，并且应该观察整个骨盆，包括股骨区域，因为可能有多个出血部位。动脉造影结果可包括对比剂外渗、假性动脉瘤、血管痉挛、血管闭塞、血肿［动脉分支的移位、压缩和（或）拉伸］和（或）动静脉瘘（图 S31-2，图 S31-4）。

血管管理

弹簧圈或明胶海绵经导管栓塞是优选的治疗方法（图 S31-3）。如果出血部位为中线，则应对两侧髂内动脉分支进行治疗，以防止侧支继续出血。如果可能，应行超选择性栓塞，但若患者情况不稳定，则可能需要对髂内动脉进行栓塞，而患者常可较好地耐受髂内动脉栓塞。

参考文献

Kertesz J, Anderson S, Murakami A, et al. Detection of vascular injuries in patients with blunt pelvic trauma by using 64-channel multidetector CT. *Radiographics*. 2009;29:151–164.

Lopera J. Embolization in trauma: principles and techniques. *Semin Intervent Radiol*. 2010;27:14–28.

Velmahos GC, Toutozas KJ, Vassiliu P, et al. A prospective study on the safety and efficacy of angiographic embolization for pelvic and visceral injuries. *J Trauma*. 2002;53:303–308.

交叉参考

Vascular and Interventional Radiology: The Requisites, 2nd ed, 220–222.

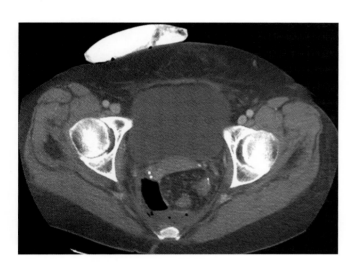

图 32-1

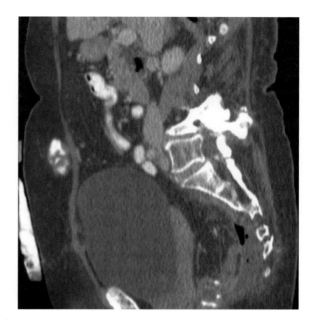

图 32-2

病史： 68 岁，女性，直肠癌低位前切除术后，伴直肠疼痛加重。

1. 根据图像所示影像学表现，以下哪些应纳入鉴别诊断？（多选）
   A. 瘘管
   B. 脓肿
   C. 穿孔
   D. 肠梗阻

2. 鉴于这些影像学表现，哪种并发症尤需警惕？
   A. 坏死性筋膜炎
   B. 肠坏死
   C. 骨髓炎

D. 气尿

3. 这种情况的首选治疗方法是什么？
   A. 影像引导下放置引流管
   B. 给予抗生素
   C. 影像引导下放置引流管合用抗生素
   D. 手术引流

4. 以下哪项发现表明引流积液收集中有瘘管连接？
   A. 持续发热
   B. 气尿
   C. 持续疼痛
   D. 持续大量引流

本病例更多图片及说明请见附图部分。

病例 32

经皮脓肿引流

1. **AB**

所示包裹积气积液，提示直肠周围脓肿（有或无瘘管）。穿孔可能性不大，亦未见扩张肠管支持梗阻诊断。

2. **C**

因为积液接近骶骨，故需要警惕骶骨骨髓炎。气尿可见于膀胱结肠或膀胱阴道瘘。按定义，由于缺乏筋膜，不可能在腹腔内发生坏死性筋膜炎。腹壁坏死性筋膜炎是可能的，但本例并无相关影像学发现。

3. **C**

文献表明，脓肿未引流患者死亡率达 45% ～ 100%。抗生素也是治疗必需的。在急性感染得到控制后，手术仅适用于极其复杂的病例或瘘管。

4. **D**

持续大量引流是脓腔与附近器官有瘘管的标志。当引流不充分时，持续的发热和疼痛可能是持续性脓肿的征兆。

讨论

治疗方法

脓肿的经皮导管引流是介入放射学医师常用的治疗方法。经皮引流术侵入性小，死亡率低和费用低，目前已几乎取代传统手术引流，成为脓肿或其他积液的首选治疗方法。总体而言，影像引导下引流在超过 80% 的病例中有效。

经皮操作

经皮引流需要安全的引流途径，通常可以使用透视、超声或 CT 来引导穿刺针的安全通过，而不会损伤重要结构（图 S32-1 ～图 S32-4）。液体引流的最佳适应证为单腔、轮廓清晰和液体能自由流动。更复杂的积液（例如多房或较多残渣）虽可经皮排出，但完全排出可能较缓慢，或不能完全排出。

临床处置

由于积脓引流可导致短暂的菌血症，故所有患者应在手术前后接受抗生素治疗。应获取引流样本用于培养，以确定治疗相应感染的病菌抗生素谱。大多数患者的临床症状在有效引流后 24 ～ 48 h 内显著改善。随访成像十分必要，可用于评估引流情况，并排除引流不全及瘘管形成，特别是当临床状况没有改善或者每日持续引流量未逐渐减少时（图 S32-5）。

参考文献

Lee MJ. Non-traumatic abdominal emergencies: imaging and intervention in sepsis. *Eur Radiol.* 2002;12:2172–2179.

Robert B, Yzet T, Regimbeau JM. Radiologic drainage of post-operative collections and abscesses. *J Visc Surg.* 2013;150S:S11–S18.

交叉参考

Vascular and Interventional Radiology: The Requisites, 2nd ed, 401–418.

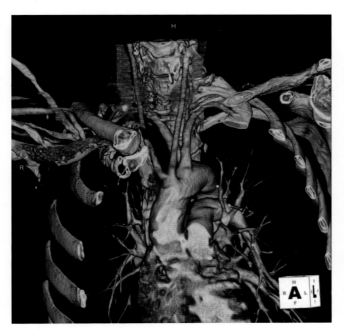

图 33-1　Klaus D. Hagspiel 医师授权使用

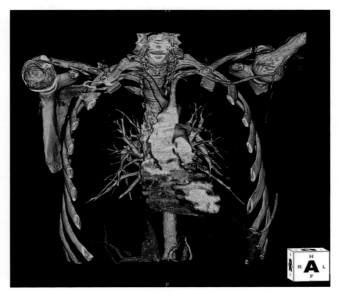

图 33-2　Klaus D. Hagspiel 医师授权使用

病史：车祸后胸部 CT 血管造影。

1. 图 33-1 中显示的影像表现的鉴别诊断包括以下哪些？（多选）
   A. 主动脉弓的正常分支模式
   B. 双侧颈总动脉共干
   C. 异位右锁骨下动脉
   D. 头臂干和左颈总动脉共干

2. 图 33-2 中显示的影像表现的鉴别诊断包括以下哪项？
   A. 主动脉弓的正常分支模式
   B. 头臂干和左颈总动脉共干
   C. 异位右锁骨下动脉
   D. 异位左锁骨下动脉

3. 主动脉弓分支从近端到远端的正常顺序是什么？
   A. 头臂干—左颈总动脉—左椎动脉
   B. 右椎动脉—右颈总动脉—头臂干
   C. 头臂干—左颈总动脉—左锁骨下动脉
   D. 右锁骨下动脉—右颈总动脉—左锁骨下动脉

4. 主动脉弓分支最常见的正常变异是什么？
   A. 异常右锁骨下动脉
   B. 头臂干和左颈总动脉共干
   C. 左头臂动脉干
   D. 左椎动脉源于主动脉弓

本病例更多图片及说明请见附图部分。

病例 33

解剖变异：主动脉弓

1. **BC**

图 S33-1 中的患者右锁骨下动脉异位，其从食管后方经过，可引起压迫（未示出）。该患者还有双侧颈总动脉共干。这种结构比图 S33-2 中的患者少得多。

2. **C**

图 S33-2 显示异位的右锁骨下动脉在纵隔向后通过。

3. **C**

主动脉弓的正常分支仅存在于 70% 的人群中，依次为头臂干、左颈总动脉和左锁骨下动脉。

4. **B**

最常见的主动脉弓分支的正常变异是所谓的牛角弓结构，也称为头臂干和左颈总动脉共干。实际上，这种结构与牛的解剖并没有相似之处。

讨论

知识点

主动脉弓通常有三个分支血管，分别是头臂干、左颈总动脉和左锁骨下动脉。这种典型结构仅见于约 70% 的人群。其余 30% 包括了多种解剖变异，其中最常见的是右头臂干和左颈总动脉共干。此后，按由多到少的顺序，主动脉弓变异包括：左椎动脉直接起源自主动脉、双侧颈总动脉共干（图 S33-1）、双侧头臂干的存在，以及四条动脉各自独立起源自主动脉弓。右锁骨下动脉的异常起源（图 S33-2）已被发现可导致食管压迫并引起吞咽困难，称为食管受压性咽下困难（dysphagia lusoria）。

参考文献

Morgan-Hughes G, Roobottom C, Ring N. Anomalous aortic arch anatomy: three-dimensional visualization with multislice computed tomography. *Postgrad Med J.* 2003;79(929):167.

交叉参考

Vascular and Interventional Radiology: The Requisites, 2nd ed, 177–183.

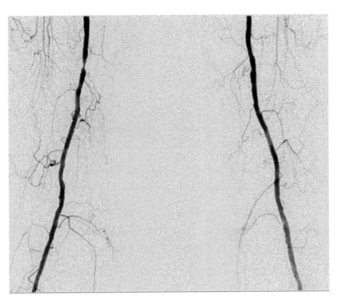

图 34-1

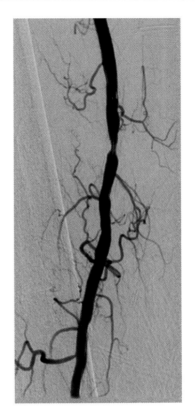

图 34-2

病史：女性，75 岁，行走了三个街区后出现小腿疼痛，限制日常生活（不能行走）。坚持锻炼和药物治疗，其症状不能缓解。

1. 根据影像表现，以下最可能的诊断是什么？
   A. 股静脉深静脉血栓形成（DVT）
   B. 股总动脉夹层
   C. 股深动脉狭窄
   D. 股浅动脉（SFA）狭窄

2. 根据影像学表现，如果没有其他血管病变存在，患者的踝肱指数（ABI）可能是多少？
   A. 小于 0.4
   B. 0.5 ～ 0.9
   C. 1.0 ～ 1.2

   D. 大于 1.2

3. 一般来说，当患者最初被诊断为外周动脉疾病时，治疗的第一步是什么？
   A. 血管成形术和支架置入
   B. 血管成形术
   C. 合适的内科治疗
   D. 股-腘动脉旁路移植术

4. 根据以上的临床表现，该患者应选择什么治疗？
   A. 动脉内膜切除术
   B. 经皮血管重建
   C. 股-腘动脉旁路移植术
   D. 主动脉-股动脉旁路移植术

本病例更多图片及说明请见附图部分。

病例 34

股浅动脉（SFA）狭窄

1. D

影像示该患者右下肢股浅动脉局限性严重狭窄。未见夹层及 DVT 的征象。

2. B

0.5 ～ 0.9。该患者只有一级血管疾病，处于间歇性跛行，并且没有静息痛或肢体缺血坏死，ABI 可能是 0.5 ～ 0.9。ABI 大于 1.2 表现为动脉血管壁钙化和血管不可压缩，低于 0.4 通常发生静息痛和严重肢体缺血。

3. C

内科治疗应该优先于介入治疗。最佳的内科治疗不仅关注缓解症状的治疗，还包括心血管危险因素的解除，如戒烟、运动疗法、他汀类药物治疗、血压和糖尿病控制、抗血小板治疗以及合适情况下的西洛他唑试验。

4. B

基于疾病已限制该患者日常生活，且内科治疗难以改善，应考虑介入治疗干预。由于病变段长度较短，经皮血管成形术是创伤最小的方法。可以考虑股-腘动脉旁路移植术，但血管腔内治疗的并发症发生率更小，该老年患者应首选经皮血管成形术。

讨论

临床表现

一般来说，单一血管疾病的患者有间歇性跛行，而没有静息痛，ABI 可能在 0.5 ～ 0.9。有静息痛的患者往往有超过一支血管受累（例如髂动脉和股动脉均受累），其 ABI 通常小于 0.4。下肢动脉粥样硬化疾病行有创治疗的主要适应证是下肢静息痛和下肢溃疡、间歇性跛行症状，以及怀疑是远端栓塞来源的病变。

血管腔内治疗

SFA 狭窄的传统血管腔内治疗常用 PTA，而支架置入多用于处理技术性并发症，如血管夹层（也称临时 PTA，紧急支架置入术，图 S34-1 ～ 图 S34-3）。然而，目前大量的新技术改变了 SFA 疾病的治疗方式。虽然关于这个主题的讨论超出了本文的范围，但已有许多随机对照试验评估了各种可能的治疗方法。

治疗结果

根据动脉远端吻合术的水平和流出道血管的质量，股-腘动脉旁路移植术的 5 年预期通畅率为 50% ～ 80%。相比之下，SFA 球囊血管成形术的 2 年通畅率为 50% ～ 70%，5 年通畅率低于 50%。然而，血管腔内治疗的并发症发生率低于旁路移植术，在血管腔内治疗失败或疾病复发后可以再进行旁路移植术。BASIL 实验表明，在随机进行开放手术和经皮血管成形术的患者中，无截肢生存率相当，经皮血管成形术组的第一年并发症发生率和费用较开放手术低。

参考文献

Adam DJ, Beard JD, Cleveland T, et al. on behalf of the BASIL trial participants. Bypass versus angioplasty in severe ischaemia of the leg (BASIL): multicentre, randomised controlled trial. *Lancet.* 2005;366:1925–1934.

Chowdhury MM, McLain AD, Twine CP. Angioplasty versus bare metal stenting for superficial femoral artery lesions. *Cochrane Database Syst Rev.* 2014;24(6):CD006767.

Dick P, Wallner H, Sabeti S, et al. Balloon angioplasty versus stenting with nitinol stents in intermediate length superficial femoral artery lesions. *Catheter Cardiovasc Interv.* 2009;74:1090–1095.

Schillinger M, Sabeti S, Dick P, et al. Sustained benefit at 2 years of primary femoropopliteal stenting compared with balloon angioplasty with optional stenting. *Circulation.* 2007;115:2745–2749.

交叉参考

Vascular and Interventional Radiology: The Requisites, 2nd ed, 343–350.

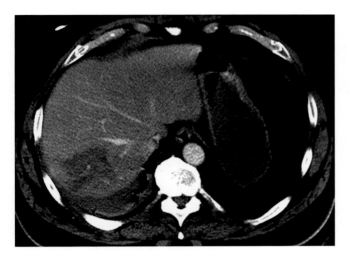

图 35-1

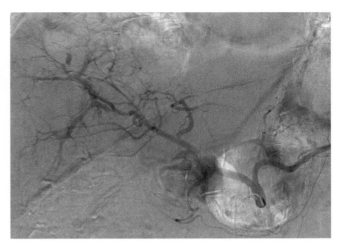

图 35-2

病史： 男性，62 岁，车祸伤。

1. 根据影像表现，以下最可能的诊断是什么？
   A. 创伤性门静脉血栓
   B. 创伤性肝梗死
   C. 无活动性出血的肝撕裂伤
   D. 伴活动性出血的肝撕裂伤

2. 外伤性肝损伤的栓塞材料选择什么？
   A. 明胶海绵和弹簧圈
   B. 明胶海绵和颗粒
   C. 弹簧圈和颗粒
   D. 明胶海绵和胶

3. 什么情况会增加栓塞后肝梗死的风险？
   A. 位于周边
   B. 多发性出血
   C. 门静脉血栓
   D. 胆道出血

4. 此病例非靶向栓塞常影响以下哪个器官？
   A. 胆囊
   B. 脾
   C. 小肠
   D. 胃

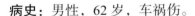

本病例更多图片及说明请见附图部分。

病例 35

创伤性肝撕裂伤

1. D
动脉期显示的右肝局灶浓聚点在门脉期时消失，与肝顶部撕裂伤且相邻肝包膜下渗液一致。

2. A
明胶海绵是一种暂时的栓塞材料，可用于非选择性栓塞，而无需像弹簧圈一样超选择栓塞每一支病变分支血管。

3. C
肝有两套供血系统，门静脉供血约占 70%。门静脉血栓和门静脉高压患者行肝动脉栓塞后发生肝缺血风险增加。

4. A
行动脉栓塞前应确认胆囊动脉位置。非靶向栓塞了胆囊动脉后可能导致胆囊坏死。

讨论

影像解读

对腹部钝挫伤患者应先行 CT 增强扫描进行初步评估（图 S35-1）。肝外伤 CT 分级一般分为五级，在许多医疗机构，CT 示对比剂外渗，以及 3 ～ 5 级损伤（3 级：撕裂伤 3 ～ 10 cm 或肝内血肿厚度达 3 ～ 10 cm 厚）时，对此种患者常行动脉造影以寻找动脉出血点（图 S35-2）。对出血的栓塞治疗的成功率较高。

治疗方法

肝血供约 70% 来自门静脉系统，故栓塞治疗后肝缺血罕见。因而当撕裂伤涉及肝实质的大部分和多个出血动脉时，明胶海绵可以用于栓塞整个肝叶，而不一定用弹簧圈栓塞每个分支。然而，门静脉血栓形成和门静脉高压症患者行栓塞治疗时，肝缺血风险增加，对这些患者的栓塞应谨慎（门静脉高压症患者）或不栓塞（门静脉血栓形成患者）。本例患者接受了弹簧圈和明胶海绵的联合治疗（图 S35-3，图 S35-4）。

参考文献

Hagiwara A, Murata A, Matsuda T, et al. The efficacy and limitations of transarterial embolization for severe hepatic injury. *J Trauma.* 2002;52:1091–1096.

Hardy AH, Phan H, Khanna P, Nolan T, Dong P. Transcatheter treatment of liver lacerations from blunt trauma. *Semin Intervent Radiol.* 2012;29:197–200.

Romano L, Giovine S, Guidi G, Tortora G, Cinque T, Romano S. Hepatic trauma: CT findings and considerations based on our experience in emergency diagnostic imaging. *Eur J Radiol.* 2004;50:59–66.

交叉参考

Vascular and Interventional Radiology: The Requisites, 2nd ed, 255–256.

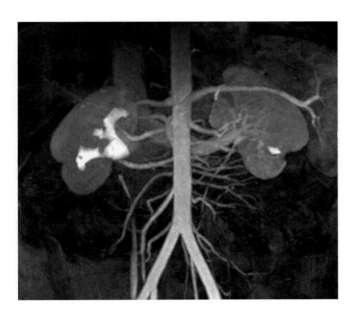

图 36-1　J. Fritz Angle 医师授权使用

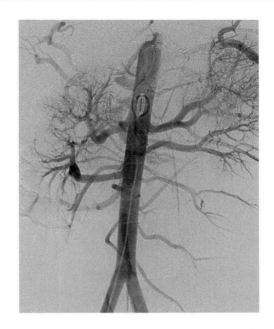

图 36-2　J. Fritz Angle 医师授权使用

病史：男性，23 岁，作为肾移植供体接受评估。

1. 根据影像表现，以下最可能的诊断是什么？
   A. 重复肾静脉
   B. 重复肾动脉
   C. 环主动脉肾静脉
   D. 节段性肾动脉早发分支

2. 外科医生在肾移植中通常选择哪一侧肾？
   A. 右肾
   B. 左肾
   C. 单支肾动脉的那侧肾
   D. 没有偏向

3. 肾动脉造影的什么发现完全排除了移植的可能？
   A. 单侧肾动脉开口处动脉粥样硬化
   B. 肾实质瘢痕
   C. 三个肾动脉，其中一支上极动脉测量 1.5 mm
   D. 双侧肾动脉串珠样外观

4. 下列哪个分支最不常见起源于肾动脉？
   A. 输尿管动脉
   B. 膈下动脉
   C. 肾上腺动脉
   D. 包膜血管

本病例更多图片及说明请见附图部分。

病例 36

解剖变异：多支肾动脉

1. B

双侧肾动脉存在多支肾动脉分支，冠状位 MRA 最大密度投影和腹主动脉造影（经选择性肾动脉造影证实）均见显示。肾动脉早发分支是指分叉发生在离主动脉起源不到 1 cm 时，与本例不符。肾静脉在此评估中未见异常。在肾移植时应避免选择主动脉后肾静脉和环主动脉肾静脉变异者为供体，因其增加了肾静脉损伤的风险。

2. B

左肾有较长的肾静脉，因此是健康的肾移植供肾切除术的首选。单支肾动脉供血的肾优于多支肾动脉供血的肾。但双支肾动脉和较长肾静脉的左肾优于单支肾动脉的右肾。伴有肾下极副肾动脉的肾不是最佳选择，因其有损伤集合系统的风险。

3. D

纤维肌性发育不良（FMD）患者可见双侧肾动脉呈串珠样改变。双侧 FMD 不能作为供肾。其他选项都是相对禁忌证。目前，老年人也成为肾捐献者，动脉粥样硬化疾病更加普遍，如果是单侧的，可以在肾捐献手术中行动脉内膜切除术。小的肾实质瘢痕不是肾移植术的禁忌因素。

4. B

膈下动脉最常直接起源于主动脉或腹腔干，但很少能起源于肾动脉。

讨论

知识点

肾移植捐献者在接受捐献手术前需完善术前影像学检查和血管造影评估，以为移植提供必要信息。

（1）双侧肾动脉大小、数量及有无解剖变异：一般情况下，肾只有一条大小合适的肾动脉为最佳选择。

（2）发现肾动脉早发分支很重要，因在它分叉之前必须有足够的空间在供体主肾动脉上放置血管钳（宽约 1 cm）。

（3）存在肾动脉狭窄或有 FMD 的任何证据：一般认为这些疾病患者不能成为供肾的候选者。

（4）肾实质或输尿管异常：近年来，许多机构转而依赖非侵入性的方法，如 MRA 或 CTA 来评估肾供者（图 S36-1）。

解剖学

副肾动脉有三种类型：肾门型、肾极型和肾被膜型[①]30% 的患者出现多支肾动脉，是肾动脉最常见的变异。副肾动脉最常见起源于主肾动脉以下的主动脉，但也可起源于腹主动脉或髂动脉。如果主动脉主干造影不能清楚地显示出供肾的某一特定动脉分支起源，那么可以进行选择性动脉造影来证实（图 S36-2～图 S36-6）。

参考文献

Liem YS, Kock MC, Ijzermans JN, et al. Living renal donors: optimizing the imaging strategy-decision and cost-effectiveness analysis. *Radiology*. 2003;226:53–62.

Sebastià C, Peri L, Salvador R, et al. Multidetector CT of living renal donors: lessons learned from surgeons. *Radiographics*. 2010;30:1875–1890.

Shetty A, Adiyat KT. Comparison between helical computed tomography angiography and intraoperative findings. *Urol Ann*. 2014;6:192–197.

交叉参考

Vascular and Interventional Radiology: The Requisites, 2nd ed, 265–268.

---

① 肾门型为副肾动脉汇入肾门；肾极型为副肾动脉由肾极入肾，不汇入肾门；肾被膜型，为副肾动脉由被膜供血支汇入。——译者注

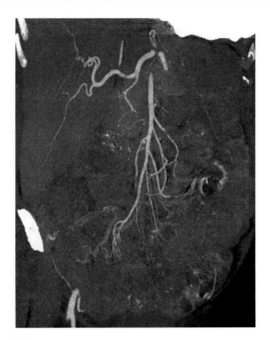

图 37-1

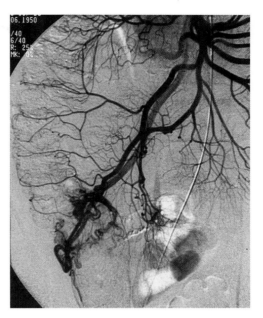

图 37-2 Thomas Vesely 医师授权使用

病史： 老年女性，73 岁，黑便和血红蛋白急剧下降。

1. 根据影像表现，以下最可能的诊断是什么？
   A. 转移性子宫内膜癌
   B. 消化道憩室出血
   C. 血管发育不良
   D. 放射性损伤

2. 对于这个急性期患者最适合的治疗是什么？
   A. 栓塞治疗
   B. 激素治疗
   C. 手术切除
   D. 内镜治疗

3. 这个疾病的典型好发部位是什么？
   A. 小肠
   B. 降结肠和乙状结肠
   C. 盲肠和升结肠
   D. 胃

4. 这种疾病的消化道出血发生率是多少？
   A. 小于 1%
   B. 3% ～ 5%
   C. 10% ～ 15%
   D. 25% ～ 30%

本病例更多图片及说明请见附图部分。

病例 37

血管发育不良

1. C

图片显示没有肿块和活动性出血。放射性损伤会引起血管狭窄，而不是一团混乱的血管伴发引流静脉的明显早显。

2. D

内镜治疗在急性期是首选。栓塞治疗有很高的复发出血率。激素（生长抑素）治疗适合慢性期患者。手术治疗通常用于较严重情况或者血管造影定位后的急性出血。

3. C

大于 70% 的血管发育不良发生在盲肠或升结肠；在大于 60 岁患者中是引发消化道出血的第二大常见原因。消化道憩室常发生于左侧肠道，是成人最常见的引起下消化道出血的原因。血管发育不良有超过 15% 发生在空回肠（第二好发部位）。

4. B

60% 下消化道出血源自消化道憩室。消化道出血中 3% ～ 5% 为血管发育不良，虽然也有统计发生率高达 7%。

讨论

患者表现

血管发育不良是血管异常性疾病，可引起慢性间歇性消化道出血，偶可引起急性大出血（超过 50% 发生于 55 岁以上人群）。血管发育不良的血管造影阴性率仅为 15%，故发现此病变并不能确定其就是消化道出血的来源。仅约 10% 的病例造影时发现对比剂外溢。因此在行消化道出血评估时如果血管发育不良造影未见明显对比剂外溢，应该积极寻找其他可能的出血原因。

影像诊断

尽管血管发育不良可以发生于消化道的任何部位，但最常发生于右半结肠，特别是盲肠（图 S37-1）。其大小可以很小，也可以很大，如本病例。影像学特征包括早期的杂乱无章的血管团以及引流静脉的早显和缓慢排空（图 S37-2，图 S37-3）。诊断时需在同一时相看到混乱的动脉和静脉，即典型的双轨征。这种疾病在行结肠镜检查时可能错过，因此血管造影在诊断中非常有用。

治疗方法

由于血管异常，血管发育不良导致的出血对垂体后叶素灌注不敏感。内镜治疗是首选，但是有高达 36% 的再出血率。栓塞治疗可行，但是它有很高的再出血率和肠缺血并发症发生率，但在严重危及生命的大出血行保命治疗时可行栓塞。有报道认为可在外科切除术前行介入插管注射染色剂帮助定位，但尚未广泛应用。在慢性或亚急性患者中使用生长抑素治疗也有相关报道。

参考文献

Jackson C, Gerson L. Management of gastrointestinal angiodysplastic lesions (GIADs): a systematic review and meta-analysis. *Am J Gastroenterol.* 2014;109:474–483.

Junquera F, Quiroga S, Saperas E, et al. Accuracy of helical computed tomographic angiography for the diagnosis of colonic angiodysplasia. *Gastroenterology.* 2000;119:293–299.

交叉参考

Vascular and Interventional Radiology: The Requisites, 2nd ed, 259–260.

病例 38

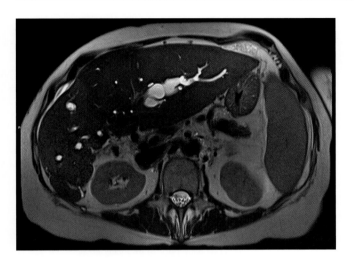

图 38-1　J. Fritz Angle 医师授权使用

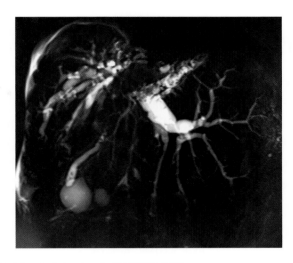

图 38-2　J. Fritz Angle 医师授权使用

病史： 女性，58 岁，全身瘙痒并腹痛。

1. 根据图像所示影像学表现，以下哪些应纳入鉴别诊断？（多选）

   A. 单纯肝内胆管扩张（Caroli 病）

   B. 胆管细胞癌

   C. 原发性胆汁性肝硬化

   D. 原发性硬化性胆管炎

2. 在进行介入操作前，哪种抗生素可以减小菌血症发生率？

   A. 复方磺胺甲噁唑（复方新诺明）

   B. 左氧氟沙星

   C. 万古霉素

   D. 氨苄西林

3. 支架可以用来治疗良性和恶性胆道狭窄。以下哪项不能用来治疗良性胆道狭窄？

   A. 金属支架

   B. 内涵管（塑料支架）

   C. 外科修复

   D. 胆管内外引流

4. 以下哪项不是胆管癌的危险因素？

   A. 溃疡性结肠炎

   B. 原发性硬化性胆管炎

   C. 肝内胆管结石病

   D. 胆石症

本病例更多图片及说明请见附图部分。

病例 38

胆管癌（Klatskin 瘤）

1. ABD

图片所示的是胆管癌的典型表现，肿瘤生长在左、右肝管汇合区导致肝内胆管明显扩张。Caroli 病有先天遗传性，表现为肝段或肝叶内肝内胆管扩张，也是胆管癌的危险因素。原发性硬化性胆管炎（选项 D）表现为多发的胆管狭窄，常常导致胆管扩张。

2. B

胆道介入治疗可能使细菌入血引发败血症，如果已经有胆管炎，则风险更高。故有必要使用覆盖常见胆道感染病菌的广谱抗生素，常见感染细菌包括肠道菌群如厌氧菌、大肠埃希菌、克雷伯菌、粪肠球菌等。左氧氟沙星、氟喹诺酮类抗生素在胆道感染中有很高的生物利用率和覆盖范围。万古霉素只对革兰氏阳性球菌有效。氨苄西林不宜单独使用，需要与氨基糖苷类一起使用。头孢曲松则是另外一个常用于胆道的抗生素。

3. A

胆道支架置入可以在内镜或介入肝穿刺下进行。无论哪种方法，金属支架最常用于预期寿命小于 6 个月的患者，因为它们通常不能再被取出，且常常发生堵塞。因此金属支架不能被用来治疗良性胆道狭窄，其他选项都可用来治疗胆道良性狭窄。塑料支架（内涵管）常被用来治疗良性狭窄，常需要规律地取出再置入。

4. D

胆石症不是胆管癌的危险因素，其他所有都是已知的胆管癌危险因素。

讨论

适应证

经皮肝穿刺胆道造影（percutaneous transhepatic cholangiography，PTC）在治疗梗阻性胆道疾病方面很大程度上已经被经内镜逆行性胰胆管造影（endoscopic retrograde cholangiopancreatography，ERCP）所取代。然而，对不宜行 ERCP 检查或 ERCP 检查失败的患者，应该选择 PTC 评估和治疗胆道梗阻性疾病。影像表现可以指导临床医生决定是 ERCP 还是 PTC 引流（图 S38-1，图 S38-2）。

经皮穿刺

由于在胆道梗阻患者中常常有细菌感染，即使没有胆管炎的症状和体征，患者术前也均需要接受覆盖革兰氏阴性菌的抗生素治疗。应培养胆管组织样本，在怀疑肿瘤时样本应送病理检查。细胞学检查样本多来源于胆道刷检或细针抽吸活检。大块组织学检查样本可以来源于组织学活检或旋切活检。

操作技术

如果要经皮行肝胆管引流，根据胆管造影图像首选外周胆管进针和导管置入，如果首次进针位置不佳，可用两步法（图 S38-3，图 S38-4）。尽量减少对有化脓性胆管炎患者的操作，对于此类患者临时外引流是较好的选择，其他引流手段应该暂缓数日，等症状控制后再行通过内引流和内外引流或支架引流（图 S38-5）。PTC 禁忌证包括难以纠正的凝血功能障碍和大量腹水，其可导致出血和导管周边腹水渗漏。

参考文献

Szklaruk J, Tamm E, Charnsangevej C. Preoperative imaging of biliary tract cancers. *Surg Oncol Clin N Am*. 2002;11:865–876.

Venkatesan A, Kundu S, Sacks D, et al. Practice guideline for adult antibiotic prophylaxis during vascular and interventional radiology procedures. *J Vasc Interv Radiol*. 2010;21:1611–1630.

交叉参考

Vascular and Interventional Radiology: The Requisites, 2nd ed, 451–473.

病例 39

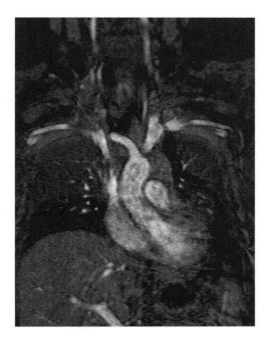

图 39-1　David M. Williams 医师授权使用

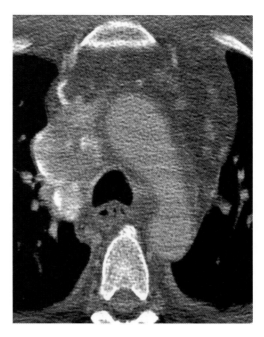

图 39-2　David M. Williams 医师授权使用

病史： 老年女性，67 岁，既往有结肠癌病史，伴晕厥、肿胀及上半身淤血。

1. 根据影像表现，以下最可能的诊断是什么？
   A. 主动脉夹层
   B. 上腔静脉梗阻（SVCO）
   C. 锁骨下动脉盗血综合征
   D. 肺动静脉畸形（AVM）

2. 引起以上诊断的最常见病因是什么？
   A. 放射治疗
   B. 起搏器植入
   C. 心导管检查
   D. 胸腔内恶性肿瘤

3. 对于该诊断的患者，以下哪项不是它的急诊适应证？
   A. 脑水肿
   B. 肺水肿
   C. 喉部水肿
   D. 血流动力学改变

4. 对于该诊断，以下哪项血管腔内治疗是安全有效的？
   A. 化疗栓塞
   B. 弹簧圈栓塞
   C. 血管内支架置入
   D. 射频消融

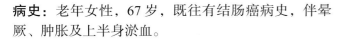

本病例更多图片及说明请见附图部分。

病例 39

上腔静脉梗阻（SVCO）

1. B

图片所示的上腔静脉狭窄与上腔静脉梗阻的诊断一致，其常常由胸腔内恶性肿瘤压迫引起。仅有的两张图片并没有显示主动脉夹层，肺血管没有在以上图片中显示，更没有看见肺动静脉畸形。

2. D

恶性肿瘤是最常见的引发 SVCO 的原因，尤其是肺癌和淋巴瘤。其他原因包括淋巴结转移、生殖细胞瘤和恶性胸腺瘤。胸部放疗、起搏器植入和中心导管置入是 SVCO 的危险因素，但不如恶性肿瘤常见。心导管检查不是 SVCO 的危险因素。

3. B

脑水肿、喉水肿及血流动力学改变都是急诊血管腔内治疗 SVCO 的原因。肺水肿不是 SVCO 的常见并发症。

4. C

球囊扩张或非球囊扩张的血管内支架置入术对 SVCO 患者来说是有效快速安全的。它还允许对引起 SVC 压迫的恶性肿瘤进行进一步组织学分析。通常情况下，支架置入只针对恶性肿瘤导致的 SVCO，而良性病变引起梗阻首选球囊扩张，对于复发的或球囊扩张无效的再行支架置入。化疗栓塞、弹簧圈栓塞和射频消融不能快速或有效地治疗恶性肿瘤导致的 SVCO 的症状。

讨论

临床表现

上腔静脉梗阻的患者常常伴发颜面部及上肢肿胀、头痛、声音嘶哑、吞咽困难和呼吸困难。在相当一部分病例中，SVCO 能引起晕厥、视觉和认知障碍、抽搐，甚至昏迷。最常引发 SVCO 的原因是胸腔内恶性肿瘤，如常见的支气管肺癌或淋巴瘤（图 S39-1，图 S39-2）。其他危险因素包括中心静脉导管置入、起搏器植入及有胸部放射治疗病史。

治疗方法

由恶性肿瘤引发的 SVCO 通常选择外放射治疗。是否联合化疗取决于肿瘤类型及分期。此方法可以使 60% ～ 75% 的患者在 2 ～ 4 周内症状改善。良性病变导致的 SVCO 常选抗凝治疗，部分患者可以选择外科静脉旁路移植术治疗。

血管管理

血管腔内治疗 SVCO 取得了良好的效果。当 SVCO 仅上腔静脉狭窄，而没有同时合并血栓形成时，可行支架置入（图 S39-3 ～ 图 S39-5）。当有 SVC 血栓形成时，在行支架置入前首选直接置管溶栓，95% 的患者在血管腔内治疗后数天内即有良好反应。

参考文献

Katabathina VS, Restrepo CS, Betancourt Cuellar SL, et al. Imaging of oncologic emergencies: what every radiologist should know. *Radiographics*. 2013;33:1533–1553.

Nicholson AA, Ettles DF, Arnold A, et al. Treatment of malignant superior vena cava obstruction: metal stents or radiation therapy. *J Vasc Intervent Radiol*. 1997;8:781–788.

Rachapalli V, Boucher L. Superior vena cava syndrome: role of the interventionalist. *Can Assoc Radiol J*. 2014;65:168–176.

Vedantham S. Endovascular strategies for superior vena cava obstruction. *Tech Vasc Intervent Radiol*. 2000;3:29–39.

交叉参考

Vascular and Interventional Radiology: The Requisites, 2nd ed, 144–145.

病例 40

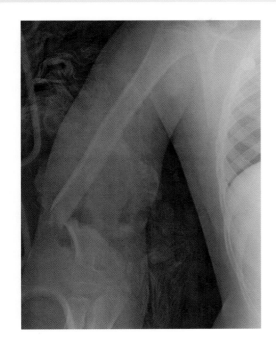

图 40-1

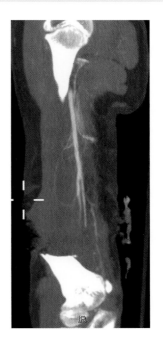

图 40-2

病史： 男性，10 岁，右上肢急性无脉搏。

1. 根据图像所示影像学表现，以下哪些应纳入鉴别诊断？（多选）
   A. 肱动脉急性创伤性损伤
   B. 非意外创伤
   C. 右桡动脉于肱骨中段过早分支
   D. 感染引起的病理性骨折

2. 关于肱动脉创伤的鉴别诊断，以下哪项是正确的？
   A. 包括血管痉挛、横断和假性动脉瘤
   B. 包括血管痉挛、壁内血肿和横断
   C. 包括夹层、真性动脉瘤和闭塞
   D. 包括壁增厚、易碎和穿透性溃疡

3. 对于同侧肢体缺血的急性创伤性肱动脉横断的最合适的处理包括以下哪一项？
   A. 球囊扩张血管成形术和支架置入术
   B. 导管溶栓治疗
   C. 切开手术修复
   D. 通过侧支循环行远端灌注

4. 以下关于肱动脉创伤的哪项陈述是正确的？
   A. 肱深动脉近段的上肢血管损伤截肢率降低
   B. 血管而非神经损伤是肢体长期功能恢复最重要的预后因素
   C. 尺神经沿肱动脉全程走行
   D. 肱动脉损伤与神经损伤有关，特别是正中神经损伤

本病例更多图片及说明请见附图部分。

病例 40

创伤性肱动脉闭塞

1. AC

本病例可继发于机动车事故中儿童右肱骨粉碎性螺旋骨折、移位的情况下肱动脉的急性损伤。也可由于右桡动脉较早发出分支所致，这是一种常见的解剖变异。虽然选项 B 可能正确，但它的可能性要小得多。

2. A

与创伤相关的最常见的表现包括血管痉挛、横断、夹层、假性动脉瘤、血管闭塞和明显的外渗。其他发现是可能的，但在急性创伤的情况下较少出现。

3. C

切开手术治疗是创伤性肱动脉横断的主要治疗方法。血管造影术用于引导手术修复，并选择适合经皮治疗的肱动脉损伤病例。

4. D

正中神经沿着肱动脉走行，所以肱动脉损伤患者易于发生神经损伤。神经损伤是恢复肢体功能的最重要的预后因素，并且当深部神经受损时，肢体挽救概率降低。

讨论

临床适应证

当存在上肢动脉损伤的严重临床症状时，应立即进行血管造影以引导手术修复。当没有严重的临床症状时，血管造影指征包括霰弹枪伤，子弹位于主要动脉附近，受累肢体有外周血管疾病史，胸部开放性损伤，或骨骼、软组织的广泛挫伤（图 S40-1，图 S40-2）。血管造影可以在邻近损伤位置有选择性地进行。

血管内评估

血管造影是评估上肢动脉损伤的金标准。然而，现在更常使用上肢 CT 血管成像（图 S40-2）。应尽可能避免在怀疑受伤的区域内行导丝和导管操作，以避免诱发可能被误认为创伤病变的血管痉挛。血管造影可提供动脉损伤位置以及损伤程度的信息。血管造影也可发现无临床症状动脉损伤和任何脉搏异常的病因。诊断中常见的误诊包括误将撕裂内膜认为是血栓或栓子，误认血管痉挛为闭塞，以及由于对比剂或骨骼重叠而导致内膜损伤漏诊。因此动脉损伤造影应包括两个不同位置。

参考文献

Bozlar U, Ogur T, Norton PT, et al. CT angiography of the upper extremity arterial system – part 1: anatomy, technique and use in trauma patients. *AJR*. 2013;201:745–752.

Soto JA, Munera F, Morales C. Focal arterial injuries of the proximal extremities: helical CT arteriography as the initial method of diagnosis. *Radiology*. 2001;218:188–194.

交叉参考

Vascular and Interventional Radiology: The Requisites, 2nd ed, 131–134.

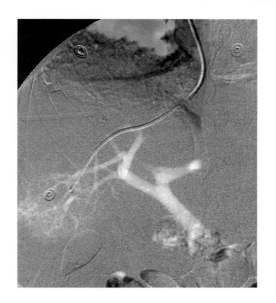

图 41-1

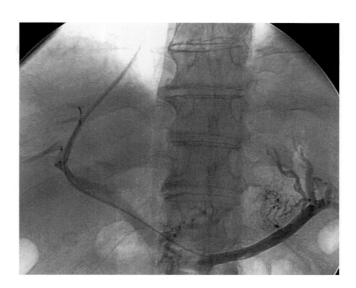

图 41-2

病史： 男性，61 岁，复发性腹水和右侧胸腔积液。

1. 使用什么对比剂来获取第一幅图像？
   A. 全浓度碘对比剂
   B. 钆布醇
   C. 1/4 浓度碘对比剂
   D. 二氧化碳

2. 下列哪项门体静脉梯度值与静脉曲张出血风险增加有关？
   A. 4 mmHg
   B. 8 mmHg
   C. 11 mmHg
   D. 16 mmHg

3. 以下哪种组合是经颈静脉肝内门体分流术（TIPS）的长期并发症？
   A. 进展性肝衰竭和肝性脑病
   B. 进展性凝血障碍和肺动脉高压
   C. 自发性细菌性腹膜炎和进行性脑病
   D. TIPS 狭窄和脑卒中

4. 经右肝静脉的导管静脉造影首先使哪个血管显影？
   A. 门脉左支
   B. 门脉右支
   C. 门静脉主干
   D. 左、右门静脉同时造影

本病例更多图片及说明请见附图部分。

病例 41

TIPS：门静脉造影和网状支架

1. D
本例门脉造影是使用二氧化碳获得的，因为门静脉系统在数字减影成像中呈现白色（低密度）。

2. D
12 mmHg 或更高的门体静脉压力梯度与静脉曲张出血的风险增加有关。因此，TIPS 的目标是将此梯度降低至小于 12 mmHg。

3. A
进展性肝衰竭、肝性脑病、TIPS 狭窄/血栓形成和肺动脉高压都是 TIPS 后可能出现的长期并发症。

4. B
血流由门脉右支经肝血窦至肝右静脉，因此导管肝右静脉造影时右侧门静脉将首先显影。

讨论

主要知识点

与单独解剖标志定位相比，门脉穿刺之前行门脉逆行造影可实现更安全的定位。TIPS 术中，穿刺前行门脉造影术并非必需。门脉造影的设备和对比剂可有多种选择。导管或鞘可以由肝静脉楔入肝实质内，亦可以使用球囊进行肝静脉段阻塞后逆行门脉造影。不同的是，经导管或鞘行楔形门脉逆行造影显影速度更快，但肝损伤的风险增加，损伤与对比剂注入产生肝实质压力有关。而使用球囊导管行门静脉逆行造影时，注射对比剂的压力分散在较大的区域（对比剂通过更大体积肝实质和更多的血窦逆行进入门脉），降低了压力引起的肝损伤的风险。球囊导管逆行门静脉造影的缺点是门脉显影对比度较差，究其原因，是因为肝静脉侧支系统血流影响。无论何种方法，对比剂到达门脉是由于肝窦中的高压推动对比剂自肝静脉流向门静脉系统。也就是说，二氧化碳（可压缩且高度可溶的气体）被挤压，从肝小静脉逆行通过血窦并进入门静脉，然后进入更大的门静脉分支。碘化对比剂和二氧化碳都可以用作对比剂（二氧化碳相当安全）。碘对比度通常能提供更高质量的成像。然而，鉴于高黏度，它还增加了肝损伤的风险。二氧化碳具有较低的风险或肝损伤，并且不会增加病例的对比剂剂量负荷。

操作技术

门脉造影可指导放射科医师确定导管或鞘放置在哪个肝静脉中。自肝右静脉注射将首先使门静脉右支显影，然后填充门脉左支和主干（图 S41-1）。经肝左静脉注射时门静脉左支首先显影，然后是右支和主干。经门静脉主干注射将同时使左右门静脉显影。在确定门静脉后，后续手术部分将在之后病例中叙述（图 S41-2 ～图 S41-4）。

参考文献

Gaba R, Khiatani V, Knuttinen G, et al. Comprehensive review of TIPS technical complications and how to avoid them. *AJR Am J Roentgenol.* 2011;196:675–685.

Maleux G, Nevens F, Heye S, et al. The use of carbon dioxide wedged hepatic venography to identify the portal vein: comparison with direct catheter portography with iodinated contrast medium and analysis of predictive factors influencing level of opacification. *J Vasc Interv Radiol.* 2006;17:1771–1779.

交叉参考

Vascular and Interventional Radiology: The Requisites, 2nd ed, 311–325.

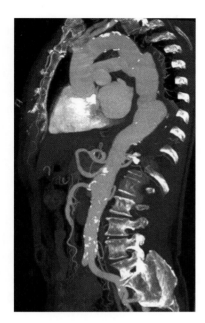

图 42-1　Narasimham L. Dasika 医师授权使用

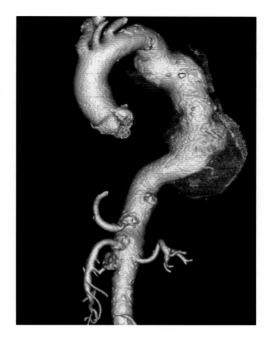

图 42-2　Narasimham L. Dasika 医师授权使用

病史：男性，55 岁，有动脉粥样硬化病史。

1. 根据图像所示影像学表现，以下哪些应纳入鉴别诊断？（多选）
   A. 梅毒
   B. 马方综合征
   C. 动脉粥样硬化
   D. 创伤性主动脉损伤

2. 胸主动脉瘤的定义是什么？（多选）
   A. 升主动脉直径大于 3 cm
   B. 降主动脉直径大于 2 cm
   C. 升主动脉直径大于 4.5 cm
   D. 降主动脉直径大于 4 cm

3. 对快速增长（每年 > 10 mm）的升主动脉瘤有什么治疗方法？
   A. 定期随访
   B. 药物治疗
   C. 血管腔内治疗
   D. 开放性手术修复

4. 血管内和外科胸主动脉修复的常见并发症是什么？
   A. 脊髓缺血
   B. 支架漏
   C. 高血压
   D. 肺栓塞

本病例更多图片及说明请见附图部分。

病例 42

胸主动脉瘤

1. ABCD

所有选项都可能导致主动脉瘤。动脉粥样硬化和创伤远比马方综合征和梅毒更常见。

2. CD

这些是已明确的诊断胸主动脉瘤的直径。然而，关于何时修复动脉瘤的参数尚未得到普遍认同。时机通常包括动脉瘤的快速扩张（每年 > 10 mm）、升主动脉瘤大于 5 ～ 6 cm 以及降主动脉瘤大于 6 ～ 7 cm。

3. D

升主动脉瘤通常行手术治疗，此时不适合行血管腔内修复治疗。

4. A

脊髓缺血是开放性和血管腔内手术修复的常见并发症，且具有相似的发生率。内漏只发生于血管腔内修复术。

讨论

病因

胸主动脉瘤（TAAs）常由动脉粥样硬化导致，尽管它们也可能由创伤、结缔组织疾病、梅毒、感染和其他疾病引起。TAA 的主要并发症是破裂，其发生在 30% 直径大于 6 cm 的动脉瘤中。由于这些原因，直径为 5.5 ～ 6.0 cm 的 TAA 通常通过外科手术进行修复。在女性患者和患有结缔组织疾病的患者中，TAA 倾向于在较小直径下破裂，因此这些患者通常较早期行手术修复。

诊断性评估

TAA 常由 CT 或 MRI 诊断（图 S42-1，图 S42-2）。血管造影很少用于 TAA 的诊断，与 CT 和 MRI 相比，血管造影不能提供准确的动脉瘤直径。然而，血管造影术提供了相当准确的主动脉长度和动脉瘤颈角度的测量数据，并且准确地描述了动脉瘤与大血管起源的关系，血管内超声也是如此。这些发现对于手术计划和选择血管内支架置入设备及路径非常重要。

治疗方法

手术治疗 TAA 最重要的缺点是较高的围术期死亡率（6% ～ 12%）、截瘫（3% ～ 16%）和心肺并发症（5% ～ 30%）。早期结果表明，血管内修复可能会显著改善围术期死亡率和发病率，尽管这些手术的耐久性尚未完全确定（图 S42-3）。最近的研究表明，动脉瘤逐渐增大的慢性 B 型主动脉夹层的血管腔内修复是技术上可行的选择，具有与开放修复相当的并发症率和死亡率。血管腔内修复后应进行随访成像，以监测动脉瘤大小变化或发现其他并发症如内漏等（图 S42-4，图 S42-5）。

参考文献

Mitchell RS. Stent grafts for the thoracic aorta: a new paradigm? *Ann Thorac Surg.* 2002;74:S1818–S1820.

Scali S, Feezor R, Chang C, et al. Efficacy of thoracic endovascular stent repair for chronic type B aortic dissection with aneurysmal degeneration. *J Vasc Surg.* 2013;58:10–17.

交叉参考

Vascular and Interventional Radiology: The Requisites, 2nd ed, 183–188.

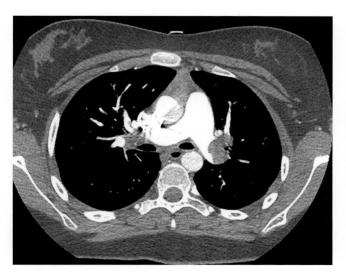

图 43-1　Wael E. Saad 医师授权使用

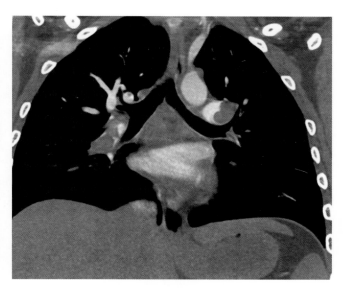

图 43-2　Wael E. Saad 医师授权使用

病史： 女性，22 岁，胸痛，家族史中有凝血因子 V 诱导突变阳性。

1. 根据图像所示影像学表现，以下哪些应纳入鉴别诊断？（多选）
   A. 肺动脉肉瘤
   B. 急性肺栓塞
   C. 对比剂的瞬间中断
   D. 慢性肺栓塞

2. 以下哪种检查方式患者获益最少？
   A. 磁共振（MR）血管造影
   B. CT 平扫
   C. Xenon/^{Tc99m} MAA（锝大颗粒聚合白蛋白）通气–灌注（V/Q）扫描

   D. 胸部 X 线片

3. 该病急性起病时最常见的位置是哪里？
   A. 亚段肺动脉
   B. 肺动脉分支点
   C. 支气管动脉
   D. 肺段动脉

4. 以下哪项是该病的治疗选择？
   A. 外科血栓切除术
   B. 抗凝
   C. 导管引导溶栓
   D. 以上所有

本病例更多图片及说明请见附图部分。

病例 43

急性肺栓塞

1. ABCD

图 43-1 和图 43-2 显示了双侧肺动脉分支大充盈缺损。肺动脉肉瘤可表现出类似的 CT 和血管造影表现。急性和慢性肺栓塞（PE）均表现为腔内充盈缺损。帮助鉴别急慢性 PE 的关键因素包括血管内的血栓位置（外周与中央）、管腔内网样结构的存在与否，以及光滑 / 结节状管壁增厚的存在与否，后者提示急性起病。

2. B

影像学上诊断肺栓塞的基本标准是在横断面上相关的肺动脉内出现管腔内充盈缺损。因此，未增强的 CT 最不能显示此改变。MR 血管造影将显示充盈缺损，对有 CT 对比剂过敏的患者可作为替代检查手段。V/Q 扫描是常用的核医学研究，也常用于评估 PE。胸部 X 线片被认为是上述断层检查和核医学检查的有益补充，其可有效可靠地排除可引起胸痛和（或）呼吸急促的类似症状的其他病变，如肺炎、肺水肿或肺不张。

3. B

绝大多数肺动脉充盈缺损是由异位栓塞引起的，而不是原位血栓形成，在肺动脉分叉点，动脉口径突然变窄且有分支，且局部血液持续淤流，故此位置是肺动脉异位栓塞栓子停留的最常见位置。

4. D

抗凝是深静脉血栓形成和（或）PE 患者的一线治疗选择。抗凝的目的是防止新血栓的形成，而内源性过程可溶解现有血栓负荷。在需要急性（当危及生命时）缓解缺氧和右心衰竭的情况下，积极的治疗方案包括外科血栓切除术或血栓内膜切除术和导管引导溶栓（药物溶栓或机械性取栓）。到底选择哪种干预措施取决于很多因素，需要注意干预的时间窗以及患者合并症的程度。

讨论

影像诊断

CT 血管造影的出现降低了肺动脉造影在肺栓塞诊断中的使用率。肺动脉造影在起病 3 个月内对血管血栓具有接近 100% 的阴性预测值。然而，CT 肺动脉造影可以快速进行，并且可以在大多数医疗中心使用，已经成为新的诊断金标准（图 S43-1，图 S43-2）。

影像解读

急性肺栓塞的血管造影表现包括血管突然中断，由"车轨"征体现腔内充盈缺损，楔形实质性肺少血，受影响节段缺乏引流肺静脉显影，动脉侧支和梗死节段血管密度增高（图 S43-3）。PE 常多发，且多双侧发病，下叶肺动脉中更为多见。

血管内介入治疗

增加肺动脉造影准确性有多种方法。因栓子可迅速溶解，应在症状出现后 24 ～ 48 小时内进行动脉造影。双肺应行多体位造影投照。V/Q 扫描和 CT 可用于排除可疑病变。许多患者只有亚节段栓子，故仔细观察小血管，特别是下肺叶小血管至关重要。由于血管重叠，栓子过小或呼吸以及患者运动伪影，可能造成漏诊血栓，此时多次成像，包括倾斜或放大或选择性血管注射可提高发现率。已发现导管引导溶栓治疗可有效减少急性 PE 患者的右心功能障碍（图 S43-4，图 S43-5）。

参考文献

Gaba R, Gundavaram M, Parvinian A, et al. Efficacy and safety of flow-directed pulmonary catheter thrombolysis for treatment of submassive pulmonary embolism. *AJR Am J Roentgenol*. 2014;202:1355–1360.

Harvey RB, Gester WB, Hrung JM, et al. Accuracy of CT angiography versus pulmonary angiography in the diagnosis of acute pulmonary embolism: evaluation of the literature with summary ROC curve analysis. *Acad Radiol*. 2000;7:786–797.

Kucher N, Boekstegers P, Muller O, et al. Randomized, controlled trial of ultrasound-assisted catheter-directed thrombolysis for acute intermediate-risk pulmonary embolism. *Circulation*. 2014;1(29):479–486.

交叉参考

Vascular and Interventional Radiology: The Requisites, 2nd ed, 159–168.

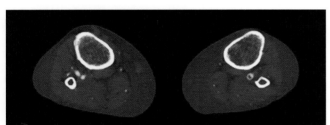

图 44-1

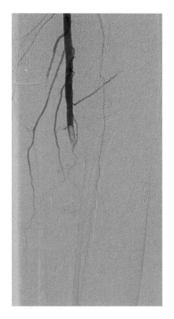

图 44-2

病史： 女性，51 岁，房颤并出现急性左下肢疼痛。

1. 根据影像表现，以下最可能的诊断是什么？
    A. 巨细胞动脉炎
    B. 急性闭塞性动脉血栓栓塞性疾病
    C. 急性创伤性闭塞
    D. 动静脉瘘

2. 关于急性肢体缺血的溶栓治疗，以下哪项是正确的？
    A. 与开放性血栓切除术相比，它在清除受影响的微循环方面效果较差
    B. 与手术相比整体出血风险降低
    C. 静脉途径是溶栓常规途径
    D. 溶栓治疗已成为过去 20 年的干预措施选择

3. 急性缺血性肢体，根据急性肢体缺血血管外科学会的临床分类为 Ⅱ-b 类，最可能的预后是什么？
    A. 大的永久性组织损失
    B. 没有立即受到威胁
    C. 通过及时治疗可以补救
    D. 立即治疗可以补救

4. 一位慢性华法林治疗的房颤患者，国际标准化比率（INR）1.8，出现急性血栓栓塞性肢体缺血。他没有心肌梗死病史。哪个解剖部位最可能是急性动脉血栓的罪魁祸首部位？
    A. 左心耳
    B. 左心室真性动脉瘤
    C. 左侧股静脉深静脉血栓通过房间隔缺损
    D. 感染性二尖瓣赘生物

本病例更多图片及说明请见附图部分。

病例 44

栓塞性下肢动脉闭塞

1. B

所有其他选项都不是对有半月征的动脉腔内出现急性血栓的合理鉴别诊断。其他鉴别诊断的考虑因素将包括化脓性血栓栓子、肿瘤血栓或原位血栓，尽管半月征使这些可能性降低。

2. D

在大多数急性血栓栓塞或血栓形成继发急性肢体缺血的病例中，导管溶栓已成为首选。溶栓比开放手术更能有效开通微循环，后者出血并发症的风险更高，而且不再是通过静脉途径进行的。

3. D

Rutherford 急性肢体缺血 II-b 类肢体立即受到威胁，表现为静息痛，感觉丧失的分布大于脚趾，查体示轻到中度肌肉无力。有上述发现的肢体应紧急干预。

4. A

在服用华法林治疗的心房颤动患者中，最常见的血栓来源是左心耳。其他选项可能性较小。在没有慢性脑梗死的情况下，左室动脉瘤罕见。

讨论

临床表现

急性肢体缺血患者临床表现为肢体皮肤苍白、发绀和（或）皮肤感觉异常。仔细的脉搏检查常常提示阻塞的程度。严重的感觉丧失、肌肉无力或瘫痪提示可能为不可逆的缺血。大多数大栓子位于股动脉或腘动脉分支点附近（图 S44-1）。

血管内评估

血管造影在评估急性肢体缺血方面的作用有四种（图 S44-2）：①确定动脉阻塞和重建程度。②确定动脉闭塞是因栓塞还是血栓形成。③协助寻找栓子的来源。最常见的栓子来源是左心，是由于左房或心室扩张、心律失常、瓣膜性心脏病、左室动脉瘤，或很少的情况下是由于左心脏肿瘤；因此，常需完善超声心动图。血管造影有时可以定位非心源性栓子的来源，可源于动脉瘤或主动脉-髂动脉粥样硬化斑块。④在特定的病例中，重新开放动脉。

治疗方法

治疗手段的选择是基于病因、症状的严重程度，以及患者的临床状况。如果肢体受到严重威胁，则采用外科取栓术或旁路移植术治疗急性栓塞。溶栓治疗可以减轻血栓负担，但对栓子本身的溶解是无效的，因为栓子常由血栓机化或斑块材料组成。最终，必须治疗栓塞源以防止复发。

参考文献

Ebben H, Nederhoed J, Lely R, et al. Low-dose thrombolysis for thromboembolic lower extremity arterial occlusions is effective without major hemorrhagic complications. *Eur J Vasc Surg*. 2014;48(5):551–558.

Ouriel K. Current status of thrombolysis for peripheral arterial occlusive disease. *Ann Vasc Surg*. 2002;16:797–804.

交叉参考

Vascular and Interventional Radiology: The Requisites, 2nd ed, 351–357.

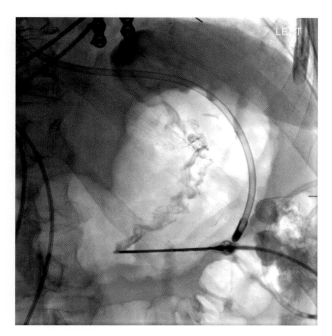

图 45-1

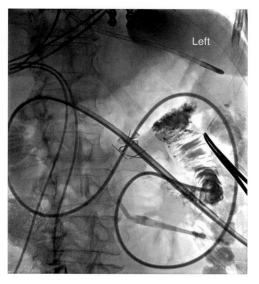

图 45-2

病史： 女性，81 岁，肿块阻塞十二指肠。

1. 基于影像学表现，下一步最可能实施的介入手术是什么？
   A. 胃造瘘管放置
   B. 胃肠（GJ）管放置
   C. 肾造瘘管放置
   D. 胆囊造瘘管放置

2. 以下哪项不是经皮 GJ 管放置的适应证？
   A. 胃食的吸入
   B. 吞咽评估失败
   C. 糖尿病性胃轻瘫
   D. 胃出口阻塞

3. 以下哪项是经皮 GJ 管放置的绝对禁忌证？
   A. 近期 CT 提示横结肠介于胃和前腹壁之间
   B. 国际标准化比率 1.4
   C. 胃静脉曲张
   D. 严重胃轻瘫

4. 经皮胃造瘘术后的第二天早晨，在胃造瘘术引流袋内没有发现液体，患者诉严重的腹痛。下一步处理是什么？
   A. 开始通过胃造瘘管进行肠内喂养
   B. 再等一天开始经胃造瘘管喂食
   C. 在透视下将对比剂注入管内评估造瘘管放置位置
   D. 请消化科会诊食管胃十二指肠镜检查

本病例更多图片及说明请见附图部分。

病例 45

经皮胃肠管放置术

1. B

图中显示所放置的经皮 GJ 管。第一幅图是胃内针穿刺后注射对比剂后的图像。第二幅图示置 GJ 管，管端位于空肠，注射对比剂确认置管位置。

2. B

吞咽困难是常见的胃造瘘管放置指征，仅吞咽困难不是 GJ 管放置的指征。GJ 管放置的适应证包括严重胃轻瘫、胃出口梗阻和胃管食物反流误吸。

3. C

由于有严重出血风险，对于已知胃静脉曲张的患者，不应进行经皮胃造瘘或胃空肠造瘘。

4. C

过夜没有排出的胃液合并腹痛，需警惕管尖置于腹腔内。在第一次开始任何喂食之前评估置管位置。

讨论

适应证

放置经皮 GJ 管的适应证（置管或换管）包括胃管食物反流误吸、已知的严重胃食管反流、胃出口梗阻和胃动力下降（例如糖尿病性胃轻瘫患者）。

操作技术

从技术角度来看，与经皮胃造瘘管放置存在三个不同之处。首先，由于 GJ 管放置所需的导管操作增加，强烈建议使用 2～4 个 T 形紧固装置进行胃固定（图 S45-1）。其次，对于幽门狭窄或初始胃造瘘术管道角度不佳的患者，十二指肠的导管插入术可能更具挑战性。最后，特别应避免在放置过程中将一圈导管弯曲到胃中，这可能导致难以进入十二指肠，并且可能延长手术时间。导管远端的最佳位置是在 Treitz 韧带以远的近端空肠（图 S45-2）。

参考文献

Bell S, Carmody E, Yeung E, et al. Percutaneous gastrostomy and gastro-jejunostomy: additional experience in 519 procedures. *Radiology*. 1995;194:817–820.

Lyon SM, Pascoe D. Percutaneous gastrostomy and gastrojejunostomy. *Semin Intervent Radiol*. 2004;21:181–189.

交叉参考

Vascular and Interventional Radiology: The Requisites, 2nd ed, 432–436.

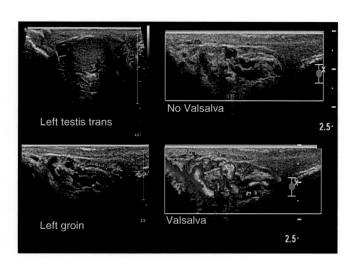

图 46-1　C. Matthew Hawkins 医师授权使用

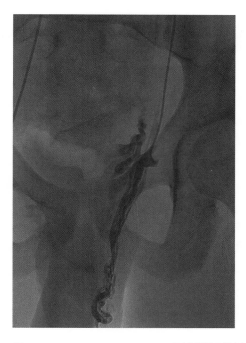

图 46-2　C. Matthew Hawkins 医师授权使用

病史： 男性，18 岁，左侧阴囊中痛性、形似"蠕虫"的结节。

1. 根据影像表现，以下最可能的诊断是什么？
   A. 精液囊肿
   B. 睾丸肿瘤
   C. 精索静脉曲张
   D. 阴囊积水

2. 这种表现在什么情况下要考虑恶性肿瘤？
   A. 从不需要
   B. 当它只是在右侧
   C. 当它只是在左侧
   D. 当它是双边都有

3. 常与以下哪项相关？
   A. 睾丸炎
   B. 阳萎
   C. 血栓性静脉炎
   D. 不育

4. 它的介入治疗包括以下哪些？（多选）
   A. 硬化术
   B. 弹簧圈栓塞
   C. 消融
   D. 不应介入，应予手术治疗

本病例更多图片及说明请见附图部分。

病例 46

男性精索静脉曲张

1. C

超声图像显示左侧精索静脉曲张，它在瓦尔萨尔瓦（Valsalva）动作期间增大。用导管于左侧性腺静脉造影示精索静脉曲张。

2. B

自发性单侧精索静脉曲张在右侧较少见，因为右侧性腺静脉直接汇入下腔静脉。从左侧睾丸返回的血液通过左肾静脉行程回流，路线更曲折，因此它更容易发生不畅和继发的精索静脉曲张。所以孤立的右侧精索静脉曲张通常是由于外在压迫导致，可能是肿块、恶性肿瘤或淋巴结肿大。相较右侧，双侧精索静脉曲张更为常见，恶性病变较少见。

3. D

不育是精索静脉曲张最常见的并发症，近一半的男性不育患者有睾丸鞘膜积液。精子温度调节异常被认为是重要的原因。

4. AB

目前已经证明，使用十四烃基硫酸钠泡沫或沸腾的热对比剂行硬化术和用弹簧圈或血管塞（plugs）行栓塞术都是具有高成功率的微创精索静脉曲张治疗技术。它的成功率与切除术等外科手术相近。但是鞘膜积液等并发症在外科手术中更多见。

讨论

病因

精索静脉曲张是蔓状静脉丛的扩张，男性发病率为 10% ～ 15%。现已提出许多理论来解释原发性精索静脉曲张，包括精索静脉瓣膜异常及左肾静脉压迫引起静脉高压。单侧右侧精索静脉曲张或老年男性突然出现精索静脉曲张应注意是否存在腹部或盆腔肿块，其可能压迫静脉和影响静脉引流。

患者表现

大多数男性患者无症状，但该病可导致精子活动障碍、数量减少，阴囊疼痛、肿胀和形态异常，进而导致不育。近一半不育男性患者患有单侧或双侧精索静脉曲张。主流理论认为不育与阴囊温度升高或肾和肾上腺静脉代谢物的反流有关。大多数精索静脉曲张在体格检查中即可发现，超声检查、核素扫描、静脉造影和磁共振成像在体格检查正常或不明确时可发现隐匿病变（图 S46-1，图 S46-2）。

治疗方法

手术结扎和介入硬化术或栓塞术是主要治疗方式。介入方法包括诊断性静脉造影，以确认瓣膜功能不全，然后行精索静脉腔内栓塞或硬化术，从上耻骨支水平到静脉近心端出口，必要时需将侧支一并予以栓塞（图 S46-2 ～图 S46-6）。外科和介入放射学技术成功率相似，精子密度和运动性改善程度相似，术后的妊娠发生率和并发症发生率相似。而外科手术阴囊积液发生率相对较高。

参考文献

Fretz PC, Sandlow JI. Varicocele: current concepts in pathophysiology, diagnosis, and treatment. *Urol Clin North Am.* 2002;29:921–937.

Iaccarino V, Ventucci P. Interventional radiology of male varicocele: current status. *Cardiovasc Interv Radiol.* 2012;35:1263–1280.

Kwak N, Siegel D. Imaging and interventional therapy for varicoceles. *Curr Urol Rep.* 2014;15:399.

交叉参考

Vascular and Interventional Radiology: The Requisites, 2nd ed, 306.

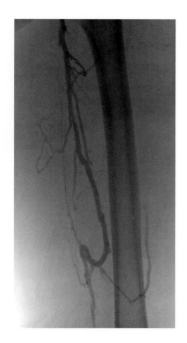

图 47-1 Minhaj S. Khaja 医师授权使用

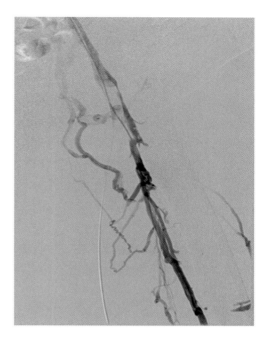

图 47-2 Minhaj S. Khaja 医师授权使用

病史： 男性，53 岁，左小腿肿胀、变色。

1. 根据图像所示影像学表现，以下哪些应纳入鉴别诊断？（多选）
   A. 急性深静脉血栓形成（DVT）
   B. 慢性 DVT
   C. 急性股浅动脉血栓形成
   D. 慢性股浅动脉血栓形成

2. 以下哪项是这种疾病的长期后遗症？
   A. 小腿疼痛，皮肤色素沉着过度，溃疡和肿胀
   B. 足动脉搏动消失
   C. 踝肱指数增加
   D. 组织血氧测定值增加

3. 对于多发性左下肢 DVT 患者，应该考虑患哪种疾病？
   A. 股白肿
   B. Paget-Schroetter 综合征
   C. May-Thurner 综合征
   D. 股蓝肿

4. 以下哪项超声表现对于这种疾病不具有特征性？
   A. 可压缩的静脉
   B. 不可压缩的静脉
   C. 附壁异常回声物
   D. 闭锁及粘连

本病例更多图片及说明请见附图部分。

病例 47

慢性深静脉血栓形成

1. AB
静脉造影显示附壁血栓，伴有血管闭锁和侧支形成，支持慢性 DVT 的诊断。急性 DVT 通常引起累及静脉的闭塞和扩张，而没有广泛的侧支形成，但慢性 DVT 时可以并发急性 DVT。

2. A
此类症状均见于血栓后综合征（postthrombotic syndrome，PTS）。该综合征是静脉阻塞、静脉瓣反流和静脉回流受损的长期结果。静脉血栓形成常会损坏静脉瓣，从而导致静脉反流。选项 B、C 和 D 是用于评估动脉疾病的方法。

3. C
May-Thurner 综合征是由于右髂总动脉对左髂静脉的外在压迫所致。这种异常导致左侧 DVT 发病率增加。Paget-Schroetter 综合征常是因胸廓出口综合征引起的上肢 DVT。股白肿是 DVT 的症状，其特征是腿部的疼痛、水肿和白色外观。股蓝肿是由严重的 DVT 发作引起的，表现为下肢的主要静脉和侧支引流静脉闭塞。这种疾病导致严重的疼痛、水肿和发绀（蓝色），可导致坏疽。

4. A
慢性 DVT 的超声表现包括静脉附壁血栓、闭塞和静脉不能压缩且伴侧支形成。静脉可变成厚壁，甚至在它们不能再通时表现为纤维条索状。

讨论

临床表现
25% ～ 50% 的 DVT 患者会发展为 PTS。患有 PTS 的患者常表现为肢体水肿、疼痛、静脉跛行、色素沉着和（或）溃疡。其症状在患者一天活动结束时常更严重。PTS 会影响患者生活质量。

病因
PTS 的病因是动态静脉高压：一是完全性瓣膜损伤引起反流，二是腔内血栓和瘢痕化引起持续性静脉阻塞。

影像解读
慢性（＞2 周）DVT 的静脉造影表现通常包括具有静脉节段性缩窄，静脉相对不扩张（急性期扩张明显），出现大的侧支（图 S47-1，图 S47-2）。超声检查结果与静脉造影结果相似，包括管腔内物质的回声增强，充盈缺损呈分层状表现并有节段性分离外观。

参考文献

Nayak L, Vedantham S. Multifaceted management of the post-thrombotic syndrome. *Semin Intervent Radiol.* 2012;29:16–22.
Stain M, Schonauer V, Minar E, et al. The post-thrombotic syndrome: risk factors and impact on the course of thrombotic disease. *J Thromb Haemost.* 2005;3:2671–2676.

交叉参考

Vascular and Interventional Radiology: The Requisites, 2nd ed, 374–375.

病例 48

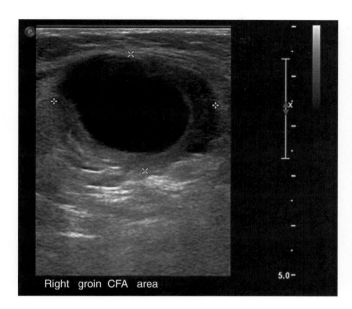

图 48-1　Minhaj S. Khaja 医师授权使用

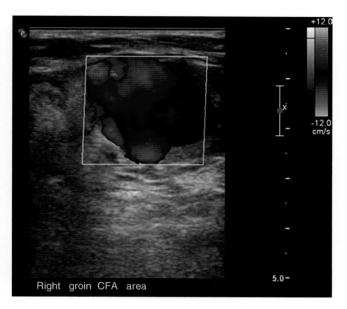

图 48-2　Minhaj S. Khaja 医师授权使用

病史： 女性，55 岁，心导管术后 2 天，出现右腹股沟搏动性肿块和瘀斑。

1. 根据影像表现，以下最可能的诊断是什么？
   A. 假性动脉瘤
   B. 血肿
   C. 动静脉（AV）瘘
   D. 脓肿

2. 以下哪项与此并发症的风险降低有关？
   A. 在相对于股骨头的较高平面行动脉穿刺
   B. 瘦弱患者的动脉穿刺
   C. 使用相对较大的鞘
   D. 在相对于股骨头的较低平面行动脉穿刺

3. 关于假性动脉瘤，以下哪个说法正确？
   A. 彩色多普勒超声显示"阴阳征"
   B. 假性动脉瘤包含动脉壁的所有三层组织
   C. 假性动脉瘤不需治疗
   D. 假性动脉瘤最常用超声引导的假性动脉瘤颈压迫治疗

4. 关于采用凝血酶注射治疗假性动脉瘤的说法，以下哪项正确？
   A. 应使用 10 000 ～ 50 000 U 的凝血酶
   B. 凝血酶注射的治疗成功率低于超声引导下假性动脉瘤颈压迫
   C. 凝血酶注射在短颈的假性动脉瘤中最安全
   D. 凝血酶注射在狭颈的假性动脉瘤中最安全

本病例更多图片及说明请见附图部分。

病例 48

股总动脉假性动脉瘤的凝血酶注射治疗

1. A

影像显示股总动脉区相邻的低回声区域。多普勒超声图像显示血液的来回运动（阴阳征）。脓肿不会有动脉血流。动静脉瘘表现为股静脉内的动脉波形。

2. B

肥胖患者形成假性动脉瘤的风险增加，这是由于肥胖患者的动脉上覆盖了脂肪软组织，导致压迫动脉难度增加。高位动脉穿刺可导致腹膜后出血。低位动脉穿刺可能导致动静脉瘘。

3. A

彩色多普勒超声可显示假性动脉瘤颈部血流方向分朝向和远离探头方向。频谱多普勒超声显示收缩期及舒张期反向血流。假性动脉瘤有进一步扩张或破裂的风险。有多种治疗假性动脉瘤的方法，包括压迫、凝血酶注射和手术结扎。

4. D

凝血酶注射在狭颈假性动脉瘤中最安全。在注射过程中，可以使用超声探头压迫窄颈，从而最大限度地降低凝血酶从假性动脉瘤囊中流出到腿部的风险。据报道，凝血酶注射的成功率为 80% ～ 90%。

讨论

临床表现

假性动脉瘤形成是介入手术后的重要的潜在并发症。患者常表现为穿刺部位的搏动性肿块、疼痛和瘀斑。穿刺点超声检查多可明确诊断，包括常规灰阶 B 超和彩色多普勒超声（图 S48-1 ～图 S48-3）；行 CT 扫描亦可诊断，但一般不常规进行（图 S48-4）。大于 2 cm 的假性动脉瘤需要治疗，因为其基本不能自发凝血闭合，且可能成为栓子或感染源头。

病因

动脉穿刺点局部破坏了正常血管壁三层结构，使血液进入并在各层之间造成扩张，形成充满血液的小囊袋。随着假性动脉瘤的增大，其破裂风险增加。假性动脉瘤的其他风险因素包括大规格鞘的应用、肥胖患者、高血压和术后压迫不足。穿刺后 1% ～ 5% 的病例发生假性动脉瘤。

治疗方法

超声引导直接凝血酶注射是大多数术后假性动脉瘤的一线治疗方法。将针置于假性动脉瘤中，尖端远离颈部（图 S48-5）。在直接超声引导下小心地注射 100 ～ 500 U 的凝血酶，通常能使瘤内血液立即停止流动（图 S48-6）。在具有短颈、宽颈的假性动脉瘤中应避免这么做，因为凝血酶可能从假性动脉瘤中流出并引起远端肢体动脉血栓形成。其他治疗方法包括直接或超声引导的压迫或手术结扎。

参考文献

Hendricks NH, Saad WE. Ultrasound-guided management of vascular access pseudoaneurysms. *Ultrasound Clin*. 2012;7:299–307.

Keeling AN, Mcgrath FP, Lee MJ. Interventional radiology in the diagnosis, management, and follow-up of pseudoaneurysms. *Cardiovasc Intervent Radiol*. 2009;32:2–18.

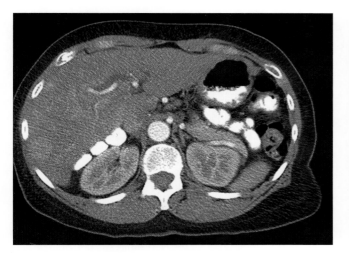

图 49-1   Bill S. Majdalany 医师授权使用

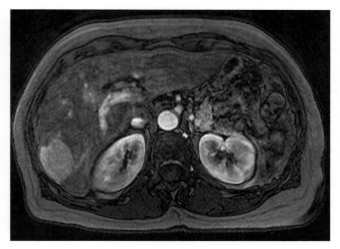

图 49-2   Bill S. Majdalany 医师授权使用

病史：男性，64 岁，有丙型肝炎肝硬化史，超声发现并发肝内大肿块。

1. 根据图像所示影像学表现，以下哪些应纳入鉴别诊断？（多选）
   A. 转移性神经内分泌肿瘤
   B. 肝细胞性肝癌（HCC）
   C. 转移性绒毛膜癌
   D. 转移性甲状腺癌

2. 关于肝细胞癌经动脉化疗栓塞术（TACE）下列哪一项是正确的？
   A. TACE 仅用于感染性肝硬化患者（乙型肝炎和丙型肝炎）
   B. HCC 的血管供应主要来自门静脉，它也为大部分肝实质供血
   C. TACE 适用于胆红素大于 2 mg/dl 的患者，或肿瘤占位 50% 以上肝实质的患者
   D. TACE 是以靶向性缺血、局部高治疗药物浓度为依据的治疗方法

3. 在 TACE 期间，对患有肝 S7 段肝癌和由肠系膜上动脉引起的替代的右肝动脉的患者，在胃十二指肠动脉起始点附近放置导管将最有可能导致下列哪一个问题？
   A. 肝左叶、双肝、胰腺的非靶向栓塞
   B. 乙状结肠的非靶向栓塞
   C. 肝 S7 段病变的充分栓塞
   D. 肝 S7 段病变的充分栓塞，未受累节段可耐受非靶向栓塞

4. TACE 中使用的化疗药物的样本方案包括以下哪一种？
   A. 5- 氟尿嘧啶，氟尿苷
   B. 顺铂，多柔比星，丝裂霉素 C
   C. 甲氨蝶呤，吉西他滨，达卡巴嗪
   D. 放线菌素 D，丹那霉素，克拉立滨

本病例更多图片及说明请见附图部分。

病例 49

肝细胞癌

1. ABCD

所有的病变在 CT 与 MRI 上均可看见动脉期的强化。在肝硬化的肝中，这些发现很可能与肝癌相一致。

2. D

其他选项错误。由于各种病因，在肝癌患者中行 TACE 治疗，要优选占位小于肝实质体积 50%；胆红素水平低于 2 mg/dl；应通过肝动脉进行 TACE，因其是肿瘤的主要供血动脉。

3. A

在肝近端动脉内注射会导致胃十二指肠动脉供血区的非靶向栓塞，而没有明显的栓塞到肝 S7 段的病变，在这种情况下，右肝供血主要由肠系膜上动脉替代。

4. B

最常用的方案是顺铂、多柔比星和丝裂霉素 C 的混合物。在 TACE 中，其他药物并不是常规的联合使用方案。

讨论

影像解读

HCC 可表现为孤立性肿块、多发性肿块或肝纤维化。多见于肝硬化患者，是一种高度恶性肿瘤，长期预后差。血管造影特征包括供血动脉扩大、新生血管形成、水肿、肿瘤染色致密、动脉-门静脉分流、门静脉侵犯、偶尔侵犯肝静脉（图 S49-3，图 S49-4）。有时可见中央坏死区，并可见异常血管周围包绕。未受累的肝通常表现为肝硬化的动脉造影改变，包括动脉螺旋状改变。增强 CT 和 MRI 也可以显示肿块动脉期强化，通常用于术前检查和之后的随访（图 S49-1、图 S49-2 和图 S49-5）。

血管管理

动脉造影有助于术前评估肿瘤血供，为肝动脉导管置入或化疗栓塞提供指导。在门静脉造影时获取门静脉图像，确定门静脉血流方向，检测门静脉血栓，具有重要意义。因为肝细胞癌几乎完全来自肝动脉系统，所以与正常肝实质相比，它们对动脉闭塞造成的缺血效应更加敏感，正常肝实质 2/3 以上的血液供应来自门静脉系统。化疗栓塞包括动脉内灌注化疗及栓塞两部分，二者构成了该治疗的基础：一是由于流入和流出肿瘤的血液缓慢，使化疗药物在肿瘤内的停留时间增加；二是使肿瘤缺血。

参考文献

Miura J, Gamblin T. Transarterial chemoembolization for primary liver malignancies and colorectal liver metastasis. *Surg Oncol Clin N Am*. 2015;24:149–166.

Sze D, Razavi M, So S, et al. Impact of multidetector CT hepatic arteriography on the planning of chemoembolization treatment of hepatocellular carcinoma. *AJR Am J Roentgenol*. 2001;177:1339–1345.

交叉参考

Vascular and Interventional Radiology: The Requisites, 2nd ed, 247–250.

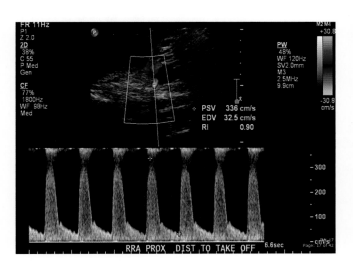

图 50-1

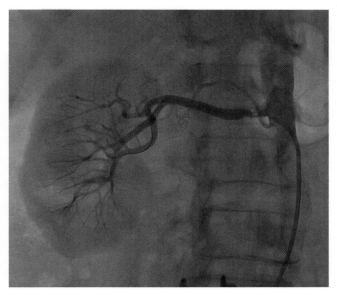

图 50-2

病史: 女性，75 岁，联合使用四种抗高血压药物，但仍表现出心力衰竭恶化和顽固性高血压。

1. 根据影像表现，以下最可能的诊断是什么?
   A. 外部压迫肾动脉
   B. 肾动脉夹层
   C. 肾动脉狭窄（RAS）
   D. 肾静脉血栓形成

2. 这些影像学表现最常见的病因是什么?
   A. 结节性多动脉炎
   B. 动脉粥样硬化
   C. 血管炎
   D. 血管夹层

3. 该患者还应接受哪种其他疾病的治疗?
   A. 糖尿病
   B. 静脉血栓栓塞性疾病
   C. 冠心病
   D. 心包炎

4. 上述影像学表现出现在以下哪种情况，则是经皮血管重建术的适应证?
   A. 68 岁男性表现为药物可控的慢性高血压
   B. 75 岁女性出现严重血尿和右肾区疼痛
   C. 66 岁男性表现为反复发作的一过性肺水肿
   D. 45 岁女性出现严重下肢跛行和主动脉瘤

本病例更多图片及说明请见附图部分。

病例 50

动脉粥样硬化性肾动脉狭窄

1. C
血管造影和超声图像显示右肾动脉开口部不全闭塞。

2. B
肾动脉狭窄最常见的原因是动脉粥样硬化和纤维肌发育不良（FMD）。FMD 常见于年轻患者。

3. C
动脉粥样硬化是一个全身性疾病过程，因此动脉粥样硬化性肾动脉狭窄与冠状动脉疾病可能同时发生。患者应按照现行的冠心病二级预防指南进行治疗。

4. C
在以下情况，经皮血管重建术被认为较单纯内科治疗更有益：反复或一过性肺水肿、顽固性心力衰竭、药物控制血压治疗失败、不耐受药物治疗，以及 RAS 诊断前血压升高持续时间短。

讨论

病因

RAS 患者通常表现为高血压，不能接受多种药物治疗，或因缺血性肾病而导致慢性肾衰竭。RAS 最常见的原因是动脉粥样硬化。其他原因包括纤维肌发育不良、动脉夹层和神经纤维瘤病。动脉粥样硬化病变最常见于肾动脉主干的开口位置，如本例，但也可在远端发生。由于动脉粥样硬化是一个全身性疾病过程，因此动脉粥样硬化性肾动脉狭窄可与冠心病同时发生，因此患者应该按照目前的心血管疾病二级预防指南进行治疗。

治疗方法

一旦患者通过诊断性造影诊断为肾动脉狭窄（图 S50-1），有三种可能的治疗方案：药物治疗、经皮血管成形术（必要时支架置入）、外科血管重建。

血管腔内球囊扩张成形术或支架多年来一直被用于治疗狭窄（图 S50-2～图 S50-6）。在多个近期的随机试验中，与单纯药物治疗相比，肾动脉狭窄的支架治疗在改善肾功能、血压或主要心血管事件或肾疾病方面没有显示出益处。然而，有人提出，这些试验受到选择偏倚的影响，排除了肾动脉支架置入术针对的肾动脉狭窄更严重的患者亚群，他们可从肾动脉支架术中获益。据此，单侧肾动脉狭窄经皮血管重建可能具有益处的情况包括：单侧肾动脉狭窄伴反复或一过性肺水肿和（或）顽固性心力衰竭，单侧肾动脉狭窄伴最佳药物控制血压治疗失败，慢性缺血性肾病患者伴孤立单侧功能肾的肾动脉狭窄或双侧肾动脉明显狭窄。

预后

动脉粥样硬化所致的肾动脉狭窄在经皮球囊扩张血管成形术治疗 5 年时有 60%～70% 的通畅率，然而如果是肾动脉开口部病变，血管成形术后的通畅率减低（25%～50%）。许多前瞻性试验表明，与单纯血管成形术相比，接受肾动脉支架置入术的患者再狭窄率更低，2005 年美国心脏病学会 / 美国心脏协会指南建议，对于动脉粥样硬化性肾动脉狭窄，支架置入术优于单纯血管成形术。对于病变不能经皮治疗的患者，外科手术是最常选用的治疗方法。

参考文献

Bax L, Woittiez AJ, Kouwenberg HJ, et al. Stent placement in patients with atherosclerotic renal artery stenosis and impaired renal function: a randomized trial. *Ann Intern Med*. 2009;150:840–848.

Cooper CJ, Murphy TP, Cutlip DE, et al. Stenting and medical therapy for atherosclerotic renal-artery stenosis. *N Engl J Med*. 2014;370:13–22.

Gill KS, Fowler RC. Atherosclerotic renal arterial stenosis: clinical outcomes of stent placement for hypertension and renal failure. *Radiology*. 2003;226:821–826.

Olin JW. Atherosclerotic renal artery disease. *Cardiol Clin*. 2002;20:547–562.

The ASTRAL Investigators. Revascularization versus medical therapy for renal-artery stenosis. *N Engl J Med*. 2009;361:1953–1962.

交叉参考

Vascular and Interventional Radiology: The Requisites, 2nd ed, 28–276.

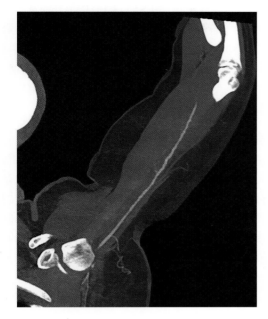

图 51-1　Alan H. Matsumoto 医师授权使用

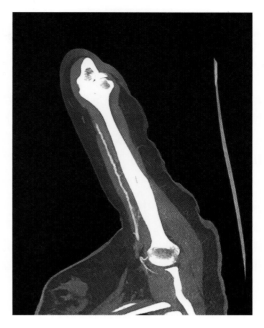

图 51-2　Alan H. Matsumoto 医师授权使用

病史：女性，45 岁，左上肢疼痛和高血压病史。

1. 根据影像表现，以下最可能的诊断是什么？
   A. 主动脉导管后缩窄
   B. 上肢纤维肌发育不良（FMD）
   C. 肱动脉粥样硬化
   D. 上肢深静脉血栓形成

2. 患者的高血压可能是由于什么部位的疾病引起的？
   A. 椎动脉
   B. 颈动脉
   C. 冠状动脉
   D. 肾动脉

3. 下列哪种干预对治疗这个患者的高血压最有效？
   A. 他汀类药物与抗高血压药物
   B. 球囊扩张血管成形术并支架置入
   C. 球囊扩张血管成形术无支架置入
   D. 肱动脉旁路移植术

4. 以下哪项不是球囊扩张血管成形术相对于肾性 FMD 手术血管重建的优势？
   A. 创伤小
   B. 并发症较少
   C. 恢复时间较短
   D. 高血压治愈率高

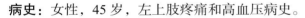

本病例更多图片及说明请见附图部分。

病例 51

上肢纤维肌发育不良

1. B

年轻女性高血压患者无额外危险因素,应考虑继发性高血压的病因(肾性 FMD)。CT 血管造影显示肱动脉呈串珠样改变。传统的血管造影诊断 FMD 的金标准为经典的"串珠"样改变。

2. D

在确诊的 FMD 患者中,肾动脉最常受累,影响 60% ~ 75% 的患者。肾动脉狭窄是继发性药物难治性高血压的常见原因。这些患者可以表现为肾素和血管紧张素 Ⅱ 水平升高,以及腹部血管杂音。

3. C

肾动脉 FMD 所致高血压的治疗方法是经皮腔内血管成形术(PTA)。与由动脉粥样硬化性肾动脉狭窄引起的高血压情况不同,支架通常不用于 FMD。较少见的情况是进行肾动脉的外科血管重建术。

4. D

PTA 已取代外科血管重建术作为肾动脉 FMD 的首选治疗方法。血管成形术的操作和临床成功率高,并发症少,创伤性小,恢复时间明显缩短,而且费用较低。

讨论

发病机制

FMD 是一种罕见的血管疾病,本质上与动脉粥样硬化性疾病和炎症不一样,最常影响肾和脑血管系统,四肢很少受到影响。受累动脉节段性管壁连续增厚和变薄在影像上呈现典型的"串珠状"动脉外观(图 S51-1 ~ 图 S51-3)。FMD 最常累及肾和脑血管,但其他中等大小的动脉也会受到影响。FMD 的经典病理状态包括内膜纤维增生、中膜纤维增生、外膜周围纤维增生,其中中膜纤维增生又分为三个亚型(近中膜纤维增生、中膜纤维组织增生和中膜过度增生)。

临床表现

FMD 的临床表现取决于受影响动脉的位置。最常见肾动脉受累,表现为高血压和腹部血管杂音。在没有动脉粥样硬化疾病危险因素的年轻女性高血压患者中,肾动脉 FMD 的概率更高。脑血管病变将导致头痛、颈痛、头晕、耳鸣。臂丛受累的常见症状包括上肢缺血的症状,如四肢发冷、脉搏减少、疼痛,以及有时由环境因素引起的疼痛。

治疗方法

FMD 患者的治疗包括切除受累节段并行隐静脉旁路移植术,或行 PTA 治疗。在累及肾脉的情况下,除非出现诸如夹层之类的并发症,才需要支架置入,否则不放置支架,仅直接行血管成形术(图 S51-4,图 S51-5)。

参考文献

Bozlar U, Ogur T, Khaja MS, et al. CT angiography of the upper extremity arterial system—part 2: clinical applications beyond trauma patients. *Am J Roentgenol*. 2013;201:753–763.

Olin JW, Sealove BA. Diagnosis, management, and future developments of fibromuscular dysplasia. *J Vasc Surg*. 2011;53:826–836.

Rice R, Armstrong P. Brachial artery fibromuscular dysplasia. *Ann Vasc Surg*. 2010;24:255, e1-4.

交叉参考

Vascular and Interventional Radiology: The Requisites, 2nd ed, 134.

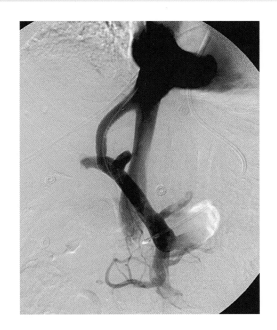

图 52-1　Wael E. Saad 医师授权使用

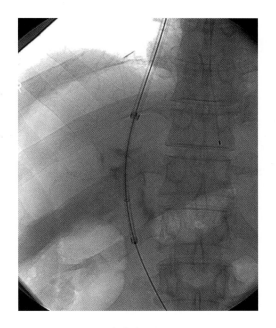

图 52-2　Wael E. Saad 医师授权使用

病史：男性，59 岁，难治性腹水。

1. 图 52-2 中第 10 肋水平外鞘的尖端指向哪个位置？
　　A. 肝静脉
　　B. 门静脉
　　C. 下腔静脉（IVC）
　　D. 肠系膜上静脉

2. 经颈静脉肝内门体分流术（TIPS）可引导哪两个血管结构之间的血流？
　　A. 门静脉至下腔静脉
　　B. 肝静脉至门静脉
　　C. 门静脉至肝静脉
　　D. 肝动脉至肝静脉

3. 覆膜支架相较裸金属支架，可以改善 TIPS 的什么并发症？而什么并发症基本无改善？
　　A. 脓毒症；支架通畅性
　　B. 肝性脑病；腹水
　　C. 支架通畅性；肝性脑病
　　D. 腹水；脓毒症

4. 与覆膜支架相比，裸金属支架的通畅性为何较低？
　　A. 裸金属支架的早期上皮化改变
　　B. 肝动脉瘘导致支架内的湍流增加
　　C. 支架内血液流速减低
　　D. 胆管瘘引起支架内凝血

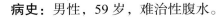

本病例更多图片及说明请见附图部分。

病例 52

TIPS：Viatorr 支架置入

1. A

在位于门静脉的同轴导管鞘以及导丝引导下，外鞘的尖端位于右肝静脉。

2. C

TIPS 直接将血液从门静脉系统引导到肝静脉系统，从而血液不经过病变肝。

3. C

覆膜支架有利于提高术后支架通畅率。术后 12 个月，通畅率可以从 80% 提高到 90%；而术后 24 个月，则从 70% 提高到 80%。由于分流以及残余活性肝细胞数不变，故肝性脑病不会好转。

4. D

进行 TIPS 时，穿刺或介入器械穿透胆管是不可避免的。胆汁是凝血剂。当胆汁渗入分流道时，裸金属支架内可出现血栓。但覆膜支架（聚四氟乙烯）可避免这种情况出现。

讨论

操作技术

目前介入器械商可提供多种 TIPS 设备。一般而言，TIPS 的入路是右侧颈内静脉。不过，左侧颈内静脉或股静脉途径也可作为 TIPS 入路。在放置大导管鞘（如 10F）前，应连续进行通道扩张。在进行 TIPS 前，应先将导管鞘插入右心房内，并进行右心及肺动脉血流动力学评估，排除右心衰竭或肺动脉高压。同轴导管一般用来选择肝静脉系统的入路，如肝右静脉或肝静脉分支汇合处。楔入法肝静脉造影可以清晰显示门静脉，并为寻找肝静脉至门静脉的分流道及穿刺点提供依据。楔入法肝静脉造影在病例 41 中有详细描述。在 TIPS 器械的帮助下，可以从肝静脉进行穿刺进入门静脉，并依此建立分流通路。通路的建立必须依据患者的解剖特点以及之前的静脉系统显影。例如，建立右肝静脉至右门静脉的分流通道，需要将穿刺针前插。每次建立一个通路后，应将套管针取出并进行回抽。成功的肝静脉-门静脉通路应由 DSA 下造影证实。当导丝及导管鞘进入门静脉系统后，门静脉压力可以直接通过导管鞘测定。通过穿刺建立的分流通路，应进行球囊扩张血管成形术，覆膜支架（图 S52-6）并从门静脉端放置（图 S52-2～图 S52-5）。术后，门静脉压力与右心房压力差应小于 12 mmHg。最后造影显示肝静脉及门静脉的分流情况（图 S52-1）。通常，TIPS 后多数患者可以同时进行食管胃底静脉曲张栓塞术。

参考文献

Fidelman N, Kwan S, LaBerge J, et al. The transjugular intrahepatic portosystemic shunt: an update. *AJR Am J Roentgenol.* 2012;199:746–755.

Gaba R, Khiatani V, Knuttinen M, et al. Comprehensive review of TIPS technical complications and how to avoid them. *AJR Am J Roentgenol.* 2011;196:675–685.

Saad WE. The history and future of transjugular intrahepatic portosystemic shunt: food for thought. *Semin Intervent Radiol.* 2014;31:258–261.

交叉参考

Vascular and Interventional Radiology: The Requisites, 2nd ed, 318–325.

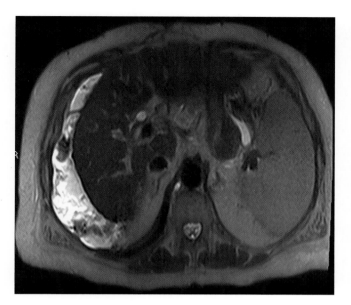

图 53-1

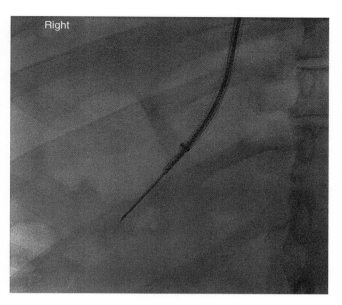

图 53-2

病史： 男性，62 岁，体重异常增加，凝血功能障碍，腹水，因为黄疸及转氨酶升高，要求肝活检入院。

1. 根据图像所示影像学表现，以下哪些应纳入鉴别诊断？（多选）

   A. 非酒精性脂肪性肝炎

   B. 酒精性肝硬化

   C. 原发性胆汁性肝硬化

   D. 丙型肝炎相关性肝硬化

2. 哪一种肝活检对该患者合适？

   A. 经颈静脉肝活组织检查

   B. B 超引导下肝穿刺活检

   C. CT 引导下肝活检

   D. MRI 引导下肝活检

3. 如果采用问题 2 中的穿刺活检方案，必须要经过下列哪个部位？

   A. 肝包膜

   B. 肝左静脉

   C. 肝右静脉

   D. 右门静脉

4. 如果采用问题 2 中的穿刺活检方案，下列哪种穿刺方向正确？

   A. 从前至后，朝向肝右叶

   B. 从肝右静脉向前穿刺

   C. 从肝中静脉向前穿刺

   D. 从肝左静脉向前穿刺

本病例更多图片及说明请见附图部分。

病例 53

经颈静脉肝活检在弥漫性肝病中的应用

1. **ABCD**

选项中的病变均需要鉴别。非酒精性脂肪性肝炎近年的发病率显著提高。

2. **A**

本例患者有多个经皮穿刺活检的禁忌证（腹水、凝血功能障碍）。并且无论 B 超、CT 还是 MRI 都经过肝包膜。所以经颈静脉肝活组织检查才是正确选择。

3. **C**

肝右静脉是经颈静脉肝穿刺活检最常用的通路。这是因为肝右静脉位于肝右叶后方，该位置可以提供多个穿透肝实质的通道。肝中静脉也偶尔作为穿刺的通路，但一般不用。由于患者有腹水以及出血风险，故经过肝包膜的方案不应考虑。所以经皮肝穿刺活检不应采纳。

4. **B**

由于肝右静脉位于肝右叶后方，故进行经颈静脉肝穿刺活检时，应向肝前进针。如果从肝中静脉走，不应向前方进针。选项 A 不对，是因为它是经皮肝穿刺活检的进针方案，会经肝包膜，对此患者属于禁忌。

讨论

适应证

对于大多数有弥漫性肝病的患者，经皮经腹肝穿刺活检是一种安全的方法。但是对于伴有腹水且凝血功能障碍的患者，反复将穿刺针经过肝包膜进行活检，有诱发腹腔内出血的风险（图 S53-1）。而经颈静脉肝穿刺活检腹腔内出血风险小，故对于这类患者是一种可选的安全穿刺方案。

操作技术

需要在超声引导下对右侧肝颈静脉进行穿刺并建立血管通路。然后通过静脉造影，将导管引入肝静脉内，并通过超选技术将导管引入肝右静脉内（图 S53-3）。之后通过导丝交换，将导管取出，并将穿刺用的金属套管置入。后在 DSA 的引导下将置入的穿刺针向前进针（远离后肝包膜），并用活检针从肝实质中取出需要的肝组织活检（图 S53-2）。如果是肝中静脉通路，金属套管的针头必须朝向右肝后外侧，避免穿破肝前包膜。活检完成后取出金属套管，并对颈静脉的穿刺点进行压迫止血。术后可发生肝包膜下出血，并且如有严重的凝血功能障碍，可能需要输血。

参考文献

Kalambokis G, Manousou P, Vibhakorn S, et al. Transjugular liver biopsy—indications, adequacy, quality of specimens, and complications—a systematic review. *J Hepatol.* 2007;47:284–294.

Wallace MJ, Narvios A, Lichtiger B, et al. Transjugular liver biopsy in patients with hematologic malignancy and severe thrombocytopenia. *J Vasc Interv Radiol.* 2003;14:323–327.

交叉参考

Vascular and Interventional Radiology: The Requisites, 2nd ed, 332–333.

提高篇

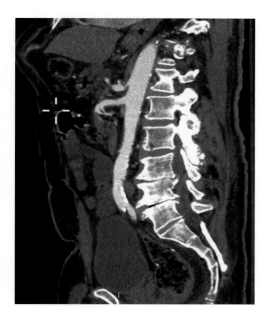

图 54-1

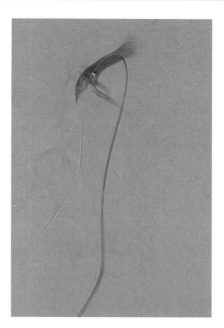

图 54-2

病史：男性，72 岁，急性发作性餐后腹痛。患者因房颤长期服用华法林，近日因需行骨科手术而停用华法林。

1. 根据影像表现，以下最可能的诊断是什么？
   A. 急性肠系膜上动脉原位血栓形成
   B. 急性肠系膜上动脉栓子栓塞
   C. 肠系膜上静脉急性原位血栓形成
   D. 腹腔干急性血栓栓塞性闭塞

2. 影像图像出来后，急诊科请你急会诊，评估是否可行介入治疗。下一步处理是什么？
   A. 先外科会诊
   B. 先送入 ICU 后，再由 ICU 医生考虑下一步处理
   C. 先进行结肠镜检查
   D. 直接进行介入的选择性溶栓治疗

3. 根据影像学表现，本例患者的病因是什么？

A. 动脉粥样硬化斑块破裂导致原位血栓形成
B. 门静脉高压症的高凝状态
C. 胸主动脉斑块破裂并碎片漂移，导致远处血栓栓塞性闭塞
D. 房颤导致左心耳血栓形成，形成的血栓移位，引起栓塞性闭塞

4. 如果本例患者送医后就进行了血管造影，留置了导管并持续灌注罂粟碱止痛、肝素抗凝以及 rt-PA 溶栓处理，但是腹痛未缓解，并且血浆中乳酸持续升高，下一步最佳处理方案是什么？
   A. 增高灌注剂量直到血中乳酸减低
   B. 再次进入导管室，更换灌注导管
   C. 再次进入导管室，行血管造影，必要时行球囊扩张碎栓并支架置入
   D. 外科剖腹探查

本病例更多图片及说明请见附图部分。

病例 54

肠系膜上动脉栓塞

1. B

患者肠系膜上动脉近端急性闭塞，但未发现明确的动脉粥样硬化性病变征象。结合病史，更符合急性肠系膜上动脉血栓栓塞。

2. A

急性肠系膜缺血历来是外科急症。急性肠系膜缺血的标准治疗是外科血栓切除术以及血运重建术。如果存在肠梗死，坏死肠段也需要切除。近年来虽然有大量报道显示经皮血管重建（介入）也有良好效果，但是外科手术方案仍是首选。故由外科医生判断是先行积极的血管内或血管外开放性手术，还是介入治疗方案。

3. D

如果房颤患者停用华法林并出现肠系膜上动脉血栓栓塞，那么首先考虑血栓来源于左心房。

4. D

本例的介入治疗基本失败。在此情况下，有必要行剖腹探查以及切除坏死肠段。有专家认为介入治疗 4 h 内，如果患者病情未见任何改善，必须紧急进行积极的外科开放性手术治疗。

讨论

主要知识点

急性肠系膜缺血由于常继发了脓毒血症，其死亡率高达 70%。肠系膜缺血的临床体征包括腹痛、白细胞增多、便血和乳酸酸中毒。需要特别注意的

是，该病的临床表现常较隐匿且不典型，并且常在不可逆的肠缺血发生之后才被诊断。及时的诊断和治疗是降低死亡率的根本保证。B 超、MRI 或 DSA 血管造影常用于该疾病的诊断（图 S54-1，图 S54-2）。该病病因包括血栓栓塞（阻塞肠系膜主要血管并产生缺血）、原发性动脉粥样硬化狭窄（AS）并伴有低血压（由于肠系膜动脉多分叉并且 AS 动脉僵硬，故多在血管分叉处远端血流速度减低、血液灌流减低，引起缺血及血栓形成。此情况多发生在脾曲，因脾曲是肠系膜上动脉和下动脉的交界处），以及急性主动脉夹层。

治疗方法

外科手术治疗方案有很多，如血栓切除术、坏死肠管切除术、腹主动脉－肠系膜上动脉旁路移植术，可以根据需要进行选择。血管内的介入方案适用于血栓仅有一小段靠近于肠系膜上动脉起源处，故于该处放置支架开通血管。但暂时没有证据支持介入治疗的效果相当于外科开放性手术治疗。主动脉夹层合并肠系膜缺血也可采用血管内支架置入术，或者经皮主动脉瓣开窗术。

参考文献

Acosta S, Bjorck M. Modern treatment of acute mesenteric ischaemia. *Br J Surg.* 2014;101:e100–e108.

Lee R, Tung HK, Tung PH, et al. CT in acute mesenteric ischemia. *Clin Radiol.* 2003;58:279–287.

交叉参考

Vascular and Interventional Radiology: The Requisites, 2nd ed, 236–237.

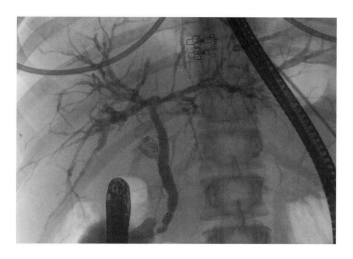

图 55-1

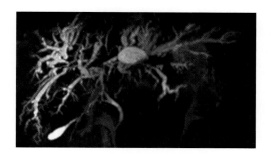

图 55-2

病史： 男性，34 岁，慢性右上腹痛、瘙痒。

1. 根据影像表现，以下最可能的诊断是什么？
   A. Mirizzi 综合征
   B. 原发性硬化性胆管炎（PSC）
   C. 胆汁瘤
   D. Caroli 病

2. 此病最常伴发以下哪种疾病？
   A. 溃疡性结肠炎
   B. 胃癌
   C. 乳糜泻
   D. Whipple 病

3. 发生此病时以下哪种恶性肿瘤的风险增加？
   A. 肝细胞癌
   B. 胆囊癌
   C. 胆管细胞癌
   D. 结肠癌

4. 可以影响 PSC 预后的唯一治疗方式是什么？
   A. 生物药物治疗
   B. 胆道置管引流
   C. 肝空肠吻合
   D. 肝移植

本病例更多图片及说明请见附图部分。

病例 55

硬化性胆管炎

1. B

胆道多发狭窄、纤维化、肝内外胆管囊袋状膨出是原发性硬化性胆管炎（PSC）的特征性表现。Mirizzi 综合征是指胆囊管结石压迫致胆总管不同程度阻塞的症候群。本例没有大量胆汁聚集成囊，不支持胆汁瘤。Caroli 病是一种先天性疾病，表现为肝内胆管树多发囊状扩张。

2. A

PSC 与炎症性肠病密切相关，其中，伴发溃疡性结肠炎较克罗恩病更常见，PSC 的患者中约 70% 伴溃疡性结肠炎。

3. C

PSC 患者胆管细胞癌发生风险增加至少 10%。

4. D

肝移植是唯一能够影响 PSC 预后的治疗方式。经皮胆道引流用于改善胆管炎和胆道梗阻的症状。

讨论

临床表现

硬化性胆管炎是一个影响肝内外胆道系统的渐进性和慢性的炎症和纤维化过程，患者常表现为慢性或间断性梗阻性黄疸、腹痛、乏力和（或）发热。硬化性胆管炎可表现为原发性疾病，也可与其他炎性疾病相关，包括溃疡性结肠炎（最常见）、克罗恩病、胰腺炎、腹膜后纤维化或纵隔纤维化，远期转归包括胆汁性肝硬化、门脉高压、胆管细胞癌。

影像解读

硬化性胆管炎的特征性胆道造影表现包括胆管多发狭窄、胆管囊状扩张和膨出、胆道系统串珠样改变和（或）剪枝样改变，这些改变可通过 CT、MRI、ERCP 或胆道造影表现出来（图 S55-1 ～图 S55-5）。胆总管通常会受累。鉴别诊断包括硬化性胆管细胞癌、原发性胆汁性肝硬化、自身免疫性胆管炎、上行性胆管炎、复发性化脓性胆管炎。

治疗方法

药物治疗对于 PSC 一般无效，经皮胆道引流或者肝空肠吻合能够减轻症状，而根治性方法为肝移植（图 S55-5）。

参考文献

Bader T, Beavers K, Semelka R. MR imaging features of primary sclerosing cholangitis: patterns of cirrhosis in relationship to clinical severity of disease. *Radiology.* 2003;226:675–685.

Costello J, Kalb B, Chundru S, et al. MR imaging of benign and malignant biliary conditions. *Magn Reson Imaging Clin N Am.* 2014;22:467–488.

Gossardd A, Lindor K. Hepatocellular carcinoma. Low risk of HCC in patients who have PSC and cirrhosis. *Nat Rev Gastroenterol Hepatol.* 2014;115:276–277.

交叉参考

Vascular and Interventional Radiology: The Requisites, 2nd ed, 469–471.

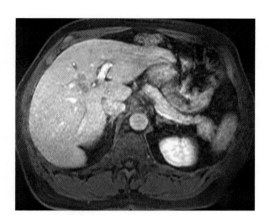

图 56-1

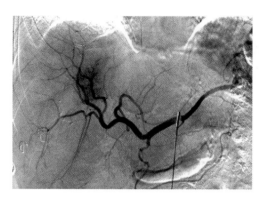

图 56-2

病史：男性，61 岁，有丙型肝炎病史，磁共振成像显示早期肝硬化。

1. 根据图像所示影像学表现，以下哪些应纳入鉴别诊断？（多选）

    A. 转移瘤

    B. 肝腺瘤

    C. 肝细胞癌

    D. 胆管细胞癌

2. 下列哪项不是肝细胞癌的危险因素？

    A. 原发性硬化性胆管炎

    B. 丙型肝炎

    C. 酒精性肝硬化

    D. 高龄

3. 根据米兰标准，下列哪种情况可以行肝细胞癌的肝移植？

    A. 3 个肿瘤每个小于 3 cm 或者 1 个肿瘤小于 5 cm

    B. 5 个肿瘤每个小于 1 cm 或者 2 个肿瘤小于 6 cm

    C. 单个肺转移瘤

    D. 门脉右支侵犯

4. 下列哪项是经动脉化疗栓塞（TACE）的绝对禁忌证？

    A. 门脉左支闭塞

    B. 美国东部肿瘤协作组（ECOG）评分 4 分

    C. Bilobar 病

    D. 肿瘤大于 8 cm

本病例更多图片及说明请见附图部分。

病例 56

肝细胞癌：载药微球（DEB）经动脉化疗栓塞

1. ABC

转移瘤、肝腺瘤以及肝细胞癌（HCC）都可作为动脉早期强化肿块的鉴别诊断，胆管细胞癌典型的强化方式是延迟强化。

2. A

原发性硬化性胆管炎是胆管细胞癌的危险因素，而不是肝细胞癌。丙型肝炎、酒精性肝硬化和高龄都是 HCC 的危险因素。

3. A

米兰标准：不超过 3 个肿瘤，每个小于 3 cm 或者单个肿瘤小于 5 cm，没有肝外病变或血管侵犯。

4. B

一般状况差的患者无法从 TACE 获益，是 TACE 的绝对禁忌证。ECOG 评分 4 分的患者完全不能自理，仅限于床上或轮椅上活动。门脉闭塞是相对禁忌证。Bilobar 病和肿瘤大于 8 cm 不是禁忌证，可以采取分次治疗的方式。

讨论

影像解读

　　肝细胞癌可表现为孤立肿块、多发肿块或者弥漫性肝受累。常见于肝硬化患者，恶性程度高，远期预后差。一般采用增强 CT 或 MRI 进行诊断或随访（图 S56-1，图 S56-3，图 S56-4）。动脉造影表现包括增粗的供血动脉、新生血管、肿瘤染色、动脉-门脉分流、门脉侵犯，偶尔可见肝静脉侵犯（图 S56-2）。肿瘤中心坏死区域及周围的异常血管可显示，未被侵犯的肝常表现为肝硬化的造影改变，包括细小的螺旋状血管。动脉造影可用于外科手术前评估肿瘤血供，也可用于引导肝动脉药盒导管置入或者化疗栓塞，动脉造影还可获取门脉影像，判断门脉血流方向及检测门脉血栓。

血管管理

　　因为 HCC 的血供来源主要是肝动脉系统，正常肝实质以门脉系统血供为主。HCC 对于动脉闭塞所致的缺血效应较正常肝实质更敏感。伴随着栓塞的动脉内灌注化疗，导致了两个重要的效应：一是肿瘤内的血流减慢增加了化疗药物停留的时间，二是肿瘤缺血。以上两点是 TACE 治疗肝癌的基础。此治疗方法的改进方法是微球栓塞，在栓塞之前将化疗药加载到微球内，即载药微球 TACE，这使得缓释和控释药物释放具有理论上的优势。

参考文献

Malagari K, Chatzimichael K, Alexopoulou E, et al. Transarterial chemoembolization of unresectable hepatocellular carcinoma with drug eluting beads: results of an open-label study of 62 patients. *Cardiovasc Intervent Radiol.* 2008;31:269–280.

Salem R, Lewandowski RJ. Chemoembolization and radioembolization for hepatocellular carcinoma. *Clin Gastroenterol Hepatol.* 2011;11:604–611.

Sze DY, Razavi MK, So SK, et al. Impact of multidetector CT hepatic arteriography on the planning of chemoembolization treatment of hepatocellular carcinoma. *AJR Am J Roentgenol.* 2001;177:1339–1345.

交叉参考

Vascular and Interventional Radiology: The Requisites, 2nd ed, 247–252.

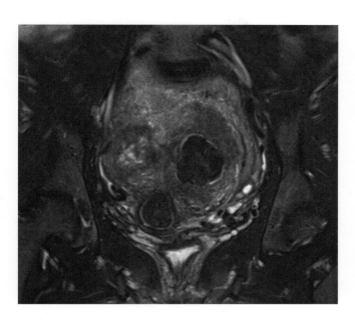

图 57-1　Alan H. Matsumoto 医师授权使用

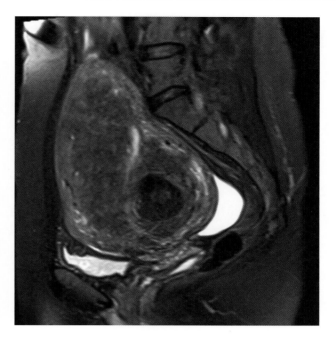

图 57-2　Alan H. Matsumoto 医师授权使用

病史： 女性，52 岁，月经过多、贫血。

1. 根据图像所示影像学表现，以下哪些应纳入鉴别
   诊断？（多选）
   A. 子宫内膜癌
   B. 子宫腺肌病
   C. 子宫肌瘤
   D. 盆腔淤血综合征

2. 子宫肌瘤的治疗方法有哪些？（多选）
   A. 子宫切除
   B. 子宫肌瘤切除术
   C. 子宫动脉栓塞（UAE）
   D. 密切观察

3. 在行栓塞治疗时，为确保治疗效果，除了子宫动
   脉还有哪个动脉不能忽视？
   A. 髂内动脉后支
   B. 卵巢动脉
   C. 阴部内动脉
   D. 腹壁下动脉

4. 下列哪项是与发热、寒战和盆腔痛一起出现的栓
   塞后并发症？
   A. 肌瘤脱落
   B. 卵巢衰竭
   C. 深静脉血栓
   D. 臀部肌肉缺血

本病例更多图片及说明请见附图部分。

病例 57

子宫动脉栓塞治疗子宫肌瘤

1. BC

MRI 表现为多发边界清楚的肿块，T2 加权为低信号，有增厚的交界区域作为背景，并有子宫腺肌病。盆腔淤血综合征会出现增粗的盆腔静脉侧支血管。

2. ABCD

所有选项都是用于处理子宫肌瘤所致的占位效应或者痛经的治疗手段，每个方式都有其益处和风险。介入栓塞治疗的优点包括微创、门诊治疗、不需要全麻以及保留子宫。

3. B

在子宫肌瘤栓塞术的过程中，可以通过主动脉造影的方式评估卵巢动脉，以确保卵巢动脉没有参与子宫肌瘤或者受累子宫肌层的血供。对于参与供血的卵巢动脉，要权衡栓塞带来的益处和导致卵巢衰竭之间的利弊关系。

4. A

肌瘤脱落是子宫肌瘤行子宫动脉栓塞的并发症，尤其是当肌瘤位于黏膜下时。当子宫肌瘤失去血供，则可能出现坏死掉进宫腔，并且有可能阻塞子宫，导致感染。

讨论

诊断性评估

MRI 是子宫肌瘤栓塞前有用的检查手段，原因如下：① MRI 可以非常准确地诊断子宫肌瘤并且能够区分子宫增大的不同原因。② MRI 可以准确显示病变侵犯的范围，提示可疑恶性的病变。③ MRI 能够得到准确的可重复的测量结果。④ MRI 能够对肌瘤进行准确分类，如黏膜下、肌壁内、浆膜下和（或）带蒂，这些信息有助于治疗方式的选择。

⑤预测子宫肌瘤栓塞临床失败的原因包括子宫动脉的解剖变异、未处理参与供血的卵巢动脉、合并子宫腺肌病，这些都能够通过 MRI 检测出来（图 S57-1，图 S57-2）。

治疗方法

子宫肌瘤在 35 岁以上的女性中发生率为 20% ~ 40%，但是出现症状的只有一小部分患者，这些症状最初可通过激素治疗缓解，但长期治疗可能出现相关的副作用。长期以来子宫切除是主要的治疗手段，但是近年来子宫肌瘤切除术（剔除一个或多个肌瘤）用于希望保留子宫的患者，可当治疗多发肌瘤时，出血的并发症风险较高，并且复发率较高。

血管管理

子宫动脉栓塞术已经成为希望保留子宫的症状性子宫肌瘤患者的一个非常好的选择（图 S57-3 ～图 S57-6）。子宫动脉栓塞术在改善症状方面成功率达 85% ～ 90%，改善的症状包括月经过多和（或）盆腔疼痛，并且能够改善生活质量。相对于子宫切除，子宫动脉栓塞术减少出血、缩短住院时间、减少并发症。

参考文献

Mohan PP, Hamblin MH, Vogelzang RL. Uterine artery embolization and its effect on fertility. *J Vasc Interv Radiol*. 2013;24:925–930.

Narayan A, Lee AS, Kuo GP, Powe N, Kim HS. Uterine artery embolization versus abdominal myomectomy: a long-term clinical outcome comparison. *J Vasc Interv Radiol*. 2010;21:1011–1017.

Scheurig-Muenkler C, Koesters C, Powerski MJ, et al. Clinical long-term outcome after uterine artery embolization: sustained symptom control and improvement of quality of life. *J Vasc Interv Radiol*. 2013;24:765–771.

Spies JB, Roth AR, Jha RC, et al. Leiomyomata treated with uterine artery embolization: factors associated with successful symptom and imaging outcome. *Radiology*. 2002;222:45–52.

交叉参考

Vascular and Interventional Radiology: The Requisites, 2nd ed, 222–226.

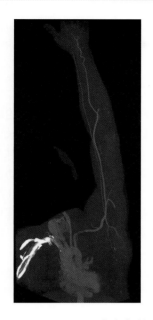

图 58-1　Narasimham L. Dasika 医师授权使用

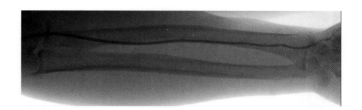

图 58-2　Narasimham L. Dasika 医师授权使用

病史： 男性，37 岁，颈痛，左肩关节前脱位，左手示指疼痛、麻木、皮肤变黑。

1. 根据影像表现，以下最可能的诊断是什么？
   A. 血管炎
   B. 高桡动脉起源的解剖变异
   C. 正常解剖
   D. 桡动脉闭塞

2. 这一发现通常与哪些症状相关？
   A. 感觉异常和运动无力
   B. 手指发绀
   C. 无
   D. 呼吸急促

3. 这一发现的推荐治疗方法是下列哪项？
   A. 静脉途径肝素抗凝
   B. 皮质激素
   C. 手术减压
   D. 不推荐治疗

4. 在患者病历中这一发现的相关记录是什么？
   A. 这一发现与患者的病历记录无关
   B. 这一发现与其他未来可能进行心血管介入治疗的医生有关
   C. 这一发现是未来心脏病事件的先兆，表明脑卒中的风险很高
   D. 该发现通常与其他自身免疫性疾病（即类风湿关节炎、炎症性肠病）有关

本病例更多图片及说明请见附图部分。

病例 58

解剖变异：高桡动脉起源

1. B

CT 血管造影左上肢最大密度投影重建（MIP）表明桡动脉的极高起源，这是正常变异。如果在注射期间导管位于桡动脉起点之外，则在血管造影中很容易错过这一发现，并误认为桡动脉闭塞。无血管不规则影提示非血管炎。

2. C

高桡动脉起源常偶然发现，通常没有相关症状。具体而言，它不会引起神经压迫而导致感觉异常或运动无力或手指发绀，这可能是一个不相关的发现。

3. D

这是正常解剖变异。无需进一步的治疗或手术。

4. B

在患者的病历中记录这一发现对于未来可能进行心血管介入治疗，例如冠状动脉介入治疗的医生尤为重要。具体而言，如果计划进行胸腔动脉穿刺或桡动脉穿刺，则需了解该解剖变异结构。与高桡动脉起源相关的卒中或心脏病事件的风险没有增加。

讨论

主要知识点

在肘关节远端，肱动脉通常分叉成桡动脉、尺动脉和骨间动脉（图 S58-6）。这几种解剖变异并不罕见，因此了解它们很重要。例如，在一些患者中，肱动脉近端分出两个平行连续的分支，然后在远端重新汇合。

解剖变异

传统上，桡动脉作为肘部下方的肱动脉的第一分支出现，并且尺动脉在远侧几厘米处发出相应分支。然而，高达 19% 的人早期肱动脉异常分叉，右侧更常见。尽管来自肱动脉的高桡动脉起源是最常见的上肢动脉变异（7% ～ 8%），但尺动脉也可能来自肘上方的肱动脉（图 S58-1 ～图 S58-5）。不太常见的是，腋动脉可以发出桡动脉（1% ～ 3%）或尺动脉（1% ～ 2%）。在生理学上，这些变化意义不大，但是当计划进行肱动脉穿刺或患者遭受相关血管损伤的上肢创伤时，可能需留意这些变化。

参考文献

Kusztal M, Weyde W, Letachowicz K, et al. Anatomical vascular variations and practical implications for access creation on the upper limb. *J Vasc Access.* 2014;15:S70–S75.

Lo T, Nolan J, Fountzopoulos E, et al. Radial artery anomaly and its influence on transradial coronary procedural outcome. *Heart.* 2009;95:410–415.

Uglietta J, Kadir S. Arteriographic study of variant arterial anatomy of the upper extremities. *Cardiovasc Intervent Radiol.* 1989;12:145–148.

交叉参考

Vascular and Interventional Radiology: The Requisites, 2nd ed.

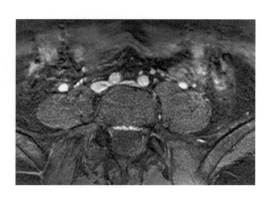

图 59-1 David M. Williams 医师授权使用

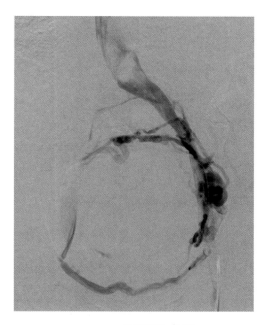

图 59-2 David M. Williams 医师授权使用

病史： 女性，42 岁，复发性左下肢深静脉血栓形成（DVT）。

1. 根据图像所示影像学表现，以下哪些应纳入鉴别诊断？（多选）
   A. Klippel-Trenauney-Weber 综合征
   B. Sturge-Weber 综合征
   C. May-Thurner 综合征
   D. von Hippel-Lindau 综合征

2. 这种疾病的首选急性治疗方法是什么？
   A. 抗癫痫药
   B. 硬化疗法
   C. 手术切除
   D. 溶栓和支架置入术

3. 受这种疾病影响的典型人群是什么？
   A. 女性，20 ～ 40 岁
   B. 女性，5 ～ 15 岁
   C. 男性，1 ～ 10 岁
   D. 男性，40 ～ 60 岁

4. 身体的哪一侧通常会受到这种疾病的影响？
   A. 右侧
   B. 左侧
   C. 双侧
   D. 双侧机会均等

本病例更多图片及说明请见附图部分。

病例 59

May–Thurner 综合征

1. C

May-Thurner 综合征的解剖在这些图像中得到证实，血管造影可见左髂总静脉受右髂总动脉压迫而狭窄、DVT 和许多侧支血管。Klippel-Trenauney-Weber 综合征和 Sturge-Weber 综合征通常见于儿童，表现为动静脉（AV）畸形和各种其他相关症状。von Hippel-Lindau 综合征患者易患某些肿瘤。

2. D

血管腔内治疗已被证明对该病患者非常有效，尽管通常也需要抗凝治疗。硬化疗法可用于治疗 AVM。抗癫痫药用于 Sturge-Weber 综合征，因为这些儿童易发生癫痫发作。对于某些肿瘤，手术切除有时可用于 von Hippel-Lindau 综合征。

3. A

这种疾病常见于 20 ～ 40 岁的女性。患者可能具有 May-Thurner 综合征的解剖而没有出现 DVT。

4. B

May-Thurner 综合征是由右髂总动脉交叉压迫左髂总静脉引起的，由于动脉搏动导致静脉炎性瘢痕和纤维化。

讨论

病因

髂股深静脉血栓形成在左腿比在右腿多 3 ～ 8 倍，可能是因左髂静脉穿行于右髂总动脉与骨盆边缘之间（图 S59-1、图 S59-2 和图 S59-4）。髂静脉压迫综合征（May-Thurner 综合征）是一种特定的疾病，常见于 20 ～ 40 岁的女性。在病理上，与下肢的无症状深静脉血栓形成不同，左侧髂总静脉中存在纤维增生或粘连，机制可能是髂静脉长期受压及其邻近动脉搏动反复刺激致静脉内皮炎性反应。

血管管理

患者通常表现为急性髂股动脉 DVT 或伴有静脉功能不全的慢性 DVT。血管腔内治疗是该疾病的首选治疗方法。通常，首先使用导管直接溶栓以去除急性血栓，然后放置血管内支架以解决静脉狭窄（图 S59-5，图 S59-6）。血管内超声有助于在右髂总动脉压迫点准确展开支架，但并不总是需要（图 S59-4）。外科取栓不能解决潜在的左髂总静脉狭窄问题，其失败率很高。

参考文献

Forauer AR, Gemmete JJ, Dasika NL, et al. Intravascular ultrasound in the diagnosis and treatment of iliac vein compression (May-Thurner) syndrome. *J Vasc Interv Radiol*. 2002;13:523–527.

Ibrahim W, Al-Safran Z, Hasan H, et al. Endovascular management of May-Thurner syndrome. *Ann Vasc Dis*. 2012;5:217–221.

Patel NH, Stookey KR, Ketcham DB, et al. Endovascular management of acute extensive iliofemoral deep venous thrombosis caused by May-Thurner syndrome. *J Vasc Interv Radiol*. 2000;11:1297–1302.

交叉参考

Vascular and Interventional Radiology: The Requisites, 2nd ed, 370–375.

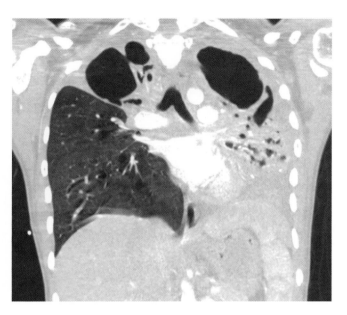

图 60-1　Luke R. Wilkins 医师授权使用

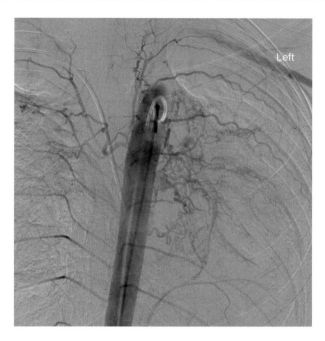

图 60-2　Luke R. Wilkins 医师授权使用

病史： 女性，22 岁，有长期结核史，现咯血。

1. 根据影像表现，以下最可能的诊断是什么？
   A. 囊性纤维化
   B. 肺动静脉畸形
   C. 韦格纳肉芽肿病
   D. 曲霉菌病

2. 在咯血的情况下进行栓塞的典型阈值是多少？
   A. 24 h 内咯血 300 ml
   B. 24 h 内咯血 100 ml
   C. 24 h 内咯血 50 ml
   D. 24 h 内咯血 1000 ml

3. 每次支气管动脉栓塞都必须分辨哪条动脉？其关键特征是什么？
   A. 胸膜动脉，具有螺旋状外观
   B. 食管动脉，具有垂直起源
   C. 脊髓动脉，具有发夹状环
   D. 膈动脉，曲折起源于主动脉

4. 咯血病例中，以下哪项是预期最不可能的情况？
   A. 血管过多
   B. 血管肥大
   C. 支气管动脉假性动脉瘤
   D. 渗血

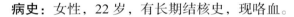

本病例更多图片及说明请见附图部分。

病例 60

支气管动脉栓塞

1. D

虽然其他选项是咯血的鉴别诊断，但影像学发现和病史与真菌感染所致空洞最为一致。

2. A

多数教科书及作者认为在咯血情况下进行栓塞的阈值是 300 ml。其他适应证包括在 1 周内三次或更多次咯血，每次 100 ml 或以上，以及慢性或缓慢增加的咯血。

3. C

脊髓动脉供应脊髓前动脉，不论如何都必须仔细分辨，以防止胸髓栓塞。如果需要对可见脊髓动脉的分支血管进行栓塞，则必须使微导管管尖在其分出脊髓动脉以远处小心栓塞。

4. D

支气管血管造影中最罕见的征象是直接渗血。其他选项结果更为常见。

讨论

适应证

支气管动脉栓塞已成为治疗危及生命的咯血的既有方法。大量咯血指每天咯血量 300 ~ 600 ml，在某些情况下，少量出血可能会危及生命，故患者的临床状况也应作为治疗依据。

术前计划

在 90% 的患者中，出血来自支气管动脉。不太常见的来源包括肺动脉、主动脉和肺部的外周侧支。出血点在血管造影和栓塞之前通过 X 线平片、支气管镜检查和（或）胸部 CT 进行定位，以便集中治疗（图 S60-1）。

操作前计划

支气管动脉通常起源于 T5 ~ T6 水平的降主动脉。在大约 40% 的患者中，左侧有两条动脉，右侧有一条动脉来自肋间支气管干。然而，数量、起源和分支结构方面存在广泛的变异。鉴别由支气管和肋间动脉发出的脊柱动脉分支是非常重要的，因为这些血管的非靶向栓塞可导致脊髓缺血。

血管管理

增大迂曲的支气管动脉、新生血管、血管增多和肺动静脉分流是常见的血管造影发现（图 S60-2 ~ 图 S60-4）。对比剂的外渗罕见。通常，首选颗粒或液体栓塞。弹簧圈可致血管近端闭塞，若咯血复发，则影响重复栓塞，故不常用。然而，如果存在肺动脉瘘，则可能需要较大的颗粒或弹簧圈来栓塞瘘道（图 S60-3，图 S60-4）。

参考文献

Fernando HC, Stein M, Benfield JR, et al. Role of bronchial artery embolization in the management of hemoptysis. *Arch Surg.* 1998;133: 862–866.

Yoon W, Kim JK, Kim YH, et al. Bronchial and nonbronchial systemic artery embolization for life-threatening hemoptysis: a comprehensive review. *Radiographics.* 2002;22:1395–1409.

交叉参考

Vascular and Interventional Radiology: The Requisites, 2nd ed, 174–176.

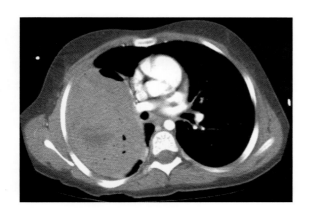

图 61-1

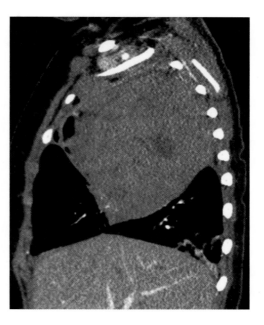

图 61-2

病史： 女性，12 岁，发热，低氧血症，心动过速。

1. 根据影像学表现，下列哪些是最可能的诊断？
   （多选）
   A. 鳞状细胞癌
   B. 感染性腹水
   C. 肺脓肿
   D. 脓胸

2. 下列哪一种体征有助于区分肺脓肿和脓胸？
   A. 胸膜分裂征
   B. 胸壁不规则
   C. 与胸壁呈锐角
   D. 病灶呈球形

3. 这种疾病的最佳治疗方法是什么？
   A. 抗生素
   B. 经皮穿刺引流
   C. A&B
   D. 外科切开引流

4. 如果问题 3 的治疗方案不成功，下一步可以进行
   哪项治疗？
   A. 经皮穿刺引流
   B. 纤维蛋白溶解药物治疗
   C. 胸膜固定术
   D. 楔形切除

本病例更多图片及说明请见附图部分。

病例 61

脓胸

1. CD

脓胸和肺脓肿是有区别的，脓胸患者胸腔积液内外侧的胸膜均有强化。脓肿通常更具有侵袭性，表现为侵袭肺实质。脓胸通常有占位效应。肺鳞状细胞癌通常发生在上叶，虽然影像学有类似的表现，但是发生于儿童很罕见。腹水一般位于膈下。

2. A

胸膜分裂征表现为CT增强扫描时脏胸膜和壁胸膜的纤维蛋白层因新生血管生成而显示有强化。上述征象均出现在包裹性积液的边缘。其他选项是肺脓肿的征象。

3. C

确诊脓胸后，经皮穿刺引流术可以在影像（超声，透视，CT）引导下进行。穿刺点应选择肋骨上缘，避免损伤肋间血管和神经。患者应联合抗生素治疗。难治性病例可能需外科手术引流。

4. B

如果引流管没有引流物流出，但是有影像学证据显示依旧存在脓胸，可以注射纤维蛋白溶解剂。或者更换更大孔径的引流管。胸膜固定术通常用于复发性胸腔积液或气胸患者。脓胸患者一般不会进行楔形切除术。

讨论

经皮穿刺引流术前计划

图像显示右侧胸腔内边缘强化，含气体成分的复杂包裹性积液，与脓胸表现一致（图S61-1，图S61-2）。超声、CT或透视引导下置管引流是一种很好的首选治疗方法（图S61-3，图S61-4）。术前评估包括评估患者是否能耐受手术体位，因为许多脓胸患者有明显的肺功能损害。还需要评估凝血功能和血小板计数，因为出血是最常见的并发症，但也可能是致命的并发症。影像检查通常用于诊断及术前计划（图S61-1、图S61-2和图S61-5）。

经皮穿刺引流术要点

在影像引导下将穿刺针置入包裹性积液中，并注入少量对比剂以确认正确的位置。避免沿肋骨下缘进针，因可能损伤肋间动脉导致出血。沿导丝扩张穿刺道同时放置大口径引流管并持续负压引流。CT扫描随访评价引流效果，当患者的临床症状逐渐好转，脓腔吸收好转时，引流管可逐步拔除，让残腔和穿刺道逐渐愈合。

经皮穿刺引流术后管理

如果在脓腔完全溶解吸收前，引流不出或引流不尽，可在脓腔内定位并给予纤溶药物。穿刺引流治疗脓胸的成功率最高约75%，有报道称7%的患者出现大出血的并发症。然而这种并发症多发生在手术时完全抗凝的患者身上。另一个治疗失败的原因可能是导管阻塞或引流管没有处于最佳位置；再次CT扫描可以指导及尝试透视引导下重新定位。如果引流管位置正常，可能需要更换更大口径的引流管。还有一种不常见的情况，即包裹性积液过于黏稠，无法有效经皮引流，只能行手术治疗。

参考文献

Shenoy-Bhangle A, Gervais D. Use of fibrinolytics in abdominal and pleural collections. *Semin Intervent Radiol*. 2012;29:264–269.

VanSonnenberg E, Wittich GR, Goodacre BW, et al. Percutaneous drainage of thoracic collections. *J Thorac Imaging*. 1998;13:74–82.

交叉参考

Vascular and Interventional Radiology: The Requisites, 2nd ed, 422–423.

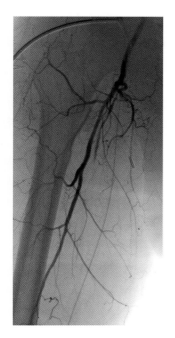

图 62-1 Minhaj S. Khaja 医师授权使用

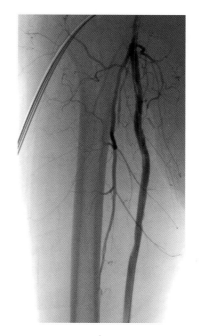

图 62-2 Minhaj S. Khaja 医师授权使用

病史： 男性，57 岁，既往有糖尿病和高血压病史，现右下肢疼痛，脉搏减弱。

1. 根据图像所示影像学表现，以下哪些应纳入鉴别诊断？（多选）

   A. 股动静脉瘘

   B. 右股动脉搭桥血管闭塞

   C. 股动脉假性动脉瘤

   D. 急性栓塞性动脉闭塞

2. 这个疾病的常见原因是什么？（多选）

   A. 吻合口或人工血管内狭窄

   B. 机械性压迫

   C. 人工血管近端或远端动脉粥样硬化进展

   D. 高凝状态

3. 两张图前后进行了什么治疗？

   A. 血管内支架置入

   B. 置管溶栓或外科取栓术

   C. 截肢

   D. 球囊血管成形术

4. 血管内介入治疗最担心什么并发症？

   A. 肢体远端出血

   B. 肢体远端血栓栓塞

   C. 对比剂肾病

   D. 感染

本病例更多图片及说明请见附图部分。

病例 62

人工血管搭桥术后闭塞和溶栓

1. BD
根据病史和影像学资料，诊断为急性肢体严重缺血。DSA 图像显示动脉闭塞，可能是右股动脉搭桥血管闭塞或急性栓塞性动脉闭塞。正确的诊断是右股动脉搭桥血管闭塞。股动脉假性动脉瘤会显示为充填对比剂的瘤体突出于血管腔外，瘤颈与血管腔相通。如果是股动静脉瘘，可能会出现动脉造影髂股静脉早显征象。

2. ABCD
四个选项均为股动脉旁路移植术后闭塞的常见原因。

3. B
行置管溶栓或外科取栓后，右下肢搭桥股动脉恢复通畅。图像显示血管内未置入支架。在随访的图像中，闭塞的搭桥股动脉恢复通畅，不需要行截肢手术。在未行置管溶栓或外科取栓术的条件下，单纯的球囊成形术不太可能完全清除人工血管内的血栓并重新恢复通畅。

4. AB
肢体远端出血和肢体远端血栓栓塞是血管内介入治疗最可怕的并发症，它们可以导致颅内出血或急性栓塞性卒中。急性心肌梗死是另一个令人担心的并发症。感染和对比剂肾病是血管内介入的潜在并发症。然而，它们没有肢体远端出血和肢体远端血栓栓塞那么严重。

讨论

主要知识点
溶栓在搭桥血管栓塞治疗中的确切作用是有争议的。然而，一些已发表的试验支持将其用于急性（＜2 周）搭桥血管栓塞患者，以达到以下好处：

（1）在合并有血管疾病的患者中，避免手术风险。

（2）置管溶栓有可能通过血管成形或置入支架来去除人工血管内的血栓，同时治疗潜在的血管狭窄（图 S62-1 ～图 S62-6）。

（3）即使无法通过经皮介入治疗基础疾病，溶栓后行血管造影提供的诊断信息可以明确指导外科治疗，并使原计划的手术水平降低。血管腔内治疗在治疗动脉搭桥方面比静脉搭桥成功率更高。

并发症
相比外科手术，溶栓治疗的缺点是再灌注时间较长，有并发症的风险。大约 10% 的患者因出血而需要输血治疗，出血通常发生在动脉接入的位置。1% ～ 2% 的患者发生远端出血，0.5% ～ 1.0% 的患者发生颅内出血。5% ～ 12% 的患者发生肢体远端栓塞，但通常是可以治疗的，极少导致截肢。2% 的患者发生骨筋膜室综合征，缺血性心脏病是导致截肢和死亡等并发症的危险因素。

参考文献

Koraen L, Kuoppala M, Acosta S, et al. Thrombolysis for lower extremity bypass graft occlusion. *J Vasc Surg*. 2011;54:1339–1344.

Kuoppala M, Franzén S, Lindblad B, et al. Long-term prognostic factors after thrombolysis for lower limb ischemia. *J Vasc Surg*. 2008;47:1243–1250.

Ouriel K. Current status of thrombolysis for peripheral arterial occlusive disease. *Ann Vasc Surg*. 2002;16:797–804.

交叉参考

Vascular and Interventional Radiology: The Requisites, 2nd ed, 351–353.

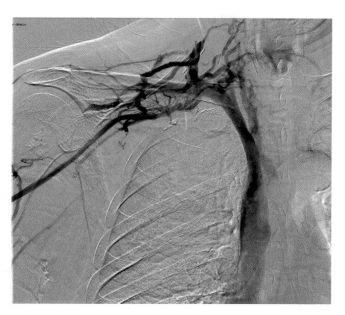

图 63-1

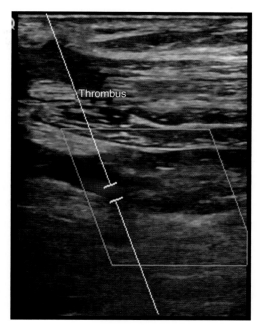

图 63-2

病史： 男性，56 岁，右上肢肿胀。

1. 根据影像表现，以下最可能的诊断是什么？
   A. 淋巴水肿
   B. 急性静脉闭塞
   C. 慢性静脉闭塞
   D. 动静脉畸形

2. 治疗大静脉阻塞或狭窄的最佳方法是下列哪一种？
   A. 血管成形术
   B. 支架置入
   C. 溶栓治疗
   D. 溶栓治疗和血管成形术

3. 如果这个病例中的患者是一名少年运动员，除了手臂肿胀之外没有任何病史，那么主要的鉴别诊断包括以下哪一种？
   A. Paget-Schrotter 综合征
   B. 纵隔生殖细胞瘤
   C. 霍奇金淋巴瘤
   D. 非霍奇金淋巴瘤

4. 以下哪一项操作手法称为 Wright 试验？
   A. 触诊桡动脉时肢体内收和内旋
   B. 手臂伸展，颈部伸展，头部旋转至受累一侧，触诊桡动脉
   C. 触诊桡动脉时手臂伸展和肢体内旋
   D. 触诊桡动脉时肢体外展和外旋

本病例更多图片及说明请见附图部分。

病例 63

慢性锁骨下静脉闭塞

1. C
影像学表现与慢性静脉闭塞一致，多发侧支血管开放，未见充盈缺损征象。其他选项的静脉造影表现不符合。

2. B
静脉系统中单纯的血管成形术远期通畅率较低，支架置入术效果更好。溶栓治疗在危重病例（例如血栓性静脉炎）是必要的，但在慢性静脉闭塞治疗中不一定需要。

3. A
胸廓出口综合征（thoracic outlet syndrome，TOS）压迫静脉导致的急性或慢性血栓形成，称为Paget-Schrotter 综合征。患者可能表现为急性上肢肿胀，没有急性血栓形成的静脉 TOS 可表现为渐进性上肢肿胀。其治疗目的在于恢复静脉通畅，解除静脉狭窄，改善胸廓出口压迫。

4. D
Wright 试验检查锁骨下动脉闭塞，患侧肢体取外展及外旋体位，再现动脉 TOS 的症状。选项 B 是 Adson 试验，也是评估锁骨下动脉闭塞的一种方法。

讨论

患者表现

大多数锁骨下静脉血栓形成的患者最初会出现上肢的肿胀伴或不伴疼痛，这些症状通常会随着侧支循环的建立而缓解。事实上，大约 80% 的锁骨下静脉血栓患者单纯抗凝治疗后，上述症状最终会消失或明显改善。

血管腔内治疗

由于这些原因，血管腔内介入治疗需严格筛选患者，适用于原发性腋静脉-锁骨下静脉血栓形成（例如，由于 TOS）、具有良好功能状态的急性继发性锁骨下静脉血栓的年轻患者，以及罕见的特殊患者，例如需要持续中心静脉通路且没有其他静脉通路可用。在这些患者中，可能会尝试溶栓治疗，但大多数慢性继发性锁骨下静脉血栓患者通过抗凝和拔除所有留置在含有血栓段静脉的中心静脉导管进行治疗。

影像表现

本例静脉造影的特征明确支持慢性闭塞：闭塞的静脉没有扩张，闭塞段呈渐进性闭塞，没有球状充盈缺损或半月征，有丰富的侧支循环开放（图 S63-1）。多普勒超声有助于初步筛查，可能展示血流中断和压缩性（图 S63-2）。

参考文献

Meissner MH. Axillary-subclavian venous thrombosis. *Rev Cardiovasc Med*. 2002;3:S44–S51.
Thompson RW. Comprehensive management of subclavian vein effort thrombosis. *Semin Intervent Radiol*. 2012;29:44–51.

交叉参考

Vascular and Interventional Radiology: The Requisites, 2nd ed, 140–144.

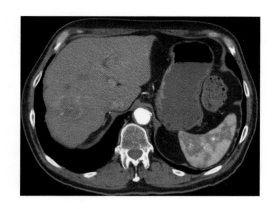

图 64-1

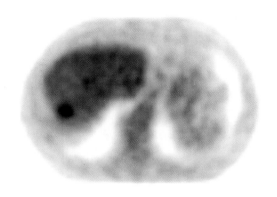

图 64-2

病史： 72 岁，老年男性，既往有结肠癌病史，伴随右上腹疼痛。

1. 根据图像所示影像学表现，以下哪些应纳入鉴别诊断？（多选）

   A. 肝脓肿

   B. 肝转移瘤

   C. 肝囊肿

   D. 肝细胞癌

2. 以下哪项是限制射频消融治疗肝转移瘤效果的因素？

   A. 门脉血栓

   B. 直径为 3 cm 的肝肿块

   C. 邻近大血管的肿块

   D. 肝硬化

3. 射频消融应避开以下哪个区域？

   A. 肝门区

   B. 左肝内叶

   C. 近膈处

   D. 邻近胆囊窝处

4. 以下哪项是肝肿瘤射频消融术后 CT 表现？

   A. 高密度区域伴随不均匀强化

   B. 逐渐增大的边缘强化的低密度区

   C. 逐渐缩小的边缘强化的低密度区

   D. 无强化的高密度区

本病例更多图片及说明请见附图部分。

病例 64

肝转移瘤的射频消融

1. BD
高代谢的肝强化肿块的鉴别诊断包括转移瘤和原发性肝癌。在这个病例中，该患者有结肠癌病史，没有肝硬化病史，因此转移更有可能。需要活检确诊。

2. C
当消融靶病灶邻近大血管时，热沉降效应可导致消融不充分。邻近血管内的血流会吸收射频探头的热能，从而导致消融效果不佳。

3. A
一般应避免邻近肝门区的肿瘤进行射频消融。由于大胆管相对不耐热，有增加胆道狭窄和或胆道瘘的风险。在肿块邻近重要结构时可采用人工腹水、改变患者体位以及胆道抽吸等方法来避免并发症。

4. C
肝肿瘤射频消融术后的预期 CT 表现是边缘强化的低密度区并且大小不断缩小。低密度区与射频消融导致的坏死有关。边缘强化是周边炎性反应。肿瘤复发表现为"不断向坏死区域生长的强化组织或不断从坏死区域向周边生长的强化组织"。

讨论

适应证

手术切除仍然是肝转移瘤的标准治疗方案；但是只有 5% ～ 15% 的患者符合切除条件。射频消融对于不能手术切除的患者是一个选择。公认的选择标准是少于 5 个病灶，每个小于 5 cm 和无肝外病变。

术前准备

术前有必要通过 CT、超声、MRI、PET 了解解剖，判断肿瘤的位置以及邻近胆管和血管关系（图 S64-1，图 S64-2）。由于热沉降效应，使得靠近大血管的肿块很难取得好的消融效果：高血流量对邻近的组织有降温的作用。也应评估肝外结构如胆囊、膈肌和邻近的肠管是否接近预估的消融区域，以防止热损伤这些结构。

经皮穿刺

消融机制是将射频波传导至组织，导致组织温度升高，从而使暴露的组织发生凝固性坏死。准确的经皮穿刺放置消融针可以通过影像设备包括超声、CT 甚至 MRI 进行引导（图 S64-3）。手术可以在中度镇静或全身麻醉下进行。可以用一些方法在病灶和邻近结构间建立一个安全区以防止热损伤，比如改变患者体位和人工腹水，也可联合经动脉的栓塞化疗。术后随访常用增强 CT 或 MRI（图 S64-4）。

参考文献

Hinshaw J, Lubner M, Ziemlewicz T, et al. Percutaneous tumor ablation tools: microwave, radiofrequency, or cryoablation-what should you use and why? *Radiographics*. 2014;35:1344–1362.

Petre E, Sofocleous C, Solomon S. Ablative and catheter-directed therapies for colorectal liver and lung metastases. *Hematol Oncol Clin North Am*. 2015;29:117–133.

West J, et al. Percutaneous and intra-operative tumor ablation. *Ultrasound Clin*. 2012;7:413–420.

交叉参考

Vascular and Interventional Radiology: The Requisites, 2nd ed, 572–579.

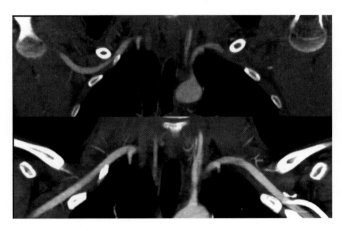

图 65-1　Lucia Flors Blasco 医师授权使用

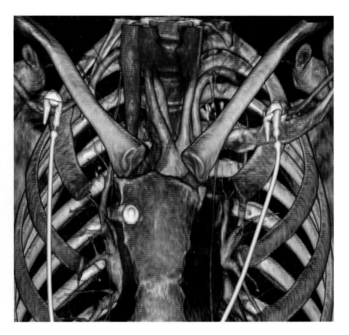

图 65-2　Lucia Flors Blasco 医师授权使用

病史：女性，22 岁，双侧手部麻木，手臂伸展时尤其明显。

1. 根据影像表现，以下最可能的诊断是什么？
   A. 动脉胸廓出口综合征（TOS）
   B. 动脉粥样硬化导致的左锁骨下动脉闭塞
   C. 动脉和静脉 TOS
   D. 静脉 TOS

2. 以下哪项不是 TOS 的常见病因？
   A. 颈肋
   B. 小斜角肌
   C. 肺上沟瘤
   D. 锁骨或第 1 肋骨骨折畸形愈合

3. TOS 的相关特征性症状是什么？
   A. 夜间醒来
   B. 外展时加重
   C. 内收时加重
   D. 外展、内收不变

4. 以下关于 TOS 的哪项陈述不正确？
   A. 20% 的胸廓出口压迫综合征患者有颈肋
   B. 出现在同侧手和手指的症状包括疼痛、麻木、感觉异常、间歇性跛行和皮温降低
   C. 近半数患者表现出雷诺现象
   D. 有时可以在压迫处听到收缩期杂音

本病例更多图片及说明请见附图部分。

病例 65

动脉胸廓出口综合征

1. A

图像显示手臂外展时右锁骨下动脉近端高度狭窄，左侧锁骨下动脉通过胸腔出口时闭塞。双侧锁骨下动脉在中立位通畅。

2. C

TOS 是由于神经血管束在穿过胸廓出口时受压所致。原因有颈肋、小斜角肌、前斜角的增大或异常插入，异常的第 1 肋骨导致肋锁间隙狭窄，锁骨或第 1 肋骨的畸形愈合或肌肉发达的体质导致胸小肌隧道狭窄。肺上沟瘤因为有相似的症状，可以出现在 TOS 的鉴别诊断中，但这种情况并不常见。

3. B

TOS 相关症状在手臂外展时加重，因为此时外部压迫最严重。

4. A

在一般人群中，约 0.5% 的人存在颈肋，但这些患者中只有不到一半的人出现神经血管压迫症状。而在胸廓出口压迫综合征患者中，约有 70% 的患者有颈肋。

讨论

患者表现

TOS 指神经血管束穿过胸廓出口时受压（图 S65-1）。它可能是由动脉、静脉或神经源性压迫或合并一起受压引起的。动脉 TOS 的患者通常表现为同侧手和手指疼痛、麻木、感觉异常、间歇性跛行和皮肤温度过低。通常与微栓子相关的严重缺血也可以发生，虽然罕见。近一半的人表现出雷诺现象

的症状。手臂外展时症状常常加重。在临床操作中，如被动手臂过度外展或进行 Adson 操作（当头部转向有症状的一侧时颈部过伸的深吸气），桡动脉搏动的减弱或消失，高度提示该诊断。有时可以在受压位置听到收缩期杂音。

病因

在一般人群中，多达 0.5% 的人存在颈肋，但这些患者中只有不到一半的人出现神经血管压迫症状（图 S65-2）。然而，在胸廓出口压迫综合征患者中，约有 70% 的患者有颈肋。其他可以导致压迫的原因有小斜角肌（1/3 的人）、宽前斜角肌、前斜角的增大或异常插入、异常的第 1 肋骨所致的肋锁间隙狭窄、锁骨或第 1 肋骨的畸形愈合或肌肉发达的体质导致胸小肌隧道狭窄。

影像诊断 / 治疗

动脉 TOS 的金标准诊断是数字减影血管造影，应在中立位和被动外展位行选择性锁骨下动脉造影。动脉造影表现包括锁骨下动脉受压或狭窄伴或不伴狭窄后的扩张、动脉闭塞、动脉瘤、壁血栓形成和（或）远端栓塞（图 S65-3，图 S65-4）。CTA 和 MRA 也都可以诊断。治疗包括去除骨组织或异常软组织，如切除颈肋或第 1 肋骨，必要时进行血管重建或溶栓。

参考文献

Bozlar U, et al. CT angiography of the upper extremity arterial system: part 1—anatomy, technique, and use in trauma patients. *AJR Am J Roentgenol*. 2013;201:745–752.

Demondion X, Bacqueville E, Paul C, et al. Thoracic outlet: assessment with MR imaging in asymptomatic and symptomatic populations. *Radiology*. 2003;227:461–468.

交叉参考

Vascular and Interventional Radiology: The Requisites, 2nd ed, 128–129.

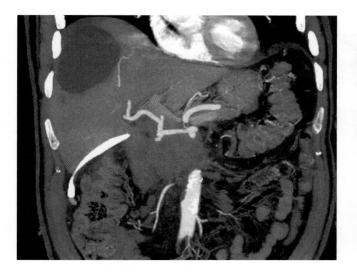

图 66-1　Bill S. Majdalany 医师授权使用

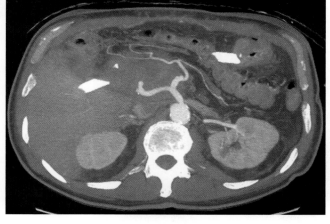

图 66-2　Bill S. Majdalany 医师授权使用

病史：男性，67 岁，Whipple 胰十二指肠切除术后出现引流管血性液体增加。

1. 根据影像表现，以下最可能的诊断是什么？
　A. 肝动脉结扎
　B. 门脉胆道瘘
　C. 胃十二指肠动脉假性动脉瘤
　D. 引流管被无意地置于门脉系统中

2. 对于一个血流动力学稳定的胆道引流管出血的患者，首选治疗是什么？
　A. 经引流管的明胶海绵栓塞
　B. 直接血管造影
　C. 剖腹探查

　D. 密切观察，监测血红蛋白，必要时输血

3. 哪种技术可以将放置胆道引流的出血风险降至最低？
　A. 肋骨下方进针
　B. 进入中央胆管
　C. 进入外周胆管
　D. 有腹水情况下穿刺

4. 对于这个患者该选择哪种治疗？
　A. 血管造影和介入治疗
　B. 拔除原有的引流管后放置新的引流管
　C. 外科动脉修复
　D. 部分肝切除术

本病例更多图片及说明请见附图部分。

病例 66

医源性假性动脉瘤

1. C
胃十二指肠动脉残端可见一个小而圆的假性动脉瘤。此患者的肝动脉起源于 SMA，属正常变异。

2. D
有 2% ~ 3% 的患者在进行胆道引流管置入后会出现出血并发症，但大多数患者为自限性，尤其是在稳定的患者中。一些临床医生在观察后，将胆道引流管管径加大，以压迫堵塞出血源。

3. C
由于肝外周的血管分支更小、更不密集，所以进入靠近外周的胆管可以将出血的风险降至最低。神经血管束在肋骨下面，所以入路应该在肋上缘。腹水会明显增加出血的风险。

4. A
在引流管出血的患者中，应该考虑动脉性出血。选择性动脉造影可以发现动脉损伤，介入弹簧圈栓塞术是止血的好方法。然而，在适当的情况下也可行覆膜支架置入术，如本例患者。

讨论

主要知识点

继发于经皮穿刺胆管引流的胆道出血可能危及生命，如果注意到引流管内或皮肤部位有血流出，应立即通知介入放射科医师。大多数出血是由于导管侧孔位于肝实质内或胆管与门静脉或肝静脉分支间的暂时性瘘引起的，是暂时性出血，保守治疗可解决。在某些情况下，导管重新定位或加大导管直径是必要的。在某些情况下，增强 CT 可能有助于确定出血的来源（图 S66-1，图 S66-2）。

血管腔内治疗

严重的胆道出血通常是胆管与肝动脉分支或主要的静脉分支相交通的结果。当胆道引流管内出现搏动性鲜红色血流时，应怀疑动脉出血，在这种情况下，需要行急诊肝动脉造影进一步评估（图 S66-3，图 S66-5）。如果动脉造影没有显示出血部位，应在放置导丝的情况下取出胆道引流管，并重复做血管造影。球囊导管可用于临时止血，在栓塞后可以撤下。在此类情况下，可以使用多种栓塞剂，但大多数介入术者常使用弹簧圈栓塞。在用弹簧圈行假性动脉瘤栓塞时，重要的是将假性动脉瘤远端、破口及近端完全栓塞，以防止因假性动脉瘤经肝内动脉交通持续灌注而导致出血（图 S66-6）。对于近端有假性动脉瘤的患者，像该病例一样，可以使用覆膜支架来治疗出血（图 S66-4）。

参考文献

Saad WE, Davies MG, Darcy MD. Management of bleeding after percutaneous transhepatic cholangiography or transhepatic biliary drain placement. *Tech Vasc Intervent Radiol.* 2008;11:60–71.

Winick AB, Waybill PN, Venbrux AC. Complications of percutaneous transhepatic biliary interventions. *Tech Vasc Intervent Radiol.* 2001;4:200–206.

交叉参考

Vascular and Interventional Radiology: The Requisites, 2nd ed, 462–464.

病例 67

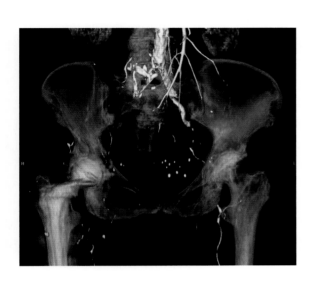

图 67-1 Minhaj S. Khaja 医师授权使用

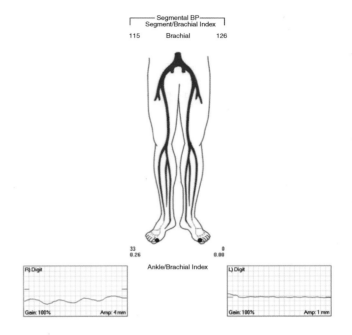

图 67-2 Minhaj S. Khaja 医师授权使用

病史： 女性，57 岁，双下肢疼痛，左侧重于右侧。

1. 根据图像所示影像学表现，以下哪些应纳入鉴别诊断？（多选）
   A. 双侧髂内动脉闭塞
   B. 双侧髂外动脉闭塞
   C. 右侧髂总动脉闭塞
   D. 主动脉闭塞

2. 对不可压缩动脉，以下踝臂指数（ABIs）哪项不准确？
   A. 0.1～0.4
   B. 0.5～0.8
   C. 0.9～1
   D. 大于 1.3

3. 如果右侧股浅动脉闭塞，下列哪项可能为初步治疗方案？
   A. 流入道外科旁路移植术
   B. 流出道外科旁路移植术
   C. 流入道血管腔内血运重建
   D. 血运重建

4. 下列哪一项不是溶栓治疗外周动脉疾病（PAD）的绝对禁忌证？
   A. 粪便隐血
   B. 中枢神经系统转移瘤
   C. 近期腹腔手术
   D. 近期脑卒中

本病例更多图片及说明请见附图部分。

病例 67

髂动脉闭塞

1. BC

CTA 示右侧髂总和双侧髂外动脉闭塞，右侧髂内动脉未显示，周围可见较多侧支形成。

2. D

如前所述，ABI 小于 0.4 为肢体缺血临界值，表现为静息痛或组织缺损；ABI 大于 1.3 是不可靠的，因为血管由于钙化而不可压缩。

3. C

可通过血管腔内途径，流入血管再循环是最初的治疗方法。外科旁路移植术也是另一种治疗方法。之后，应重新评估患者，如果生活仍受限，可通过血管腔内治疗术或股-腘动脉或股动脉远端旁路移植术行流出道血运重建。

4. A

根据介入放射学会规定，所有选项中，只有粪便隐血不是溶栓治疗外周动脉疾病（PAD）的绝对禁忌证。

讨论

治疗方法

主动脉-股动脉旁路移植术 5 年内约有 90% 保持通畅。对于对侧髂动脉正常且有其他疾病的患者，股-股动脉旁路移植术有时用于缺血肢体血运重建。而如本例所示，血管腔内技术也可用于髂动脉再通。

血管腔内治疗

髂动脉闭塞行腔内血管再通治疗已应用多年。对于慢性闭塞和短节段急性闭塞的患者，原位支架置入被认为是血管腔内治疗最理想的方法。对于血栓段较长的急性闭塞患者，内科医生大多首选溶栓治疗（图 S67-3 ～图 S67-5）。这是为了尽可能消除血栓，并防止后续支架置入后血栓形成。因此，与髂动脉狭窄不同的是，髂动脉闭塞通常不仅仅使用血管成形术，而且几乎均行支架置入治疗。近年来，支架置入不仅可使闭塞的髂动脉再通，也可降低晚期再狭窄的可能性。因血管腔内治疗干预髂动脉等外周动脉疾病的操作成功率和长期预后与手术干预相似，但发病率和死亡率较低，目前成为大多数医生的首选方案。术前计算机断层扫描或磁共振成像可以帮助医生规划干预方案（图 S67-1）。ABIs 也可能有助于计划和评估干预措施（图 S67-2，图 S67-6）。

参考文献

Klein AJ, Feldman DN, Aronow HD, et al. SCAI expert consensus statement for aorto-iliac arterial invervention and appropriate use. *Catheter Cardiovasc Interv.* 2014;84:520–528.

Lam C, Gandhi RT, Vatakencherry G, et al. Iliac artery revascularization: overview of current interventional therapies. *Interv Cardiol.* 2010;2:851–859.

Rzucidlo EM, Powell RJ, Zwolak RM, et al. Early results of stent-grafting to treat diffuse aortoiliac occlusive disease. *J Vasc Surg.* 2003;37:1175–1180.

交叉参考

Vascular and Interventional Radiology: The Requisites, 2nd ed, 209–214.

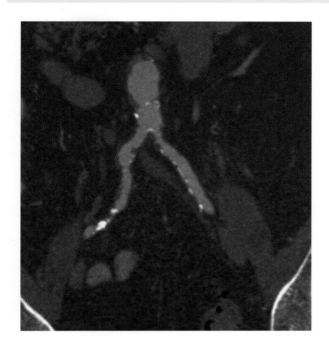

图 68-1　Saher S. Sabri 医师授权使用

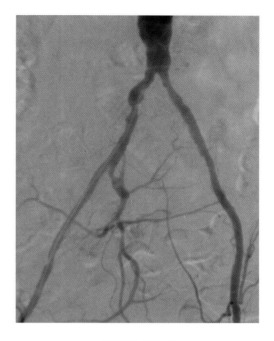

图 68-2　Saher S. Sabri 医师授权使用

病史： 女性，78 岁，双下肢跛行，右踝臂指数 0.68，左踝臂指数 0.61。

1. 根据影像表现，以下最可能的诊断是什么？
   A. 髂动脉狭窄
   B. 腹主动脉瘤
   C. 右侧股动脉瘤
   D. 正常主-髂血管

2. 有糖尿病和高血压病史的 45 岁男性吸烟患者，伴有间歇性跛行，踝臂指数为 0.6，现到您的诊所就诊。最合适的初始治疗方法是什么？
   A. 转至血管外科行血管重建治疗
   B. 主动脉造影评估是否行血管腔内介入干预
   C. 西洛他唑治疗
   D. 药物控制高血压及血脂并鼓励戒烟

3. 根据以上图像所示，属于泛大西洋学会间共识（TASC）分类的哪一级？
   A. TASC A
   B. TASC B
   C. TASC C
   D. TASC D

4. 如果腹股沟下方的动脉正常，这个患者很可能伴有什么症状？
   A. 静息痛
   B. 大腿前部跛行
   C. 髋部和臀部跛行
   D. 大腿后部跛行

本病例更多图片及说明请见附图部分。

病例 68

双侧髂总动脉狭窄（对吻支架）

1. A
出现了双侧髂总动脉狭窄。所示图像没有征象提示腹主动脉瘤或股动脉瘤。

2. D
间歇性跛行症状的首要治疗方式为生活方式的改变和高危因素的严格控制。尽管这个患者的踝臂指数较低，保守治疗仍为首要方案。如果症状持续或患者病情恶化，应采取进一步行动。

3. A
这是一个 TASC A 级病变，因为髂总动脉节段性狭窄，而非闭塞（TASC D）。

4. C
如果患者腹股沟以下的动脉正常，则血流多停留于下肢。因此患者会出现跛行症状，导致双侧髋关节和臀部疼痛，也可能导致男性阳萎。

讨论

临床表现

患有主动脉或髂总动脉疾患的患者，由于流入髂内动脉的血流有限，常伴有髋部及臀部跛行或阳萎。踝臂指数为 0.5 ～ 0.9 时常伴有间歇性跛行。当股和（或）胫部血管出现病变时，患者可能会出现足部的静息痛，静息痛提示肢体缺血的可能，如果血管异常未处理，截肢率将提高。静息痛及无可见的组织缺失患者踝臂指数通常为 0.2 ～ 0.4，且溃疡或坏疽患者的踝臂指数可能降低。

治疗方法

主动脉－股动脉旁路移植术 5 年通畅率约 90%。选择支架置入行髂动脉成形术 4 年通畅率为 80% ～ 90%。因为血管腔内治疗的死亡率和并发症发病率较低，因此其是髂血管病变患者的首选治疗方式。

血管腔内治疗

主－髂血管病变患者有或无远端主动脉狭窄，无论对侧血管是否完好，通常都可行对吻支架治疗（图 S68-1 ～图 S68-5）。这样做是为了有效覆盖主动脉分叉斑块，并给扩张球囊提供支撑，且可防止由于主动脉分叉处不稳定斑块下移至对侧血管。近期研究表明覆膜支架与裸金属支架相比，在 2 年内有较高的原发性通畅率，常用于髂血管支架介入治疗。

参考文献

Abello N, Kretz B, Picquet J, et al. Long-term results of stenting the aortic bifurcation. *Ann Vasc Surg.* 2012;26:521–526.

Sabri SS, Choudhri A, Orgera G, et al. Outcomes of covered kissing stent placement compared with bare metal stent placement in the treatment of atherosclerotic occlusive disease at the aortic bifurcation. *J Vasc Interv Radiol.* 2010;21:995–1003.

Scheinert D, Schroder M, Balzer JO, et al. Stent-supported reconstruction of the aortoiliac bifurcation with the kissing balloon technique. *Circulation.* 1999;100(Suppl 19):II295–II300.

交叉参考

Vascular and Interventional Radiology: The Requisites, 2nd ed, 209–214.

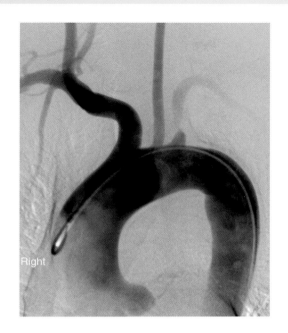

图 69-1　Wael E. Saad 医师授权使用

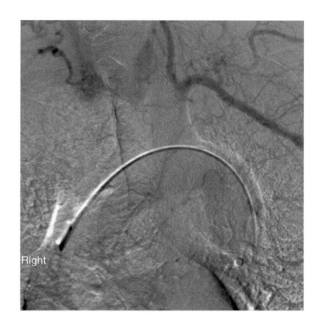

图 69-2　Wael E. Saad 医师授权使用

病史： 女性，54 岁，头晕及左臂麻木。

1. 根据影像表现，以下最可能的诊断是什么？
   A. 多发性大动脉炎（高安动脉炎）
   B. 巨细胞动脉炎
   C. 锁骨下动脉狭窄并盗血
   D. 纤维肌发育不良

2. 以下哪项为本病例的多普勒超声表现？
   A. 同侧颈总动脉反流
   B. 同侧锁骨下动脉反流
   C. 同侧臂动脉反流
   D. 同侧椎动脉反流

3. 以下哪项不是本例的治疗方法？
   A. 栓塞术
   B. 血管成形术
   C. 支架置入
   D. 外科血管旁路移植术

4. 患者心肌冠脉旁路移植术盗血，以下哪根血管有可能为受累血管？
   A. 椎动脉
   B. 胸外侧动脉
   C. 胸肩峰动脉
   D. 内乳动脉

本病例更多图片及说明请见附图部分。

病例 69

锁骨下动脉盗血综合征

1. **C**

锁骨下动脉严重狭窄时可发生锁骨下动脉盗血综合征，狭窄位置近椎动脉起始处，通过同侧椎动脉逆行血流重建锁骨下动脉远端供血，可导致左臂运动障碍伴椎-基底动脉缺血症状，如晕厥或头晕。多发性大动脉炎和巨细胞动脉炎通常累及 1 个以上的病灶血管。

2. **D**

多普勒超声可显示因近端锁骨下动脉狭窄或闭塞致同侧椎动脉血液反流。

3. **A**

锁骨下动脉病变行支架置入、血管成形术及外科旁路移植术等为治疗锁骨下动脉盗血综合征的主要方式，其成功率不同，栓塞并不适用于此病。

4. **D**

心肌盗血综合征类似于锁骨下动脉盗血综合征，内乳动脉旁路移植术后，反流的血流供应左上肢血流。

讨论

临床表现

当近段锁骨下动脉狭窄或闭塞时，可发生锁骨下动脉盗血综合征。这种病变会引起椎-基底动脉功能不全的征象，包括由同侧手臂运动引起的晕厥或近晕厥发作、头痛、恶心、眩晕和其他神经症状。在少数患者中，有臂功能不全的症状，包括上肢疼痛、感觉异常、冷、虚弱或指尖坏死。

血管腔内治疗

通常基于临床病史、肢体脉搏减弱和（或）收缩压降低等表现可怀疑该诊断。多普勒超声常示椎动脉血液反流。该诊断的典型血管造影特征是近椎动脉起始处，锁骨下动脉狭窄或闭塞，在随后的血管动态造影检查中可以看到椎动脉血液反流（图 S69-1 和图 S69-2）。可通过外科旁路移植、血管成形术或支架置入术来治疗（图 S69-3 和图 S69-4）。

参考文献

Sueoka BL. Percutaneous transluminal stent placement to treat subclavian steal syndrome. *J Vasc Interv Radiol*. 1996;7:351–356.
Taylor CL, Selman WR, Ratcheson RA. Steal affecting the central nervous system. *Neurosurgery*. 2002;50:679–688.

交叉参考

Vascular and Interventional Radiology: The Requisites, 2nd ed, 125–126.

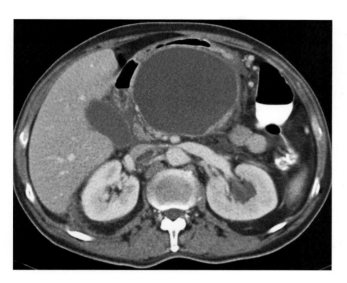

图 70-1

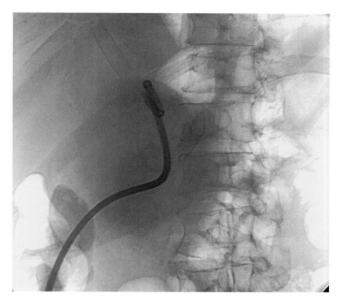

图 70-2

病史： 男性，52 岁，嗜酒史，患有胰腺疾病，慢性腹痛加重。

1. 根据图像所示影像学表现，以下哪些应纳入鉴别诊断？（多选）
    A. 坏死包裹
    B. 胰腺假性囊肿
    C. 脓肿
    D. 浆液性囊腺瘤

2. 下列哪一项不是经皮引流的指征？
    A. 大于 6 cm
    B. 与胰管相通
    C. 肿块致胃出口梗阻

D. 相关脓毒症的症状和体征

3. 关于经皮假性囊肿引流，以下哪一项正确？
    A. 应尽早和积极地执行
    B. 引流通常只需 1 ～ 2 周
    C. 应使用大口径引流管，因小口径引流管容易堵塞
    D. 必须从腹膜后途径放置引流管

4. 腹腔镜胰腺坏死切除术后，患者急性失代偿性低血压。下一步处理是什么？
    A. 腹部 CT 明确原因
    B. 紧急剖腹手术
    C. 经皮引流积液，抗生素对抗急性脓毒症
    D. 经导管血管造影以评估及治疗动脉损伤

本病例更多图片及说明请见附图部分。

病例 70

经胃胰腺假性囊肿引流

1. ABCD

所有选项都适用于胰腺相关囊性病变的 CT 表现。单纯 CT 不能明确诊断囊性病变的类型。胰腺假性囊肿通常在急性胰腺炎数周后发生。很难详细说明积液内容物是坏死、实性组织还是合并感染。磁共振成像能更好地判断液体及实性成分。即使是胰腺炎相关的假性动脉瘤，在 CT 平扫上也有类似于假性囊肿的表现。

2. B

众所周知，与胰管相通的囊性病变很难治疗，经皮引流术的益处有限。所有其他选项都是引流术适应证，可尝试经皮穿刺引流术，引流适应证还包括持续疼痛超过 6 周。

3. C

胰腺假性囊肿往往含有较多残渣，可造成较小的引流管容易堵塞，需要更大的引流管，并往往需要较长的引流时间。超过一半的假性囊肿通过保守治疗解决，应避免过于积极的引流，以避免无菌囊腔感染。腹膜后入路与胰腺保持在同一空间，可防止肠道污染，而成为首选途径，但假性囊肿可以从包括经胃在内的各种途径引流。

4. D

胰腺坏死组织切除术后最令人关注的问题是脾动脉损伤。血管造影与栓塞或可能的覆膜支架将是最合适的下一步治疗。对不稳定的患者进行影像学检查可能会浪费关键时间。开放外科手术是胰腺炎后积液和粘连患者的一种复杂的手术方法，可能导致不必要的并发症。

讨论

胰腺假性囊肿

患者在急性胰腺炎发作后会出现积液，通常是通过护理、观察及对症支持治疗处理。假性囊肿引流有两个主要的临床适应证，一是当有理由怀疑某一特定的积液感染时，二是当患者首次胰腺炎发作后疼痛持续至少 6 周。

经皮穿刺治疗

这里所示的 CT 扫描显示，在胃的后部有一个大的胰腺假性囊肿（图 S70-1）。没有合适的穿刺窗口，所以进行了经胃引流术。考虑到这个假性囊肿尺寸大，这个手术是用透视引导法进行的。利用胃气纹上的压痕作为假性囊肿定位的标志。因为胰腺假性囊肿内组织液通常含有较多半固态碎片，所以应使用大口径引流管（图 S70-2）。由于经胃假性囊肿引流管容易因胃蠕动而回到胃内，因此采用了锁闭式导管。

临床管理

胰腺假性囊肿通常需要引流几个月后才能被清除。一般来说，拔除导管的标准包括最小引流量（＜ 10 ml/d，持续 2 d）、胰管内无瘘、临床状态良好（患者无发热，病情明显好转）。

参考文献

Cruz-Santamaria DM, Taxonera C, Giner M. Update on pathogenesis and clinical management of acute pancreatitis. *World J Gastrointest Pathophysiol.* 2012;3:60–70.

Neff R. Pancreatic pseudocysts and fluid collections: percutaneous approaches. *Surg Clin North Am.* 2001;81:399–403.

交叉参考

Vascular and Interventional Radiology: The Requisites, 2nd ed, 411–414.

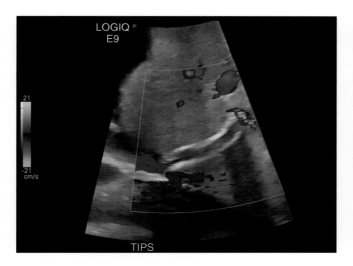

图 71-1　Minhaj S. Khaja 医师授权使用

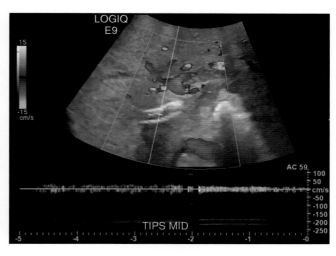

图 71-2　Minhaj S. Khaja 医师授权使用

病史：女性，58 岁，经颈静脉肝内门体分流术（transjugular intrahepatic portosystemic shunt，TIPS）后出现腹水增多。

1. 根据影像表现，以下最可能的诊断是什么？
   A. TIPS 支架内狭窄
   B. TIPS 压碎
   C. Ⅱ型内漏
   D. TIPS 闭塞

2. 以下哪一项是 TIPS 早期闭塞的原因？
   A. 高血压
   B. 与胆道的瘘管连接
   C. 国际标准化比率（INR）提高

   D. 难治性腹水

3. 通常选用哪种手段评估 TIPS？
   A. 门静脉造影
   B. 腹部双期 CT 扫描
   C. 超声
   D. 直接门脉测压

4. 下列哪一项被认为是通畅的 TIPS 的血流速度正常范围？
   A. 15 ～ 40 cm/s
   B. 20 ～ 200 cm/s
   C. 90 ～ 190 cm/s
   D. 150 ～ 200 cm/s

本病例更多图片及说明请见附图部分。

病例 71

TIPS：闭塞和溶栓

1. D

TIPS 支架血栓形成。多普勒超声成像没有血彩，血流速度为零。

2. B

胆汁是致血栓形成的，因此胆瘘可能导致 TIPS 闭塞。由于覆膜支架的应用，这种情况已经大大减少了。

3. C

没有一致的指南。然而，TIPS 常于术后 1 个月、3 个月、6 个月行超声检查，然后每年进行一次超声检查。

4. C

TIPS 用多普勒超声评估的正常速度范围为 90 ～ 190 cm/s。低速度和高速度都可能提示功能障碍。

讨论

主要知识点

目前，没有统一的指南规定 TIPS 随访内容。多普勒超声是首选的检查方法，通常在放置后 1 个月内、3 个月、6 个月、12 个月进行，之后每年一次。许多医疗中心只在临床症状显示 TIPS 功能障碍时才监测 TIPS。在 TIPS 放置后，左、右门脉血流朝 TIPS 方向反流。门静脉主干血流仍应指向肝（和支架）。肝动脉内血流有代偿性增加。灰阶超声图像可以检测支架内的解剖缺陷，包括扭结、管腔狭窄和支架移位。多普勒超声可以进一步评估血流动力学（图 S71-1 和图 S71-2）。正常支架内血流速度在 90 ～ 190 cm/s。随着时间的推移，明显的速度梯度或速度变化可提示支架功能不全。多普勒超声也可显示门脉系统内的异常流动方向，可能意味着狭窄或闭塞。

血管腔内治疗

TIPS 不应仅根据 X 线影像检查结果进行修正，更应根据患者的临床状况进行评估。血管造影评估可通过颈静脉置导管入 TIPS，进行静脉造影和压力测量，以评估分流。如果出现狭窄或压力梯度，可行血管成形术和支架再次置入术。TIPS 闭塞的治疗包括行新的 TIPS 以进行药物机械溶栓和血管成形术（图 S71-3 ～图 S71-5）。

参考文献

Brehmer WP, Saad WE. Dysfunctional transjugular intrahepatic porto-systemic shunt: anatomic defects and doppler ultrasound evaluation. *Ultrasound Clin.* 2013;8:125–135.

Darcy M. Evaluation and management of transjugular intrahepatic portosystemic Shunts. *AJR Am J Roentgenol.* 2012;199:730–736.

交叉参考

Vascular and Interventional Radiology: The Requisites, 2nd ed, 318–325.

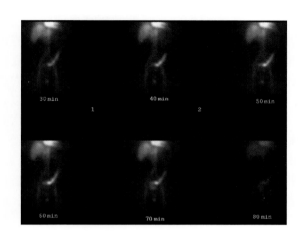

图 72-1

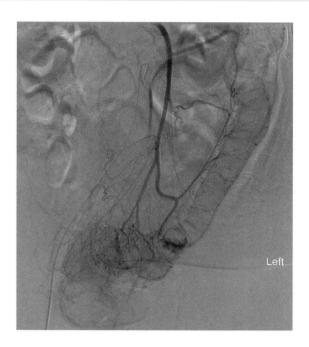

图 72-2

病史：男性，68岁，因急性便血就诊急诊科，目前一般情况稳定。

1. 根据图像所示影像学表现，以下哪些应纳入鉴别诊断？（多选）

   A. 动静脉畸形

   B. 闭塞性肠系膜缺血

   C. 活动性出血

   D. 结肠肿瘤

2. 血管造影阳性所需的最小出血速率是多少？

   A. 0.05 ~ 0.1 ml/min

   B. 0.1 ~ 0.2 ml/min

   C. 0.5 ~ 1.0 ml/min

   D. 2.0 ~ 3.0 ml/min

3. 动脉内输注哪个药物可以用于治疗下消化道（LGI）出血？

   A. 血管加压素

   B. 硝酸甘油

   C. 奥曲肽

   D. 西咪替丁

4. 以下哪一项是下消化道出血最常见的原因？

   A. 结肠癌

   B. 结肠炎

   C. 血管发育不良

   D. 憩室病

本病例更多图片及说明请见附图部分。

病例 72

下消化道出血

1. ACD

肠系膜下动脉造影显示乙状结肠分支远端活动性对比剂外渗，符合肠系膜下动脉出血。鉴别诊断考虑包括动静脉畸形和肿瘤。闭塞性肠系膜缺血显示腔内充盈缺损或闭塞。

2. C

出血速率为 0.5 ～ 1.0 ml/min 时，常规血管造影可检测活动性出血外渗。^{99m}Tc 硫胶体检查是最敏感的影像学检查方法，可检测出低至 0.05 ～ 0.1 ml/min 的出血速率。相比之下，^{99m}Tc 红细胞造影检测出血需要的出血速率为 0.1 ～ 0.2 ml/min。

3. A

血管加压素可以通过导管尖端注入供应出血部位的血管中，它会引起血管收缩。血管加压素治疗上消化道出血疗效不佳，很少用于上消化道出血。硝酸甘油是一种血管扩张剂，用于预防血管造影过程中的血管痉挛。奥曲肽静脉输注是治疗静脉曲张性上消化道出血的辅助治疗方法。西咪替丁是一种 H_2 受体阻滞剂，可用于治疗上消化道出血。

4. D

憩室病是下消化道出血的最常见病因（43%）。大部分憩室发生在左结肠，但右结肠憩室更容易出血。憩室出血通常会自行停止，持续的严重出血需要干预。结肠血管发育不良是第二常见的原因（20%）。

讨论

诊断性评估

一旦患者出现下消化道出血的迹象，临床医生必须开始进行复苏工作，需建立大口径静脉通道，必要时予补液体和输血。下一步的处理通常包括结肠镜评估、胶囊内镜或影像评估。成像方式包括 ^{99m}Tc 标记的红细胞造影术、CTA 或导管血管造影（图 S72-1、图 S72-2 和图 S72-4）。

血管腔内治疗

导管引导血管加压素输注一直是下消化道出血的一线治疗方法。使用血管加压素出现于较早的文献中，而在当时，下消化道栓塞常常可能导致坏死。血管加压素是一种天然激素，通过收缩内脏血管及肠壁的平滑肌细胞来降低脉压和血流量，使血凝块形成。在确定出血部位后，管尖固定在供应出血部位的中央血管中。开始以 0.2 U/min 的速度输注血管加压素。随访动脉造影在 20 ～ 30 min 内进行，以评估反应。如果输注血管加压素确实可以止血，则持续输注 12 ～ 24 h，患者在重症监护病房受到密切监测。如果仍有活动性外渗，则灌注量增加到 0.4 U/min，再在 20 ～ 30 min 内重复动脉造影。如果仍能观察到活动性对比剂外渗，则应采用替代疗法（如栓塞）。开始输注时腹部轻度不适常见，而持续疼痛可能意味着缺血，提示需要降低输注速率。如果临床观察到出血停止，则在之后 12 ～ 24 h 内减少血管加压素的输注量。输注血管加压素控制下消化道出血的初始成功率为 60% ～ 90%，但再出血发生率约为 40%。血管加压素治疗上消化道出血无效，故上消化道出血很少使用。

血管内栓塞

随着现代栓塞技术的发展，具有临床意义的肠缺血已成为罕见的并发症。虽然血管加压素和栓塞的效果相当，但栓塞在快速完成治疗和降低全身并发症方面具有优势（图 S72-3、图 S72-5 和图 S72-6）。虽然血管加压素在弥漫性病变和技术上不可能进行超选择性插管的情况下仍然更可取，但应将栓塞视为治疗下消化道出血的首选方法。

参考文献

Darcy M. Treatment of lower gastrointestinal (LGI) bleeding: vasopressin infusion versus embolization. *J Vasc Intervent Radiol.* 2003;14:535–543.

Hastings G. Angiographic localization and transcatheter treatment of gastrointestinal bleeding. *Radiographics.* 2000;20:1160–1168.

Navuluri R, Kang L, Patel J, et al. Acute lower gastrointestinal bleeding. *Semin Intervent Radiol.* 2012;29:178–186.

交叉参考

Vascular and Interventional Radiology: The Requisites, 2nd ed, 239–243.

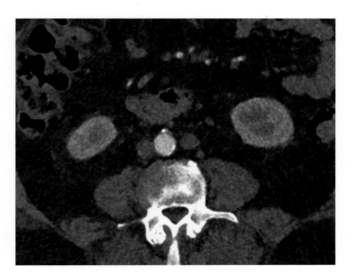

图 73-1　Lucia Flors Blasco 医师授权使用

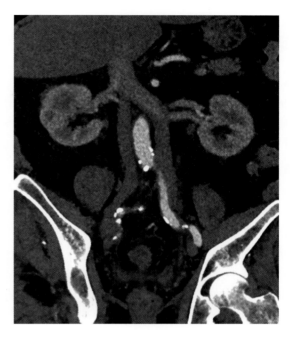

图 73-2　Lucia Flors Blasco 医师授权使用

病史：男性，60 岁，有高血压控制不佳的病史，评估肾动脉狭窄。

1. 根据影像表现，以下最可能的诊断是什么？
   A. 双下腔静脉（IVC）
   B. 先天 IVC 缺如
   C. 左侧 IVC
   D. 主动脉后左肾静脉

2. 左侧 IVC 通常汇入哪里？
   A. 右心房
   B. 左肾静脉水平的右侧 IVC
   C. 肝静脉水平的右侧 IVC
   D. 半奇静脉

3. 以下哪种 IVC 先天异常最常见？
   A. 左侧 IVC
   B. 双 IVC
   C. 腔静脉后输尿管
   D. 肾下 IVC 缺如

4. 对于双 IVC 的患者，以下哪项不能充分防止潜在肺栓塞的发生？
   A. 放置两个滤器（每个 IVC 一个）
   B. 在肾上 IVC 放置滤器
   C. 在右侧 IVC 放置滤器
   D. 较小的 IVC 用弹簧圈栓塞，再把滤器放置于对侧 IVC 中

本病例更多图片及说明请见附图部分。

病例 73

解剖变异：双 IVC

1. A

腹部 CT 显示右肾下和左肾下 IVC。在左肾静脉引流后，左 IVC 穿过主动脉前方，形成单个右侧肾上 IVC。未见左主动脉后左肾静脉。

2. B

左 IVC 引流自左肾和肾上腺静脉，随后汇入右 IVC。

3. B

双 IVC 发病率为 1% ～ 3%，而孤立的左 IVC 较不常见，发生率为 0.2%。腔静脉后输尿管的发病率为 0.07%。完全没有肾下 IVC 且仍保留有肾上段是极其罕见的畸形。

4. C

应预防来自两侧肢体的潜在栓子。因此，只在右 IVC 放置单个滤器不是实现充分保护的合适选择。所有的其他选项可提供足够的过滤，以避免肺栓塞。

讨论

临床意义

通常情况下，单个 IVC 引流下肢和髂静脉。然而，存在几种先天性静脉发育异常并且可影响 IVC 滤器的放置。因此，在放置滤器前，有必要行下腔静脉造影。

重复变异

双 IVC（右侧和左侧）的发病率为 1% ～ 3%，且起源于两侧上主静脉的持续存在。对于双 IVC 的患者，左 IVC 接受来自左肾和肾上腺静脉的引流，随后引流进入 L12 水平的右 IVC（图 S73-1 ～ 图 S73-3）。因此，为了实现针对源自两肢的潜在肺栓塞的充分保护，有必要放置两个滤器（每侧 IVC 一个）或放置一个（肾上）滤器在两侧 IVC 的汇合处上方。较小的 IVC 用弹簧圈栓塞加上对侧 IVC 中滤器放置是另一种选择。

孤立 / 缺如变异

孤立的左 IVC 不常见，发生率为 0.2%。它起源于持续的左侧上主静脉，而右侧是退化的。与双 IVC 相似，该血管在肾静脉水平引流至右侧。0.6% 的先天性心脏病患者先天 IVC 缺如，但更常见于发绀型心脏病。通常 IVC 肝段中断，下肢静脉通过奇静脉和半奇静脉引流。肝静脉直接引流到右心房。

参考文献

Hicks ME, Malden ES, Vesely TM, et al. Prospective anatomic study of the inferior vena cava and renal veins: comparison of selective renal venography with cavography and relevance in filter placement. *J Vasc Interv Radiol*. 1995;6:721–729.

Kandpal H, et al. Imaging the inferior vena cava: a road less traveled. *RadioGraphics*. 2008;28:669–689.

Sheth S, Fishman EK. Imaging of the inferior vena cava with MDCT. *AJR Am J Roentgenol*. 2007;189:1243–1251.

交叉参考

Vascular and Interventional Radiology: The Requisites, 2nd ed, 287–292.

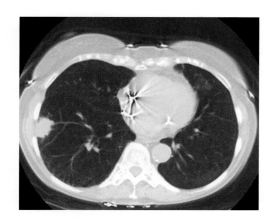

图 74-1　Bill S. Majdalany 医师授权使用

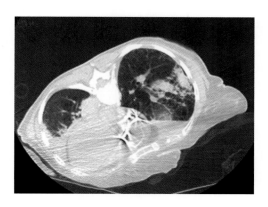

图 73-2　Bill S. Majdalany 医师授权使用

病史：女性，81 岁，慢性肺病和新发肺结节。

1. 根据图像所示影像学表现，以下哪些应纳入鉴别诊断？（多选）
   A. 肺转移
   B. 圆形肺不张
   C. 肺炎
   D. 原发性肺癌

2. 假设病变是孤立性肺转移，该患者的标准治疗是什么？
   A. 手术切除病灶
   B. 化疗
   C. 放化疗
   D. 经皮消融

3. 是否有任何可能改变该患者治疗方案的 CT 征象？如果有，是什么？
   A. 没有更改治疗方案的征象
   B. 骨转移
   C. 动脉粥样硬化
   D. 肺气肿

4. 使用冷冻消融与其他经皮疗法相比，有什么优势？
   A. 技术上更容易
   B. 有更大的"消融区"
   C. 术中有更好的可视化"消融区"
   D. 冷冻消融可在超声引导下完成

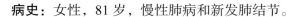

本病例更多图片及说明请见附图部分。

病例 74

肺转移：消融疗法

1. ABCD
所有选项都应包括在肺部肿块的鉴别诊断中。

2. A
手术切除是单发转移性肺结节的标准治疗方法。可以根据具体情况考虑辅助化疗和放疗，但不是所有孤立性肺转移的标准治疗方法。

3. D
该患者有明显的潜在肺气肿和心脏病，这两者都是手术的相对禁忌证。

4. C
放射-病理研究表明，术中 CT 显示的冰球与病理上的消融区域是相关的。注意，冰球的前缘通常是 0℃ 等温线，并不表示活跃的"杀伤区"，"杀伤区"外缘由 -20℃ 等温线构成。

讨论

治疗方法

没有肺外受累的转移性肺结节的治疗标准是手术切除：楔形切除术，肺叶切除术，甚至是肺切除术。由于肺功能储备差或一般健康状况不佳，许多患有转移性肺结节的患者不适合进行手术。可以为这些患者提供微创治疗，如冷冻消融、射频消融或外放疗。局部消融治疗相对于前者具有优势，因为它们可以根据病变的需要重复进行，此情况常见于转移瘤患者。

经皮治疗

冷冻消融涉及组织的冷冻和快速复温，导致细胞膜破裂，细胞死亡。冷冻消融的应用包括许多位置的肿瘤，如肺、肾、肝、骨、软组织等肿瘤。使用 CT 或超声的图像引导放置冷冻探针，并通过 CT 扫描监测冷冻和解冻（图 S74-1 ～图 S74-4）。在第二幅图中可见肺内冷冻区域。

并发症

常发生咯血；然而，多数患者并不严重，除安抚患者外，一般不需要进一步干预。由于冷冻探针的尺寸相对较大，气胸也是常见的并发症，所报告的发生率为 50% ～ 62%。其中仅有 12% 的患者需要放置引流管。

参考文献

Goldberg SN, Charboneau JW, Dodd III GD, et al. International working group on image-guided tumor ablation: image-guided tumor ablation: proposal for standardization of terms and reporting criteria. *Radiology.* 2003;228:335–345.

Kawamura M, Izumi Y, Tsukada N, et al. Percutaneous cryoablation of small pulmonary malignant tumors under computed tomographic guidance with local anesthesia for nonsurgical candidates. *J Thorac Cardiovasc Surg.* 2006;131:1007–1013.

Sonntag PD, Hinshaw JL, Lubner MG, et al. Thermal ablation of lung tumors. *Surg Oncol Clin N Am.* 2011;20:369–387.

Wang H, Littrup PJ, Duan Y, et al. Thoracic masses treated with percutaneous cryotherapy: initial experience with more than 200 procedures. *Radiology.* 2005;235:289–298.

交叉参考

Vascular and Interventional Radiology: The Requisites, 2nd ed, 562–570.

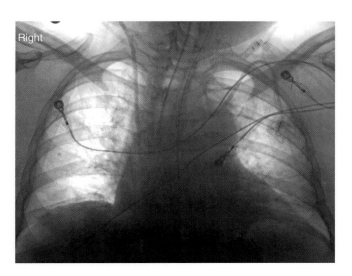

图 75-1

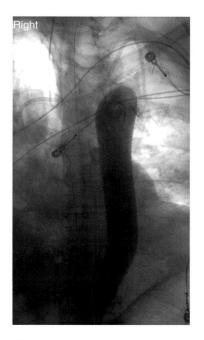

图 75-2

病史：男性，65 岁，食管癌并呕血。

1. 根据图像所示影像学表现，以下哪些应纳入鉴别
   诊断？（多选）
   A. 主动脉-腔静脉瘘
   B. 感染（真菌）性主动脉瘤
   C. 主动脉肠瘘
   D. 动脉粥样硬化性腹主动脉瘤

2. 胃肠（GI）系统中哪个位置是上图中出现异常的
   最常见部位？
   A. 十二指肠球部和降部
   B. 空肠中部
   C. 十二指肠水平部和升部

   D. 胃窦

3. 什么操作最有可能导致上述异常改变？
   A. 推进肠镜
   B. 修复穿孔性溃疡
   C. 对疑似乳糜泻行消化道内皮细胞活检
   D. 修复腹主动脉瘤

4. 以下哪项不是主动脉肠瘘的间接征象？
   A. 肠壁增厚，邻近动脉瘤
   B. 腹膜后血肿
   C. 主动脉附近或内部的异位气体
   D. 主动脉脂肪平面的破坏

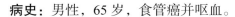

本病例更多图片及说明请见附图部分。

病例 75

主动脉肠瘘

1. **BC**

胸主动脉造影可见食管支架头端附近存在假性动脉瘤。假性动脉瘤可能是由于真菌或主动脉肠瘘导致。

2. **C**

主动脉肠瘘最常累及十二指肠水平部和升部，这是由它们相对于主动脉的解剖位置决定的，还有就是它们的位置相对固定。虽然列出的其他选项可能发生主动脉肠瘘，但它们与主动脉在解剖学上没有密切关系。

3. **D**

最常见的与主动脉肠瘘发生相关的手术是腹主动脉瘤修复术。最常见的交通区域是支架移植物的缝线处和十二指肠邻近的主动脉。这是由主动脉的高压与外科手术所致炎症反应相结合导致的。

4. **C**

主动脉附近或主动脉内的异位气体是存在主动脉肠瘘的直接征象。其他选项是主动脉肠瘘的间接征象。

讨论

临床表现

主动脉肠瘘的形成是一种少见的（0.4% ～ 2.4%）主动脉血管手术并发症（称为继发性），比动脉瘤破裂并发症（称为原发性）更为常见。不管在哪种情况下，这种疾病都有很大的治疗中死亡或失去肢体的风险。在主动脉支架的缝线与相邻的肠管之间直接连通（支架–肠瘘）的患者，通常在手术后数天至数周内出现间歇性呕血或黑便。远离缝线的侵蚀，使患者暴露了一部分支架假体（支架–肠道糜烂），通常表现为慢性胃肠道出血。出血程度较轻的患者可出现由移植物感染引起的败血症。

血管腔内治疗

该病大多数发生在主动脉手术后 2 年或更长时间。由于这个原因，尽管在所有胃肠道出血患者的血管造影评估中并不是常规行主动脉造影检查，但对这个病史的患者，应行主动脉造影（图 S75-1 ～图 S75-3 ）。大多数病例累及十二指肠水平部和升部，这是由于支架吻合口接近肠道的固定部分，但是在 10% ～ 20% 病例中累及更远端小肠或结肠。很少累及食管。内镜检查是评估的首选步骤，因为它能诊断出很多其他常见的胃肠道出血的原因，少数情况下，它可以通过观察暴露的支架来提供明确的诊断（图 S75-4 ）。

参考文献

Raman SP, Kamaya A, Federle M, et al. Aortoenteric fistulas: spectrum of CT findings. *Abdom Imaging.* 2013;38:367–375.

Ranasinghe W, Loa J, Allaf N, et al. Primary aortoenteric fistulae: the challenges in diagnosis and review of treatment. *Ann Vasc Surg.* 2011;25(386):e1–e5.

交叉参考

Vascular and Interventional Radiology: The Requisites, 2nd ed, 206–207.

病例 76

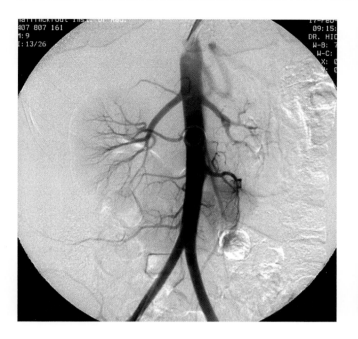

图 76-1

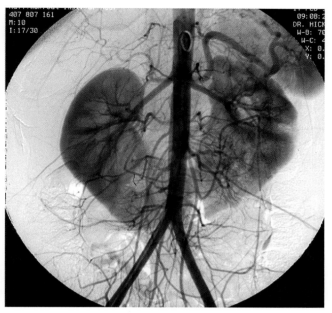

图 76-2

病史： 男性，53岁，高血压。

1. 血管造影的发现是什么？
   A. 左右转位
   B. 马蹄肾
   C. 交叉性肾融合异位
   D. 左肾缺失

2. 马蹄肾患者的肾动脉从何而来？（多选）
   A. 主动脉
   B. 髂总动脉
   C. 髂内动脉
   D. 肠系膜下动脉

3. 马蹄肾在什么人群中最常见？
   A. 男性
   B. 女性
   C. 非裔美国人
   D. 白种人

4. 马蹄肾患者患有下列哪些疾病的风险更高？（多选）
   A. 肾损伤
   B. 肾结石
   C. 输尿管重复畸形
   D. 肾盂积水

本病例更多图片及说明请见附图部分。

病例 76

马蹄肾

1. B

血管造影显示马蹄肾，具有融合的下极。交叉融合型肾异位是另一种罕见的变异，其中肾位于膀胱输尿管入口的相反位置，并与对侧肾融合。

2. ABCD

马蹄肾通常有两条以上的肾动脉。在动脉供应中存在着广泛的变异，包括起源于主动脉、髂总动脉、髂内动脉和肠系膜下动脉。最常见的是，有两条以上的动脉来自主动脉，或者有两条以上的动脉由髂总动脉供应。肾动脉的位置对外科手术具有重要意义。

3. A

男性好发。没有已知的好发种族。

4. ABCD

除了其他生殖泌尿系统异常和心血管、骨骼、中枢神经系统和胃肠系统异常之外，上述都与马蹄肾的存在有关。

讨论

解剖变异

在马蹄肾中，两个肾实质在下极（90%）或上极（10%）连接（图 S76-3 和图 S76-4）。典型的每个肾的长轴都比正常的要长一些，并且肾输尿管骨盆入口处位于肾前缘。血管供应通常是异常的，经常有多条肾动脉（可能有 6 条或更多条肾动脉）。在本例中，至少有 3 条肾动脉供应右肾，1 条供应左肾，还有 1 条动脉供应肾下极融合处（图 S76-1 和图 S76-2）。

解剖变异并发症

马蹄肾的主要并发症之一是肾结石。其他相关因素包括泌尿生殖系统异常，如尾端异位、膀胱输尿管反流、肾盂积水、输尿管重复畸形、尿道下裂、隐睾，以及心血管、骨骼、中枢神经和胃肠系统的异常。

参考文献

Natsis K, Piagkou M, Skotsimara A, Protogerou V, Tsitouridis I, Skandalakis P. Horseshoe kidney: a review of anatomy and pathology. *Surg Radiol Anat.* 2014;36:517–526.

Raj GV, Auge BK, Weizer AZ. Percutaneous management of calculi within horseshoe kidneys. *J Urol.* 2003;170:48–51.

交叉参考

Vascular and Interventional Radiology: The Requisites, 2nd ed, 265–268.

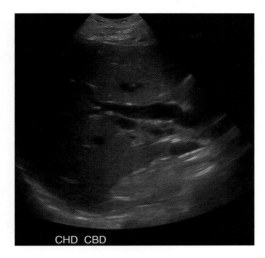

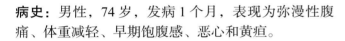

图 77-1　James Shields 医师授权使用

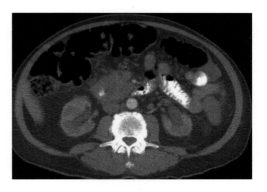

图 77-2　James Shields 医师授权使用

病史：男性，74 岁，发病 1 个月，表现为弥漫性腹痛、体重减轻、早期饱腹感、恶心和黄疸。

1. 根据影像表现，以下最可能的诊断是什么？
   A. 胆总管结石
   B. 胰腺炎
   C. 胰腺癌
   D. 肝门部胆管癌

2. 下一步最好行哪个检查来明确诊断？
   A. 肾 CT
   B. 内镜下活检
   C. 淀粉酶和脂肪酶水平

   D. 胸部 CT

3. 哪项不是塑料支架置入的适应证？
   A. 胰腺炎
   B. 胆总管结石
   C. 恶性梗阻
   D. 创伤

4. 金属支架置入的适应证是什么？
   A. 胰腺炎
   B. 胆总管结石
   C. 恶性梗阻
   D. 创伤

本病例更多图片及说明请见附图部分。

病例 77

胆道金属支架置入

1. C

腹部 CT 显示胰头区实质密度肿块影并上段胆管扩张，如超声所见。最可能诊断为胰腺癌。胆石症不太可能出现，因为没有出现结石影。胰腺炎可能会引起胆管阻塞，然而，它不太可能在胰头呈肿块影。胆管癌也可表现为胆管梗阻；然而，它不太可能表现为胰头水平的肿块，并且很可能出现在胆总管水平。

2. B

在腹部 CT 和胆道造影图像中，引起胆管梗阻的胰头肿块的存在与胰腺恶性肿瘤高度相关。在这种情况下，内镜活检是接下来最适合的检查，以明确诊断并进一步指导临床治疗方法。

3. C

胆总管良性狭窄最常见的治疗方法是胆道塑料支架置入。

4. C

放置金属支架通常是为了治疗恶性胆管梗阻时患者的症状。这位患者是一名不能手术的患者，预期寿命短，将接受放化疗。

讨论

病因

　　胆管梗阻或狭窄的原因多种多样。良性原因包括手术创伤、胆道结石、慢性胰腺炎、外压和非手术创伤造成的瘢痕。恶性肿瘤包括胆管癌、胆囊癌、胰头癌、壶腹肿瘤和转移性肝门淋巴结病，这些病变可在超声、CT、磁共振成像或内镜逆行胰胆管造影上看到（图 S77-1 和图 S77-2）。

经皮治疗

　　完全内置的胆道支架往往比外置或内-外引流管更好（图 S77-3 和图 S77-4）。然而，由于胆管分泌物的黏性，所有的胆管支架必须定期更换，以防止支架的堵塞和（或）结石的形成。由于这个原因，绝大多数内支架和所有用于良性病变的支架都是由导管型材料制成的，例如硅橡胶。永久性金属支架只能应用于生存期较短的患者，从而缓解恶性梗阻。本病例的影像显示在胆总管内放置金属裸支架，以减轻远端胆管的阻塞（图 S77-5）。置入覆膜金属支架也可以防止肿瘤生长，然而，与裸金属支架相比，这些支架的通畅率更低。

参考文献

Lee SJ, Kim MD, Lee MS, et al. Comparison of the efficacy of covered versus uncovered metallic stents in treating inoperable malignant common bile duct obstruction: a randomized trial. *J Vasc Interv Radiol.* 2014;25:1912–1920.

Schmassmann A, Von Gunten E, Knuchel J, et al. Wallstents versus plastic stents in malignant biliary obstruction: effects of stent patency of the first and second stent upon patient compliance and survival. *Am J Gastroenterol.* 1996;91:654–659.

交叉参考

Vascular and Interventional Radiology: The Requisites, 2nd ed, 457–465.

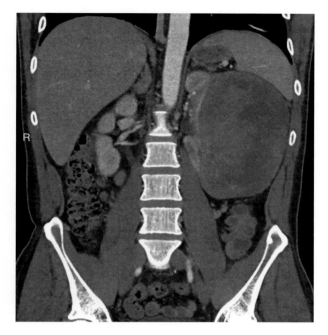

图 78-1 Luke R. Wilkins 医师授权使用

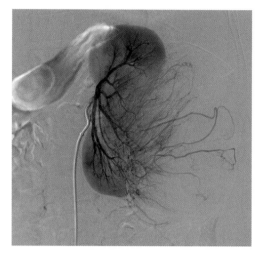

图 78-2 Luke R. Wilkins 医师授权使用

病史：男性，50 岁，腰痛和血尿。

1. 根据图像所示影像学表现，以下哪些应纳入鉴别诊断？（多选）
   A. 肾感染
   B. 肾裂伤
   C. 马蹄肾
   D. 肾细胞癌（RCC）

2. 哪个病变可能有类似的血管造影表现？
   A. 肾囊肿
   B. 血管平滑肌脂肪瘤（AML）
   C. 结节性多动脉炎

D. 肾动脉瘤

3. 以下哪种治疗方法不适用于这个病变？
   A. 冷冻消融
   B. 无水乙醇直接注射
   C. 肾切除 / 部分肾切除术
   D. 栓塞术

4. 哪个疾病与双侧多发性肾细胞癌有关？
   A. von Hippel-Lindau（VHL）综合征
   B. 结节性硬化症
   C. Marchiafava-Bignami 综合征
   D. 常染色体隐性多囊肾病

本病例更多图片及说明请见附图部分。

病例 78

肾细胞癌血管造影

1. **D**

肾细胞癌由大量附属小动脉供血，压迫周围的正常肾实质。肾梗死表现为低灌注区，未见渗出，未发现动脉瘤。

2. **B**

AML 是一种良性的富血供错构瘤性肾肿块，常含有可见的脂肪。肾囊肿无血供；结节性多动脉炎可导致多个微动脉瘤；肾动脉瘤未显示。

3. **B**

冷冻消融、肾切除/部分肾切除、栓塞均可用于肾癌的治疗，冷冻消融术使用过冷气体来冷冻和破坏肿瘤组织；肾切除/部分肾切除将整个肾/部分肾与肿块一起切除。栓塞可降低肾切除术时出血的风险，或治疗诸如肿块破裂等并发症。注射无水乙醇可治疗肾囊肿硬化。

4. **A**

VHL 综合征是一种常染色体显性遗传疾病，有多种表现，包括多发性双侧 RCCs，结节性硬化症与双侧多发性 AML 有关。Marchiafava-Bignami 综合征是胼胝体参与并与饮酒相关的脑病，常染色体隐性多囊肾病导致肾无功能而需要肾替代治疗。

讨论

病因

RCC 的危险因素包括烟草使用、长期使用非那西汀、VHL 综合征（可导致双侧肾肿瘤）和慢性血液透析。临床上，该病症通常表现为血尿、腹痛或体重减轻；较少因为触及肿块或副肿瘤综合征（高血压、红细胞增多症或高钙血症）而发现病变。

影像解读

RCC 的影像学表现包括横断面影像上的实质性肿块，可钙化、坏死和（或）出血（图 S78-1 和图 S78-3）。肿瘤可累及肾静脉和（或）下腔静脉。血管造影显示，95% 的肿瘤常见的是供血动脉增粗、动静脉分流和静脉曲张（图 S78-2 和图 S78-4）。术前血管造影栓塞常用于减少肿瘤血管，从而减少围术期出血（图 S78-5）。

参考文献

Davis C, Boyett T, Caridi J. Renal artery embolization: application and success in patients with renal cell carcinoma and angiomyolipoma. *Semin Intervent Radiol*. 2007;24:111–116.

Zielinski H, Szmigielski S, Petrovich Z. Comparison of preoperative embolization followed by radical nephrectomy with radical nephrectomy alone for renal cell carcinoma. *Am J Clin Oncol*. 2000;23:6–12.

交叉参考

Vascular and Interventional Radiology: The Requisites, 2nd ed, 278–281.

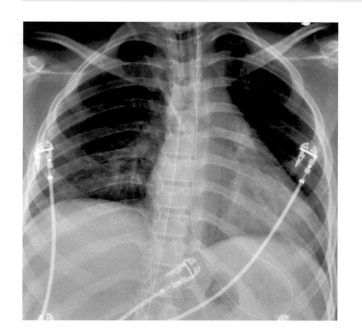

图 79-1

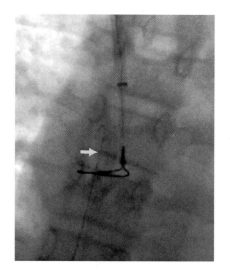

图 79-2

病史：女性，12 岁，急性肾衰竭。

1. 根据影像表现，以下最可能的诊断是什么？
   A. 主动脉异物滞留
   B. 腔静脉异物滞留
   C. 左心室异物滞留
   D. 左心房异物滞留

2. 本例疾病使用了什么抓捕技术？
   A. 圈套捕捞技术
   B. 远端导丝捕捞技术
   C. 网篮技术
   D. 同轴捕捞技术

3. 什么情况下不用取出体内异物？
   A. 异物导致静脉内血栓形成
   B. 异物嵌入血管壁内
   C. 异物导致心律失常
   D. 异物导致脓毒性栓子形成

4. 镍钛合金圈套器的什么特性能使它能普遍用于抓捕体内异物？
   A. 费用
   B. 热稳定性
   C. 铝芯
   D. 硬度

本病例更多图片及说明请见附图部分。

病例 79

取出体内异物

1. **B**

图像显示导丝位于患者身体的右侧，而选项中只有腔静脉位于患者身体右侧。

2. **A**

本例采用了圈套捕捞技术抓捕并取出体内异物。网篮技术对异物的形态有要求，远端导丝捕捞及同轴捕捞技术需要导丝的配合。

3. **B**

异物嵌入血管壁内后，取出异物存在巨大的手术风险。此时不采取处理，仅密切观察患者是可以接受的。其他选项的情况需要取出体内异物。

4. **B**

镍钛合金因其具有形状记忆、热稳定性、超弹性，故能普遍用于血管内异物的抓捕，以及其他血管内介入操作。费用虽然是一个重要的因素，但不足以作为决定性因素。

讨论

主要知识点

血管内异物包括过滤器、支架、线圈、导管及导丝碎片、球囊碎片等。根据异物的大小、柔韧性和形状的不同，它们多位于血管内的不同位置。静脉内的异物通常位于上腔静脉、右心或肺动脉内。大血管内异物（如本例）和小血管内异物发现后应立即取出，这可以解决心律失常、血栓形成、菌血症、血管或心脏穿孔等潜在并发症。已经嵌入血管壁或心内膜中的小异物多不用取出，除非它们引起了并发症。

血管腔内治疗

经导管抓捕取出异物是首选的治疗方法。根据异物的位置和方向选择经皮穿刺部位。在移除物体时，导管鞘应尽量插入目标血管内，从而减少对血管的损伤。使用引导导管和圈套抓捕器时，首先将圈套置于异物的尖端处，再将圈套紧紧地绑上异物，后将异物回收入导管鞘内，并顺着这个方向将异物取出。有时候，异物过大或者边缘过于锐利，需要进行剪切。

参考文献

Gabelmann A, Kramer S, Gorich J. Percutaneous retrieval of lost or misplaced intravascular objects. *Am J Roentgenol.* 2001;176:1509–1513.
Woodhouse JB, Uberoi R. Techniques for intravascular foreign body retrieval. *Cardiovasc Intervent Radiol.* 2013;36:888–897.

交叉参考

Vascular and Interventional Radiology: The Requisites, 2nd ed, 95–97.

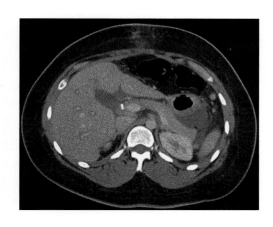

图 80-1　Bill S. Majdalany 医师授权使用

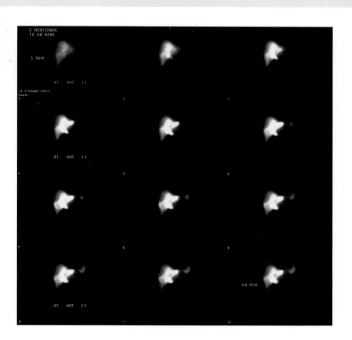

图 80-2　Bill S. Majdalany 医师授权使用

病史：男性，25 岁，腹腔镜胆囊切除术后出现发热、腹痛、腹腔内引流物增多，实验室检查异常。

1. 根据图像所示影像学表现，以下哪些应纳入鉴别诊断？（多选）
   A. 副肝管断裂
   B. 右肝管破裂
   C. 肝总管断裂
   D. 肝总管闭塞

2. 下列哪项检查对于增加额外诊断信息以指导治疗最没有价值？
   A. 超声
   B. 内镜逆行性胆管胰管造影术（ERCP）

   C. 磁共振胰胆管成像（MRCP）
   D. 经皮经肝胆管造影（PTC）

3. 胆囊切除术后胆道损伤的概率是多少？
   A. 不到 1%
   B. 5% ～ 10%
   C. 20% ～ 30%
   D. 大于 50%

4. 下一步最可能的处理是什么？
   A. 保守治疗
   B. 经皮经肝胆管造影（PTC）并胆道引流
   C. 腹腔镜下胆道修复术
   D. 开放性外科手术修复胆道

本病例更多图片及说明请见附图部分。

病例 80

肝总管断裂

1. ABC

胆囊窝见积液，并且 ^{99m}Tc- 亚氨基二乙酸（EHIDA）肝胆动态显像示胆汁蓄积于肝外，故这种情况下应考虑主要的肝管损伤。胆道闭塞一般显示胆道扩张，但不会出现胆瘘。

2. A

超声虽然可以发现胆道扩张以及胆囊窝积液，但是无法提示确切的胆道损伤部位。

3. A

胆囊切除术后胆道损伤的情况很少见，无论是腹腔镜下还是外科开放手术（分别约 0.5% 和 0.2%）。

4. B

经皮经肝胆管造影能够准确提示胆管损伤的部位，同时胆道引流能够降低胆道压力。本例患者发热，必须怀疑胆管炎或化脓，所以不应采用保守治疗。外科手术虽然效果好，但一般不作为首选治疗方案。只有在胆囊切除术时就发现了胆道损伤，外科手术处理才会被采用。

讨论

主要知识点

胆道损伤是腹腔镜或剖腹胆囊切除术的严重并发症。因为在这种情况下，患者通常需要多种介入治疗手段或者复杂的外科修复手段。本例中 CT 显示了胆囊窝积液，怀疑胆瘘（图 S80-1）。肝胆动态显像、MRCP 确认了胆道损伤并胆瘘（图 S80-2 和图 S80-3）。远端胆总管未显示，提示胆管完全横断性损伤。PTC 提示左、右肝内胆管相互沟通，故只需放置一个右侧外引流管进行减压、分流，并同时减少胆管炎的风险（图 S80-4，图 S80-5）。行 PTC 时，可同时进行胆管引流术（未显示）。

经皮途径

行经皮经肝胆管造影及胆道引流术时，患者如胆管扩张，则失败率低于 5%，但无胆管扩张可高达 25%。因为这个原因，在胆总管损伤时，首先将经皮引流管放置于胆汁瘤内，从而减轻胆瘘。数周及数月后，塌陷的胆汁瘤腔与胆管损伤部位之间会形成一个成熟的管道。此时，于胆汁瘤内注入对比剂后，可使胆道系统显影。故依据此，可以将套圈导管伸入胆汁瘤内，通过所形成的成熟管道进入胆管内，并对此处胆道进行标记，保证肝门区胆管狭窄部 U 型管的放置。由于肝门区可能存在严重的炎症改变，故引流导管的放置有助于外科医生识别损伤的胆管（图 S80-6）。最后，进行外科手术（肝门空肠吻合术）修复。

参考文献

Saad N, Darcy M. Iatrogenic bile duct injury during laparoscopic chole-cystectomy. *Tech Vasc Interv Radiol*. 2008;11:102–110.

Thompson C, Saad N, Quazi R, et al. Management of iatrogenic bile duct injuries: Role of the interventional radiologist. *Radiographics*. 2013;33:117–135.

交叉参考

Vascular and Interventional Radiology: The Requisites, 2nd ed, 467.

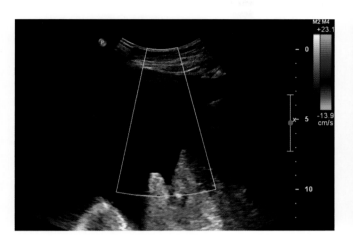

图 81-1

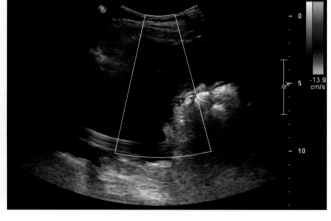

图 81-2

病史： 女性，67 岁，肝硬化并门静脉高压。

1. 左图中的主要异常是什么？
   A. 大量腹水
   B. 腹腔积血
   C. 腹腔积气
   D. 腹膜假性黏液瘤

2. 右图进行了什么经皮穿刺手术？
   A. 经皮空肠造瘘置管术
   B. 经肝胆道引流置管术
   C. 隧道式腹腔引流置管术
   D. 经皮肾穿刺造瘘置管术

3. 这个手术有什么严重的延迟并发症？
   A. 胃肠道出血
   B. 细菌性腹膜炎
   C. 腹腔积血
   D. 胃肠道穿孔

4. 肝硬化并大量腹水的患者，在腹水引流的过程中或术后，应考虑予以怎样的治疗？
   A. 静滴生理盐水
   B. 补充白蛋白
   C. 进行交叉配血
   D. 静滴复方乳酸钠

本病例更多图片及说明请见附图部分。

病例 81

大量腹水：隧道式腹腔引流置管术

1. A

左图见大量的无回声流体，应考虑腹水。

2. C

在补充图像中，超声图和 X 线片显示经皮穿通导管。

3. B

长期留置腹腔引流管可继发经导管传播细菌性腹膜炎，是一种严重的并发症，虽然可能会发生胃肠道穿孔，但注意穿刺针、导丝和导管的操作，就可以减少这种并发症的发生。

4. B

输注白蛋白以防肝硬化患者大量引流腹水后体液转移[①]。

讨论

临床表现

门静脉高压、恶性腹水和右心衰竭均可导致大量腹水。腹腔积液可引起腹胀以及膈肌压力增加，从而导致呼吸困难及活动后气促。这会极大地影响患者的生活质量。

治疗方法

利尿剂是治疗腹水的首选，并且也同时需要腹腔穿刺引流以减少腹水。对于这些措施不能缓解症状，需要频繁的大容量穿刺术，以及那些因利尿剂使用导致副作用（肾功能受损）的患者，需寻求其他治疗方案。经颈静脉肝内门体系统分流术（TIPS）可用于门静脉高压的患者。此外，对于严重右心衰竭或恶性腹水患者，放置隧道式腹腔引流管也是一种治疗选择。

操作技术

该方法与放置隧道式中心静脉导管相似，除了导管放置在腹腔内并需要穿通前腹壁软组织（图 S81-1～图 S81-3）。然后，患者可以根据需要间歇性地打开阀门，从而简单地排出腹水。细菌性腹膜炎是一种罕见且严重的并发症。

参考文献

Narayanan G, Pezeshkmehr A, Venkat S, et al. Safety and efficacy of the Pleurx catheter for the treatment of malignant ascites. *J Palliat Med.* 2014;17:906–912, Aug.

O'Neill M, Weissleder R, Gervais DA, et al. Tunneled peritoneal catheter placement under sonographic and fluoroscopic guidance in the palliative treatment of malignant ascites. *AJR Am J Roentgenol.* 2001;177:615–618.

---

① 低胶体渗透压致血浆中水向组织渗透。——译者注

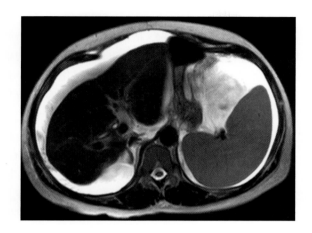

图 82-1

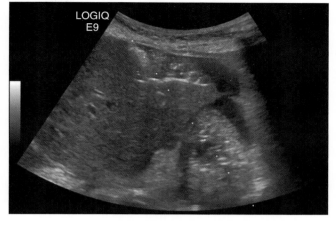

图 82-2

病史： 男性，56 岁，肝移植史，出现转氨酶升高及腹水。

1. 根据影像表现，以下最可能的诊断是什么？
   A. 非酒精性脂肪性肝炎
   B. 继发性血色素沉着病
   C. 移植排斥
   D. 原发性硬化性胆管炎

2. 根据介入放射学学会（SIR）指南，下列哪些是该患者行超声引导下经皮穿刺活检的禁忌证？（多选）
   A. INR 大于 1.5
   B. 肝硬化
   C. 腹水
   D. 终末期肝病模型（MELD）评分 29 分

3. 正在使用肝素的患者被要求行 CT 引导下经皮肝活检，哪项是正确的？
   A. 活检期间能够继续使用肝素
   B. 活检之前至少提前 4 h 停用肝素
   C. 活检之前至少提前 12 h 停用肝素
   D. 活检之前至少提前 24 h 停用肝素

4. 一位丙肝感染和肝硬化病史的患者，多期增强 MRI 显示一个 2.5 cm 的肝内病变，动脉早期高强化，有廓清，患者要求行肝内病变活检，下列哪项是正确的做法？
   A. 如果患者无穿刺活检禁忌证则行病变活检
   B. 根据肝影像报告和数据系统（LI-RADS），该病变为 5 类，推荐不行活检直接治疗
   C. 如果主治医师和患者理解风险则行病变活检
   D. 影像学复查如果病变增大或者有血管侵犯则行活检

本病例更多图片及说明请见附图部分。

病例 82

经皮经腹肝活检

1. C

影像学表现无特异性，表现为肝 T2 信号降低，中等量腹水，对于肝移植患者转氨酶升高，应该首先考虑排斥反应。

2. AC

根据 SIR 指南，侵入性操作术前的 INR 应该低于 1.5，肝硬化本身并不是超声引导下活检的禁忌证，由于腹水显著增加了肝包膜破裂出血的风险，因此腹水是禁忌证，MELD 评分 29 分不是禁忌证。

3. B

根据最新的指南，侵入性操作之前至少提前 4 h 停止肝素的使用。

4. B

这是一个 LR 5 的病变，根据 LI-RADS 标准可以诊断为肝细胞癌，不推荐行活检。

讨论

主要知识点

肝活检可以经皮经腹途径或者经肝静脉途径，细针抽吸和同轴针活检都可进行，弥漫性肝病常采用随机肝活检，对于有目标病变的采取直接活检。

经皮途径

肝活检可能的并发症包括严重腹腔内出血、胆道出血、气胸，因此术前要注意的是确保凝血功能及血小板水平在正常范围，尤其是肝硬化患者。此外，肝实质内病变位置较高时，穿刺路径应该避免经过右侧胸膜腔的外侧沟，对于左侧病变，应注意病变与心包之间的关系。术前需要做横断位的检查，包括超声、MRI、CT（图 S82-1）。超声或 CT 被用于绝大多数影像引导下的活检（图 S82-2，图 S82-3）。超声的优点是提供实时可视化进针，并且比 CT 便宜。另一方面，很多病变超声显示欠佳，这种情况需要选择 CT。MRI 引导也用于一些医疗中心，主要用于肝顶部的病变，这种情况下 MRI 的优势是能够进行多维度扫描。

参考文献

Mitchell DG, Bruix J, Sherman M, et al. LI-RADS (Liver Imaging Reporting and Data System): summary, discussion, and consensus of the LI-RADS management working group and future directions. *Hepatology*. 2014;.

Shankar S, Van Sonnenberg E, Silverman SG, et al. Interventional radiology procedures in the liver. Biopsy, drainage, and ablation. *Clin Liver Dis*. 2002;6:91–118.

交叉参考

Vascular and Interventional Radiology: The Requisites, 2nd ed, 386–391.

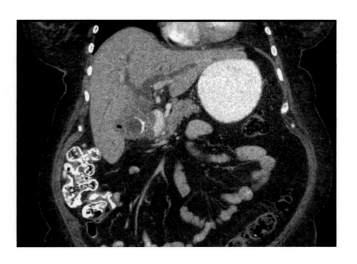

图 83-1

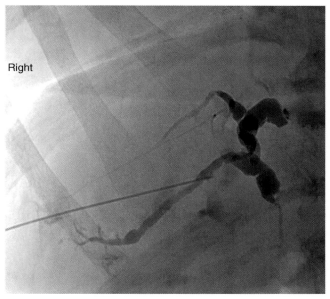

图 83-2

病史：女性，63 岁，体重减轻，黄疸。

1. 根据影像表现，以下最可能的诊断是什么？
   A. 胰腺癌
   B. 慢性胰腺炎
   C. 胆囊癌
   D. 损伤性胆管狭窄

2. 良性胆道狭窄的最常见原因是什么？
   A. 慢性胰腺炎
   B. 原发性硬化性胆管炎
   C. 医源性损伤
   D. Mirizzi 综合征

3. 下列哪项说法是正确的？
   A. 恶性胆道狭窄的最佳治疗是球囊成形术
   B. 刷拭活检诊断胆道或胰腺癌的敏感性约 90%
   C. 金属支架的长期通畅率高于塑料支架
   D. 对于无法切除的预期寿命短的恶性梗阻患者，塑料支架优于金属支架

4. 下列说法哪项是正确的？
   A. 原发性硬化性胆管炎只导致肝内胆管狭窄，而不导致肝外胆管狭窄
   B. 胆管细胞癌是恶性胆道狭窄最常见的原因
   C. 胆道外引流可导致电解质紊乱
   D. 经皮胆道引流最常采用 CT 引导

本病例更多图片及说明请见附图部分。

病例 83

恶性胆总管狭窄

1. C

细长的、鼠尾状的胆总管是恶性病变的典型表现，胆囊呈肿块影并且压迫肝总管，提示胆囊癌。胰腺癌相关的恶性狭窄有非常相似的表现，但是"双管征"和肿块中心位于胆囊窝支持胆囊癌的诊断。

2. C

约 80% 的胆道狭窄是医源性的，大部分来源于胆囊切除术或者原位肝移植，慢性胰腺炎是良性胆道狭窄第二常见的原因。

3. C

塑料支架的堵塞率高，需要重复介入处理。金属支架的通畅时间约为 6 个月。金属支架更倾向用于不需要重复操作的患者。支架的使用可以拔除外引流管，从而提高患者的生活质量。恶性胆道梗阻行球囊成形术的效果较差，通常需要放置支架。胆道刷检的敏感性为 50% ～ 70%，因此刷拭活检阴性的患者仍需要密切观察。

4. C

丢失体液和胆汁的患者容易发生电解质紊乱，因此需要记录胆道引流量，必要时纠正电解质失衡。原发性硬化性胆管炎与肝内和肝外胆道狭窄有关。恶性胆道狭窄最常见的原因是胰腺癌。

讨论

病因

恶性胆道梗阻的原因有：胰腺癌、胆管细胞癌、胆囊癌、肝内转移瘤、肝门部肿块性病变导致的肝外胆总管或肝总管受压。虽然临床必须考虑临床表现，但是肝总管的不规则的鼠尾状狭窄高度提示恶性病因（图 S83-2）。CT 或者 MRI 有助于判断狭窄的病因（图 S83-1）。

经皮穿刺治疗

对于恶性胆总管或肝总管狭窄的患者，介入放射医生有多个任务需要完成：

（1）经皮经肝胆道造影能够明确胆道变异的情况，选择治疗的路径。

（2）胆道引流能够用于治疗胆管炎、防止胆源性败血症的发作、解除黄疸和瘙痒等梗阻症状（图 S83-3，图 S83-4）。

（3）虽然胆道刷拭活检对于胰腺或胆道腺癌的诊断敏感性只有 50% ～ 70%，但是有时候能够提供决定性的病理诊断。

（4）对于不能切除的恶性肿瘤，如果患者预期寿命短，可放置永久性的金属支架行内引流，以便拔除胆道外引流管。

参考文献

Govil H, Reddy V, Kluskens L, et al. Brush cytology of the biliary tract: retrospective study of 278 cases with histopathologic correlation. *Diagn Cytopathol.* 2002;26:273–277.

Shanbhogue AK, Tirumani SH, Prasad SR, et al. Benign biliary strictures: a current comprehensive clinical and imaging review. *AJR Am J Roentgenol.* 2011;197(2):W295–W306.

交叉参考

Vascular and Interventional Radiology: The Requisites, 2nd ed, 457–465.

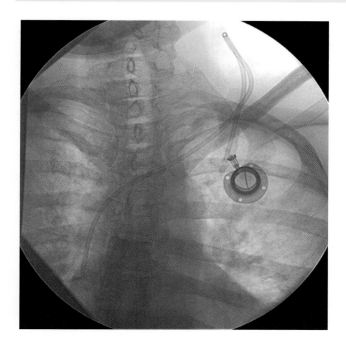

图 84-1

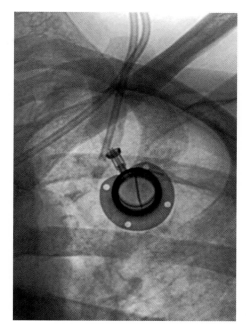

图 84-2

病史： 女性，51 岁，乳腺癌，中心静脉导管皮下输液港无功能。

1. 根据影像表现，以下最可能的诊断是什么？
   A. 医源性气胸
   B. 皮下输液港组件分离
   C. 长期皮下输液港成功植入
   D. 医源性主动脉夹层

2. 哪种患者最需要这种装置？
   A. 需要立即建立中心静脉通路恢复大容量的患者
   B. 需要血液透析的患者
   C. 需要长期、间歇性静脉通路的患者

   D. 需要短期静脉通路的患者

3. 图中还可看到哪种异常？
   A. 输液港囊袋翻转
   B. 顶部气胸
   C. 导管扭曲
   D. 输液港感染

4. 下列哪种情况需要紧急拔除输液港？
   A. 输液港感染
   B. 囊袋血肿
   C. 气胸
   D. 输液港渗漏

本病例更多图片及说明请见附图部分。

病例 84

输液港组件分离

1. B

图中显示长期皮下输液港的两个组件分离，此外，导管顶端向头侧扭曲。

2. C

输液港用于需要长期间歇性使用中心静脉通道的患者，如化疗患者。输液港导管不适用于透析患者恢复大容量。

3. C

图中没有显示顶部气胸，但是显示了扭曲的导管，输液港里有一根针，并没有在囊袋中翻转，除非出现皮下积气，否则在平片上无法看出输液港感染。

4. A

如果输液港本身感染，通常需要拔除，囊袋血肿可自行吸收或者需要简单处理即可，气胸可通过吸氧或者胸腔引流处理，少于 1% 的输液港渗漏需要更换。

讨论

主要知识点

除了上述中心静脉通路的主要并发症，还可能发生一些装置相关并发症。此病例显示了一个装置相关并发症——输液港和导管组件分离（图 S84-1）。此外，导管在异常位置，部分位于血管外（图 S84-2）。

血管内装置

输液港导管装置有很多种。有些单位采用单片式，有些采用双片式或者可连接的输液港。可连接的输液港是在放置的过程中由医生来组装的。在少数情况下，由于技术原因和（或）局部损伤，在组装的过程中出现组件的分离。这是很重要的，因为液体进入输液港会向胸壁渗漏。这种分离是可以进行修复的，需要重新打开切口，将输液港和导管重新组装，或者更换整套输液港装置。

参考文献

Funaki B, Szymski GX, Hackworth CA, et al. Radiologic placement of subcutaneous infusion chest ports for long-term central venous access. *Am J Roentgenol*. 1997;169:1431–1434.

Vesica S, Baumgartner A, Jacobs V, et al. Management of venous port systems in oncology: a review of current evidence. *Ann Oncol*. 2008;19:9–15.

交叉参考

Vascular and Interventional Radiology: The Requisites, 2nd ed, 148–151.

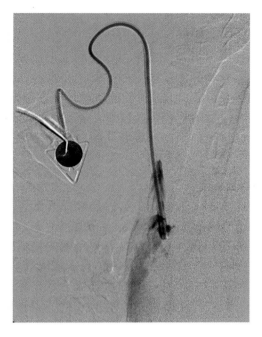

图 85-1

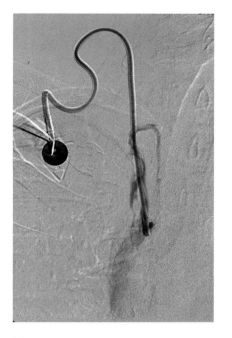

图 85-2

病史： 女性，44 岁，结肠癌，右胸置入输液港功能障碍。

1. 根据影像表现，以下最可能的诊断是什么？
   A. 导管闭塞
   B. 纤维蛋白鞘形成
   C. 导管扭结
   D. 港口入路不当

2. 纤维蛋白鞘形成可见于以下哪些发现？（多选）
   A. 湍流喷射
   B. 对比剂沿导管回流
   C. 在导管尖端对比剂填充囊

D. 注入的液体外渗到软组织中

3. 以下哪项可能导致导管功能障碍？
   A. 纤维蛋白鞘
   B. 导管错位
   C. 静脉狭窄
   D. 导管断裂

4. 使用这种导管最可能出现哪个问题？
   A. 难以注射
   B. 难以抽吸
   C. 难以使用
   D. 以上都不是

本病例更多图片及说明请见附图部分。

病例 85

导管周围纤维蛋白鞘形成

1. B
沿着导管回流的对比剂显影提示典型的纤维蛋白鞘形成。显然，对比剂是通过导管并从导管尖端喷出，因此它没有堵塞并且港口入路合适。

2. ABCD
当纤维蛋白围绕导管尖端时，对比剂注射表现为湍流流出。另外，薄层对比剂可以在导管和纤维蛋白鞘之间回流。偶尔，在导管尖端存在松散黏附的纤维蛋白囊，并且可以填充对比剂，或者如果沿着导管的整个血管内均存在纤维蛋白鞘，则对比剂可通过静脉切口回流并渗到皮下组织。

3. B
这是由导管尖端在非目标静脉（例如奇静脉）中错位导致的导管功能障碍的早期原因，或者如果导管尖端以直角邻接静脉壁。纤维蛋白鞘是导致第 1 ～ 2 周导管功能障碍的罕见原因。平均放置 15 周后纤维蛋白鞘形成可导致液体流动受阻。导管断裂最常见于锁骨下中心静脉导管，因为它们是从锁骨下入路。随着时间的推移，锁骨和第 1 肋之间对导管的机械压缩可导致间歇性阻塞并最终导致断裂（"夹断"综合征）。

4. B
纤维蛋白鞘充当单向阀，可以向其中注射液体但不能抽吸血液。

讨论

病因
中心静脉导管容易出现感染、端孔闭塞、静脉血栓形成、导管迁移、扭结、血管壁损伤和导管断裂。最常见和最困难的问题之一是在导管尖端周围形成纤维蛋白鞘。放置后不久，几乎所有导管都被一层纤维蛋白覆盖，最终在导管周围形成套管。当这阻碍导管端孔和（或）侧孔时，通常的临床发现是抽吸功能受损，但注射功能正常。在这种情况下，透析导管通常表现出流速降低。典型静脉造影示对比剂沿纤维蛋白鞘内的导管逆行，勾勒出导管外形（图 S85-1 和图 S85-2）。

血管腔内治疗
治疗方案各不相同，可以经导丝导管置换，但由于导管通常重新插入现有的纤维蛋白鞘，因此不太可能长期改善。或者，可以使用低剂量血栓溶解剂，通过在导管中滴注 30 ～ 60 min 或输注数小时。一些人主张使用导丝或球囊血管成形术来破坏纤维蛋白鞘，或者使用从另一个静脉入路的圈套装置剥离纤维蛋白鞘。不幸的是，大多数治疗只能暂时缓解，因为纤维蛋白鞘会随着时间的推移而改变。

参考文献

Crain MR, Horton MG, Mewissen MW. Fibrin sheaths complicating central venous catheters. *AJR Am J Roentgenol*. 1998;171:341–346.

Gray RJ, Levitin A, Buck D, et al. Percutaneous fibrin sheath stripping versus transcatheter urokinase infusion for malfunctioning well-positioned tunneled central venous dialysis catheters: a prospective, randomized trial. *J Vasc Interv Radiol*. 2000;11:1121–1129.

交叉参考

Vascular and Interventional Radiology: The Requisites, 2nd ed, 148–151.

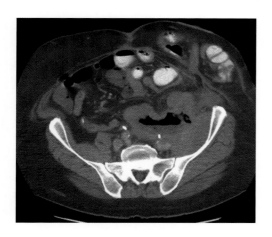

图 86-1

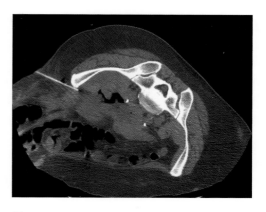

图 86-2

病史： 男性，50岁，结肠癌部分结肠切除术后，表现为发热和腹痛。

1. 根据图像所示影像学表现，以下哪些应纳入鉴别诊断？（多选）
   A. 小肠梗阻
   B. 局部转移
   C. 脓肿
   D. 憩室炎

2. 用于骨盆脓肿的经肛管导管置入哪个孔？
   A. 坐骨大孔
   B. 坐骨小孔
   C. 闭孔
   D. 骶前孔

3. 以下哪种方法适用于经肛门导管置入？
   A. 低于梨状肌
   B. 高于梨状肌
   C. 通过梨状肌
   D. 梨状肌的内侧

4. 患有克罗恩病的49岁女性被发现在阴道附近有一个盆腔脓肿，前腹壁有窦道。应采用以下哪种方法进行引流导管置入？
   A. 经臀导管置入
   B. 经阴道导管置入
   C. 经直肠导管置入
   D. 通窦道导管置入

本病例更多图片及说明请见附图部分。

病例 86

盆腔深部脓肿的经皮引流术

1. BC

图像显示骨盆中含液含气的炎性软组织大肿块。积气积液与脓肿一致，但肿块内的软组织影也可与坏死的转移性病变有关。

2. A

经臀导管置入需横穿坐骨大孔。

3. A

经臀放置导管时，首选梨状肌下方。这种方法于骶棘韧带的水平、梨状肌下方并尽可能靠近骶骨，有助于避免对坐骨神经的伤害。可能需要将导管置入梨状肌（经梨状肌通路），取决于脓肿位置或相邻肠袢。

4. D

如果可能，优选将引流导管放置在现有窦道中。可以将对比剂注入窦道以观察脓腔，并且通常可以置入导管而无需穿刺。

讨论

经皮途径

深部骨盆脓肿的一线治疗通常是经皮成像引导引流（图 S86-2 ～ 图 S86-4）。由于存在小肠、膀胱和骨盆内的其他结构，通常没有简单的经腹通路。在选择潜在的通路时，首先要问的是是否存在窦道。如果存在，那么可以通过将对比剂直接注入皮肤缺损来观察脓腔；在这种情况下，导管通常可以在透视下进入脓肿而无需穿刺。如果不存在此情况，仔细检查 CT 图像对于制订治疗计划至关重要（图 S86-1）。

替代进入方法

当不存在进入积液的直接经腹途径时，在没有禁忌证（例如，直肠区域中的外科肠吻合术）的情况下，通常考虑经阴道和经直肠进入。与经尿道引流相比，经阴道和经直肠途径的优点是它们通常非常接近积液并且具有较小的并发症（出血和疼痛）风险。此外，当积液较少时，在技术上经常难以经肛门引流，因为必须精确地选择进入积液的途径，以避免穿过周围肠道和盆腔器官。

参考文献

Harisinghani MG, Gervais DA, Maher MM, et al. Transgluteal approach for percutaneous drainage of deep pelvic abscesses: 154 cases. *Radiology*. 2003;228:701–705.

Hovsepian DM. Transrectal and transvaginal abscess drainage. *J Vasc Interv Radiol*. 1997;8:501–515.

交叉参考

Vascular and Interventional Radiology: The Requisites, 2nd ed, 401–418.

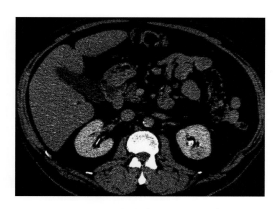

图 87-1　Shane A. Wells 医师授权使用

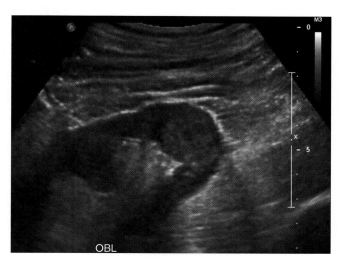

图 87-2　Shane A. Wells 医师授权使用

病史： 男性，62 岁，偶然发现病变。

1. 左侧图像中成像发现的鉴别诊断包含哪些？（多选）

   A. 嗜酸细胞瘤

   B. 肾细胞癌

   C. 血管平滑肌脂肪瘤

   D. 移行细胞癌

2. 以下哪些肿瘤描述意味着成功消融的可能性更高？（多选）

   A. 直径大于 4 cm

   B. 直径小于 3 cm

   C. 中心位置

   D. 非中心位置

3. 射频（RF）消融或冷冻消融区的术后 CT 和 MRI 的典型表现是什么？

A. CT 低密度，T1 加权像等信号或高信号，T2 加权像低信号

B. CT 高密度，T1 加权像等信号或高信号，T2 加权像低信号

C. CT 低密度，T1 加权像等信号或低信号，T2 加权像高信号

D. CT 高密度，T1 加权像等信号或低信号，T2 加权像高信号

4. 射频消融术后患者发热、恶心、呕吐，适当的治疗方法是什么？

   A. 广谱抗生素

   B. 用 CT 或超声重新成像

   C. 对乙酰氨基酚

   D. 血培养和广谱抗生素

本病例更多图片及说明请见附图部分。

病例 87

肾细胞癌——冷冻消融

1. AB

实性增强肾肿块表明可能是肾细胞癌或嗜酸细胞瘤。没有大量脂肪表明不是血管平滑肌脂肪瘤。移行细胞癌多发生于肾盂。

2. BD

中央位置具有较低的完全肿瘤坏死率，可能继发于中央血管的散热效应以及过度治疗对血管蒂和肾盂损伤的风险。较大的病变（大于 3 cm）也更有可能出现治疗不完全或需要多次治疗。

3. A

消融区在 CT 上的衰减很低，通常是 T2 低信号。增强扫描是评估复发或残留肿瘤的必要条件。治疗后几个月，在消融区周围可以看到薄的外周增强边缘。复发或残留肿瘤通常表现为结节性，外周增强。

4. C

除了疼痛和不适之外，这些症状是典型的消融后综合征。适当的治疗包括对乙酰氨基酚或非甾体类抗炎药加休息。冷冻消融后可出现类似现象，通常表现为腰痛和低热。

讨论

发生率和常规治疗

肾肿瘤偶然发现率正在增加。可在早期阶段检测到这些相当小的肿瘤。手术切除这些肿瘤仍然是标准治疗方法。包括根治性和部分肾切除术，其可以开放式或腹腔镜式进行。

保守治疗

近年来，保留肾单位的疗法在保护肾功能方面受到青睐。这些治疗包括部分肾切除术、腹腔镜冷冻消融术、经皮影像引导冷冻消融术和射频消融术。经皮穿刺术与开腹或腹腔镜手术相比具有明显的优势，包括降低发病率和在中度镇静下进行的可能性。

介入干预

本例患者选择经皮冷冻消融治疗左侧肿瘤，因为其保留肾单位的潜力，且由于许多并发症而不需要全身麻醉，行外科手术的并发症发生风险更高。超声或 CT 引导下放置冷冻探针（图 S87-1 ～ 图 S87-3）。通过超声或 CT 也可以监测肿瘤的冻融情况，这可以证明冷冻探针周围冰球的形成以及发现消融过程中任何潜在的并发症（图 S87-4）。

参考文献

Atwell TD, Farrell MA, Callstrom MR, et al. Percutaneous cryoablation of large renal masses: technical feasibility and short-term outcome. *AJR Am J Roentgenol.* 2007;188:1195–2000.

Venkatesan AM, Wood BJ, Gervais DA. Percutaneous ablation in the kidney. *Radiology.* 2011;261(2):375–391.

交叉参考

Vascular and Interventional Radiology: The Requisites, 2nd ed, 554–561.

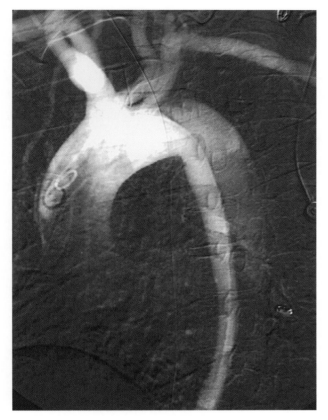

图 88-1

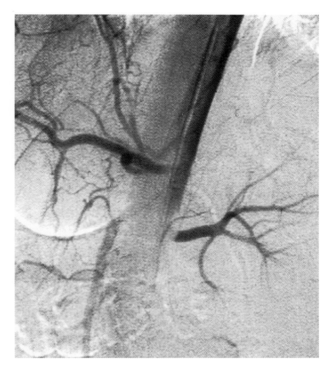

图 88-2

病史： 女性，69 岁，表现为慢性呼吸困难，持续加重。

1. 根据影像表现，以下最可能的诊断是什么？
   A. 先天性肺动脉瓣狭窄
   B. 慢性肺栓塞
   C. 肺门淋巴结病
   D. 肺源性心脏病

2. 下列哪一项不是上述症状的病因？
   A. 二尖瓣狭窄
   B. 先天性左向右分流
   C. 右心衰竭
   D. 肺部疾病

3. 下列哪些成像方法对该疾病是有益的？（多选）
   A. 胸部 X 线平片
   B. 通气 / 灌注（V/Q）扫描
   C. 胸部增强 CT 扫描
   D. 心脏磁共振成像

4. 下列哪一项是本例患者行肺血管造影可能的并发症？
   A. 心脏压塞
   B. 肾毒性
   C. 一过性心律失常
   D. 以上所有选项

本病例更多图片及说明请见附图部分。

病例 88

慢性血栓栓塞性肺动脉高压

1. B

血管造影图像显示肺动脉管腔不规则，多发狭窄、闭塞和结节状膨大。上述表现与继发于慢性血栓栓塞性肺动脉高压一致。先天性肺动脉瓣狭窄和肺动脉狭窄后扩张的表现类似。通常情况下，由于狭窄后血流方向的关系，左侧肺动脉优先扩张。

2. C

右心衰竭是肺动脉高压的结果，而不是原因。所有其他的选项均可能是导致肺动脉高压的病因。

3. ABCD

所有检查方法都可发现一些肺动脉高压的典型表现，不仅有助于确定肺动脉高压的程度或严重性，也有助于发现潜在的病因。

4. D

在文献报道中，与肺血管造影相关的死亡率一直很低，约为 0.3%，大多数死亡是由心力衰竭、诱发心律失常或对比剂严重变态反应（包括肾毒性）引起的。在肺动脉造影过程中，导管在肺动脉中穿孔导致心脏压塞也是一种罕见的并发症。

讨论

临床表现

在大多数急性肺栓塞患者中，栓子在起病几周内部分或完全消失。然而，在一些患者中栓子并没有消失，0.1% ~ 0.2% 的患者由于多次发生肺栓塞而进展为肺动脉高压。这些患者通常表现为进行性加重的呼吸困难和疲劳。

诊断性评估

用最简单的术语来说，肺动脉高压的定义是侵入性方式测量肺动脉压力，平均压力大于或等于 25 mmHg。肺动脉高压是许多心肺疾病的终末期或后遗症，因此可在多种临床状况下出现，主要是左心衰竭、肺部本身的疾病和慢性肺动脉血栓性栓塞等。有效诊断性评估肺动脉高压的基础之一是需要获得静息肺毛细血管楔压并评估其是否升高（正常值是 15 mmHg）。这将使我们可以将诊断细化为肺动脉前（楔压正常）或后（楔压升高）肺动脉高压。这一区别至关重要，因为这两种分类的治疗方案是不同的。

影像评估

血管造影仍然是诊断的金标准。以下表现具有特征性，包括肺动脉主干扩张、管腔内呈网状、管腔内不规则、肺动脉分支狭窄、结节状膨大，通常呈圆形外观（图 S88-1 和图 S88-2）的局部灌注缺损和血管闭塞。直接肺动脉测压是经典的评估方法。此外，CT 肺血管造影、胸部 X 线摄片和 V/Q 扫描也在评估中发挥作用。

治疗方法

在治疗中，肺血栓切除术是对慢性血栓栓塞性肺动脉高压（chronic thromboembolic pulmonary hypertension，CTEPH）患者的治疗方案中的既定手术方案。但是近年来随着介入导管技术的进展，肺血管球囊成形术已被证明与 PEA 具有同等的疗效和安全性，应被认为是无手术条件的 CTEPH 患者可行的治疗方案。

参考文献

Barbosa Jr. EJ, Gupta NK, Toigian DA, et al. Current role of imaging in the diagnosis and management of pulmonary hypertension. *AJR Am J Roentgenol.* 2012;198:1320–1331.

Hoeper MM, Madani MM, Nakanishi N, et al. Chronic thromboembolic pulmonary hypertension. *Lancet Respir Med.* 2014;2:573–582.

Hofmann LV, et al. Safety and hemodynamic effects of pulmonary angiography in patients with pulmonary hypertension: 10-year single-center experience. *AJR Am J Roentgenol.* 2004;183:779–785.

Peña E, Dennie C, Veinot J, et al. Pulmonary hypertension: how the radiologist can help. *Radiographics.* 2012;32:9–32.

Taniguchi Y, Miyagawa K, Nakayam K, et al. Balloon pulmonary angioplasty: an additional treatment option to improve the prognosis of patients with chronic thromboembolic pulmonary hypertension. *EuroIntervention.* 2014;10:518–525.

交叉参考

Vascular and Interventional Radiology: The Requisites, 2nd ed, 168–169.

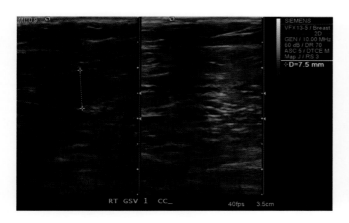

图 89-1　Minhaj S. Khaja 医师授权使用

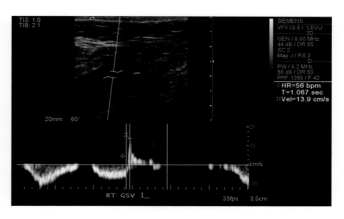

图 89-2　Minhaj S. Khaja 医师授权使用

病史： 女性，56 岁，下肢静脉充血伴疼痛 2 个月。

1. 根据影像表现，以下最可能的诊断是什么？
   A. 深静脉血栓形成
   B. 外周动脉疾病
   C. 静脉曲张
   D. 腘动脉假性动脉瘤

2. 根据图像所示，哪个静脉血管最常受累？
   A. 下腔静脉
   B. 髂总静脉
   C. 股静脉
   D. 大隐静脉

3. 对于上述情况，哪种治疗最有效？
   A. 泡沫硬化治疗
   B. 血管腔内激光消融术
   C. 外科剥离
   D. 上述治疗在 1 年左右疗效相当

4. 下列哪一项检查可以帮助区分浅静脉和深静脉功能不全？
   A. 直腿抬高试验
   B. Perthes 试验
   C. Allen 试验
   D. Lachman 试验

本病例更多图片及说明请见附图部分。

病例 89

静脉曲张的血管内消融治疗

1. C

这些图片显示发生了静脉曲张，这是由下肢浅静脉的静脉功能不足造成的。这种慢性静脉淤血导致血管充血和扩张。深静脉血管的闭塞会对瓣膜造成损伤，并导致血液通过穿支静脉回流到浅静脉系统。

2. D

下肢静脉曲张最常受累的是大隐静脉，它是下肢浅静脉回流唯一的出口。大隐静脉和小隐静脉占静脉曲张形成的绝大多数。其他选项也可能发生静脉曲张，但比大隐静脉少见。下腔静脉或髂总静脉闭塞可导致非常广泛的静脉曲张形成。

3. D

没有随机临床试验表明哪一种治疗静脉曲张的方法比另一种更有效。静脉内激光消融、射频消融、硬化治疗和手术剥离 1 年左右的效果大致相同。

4. B

Perthes 试验可以用来区分深静脉和浅静脉功能不全。患者取站立位，将止血带捆扎于大腿中部，然后嘱患者行走 5 min。如果曲张静脉消失，则通过深静脉回流，静脉曲张的原因是浅静脉功能不全。如果静脉曲张持续存在，引起患者下肢疼痛，说明病因是下肢深静脉阻塞。

讨论

发病机制

静脉曲张是门诊常见的疾病。在西方国家，超过 20% 的人患有静脉曲张。静脉曲张是由多种病理生理机制形成的，这些机制导致了下肢静脉血管发生充血和疼痛（图 S89-1）。这些机制包括静脉压力升高和静脉瓣膜功能不全。这导致下肢血液从其他属支的静脉回流（图 S89-2）。随着曲张静脉对静脉壁的剪切力发生的炎性反应，病变血管开始发生结构性变化。

治疗方法

最常受累的血管是大隐静脉，因此发展出外科手术和经皮血管腔内治疗的方法以消除静脉曲张。以前的标准治疗方法包括手术结扎和剥离到膝关节水平的相关静脉血管切除术。然而，近年来血管内新技术已取代外科成为治疗静脉曲张最常用的方法。这些治疗包括射频消融、激光消融和泡沫硬化治疗（图 S89-3 ～图 S89-6）。血管内手术因无需全身麻醉和等待手术室时间而受到青睐，而且围术期并发症和死亡率的风险也较低。但是，血管腔内治疗与外科手术在 1 年左右的时间上治疗效果无差异。

参考文献

Piazza G. Varicose Veins. *Circulation*. 2014;130:582–587.

Rasmussen L, Lawaetz M, Bjoern L, et al. Randomized clinical trial comparing endovenous laser ablation, radiofrequency ablation, foam sclerotherapy and surgical stripping for great saphenous varicose veins. *Br J Surg*. 2011;98:1079–1087.

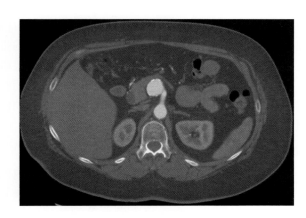

图 90-1　Wael E. Saad 医师授权使用

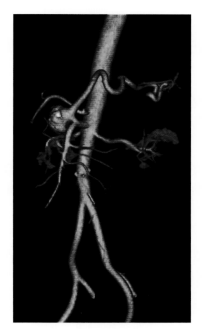

图 90-2　Wael E. Saad 医师授权使用

病史： 女性，56 岁，腹部隐痛。

1. 根据图像所示影像学表现，以下哪些应纳入鉴别诊断？（多选）

   A. 肠系膜上动脉（SMA）真性动脉瘤

   B. 右肾动脉真菌性动脉瘤

   C. 动静脉瘘

   D. 内脏动脉解剖变异

2. 脾动脉真性动脉瘤（SAAs）在下列哪种人群中最常见？

   A. 30 岁的孕妇

   B. 50 岁男性，动脉粥样硬化

   C. 70 岁女性，高血压

   D. 45 岁男性，未控制的糖尿病

3. 脾动脉瘤最常见的发生部位是什么？

   A. 脾动脉主干近 1/3 段

   B. 脾动脉主干中 1/3 段

   C. 脾动脉的脾门部分支

   D. 脾实质内的脾小动脉远端

4. 除了脾动脉瘤，哪个内脏动脉发生（假性）动脉瘤最常见？

   A. 肠系膜上动脉

   B. 肠系膜下动脉

   C. 肾动脉

   D. 肝动脉

本病例更多图片及说明请见附图部分。

病例 90

复杂内脏动脉瘤的血管腔内治疗

1. **AD**
该病例是动脉瘤累及肠系膜上动脉。脾动脉异常起源于肠系膜上动脉，邻近动脉瘤。

2. **A**
脾动脉真性动脉瘤更常见于女性，而且与妊娠有关。脾动脉假性动脉瘤更常见于外伤患者和胰腺炎患者。

3. **B**
脾动脉真性动脉瘤最常见的发生部位在脾动脉主干中 1/3 段。

4. **D**
肝动脉假性动脉瘤是第二常见的内脏动脉瘤。肝动脉瘤最常见的原因是医源性。

讨论

病因

内脏动脉真性动脉瘤（VAAs）是罕见的疾病，发病率在 0.1% ～ 2%。它们可以发生在动脉的不同位置，并有广泛的病因。通常是由于其他原因行 CT 扫描检查中偶然发现的（图 S90-1 和图 S90-2）。脾动脉真性动脉瘤（SAAs）是 VAA 最常见的类型，约占所有 VAAs 的 60%。肝动脉瘤是第二常见的 VAA（20%），典型的病因是医源性。VAA 最可怕的并发症是动脉瘤破裂，这与 VAA 的大小和位置有关，死亡率在 10% ～ 70%。破裂风险也取决于所涉及的特定动脉以及动脉瘤本身的大小，但大多数研究报道每年破裂发生率为 3% ～ 10%。

适应证

采用血管腔内治疗的决定是复杂的，应该根据具体情况作出决定。真性 VAAs 接受血管腔内治疗的标准包括：①动脉瘤增大；②动脉瘤直径大于 2 cm ［SMA、胃十二指肠动脉或肾动脉（如有症状）的动脉瘤直径 1.0 ～ 1.5 cm］；③疼痛；④栓塞或缺血性并发症。另一方面，大多数人认为所有的内脏假性动脉瘤都应该接受治疗，因为随着时间的推移，这些假性动脉瘤的体积会不断增大，最终会破裂。血管腔内治疗方法包括使用弹簧圈或其他药物进行栓塞，如果可能的话，可用覆膜支架置入动脉瘤起源的血管（图 S90-3 和图 S90-4）。

随访

一旦真性动脉瘤或假性动脉瘤进行血管腔内治疗，应行影像学检查定期随访，以确保动脉瘤未复发。如果病变复发，会有再次发生破裂的风险。一旦发现动脉瘤再通，患者应密切行影像学检查评估，以了解是否有未发现的滋养血管、支架移位或其他因素（图 S90-5 和图 S90-6）。此外，必须对患者的药物治疗进行评估，因为抗凝药物可能有助于动脉瘤的持续灌注，正如本例所见。

参考文献

Patel A, Weintraub JL, Nowakowski FS, et al. Single-center experience with elective transcatheter coil embolization of splenic artery aneurysms: technique and midterm follow-up. *J Vasc Interv Radiol.* 2012;23:893–899.

Yasumoto T, Osuga K, Yamamoto H, et al. Long-term outcomes of coil packing for visceral aneurysms: correlation between packing density and incidence of coil compaction or recanalization. *J Vasc Interv Radiol.* 2013;24:1798–1807.

交叉参考

Vascular and Interventional Radiology: The Requisites, 2nd ed, 256–258.

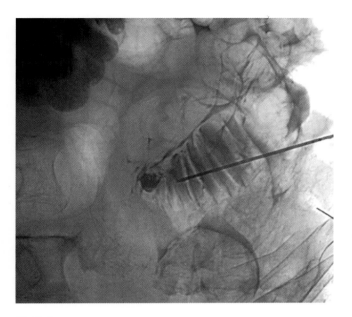

图 91-1

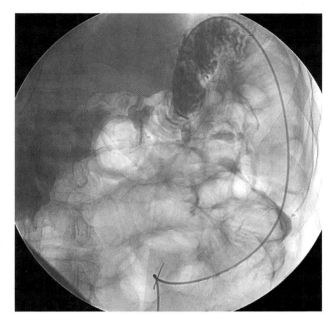

图 91-2

病史：女性，63 岁，胃输出袢梗阻导致不能进食，要求消化道营养管置入。

1. 根据以上图片所示进行了哪项操作？
   A. 经皮内镜下胃造瘘术
   B. 直接经皮穿刺胃造瘘术
   C. 直接经皮穿刺胃空肠造瘘术
   D. 直接经皮穿刺空肠造瘘术

2. 以下哪些是这种操作的可能并发症？（多选）
   A. 腹膜炎
   B. 对比剂肾病
   C. 导管梗阻
   D. 小肠梗阻

3. 经皮透视下空肠造瘘与内镜下空肠造瘘相比有哪项优点？
   A. 能够用小口径的导管穿过食管或胃的狭窄处
   B. 能够用对比剂显示空肠且减少其他脏器损伤
   C. 降低出血风险
   D. 以上都是

4. 以下哪种情况不适宜空肠造瘘？
   A. 管饲相关吸入性肺炎病史
   B. 反流性食管炎
   C. 食管切除和胸腔胃
   D. 远端肠梗阻

本病例更多图片及说明请见附图部分。

病例 91

直接经皮穿刺空肠造瘘术

1. D

图像显示在透视引导下的直接经皮空肠造瘘术。可看见空肠肠祥对比剂显影，通过黏膜皱襞鉴别。没有任何内镜引导，猪尾空肠造瘘管已经放置好。在这些图像中没有看到胃。

2. ACD

腹膜炎可能是经皮空肠造瘘术的并发症，在操作中一个肠管被无意中穿刺，导致肠内容物漏入腹腔。在空肠造瘘管长期使用后，由于缺乏正确的导管冲洗护理，或使用不当或灌注压碎的药物，都可能导致导管堵塞。空肠造瘘管的孔很小，因此有很高的堵塞倾向。如此小口径导管发生小肠梗阻的情况并不常见。

3. D

所有这些都是透视下经皮空肠造瘘术的优点。

4. D

空肠造瘘术行肠内营养的适应证有管饲相关吸入性肺炎病史的患者和有反流性食管炎病史的患者。当需要管饲营养超过 30 天时，建议选用长期放置肠内的导管，如空肠造瘘术。远端梗阻时不建议行空肠造瘘术。

讨论

适应证

该检查证实为直接经皮经腹放置空肠造瘘管。虽然外科空肠造瘘术和经皮胃空肠造瘘术是获得空肠营养的标准方法，但在有些临床情况下，这种方法是不可行的。常见于行胃切除术、食管胃切除术以及食管切除胃提拉术的患者，手术风险较高。

经皮穿刺治疗

由于小肠通常不固定在腹腔内，而且可以移动，直接经皮空肠造瘘术在技术上具有挑战性。可以帮助介入医生的情况有：①既往性外科空肠造瘘术有明显瘢痕的患者，因为在既往外科手术过程中，邻近的肠祥可能被固定在前腹壁上，从而减少了在手术过程中脱落的可能性；②通过超声引导或经过或不经过鼻胃管注入空气的透视检查来确定合适的肠祥。虽然技术不同，许多介入医生首先在透视引导下将"T"字钉钉入空肠中固定，以在导管进入空肠时提供有效的固定牵引力（图 S91-1 ～图 S91-3）。与胃空肠造瘘管一样，经导管肠内营养应使用流质而不是固体物质。

参考文献

Cope C, Davis AG, Baum RA, et al. Direct percutaneous jejunostomy: techniques and applications—ten years' experience. *Radiology*. 1998;209:747–754.

Hu HT, Shin JH, Son HY, et al. Fluoroscopically guided percutaneous jejunostomy with use of a 21-gauge needle: a prospective study in 51 patients. *J Vasc Interv Radiol*. 2009;20:1583–1587.

Kirby DF, Delegge MH, Fleming CR. American Gastroenterological Association medical position statement: guidelines for the use of enteral nutrition. *Gastroenterology*. 1995;108:1280.

交叉参考

Vascular and Interventional Radiology: The Requisites, 2nd ed, 436–437.

病例 92

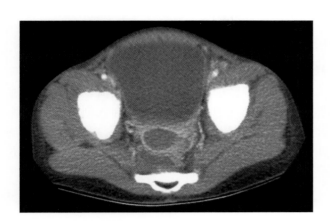

图 92-1　Ranjith Vellody 医师授权使用

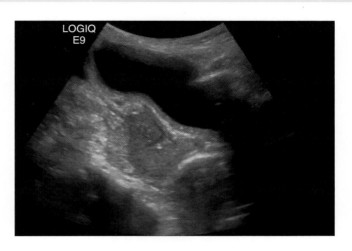

图 92-2　Ranjith Vellody 医师授权使用

病史：男孩，6 岁，发热，最近有阑尾炎破裂病史。

1. 根据影像表现，以下最可能的诊断是什么？
    A. 直肠周围脓肿
    B. 痔疮
    C. 直肠皮肤瘘
    D. 淋巴管囊肿

2. 对于上图所示疾病，以下哪项不是常见的治疗方法？
    A. 密切观察
    B. 经直肠壁的切开引流
    C. 超声引导下的猪尾导管引流
    D. CT 引导下的猪尾导管引流

3. 什么样的临床表现会需要外科剖腹灌洗？
    A. 稳定，没有症状
    B. 多发脓肿并腹膜炎及败血症
    C. 单发、孤立的直肠周围脓肿
    D. 多发分隔的脓肿

4. 在盆腔脓肿引流中，经直肠引流术与其他经皮引流术相比的优点是什么？
    A. 无需抗生素治疗
    B. 较少的术后并发症
    C. 减少穿刺肠管和动脉风险
    D. 积液无法引流的可能性较高

本病例更多图片及说明请见附图部分。

病例 92

直肠周围脓肿经直肠引流术

1. **A**

根据临床病史及影像学表现，直肠周围脓肿最有可能。然而，在没有临床病史的情况下，直肠脓肿有时与瘘管和淋巴管囊肿很难鉴别。

2. **A**

对于直肠周围脓肿，首选的治疗方法是介入穿刺。以前直肠周围脓肿是通过开腹灌洗，甚至是通过直肠壁的盲切引流。然而，随着介入技术的发展，CT 和超声引导是引流的首选。

3. **B**

多发病灶并腹膜炎合并败血症需要紧急手术治疗。多发脓肿可以根据数量，通过手术或经皮穿刺途径进行治疗。单发脓肿而无败血症最好不用手术处理。

4. **C**

经直肠入路避免穿刺肠袢和邻近动脉。这些患者中有许多同时接受抗生素治疗。

讨论

主要知识点

任何患者，无论成人还是儿童，如果最近接受过内脏外科手术治疗并伴有持续腹痛或败血症，都应该进行 CT 而不是超声检查。因为超声可能会漏掉其他微小的脓肿，这些脓肿在 CT 上很容易被发现，同时 CT 也会突出显示其他组织的解剖（图 S92-1）。

经皮穿刺治疗

直肠周围脓肿可用超声引导引流。超声可通过经腹途径对小儿患者进行引流，介入则通过经直肠途径（图 S92-2 ～图 S92-4）。另外，也可以使用经阴道超声导针引导穿刺。本例患者使用 10.2 F 猪尾导管引流（图 S92-5）。

参考文献

Lorentzen T, Nolsøe C, Skjoldbye B. Ultrasound-guided drainage of deep pelvic abscesses: experience with 33 cases. *Ultrasound Med Biol.* 2011;37:723–728.

Sudakoff G, Lundeen S, Otterson M. Transrectal and transvaginal sonographic intervention of infected pelvic fluid collections—a complete approach. *Ultrasound Q.* 2005;21:175–185.

交叉参考

Vascular and Interventional Radiology: The Requisites, 2nd ed, 414–415.

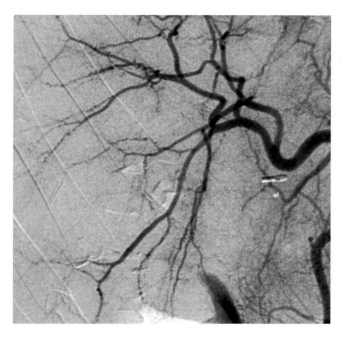

图 93-1　Daniel Brown 医师授权使用

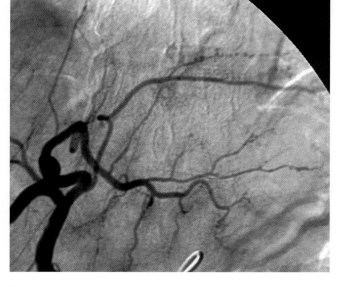

图 93-2　Daniel Brown 医师授权使用

病史： 女性，42 岁，腹痛和血尿。

1. 根据图像所示影像学表现，以下哪些应纳入鉴别诊断？（多选）

A. 结节性多动脉炎

B. 继发于吸食去氧麻黄碱（冰毒）后的坏死性血管炎

C. 肝动脉狭窄

D. 原发性硬化性胆管炎

2. 以上图片中的哪个表现可以作为识别该疾病进程的征象？

A. 多重栓塞的证据

B. 主动脉弥漫受累

C. 中小型动脉的多发狭窄和小动脉瘤

D. 大型小动脉迂曲

3. 这种疾病经常累及以下哪种动脉？

A. 单一累及肝动脉

B. 主动脉弓和其他大血管

C. 单一累及肠系膜动脉

D. 小中型肌性动脉

4. 对该患者最有效的治疗是什么？

A. 改变生活方式和保守治疗

B. 他汀类药物治疗和控制血压

C. 介入动脉瘤栓塞

D. 类固醇激素和免疫抑制剂联合治疗

本病例更多图片及说明请见附图部分。

病例 93

结节性多动脉炎

1. AB

这两种疾病在这个病例中可以呈现相同的血管造影表现。累及小、中型肌性动脉的多发动脉瘤和弥漫性狭窄是结节性多动脉炎和坏死性血管炎的典型表现。坏死性血管炎通常继发于冰毒即去氧麻黄碱（甲基苯丙胺）的使用，因此详细的病史有助于区分两者。这些影像中有弥漫性狭窄和动脉瘤，排除了肝动脉狭窄和原发性硬化性胆管炎。

2. C

血管造影发现多灶性狭窄和动脉瘤是诊断结节性多动脉炎的经典方法。这张图中没有显示主动脉，没有栓塞的迹象，动脉也没有明显迂曲。诊断金标准是对受累组织进行活检。

3. D

结节性多动脉炎累及全身的中小型血管。主要累及肾动脉和肝肠系膜动脉，还可累及体内的任何小型或中型肌性动脉。这种疾病不累及主动脉和大动脉。

4. D

目前治疗结节性多动脉炎的方法是使用皮质类固醇激素治疗急性发作的疾病，同时使用免疫抑制剂以防止症状复发。他汀类药物治疗或保守治疗在这种情况下不起作用。除了动脉瘤破裂出血外，没有血管腔内治疗结节性多动脉炎的方法。

讨论

影像解读

上图显示了肝循环小型和中型动脉多发的不规则狭窄和小动脉瘤（图 S93-1 和图 S93-2）。这种症状很可能是由结节性多动脉炎引起的。另一种可能产生相同表现的是由于滥用药物（通常是去氧麻黄碱）引起的坏死性血管炎。当微小动脉瘤存在时，在适当的临床病例中［如发热和（或）败血症的迹象］也必须考虑到真菌性动脉瘤的可能性，但这里显示的血管造影表现不太可能提示感染。

疾病进程

结节性多动脉炎是累及小、中型动脉的系统性坏死性血管炎。患者可出现低度发热、肌痛和关节痛、皮下柔软结节、周围神经病变、血尿以及与血管受累有关的症状。最常累及的内脏血管是肾动脉（85%）和肝肠系膜血管（50%）。不太可能累及大血管，如主动脉或肠系膜动脉主干。

参考文献

Hernandez-Rodriguez J, Alba MA, Prieto-Gonzalez S, et al. Diagnosis and classification of polyarteritis nodosa. *J Autoimmun*. 2014; 48-49:84–89.

Stanson AW, Friese JL, Johnson CM, et al. Polyarteritis nodosa: spectrum of angiographic findings. *Radiographics*. 2001;21:151–159.

交叉参考

Vascular and Interventional Radiology: The Requisites, 2nd ed, 260.

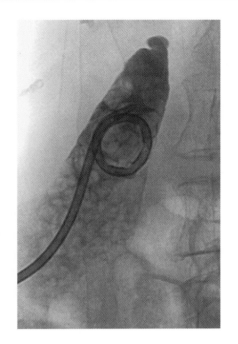

图 94-1

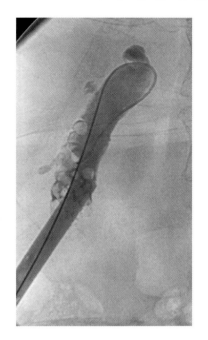

图 94-2

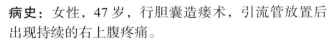

病史：女性，47 岁，行胆囊造瘘术，引流管放置后出现持续的右上腹疼痛。

1. 根据影像表现，以下最可能的诊断是什么？
   A. 胆管细胞癌
   B. 胆石症
   C. 正常变异
   D. 肝细胞癌

2. 胆石症的首选处理方法是什么？
   A. 经皮经肝胆管造影和引流
   B. 胆道镜检查
   C. 腹腔镜胆囊切除术
   D. 开腹胆囊切除术

3. 哪类胆石症患者适合介入治疗？
   A. 年轻或既往体健患者
   B. 糖尿病患者
   C. 无结石胆囊炎患者
   D. 老年、操劳过度患者

4. 以下哪种原因支持手术治疗而非介入治疗胆石症？
   A. 复发风险
   B. 麻醉药并发症的风险
   C. 初次成功率低
   D. 住院时间长

本病例更多图片及说明请见附图部分。

病例 94

经皮胆石去除术

1. B

胆囊腔内多发充盈缺损。无肿块影提示胆管癌，横断面成像可以更好地评估胆管癌。肝细胞癌影像表现与本例不符。

2. C

腹腔镜胆囊切除术是永久性治疗和预防疾病进一步进展的最明确有效的方法。开腹胆囊切除术保守用于更复杂的病例，胆道镜检查具有较高的复发率（3 年内可达 40%），引流导管置入不能解决胆石症的主要问题。

3. D

经皮胆囊切除适用于不适合手术的患者，通常是需要缓解症状的老年人或虚弱患者。患有非结石性胆囊炎的患者可以在不进行手术的情况下行引流治疗。其他患者应尽可能接受腹腔镜胆囊切除术。

4. A

通过介入手术去除胆石 3 年内复发率高达 40%，因为形成胆结石的胆囊仍然存在。然而，对于长达 15 cm 的结石，它是可取的，并且可以缩短住院时间。任何一种手术都可能发生麻醉并发症。

讨论

主要知识点

患有胆道结石和胆管炎的患者初始阶段常通过导管引流进行治疗。一旦急性感染和炎症好转，需要决定最终治疗方法是什么。对于胆石症（胆结石）患者，手术切除是最终的治疗方法。可以使用超声检查、计算机断层扫描或磁共振成像等影像检查。

经皮治疗

具有手术切除禁忌证的患者被认为是经皮取石术的候选者。在经皮引流导管周围形成腹膜后通道（通常 2～4 周）后，通过导丝移除导管，扩张通道，并放置大鞘管。在内镜下可行超声碎石，并且通过抽吸和各种抓取装置去除结石碎块（图 S94-1 ～图 S94-3）。或者碎石可经胆管树进入肠道。在此之后，将引流导管留在原位，一旦所有结石被移除（如胆管造影所示），胆囊管和胆总管是通畅的，并且患者临床恢复良好，可以封闭导管并移除。

预后

经皮胆石去除术后患者的复发率极高（3 年内可能为 40%），因此，该方法通常适用于有明显手术禁忌证的患者。

参考文献

Courtois CS, Picus D, Hicks ME. Percutaneous gallstone removal: long-term follow-up. *J Vasc Interv Radiol*. 1996;7:229–234.

交叉参考

Vascular and Interventional Radiology: The Requisites, 2nd ed, 474–480.

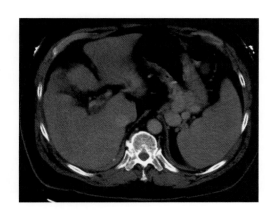

图 95-1　Wael E. Saad 医师授权使用

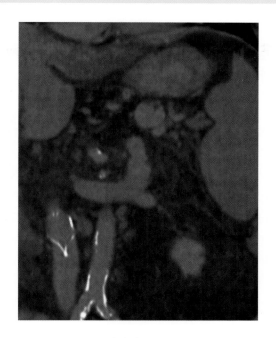

图 95-2　Wael E. Saad 医师授权使用

病史：男性，66 岁，反复胃肠道出血。

1. 根据影像表现，以下最可能的诊断是什么？
   A. 胃炎
   B. 胃腺癌
   C. 胃静脉曲张
   D. 胃肠道间质瘤（GIST）

2. 哪种治疗方法可以改善该症状？
   A. 经颈静脉肝内门体分流术（TIPS）
   B. 球囊阻断逆行静脉闭塞术（BRTO）
   C. 经肝动脉化疗栓塞（TACE）
   D. 射频消融术（RFA）

3. 哪种情况下 BRTO 优于 TIPS？
   A. 肝性脑病
   B. 等待肝移植
   C. 胃肠道间质瘤出血
   D. 胰腺炎并假性动脉瘤

4. BRTO 术后最常见的并发症是什么？
   A. 肝坏死
   B. 横膈损伤
   C. 肝性脑病
   D. 食管静脉曲张出血

本病例更多图片及说明请见附图部分。

病例 95

球囊阻断逆行静脉闭塞术治疗胃静脉曲张

1. C

图 S95-1 和图 S95-2 显示胃壁内充血迂曲的血管影，而不是胃壁增厚。腺癌和 GIST 常形成肿块；GIST 往往是外生性的，胃腺癌常于疾病晚期才被发现。

2. AB

TIPS 和 BRTO 均用于治疗静脉曲张，尽管采用不同的方法。TACE 和 RFA 是介入医师用于治疗肿瘤的方法。

3. A

肝性脑病是 TIPS 的相对禁忌证，因为在医源性门体分流术后肝对血液的过滤减少。GIST 相关的出血和假性动脉瘤可通过直接栓塞治疗。肝移植候选人可能会接受 BRTO 作为临时治疗措施，但它不是这些患者的一线治疗方法。

4. D

通过将胃曲张静脉内血液分流，BRTO 术后患者其他静脉曲张如十二指肠或食管静脉曲张出血率提高 31%。TACE 后可能发生肝坏死，RFA 可导致横膈损伤，肝性脑病是 TIPS 的并发症。

讨论

技术准则

Olson 于 1984 年首次描述了球囊阻断逆行静脉闭塞胃曲张静脉，它在日本成为一种流行的治疗方法。该手术是为了防止胃曲张静脉破裂出血，需硬化或闭塞曲张静脉。然而需预防硬化剂渗漏到体循环中。为了防止全身性硬化剂渗漏，通过将球囊放置在与全身静脉循环连接的近侧的静脉流出道中行球囊闭塞。随后，将硬化剂注入曲张静脉中。计算机断层扫描有助于规划 BRTO 手术以及随访（图 S95-1、图 S95-2、图 S95-5 和图 S95-6）。

操作技术

BRTO 通常经颈或经股静脉入路。导管插入左肾静脉，随后球囊阻塞胃曲张静脉的流出道（图 S95-3 和图 S95-4）。如图所示，使用血管封堵器或弹簧圈代替球囊闭塞，以防止球囊破裂并减少手术时间。BRTO 与 TIPS 的结合可能具有更高的成功率，尽管需要开展更多研究。

预后 / 并发症

使用 BRTO 治疗胃出血的成功率相当高（3 次治疗后成功率为 91% ～ 100%）。然而，由于分流增加引起的邻近曲张静脉（食管、十二指肠静脉）的继发性破裂出血的并发症高达 31%，同时行 TIPS 治疗可降低并发症发生率。然而，TIPS 术后发生肝性脑病并发症的可能性成为某些患者 TIPS 的禁忌证。

参考文献

Saad W, Nicholson D. Optimizing logistics for balloon-occluded retrograde transvenous obliteration (BRTO) of gastric varices by doing away with the indwelling balloon: concept and techniques. *Tech Vasc Interv Radiol*. 2013;16:152–157.

Saad W, Simon P, Rose S. Balloon-occluded retrograde transvenous obliteration of gastric varices. *Cardiovasc Intervent Radiol*. 2014;37:299–315.

Saad W, Wagner C, Lippert A, et al. Protecting value of TIPS against the development of hydrothorax/ascites and upper gastrointestinal bleeding after balloon-occluded retrograde transvenous obliteration (BRTO). *Am J Gastroenterol*. 2013;108:1612–1619.

交叉参考

Vascular and Interventional Radiology: The Requisites, 2nd ed, 325–326.

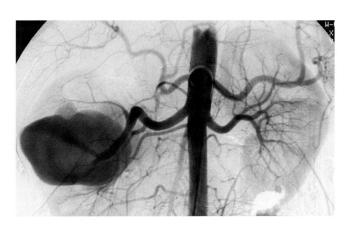

图 96-1

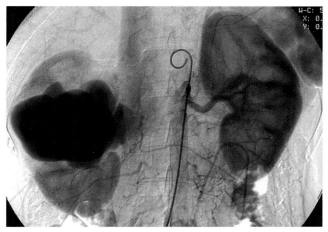

图 96-2

病史：女性，46 岁，血尿和呼吸困难。

1. 根据图像所示影像学表现，以下哪些应纳入鉴别诊断？（多选）
   A. 肾动静脉畸形（AVM）
   B. 肾结石
   C. 正常
   D. 肾血管平滑肌脂肪瘤（AML）

2. 以下哪项为图像所示疾病可能的后遗症？
   A. 充血性心力衰竭
   B. 肾衰竭
   C. 高血压
   D. 以上都包括

3. 以下哪种肾来源的酶参与调节血压？
   A. 血管紧张素原
   B. 肾素
   C. 血管紧张素转换酶
   D. 醛固酮

4. 根据本病例影像学表现推荐的初始治疗方案是什么？
   A. 射频消融或冷冻消融
   B. 根治性肾切除术
   C. 栓塞
   D. 碎石术

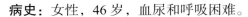

本病例更多图片及说明请见附图部分。

病例 96

肾动静脉畸形

1. AD
图像示右肾动脉扩大、畸形及早期静脉显影。无肿块形成提示 AML。这肯定不是一个正常的表现。

2. D
充血性心力衰竭、高血压及血尿为动静脉畸形或动静脉瘘的潜在后遗症。

3. B
所有提到的酶都属于肾素 - 血管紧张素系统。肾素由来自肾小球旁器的细胞分泌，它被肝分泌的血管紧张素原分解成血管紧张素原 I，肺中的 ACE 进一步将血管紧张素原 I 转换成血管紧张素原 II，血管紧张素原 II 收缩血管并激活肾上腺以释放醛固酮。

4. C
对于较大或伴有症状的肾 AVM / 动静脉瘘，栓塞为首选治疗方案（如引起充血性心力衰竭、肾衰竭、血尿）。本例病变很大，患者后来行弹簧圈栓塞治疗。

讨论

病因

肾 AVM 可能是先天性或后天性的罕见病变。继发性最常见于肾活检或其他干预的医源性损伤。病变常表现为复发性肉眼血尿，甚至可以产生肾血管性高血压。异常血管行血管腔内治疗后，这些症状可消退。

影像解读

选择性右肾动脉造影可显示 AVM（图 S96-1 和图 S96-2）。早期静脉充盈显影是本病变的特征性发现，所有结构（如动、静脉）的显影均应出现在特定造影时相。在动脉期图像上，静脉结构是不应该显影的。

血管腔内治疗

单纯肾 AVM 的血管腔内治疗（如图中所示）通常包括供血动脉的弹簧圈或血管塞栓塞（图 S96-3 和图 S96-4）。如果病变更复杂，则可以使用颗粒栓塞来治疗，同时尽可能长时间地保留肾；然而，这种病变通常可在栓塞后复发，最终可能需要行全部或部分肾切除术。

参考文献

Dinkel HP, Danauser H, Triller J. Blunt renal trauma: minimally invasive management with microcatheter embolization experience in nine patients. *Radiology*. 2002;223:723–730.

交叉参考

Vascular and Interventional Radiology: The Requisites, 2nd ed, 284.

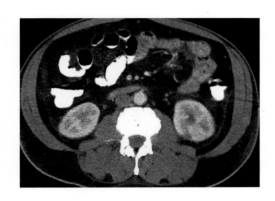

图 97-1　David M. Williams 医师授权使用

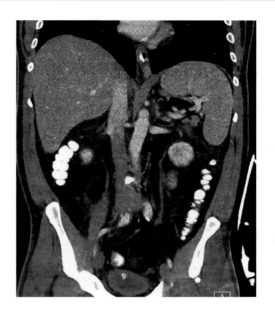

图 97-2　David M. Williams 医师授权使用

病史：女性，21 岁，有口服避孕药史和肥胖史，表现为腰痛和双侧腿部肿胀。

1. 根据影像表现，以下最可能的诊断是什么？
   A. 淋巴结病
   B. 腹膜后肉瘤
   C. 主动脉瘤
   D. 下腔静脉（IVC）血栓形成

2. 引起上述图像表现最常见的病因是什么？
   A. 转移性疾病
   B. 原发性肿瘤
   C. IVC 滤器的存在

   D. 动脉粥样硬化

3. 这种情况的首选治疗方法是什么？
   A. 再通术
   B. 放置 IVC 滤器
   C. 手术切除
   D. 药物治疗

4. 还必须考虑什么其他因素？
   A. 主动脉直径
   B. 转移性疾病
   C. 静脉流入道
   D. 肺功能储备

本病例更多图片及说明请见附图部分。

病例 97

IVC 血栓形成

1. D

无肿块显影，主动脉内径正常。这些图像显示了 IVC 内的充盈缺损。

2. C

IVC 滤器，特别是那些已经放置了很长时间的滤器，尤其对于高凝患者，都增加了 IVC 血栓形成的风险。动脉粥样硬化一般不影响静脉系统，未见肿块。

3. A

在部分患者中，IVC 再通并支架置入是首选治疗方法（见下文）。IVC 滤器可以在围术期放置，但不应该长期放置。药物抗凝是必需的，但不应是唯一的治疗方法。手术切除不能治疗基础病。

4. C

静脉回流入 IVC 必须通畅，这样才能维持再通术后的 IVC 通畅。其余选项仅是干扰项，尽管对行全麻介入手术的患者，需考虑肺功能储备。

讨论

主要知识点

根据侧支形成和静脉受累程度，IVC 血栓形成的症状包括双下肢、下腹壁水肿和下肢疼痛。抗凝治疗通常是为了减少急性症状和降低肺栓塞风险。在部分患者中，导管引导溶栓治疗也可使静脉再通。CT 或磁共振静脉造影通常用于诊断（图 S97-1 和图 S97-2）。

病因

IVC 血栓形成的病因包括 IVC 滤器置入术后、腹腔恶性肿瘤对 IVC 的压迫、脓毒症、脱水和高凝状态。腹部肿瘤可通过压迫或侵犯引起 IVC 血栓形成。这些病变最常见的组织学表现是肾细胞癌，其他病变如肝细胞癌、肾上腺癌、淋巴结转移以及 IVC 平滑肌瘤 / 平滑肌肉瘤也可引起 IVC 血栓形成。在肾癌患者中，IVC 血栓形成通常不排除手术切除所致。

血管腔内治疗

在 IVC 再通之前必须考虑到某些因素。首先，患者必须处于健康状态，这样她才能从再通术中获益，并且能够承受抗凝治疗。必须对静脉流入道进行检查和适当处理，因为要保持下腔静脉完全再通，需要静脉流入道通畅。再通前需考虑在闭塞段上方放置 IVC 滤器。一旦通过闭塞段，球囊血管成形术和支架置入是必要的（图 S97-3 和图 S97-4）。在 54 个月时，初次通畅率为 38% ～ 40%，再次通畅率在 79% ～ 86%。随访通常用超声或 CTV 进行，尽管这些方式非常依赖于技术，重复静脉造影是评估支架内狭窄最准确的方法，且能够活检任何充盈缺损。

参考文献

Bjarnason H. Tips and tricks for stenting the inferior vena cava. *Semin Vasc Surg*. 2013;26:29–34.

Razavi MK, Hansch EC, Kee ST, et al. Chronically occluded inferior venae cavae: endovascular treatment. *Radiology*. 2000;214:133–138.

Williams DM. Iliocaval reconstruction in chronic deep vein thrombosis. *Tech Vasc Interv Radiol*. 2014;17:109–113.

交叉参考

Vascular and Interventional Radiology: The Requisites, 2nd ed, 293–301.

病例 98

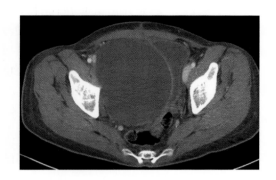

图 98-1　Bill S. Majdalany 医师授权使用

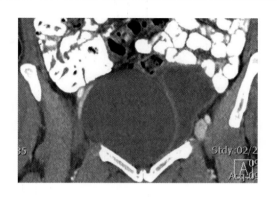

图 98-2　Bill S. Majdalany 医师授权使用

病史：男性，47 岁，盆腔肿胀。近期行单个淋巴结切除。

1. 根据图像所示影像学表现，以下哪些应纳入鉴别诊断？（多选）

   A. 血肿

   B. 血清肿

   C. 脓肿

   D. 淋巴囊肿

2. 将一个引流管放进积液中，然后送去化验。盆腔淋巴囊肿的预期液体特征是什么？

   A. 淋巴细胞较少的无菌液

   B. 淋巴细胞许多的无菌液

   C. 淋巴细胞较少的革兰氏阴性杆菌

   D. 有许多淋巴细胞的革兰氏阴性杆菌

3. 盆腔淋巴囊肿最常见的原因是什么？

   A. 自发

   B. 盆腔淋巴结切除术后

   C. 髋关节置换术后

   D. 结肠镜检查后

4. 在对淋巴囊肿进行乙醇硬化之前，下列哪些应予排除？（多选）

   A. 淋巴囊肿持续引流

   B. 结肠瘘

   C. 无菌液体积聚

   D. 受感染的液体积聚

本病例更多图片及说明请见附图部分。

病例 98

盆腔淋巴囊肿

1. ABCD

对于近期盆腔淋巴结切除病史，四个选项都应包括在鉴别诊断内。对引流液的分析可以缩小鉴别诊断范围。

2. B

淋巴囊肿的液体具有极高的淋巴细胞浓度，其特点是无菌。

3. B

盆腔淋巴囊肿最常发生在盆腔淋巴结清扫后。人们认为在淋巴结清扫过程中传入淋巴管切断会导致淋巴液积聚。淋巴管横断术也可能导致淋巴囊肿。自发性淋巴囊肿罕见。

4. BD

在对盆腔淋巴囊肿行乙醇硬化之前，应排除瘘管。这可以通过向积液中注入对比剂来完成。此外，行乙醇硬化前应先行液体分析证实诊断。淋巴囊肿的液体通常是无菌的，有许多淋巴细胞。如果液体不是无菌的，须考虑脓肿，不应进行乙醇硬化。

讨论

主要知识点

这些图像显示了盆腔淋巴囊肿的典型表现（图 S98-1 和图 S98-2）。如果患者出现症状（如疼痛、发热，或由于髂静脉受压引起腿部肿胀），首选治疗方法是经皮抽吸并引流。吸出的液体应该送去实验室分析，因为鉴别诊断广泛。如果所采集的淋巴细胞是无菌的，且淋巴细胞浓度极高，则可诊断为淋巴囊肿。

经皮治疗

尽管导管引流有时作为单独治疗方法是成功的，但相当大比例的淋巴囊肿不能通过导管引流完全，原因是囊壁上的淋巴道持续产生液体。在这种情况下，如果积液没有感染且没有瘘管，那么定期（通常每周 2 ~ 3 次）滴注无水乙醇或其他硬化剂可以防止液体产生，甚至允许拔除导管（图 S98-3 和图 S98-4）。总的来说，多期硬化是必要的，少数病例整个治疗过程可能需要数月。

参考文献

Kim JK, Jeong YY, Kim YH, et al. Postoperative pelvic lymphocele: treatment with simple percutaneous catheter drainage. *Radiology.* 1999;212:390–394.

Zuckerman DA, Yeager TD. Percutaneous ethanol sclerotherapy of postoperative lymphoceles. *Am J Roentgenol.* 1997;169:433–437.

交叉参考

Vascular and Interventional Radiology: The Requisites, 2nd ed, 416.

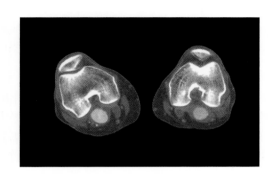

图 99-1

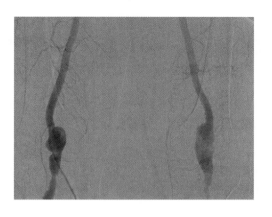

图 99-2

病史： 男性，54岁，有高脂血症和吸烟史，双侧小腿跛行恶化。于双侧腘窝可扪及搏动性肿块。

1. 根据影像表现，以下最可能的诊断是什么？
   A. 腘动脉破裂
   B. 腘动脉瘤
   C. 腘动脉压迫
   D. 腘动脉囊性外膜病

2. 该影像表现最常见的并发症是什么？
   A. 破裂
   B. 感染
   C. 瘫痪
   D. 血栓形成

3. 本例患者病变可同样累及以下哪段血管？
   A. 支气管动脉
   B. 肾动脉
   C. 主动脉
   D. 前交通动脉

4. 这种疾病的潜在治疗方案是什么？
   A. 凝血酶注射
   B. 压迫
   C. 远端旁路移植术
   D. 栓塞

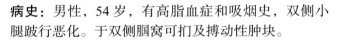

本病例更多图片及说明请见附图部分。

病例 99

腘动脉瘤

1. B
计算机断层扫描（CT）和血管造影图像显示双侧腘动脉瘤。无对比剂外漏提示破裂。

2. D
急性动脉瘤血栓形成保守治疗导致急性肢体缺血的比例高达 40%。另外，腘动脉瘤内血栓可脱落，引起远端栓塞。

3. C
大约 37% 的腘动脉瘤患者有腹主动脉瘤。

4. C
目前对动脉瘤的治疗包括外科旁路移植术和血管内支架置入术。

讨论

主要知识点

腘动脉瘤多为双侧（50%），常与其他部位的动脉瘤共存，最常见的是腹主动脉瘤和股总动脉瘤。最常见的症状包括下肢缺血及邻近神经或其他结构受压。虽然可以发生腘动脉瘤破裂，但这种并发症不常见（< 5% 的患者）。多表现为由于远端栓塞导致肢体严重缺陷（20%）或腘动脉血栓形成（40%）。腘动脉瘤血栓形成的危险因素包括远端血流缓慢、血栓存在和动脉瘤直径大于或等于 2 cm。然而，即使是小的动脉瘤也可能导致肢体严重缺血。影像学评估包括 CT、磁共振成像、超声或导管引导的血管造影（图 S99-1 ～图 S99-3）。

治疗方法

手术切除动脉瘤并远端旁路移植术是治疗腘动脉瘤的公认标准方法。血管内支架置入术对围术期风险高的患者通常是最好的选择。血管内支架置入术治疗围术期风险不高的腘动脉瘤是有争议的，也是一个持续争论的话题。最近的文献表明，与开放手术相比，血管内修复与 30 天内再次介入和支架血栓形成的风险增加有关，但初次与再次手术的长期（分别为 12 个月和 72 个月）通畅率无显著差异。因此，建议根据具体情况选择血管腔内修复术治疗腘动脉瘤（图 S99-4 和图 S99-5）。

参考文献

Antonello M, Frigatti P, Battocchio P, et al. Endovascular treatment of asymptomatic popliteal aneurysms: 8-year concurrent comparison with open repair. *J Cardiovasc Surg (Torino)*. 2007;48:267–274.

Joshi D, James RL, Jones L. Endovascular versus open repair of asymptomatic popliteal artery aneurysm. *Cochrane Database Syst Rev.* 2014;8:CD010149.

Piazza M, Menegolo M, Ferrari A, et al. Long-term outcomes and sac volume shrinkage after endovascular popliteal artery aneurysm repair. *Eur J Vasc Endovasc Surg.* 2014;48:161–168.

交叉参考

Vascular and Interventional Radiology: The Requisites, 2nd ed, 354–357.

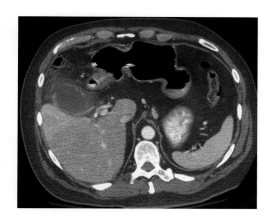

图 100-1

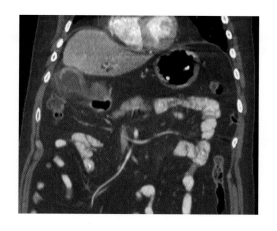

图 100-2

病史： 男性，55 岁，右上腹痛、呕吐和腹泻。

1. 根据影像表现，以下最可能的诊断是什么？
   A. 门静脉血栓形成
   B. 胆囊癌
   C. 胆囊破裂
   D. 腺肌症

2. 经皮胆囊造瘘术最常见的途径是经肝。以下哪项不是经肝胆囊造瘘术的理论方面的优势？
   A. 降低胆瘘的风险
   B. 降低结肠损伤的风险
   C. 降低气胸风险
   D. 纤维蛋白鞘更快形成，便于随后的切除

3. 在这个病例，描述了哪种类型的胆囊破裂？
   A. Ⅰ类
   B. Ⅱ类
   C. Ⅲ类
   D. Ⅳ类

4. 开始静脉注射抗生素和经皮胆囊造瘘术的 5 天后，患者仍然有发热、心动过速和低血压。体检时，患者有右上腹压痛，没有反跳痛和腹肌紧张。最可能的诊断是什么？
   A. 门静脉血栓形成
   B. 胆囊周围脓肿
   C. 急性肝炎
   D. 胆汁性腹膜炎

本病例更多图片及说明请见附图部分。

病例 100

胆囊破裂与胆囊周围脓肿

1. C

CT 扫描图像示胆囊壁弥漫性增厚，胆囊周围积液，胆囊窝周围肝实质强化明显。这些表现与急性胆囊炎相一致。然而，胆囊底部也有局灶性缺损，这与胆囊破裂有关。

2. C

在大多数情况下，经肝途径和经腹膜途径的气胸风险没有差异。经肝胆囊造瘘术有降低胆瘘风险、降低结肠损伤风险的优点，纤维蛋白鞘更快形成，便于后续切除。

3. B

所示影像展示了 II 类胆囊穿孔，局限性胆囊破裂伴胆囊周围脓肿。I 类胆囊穿孔是破裂的胆囊内容物进入腹膜腔，有全身性腹膜炎。当存在胆囊肠瘘时则属于 III 类穿孔瘘。没有 IV 类穿孔。

4. B

除了胆囊穿孔以外，初始影像还显示了胆囊周围脓肿。本例还必须引流出脓肿。引流可以通过在其中胆囊造瘘术导管中放置额外的侧孔引流管或单独放置一根引流管促使脓液排出。无明显反跳痛和腹肌紧张，胆汁性腹膜炎不太可能发生。

讨论

主要知识点

急性胆囊炎的并发症包括胆囊破裂并内容物进入腹膜腔，或胆囊破裂伴胆囊周围脓肿形成（图 S100-1 和图 S100-2）。通常，胆囊破裂是行紧急胆囊切除术的一个绝对指征。然而，在现代实践中，大多数外科医生更喜欢在急性感染及胆囊周围脓肿消退后进行手术。由于这些原因，仍可行经皮胆囊造瘘术。然而，脓肿也必须引流，可使用相同的带侧孔的引流导管，或单独（两根）置管（图 S100-3）。

参考文献

Ahkan O, Akinsi D, Ozmen MN. Percutaneous cholecystostomy. *Eur J Radiol.* 2002;43:229–236.

Sato K. Percutaneous management of biliary emergencies. *Semin Intervent Rad.* 2006;23:249–257.

交叉参考

Vascular and Interventional Radiology: The Requisites, 2nd ed, 474–480.

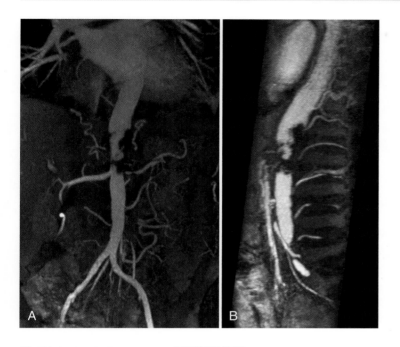

图 101-1　Lucia Flors Blasco 医师授权使用

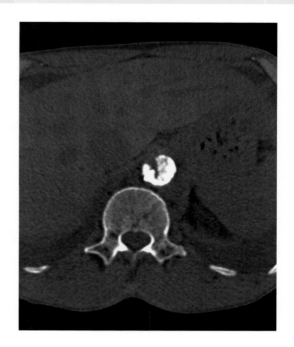

图 101-2　Lucia Flors Blasco 医师授权使用

病史： 男性，60 岁，未能控制的高血压和双下肢水肿病史。

1. 根据影像表现，以下最可能的诊断是什么？
   A. 主动脉狭窄
   B. 腹主动脉瘤
   C. 主动脉夹层
   D. 腹主动脉穿透性溃疡

2. 在这些影像中，低信号的黏附于主动脉壁的异常改变最有可能代表什么病？
   A. 壁内血肿
   B. 纤维脂肪性动脉粥样硬化斑块
   C. 钙化动脉粥样硬化斑块
   D. 真菌性动脉瘤

3. 对于局灶性、中心性及较短的主动脉狭窄病变，最合适的治疗方法是什么？
   A. 经皮球囊血管成形术
   B. 主动脉-股动脉旁路移植术
   C. 动脉内膜切除术
   D. 经皮球囊血管成形术后行支架置入

4. 以下哪种情况通过经皮球囊血管成形术治疗主动脉狭窄后，支架置入无明显帮助？
   A. 血管成形术后发生血流限制的夹层
   B. 成功的血管成形术后再次出现狭窄
   C. 血管成形术后跨病变处无压力梯度
   D. 血管成形术未能将狭窄直径减少至 30% 以下

本病例更多图片及说明请见附图部分。

病例 101

腹主动脉狭窄

1. A

增强磁共振血管造影（MRA）显示肾上平面腹主动脉严重狭窄并近端腹腔干、肠系膜上和肠系膜下动脉闭塞。无主动脉瘤、穿透性溃疡或主动脉夹层的内膜片显影。

2. C

钙在所有 MR 序列上都呈低信号，而在 CT 上呈高密度。对于检测小钙化灶，虽然 MR 的敏感度低于 CT，对于明显的低信号，高度提示动脉粥样硬化斑块含有大量的钙化灶。

3. A

虽然主动脉-股动脉旁路移植术与高通畅率有关，经皮介入治疗因较低的发病率常作为首选治疗。对于局灶性、中心性及较短的主动脉狭窄病变，经皮球囊血管成形术是适当的首选治疗方法。

4. C

如果血管成形术后发生血流限制的夹层，或血管成形术未能将狭窄直径降低至 30% 以下，或血管成形术后存在持续的压力梯度（> 10 mmHg），或在成功的血管成形术后再次出现狭窄，则可于血管成形术后行支架置入治疗。

讨论

临床表现

虽然高血压、糖尿病和高脂血症都与动脉粥样硬化病变的发展有关，但有吸烟史的患者特别容易在主动脉和髂动脉形成闭塞性疾病，如本例所示（图 S101-1 和图 S101-2）。

治疗选择

有创治疗仅适用于重度间歇性跛行或静息痛的患者。虽然主动脉-股动脉旁路移植术与高通畅率相关，但通常选择经皮介入治疗，因为它们的并发症发生率较低。对于局灶性、中心性、较短的病变，经皮球囊血管成形术是适当的首选治疗方法。主动脉血管成形术后的通畅率与并发髂动脉病变术后相当。动脉内膜切除术、手术去除斑块常在内脏动脉受累时进行，如本病例所示（图 S101-3）。

支架置入的适应证

如果血管成形术后发生血流限制的夹层，未能将狭窄直径减少至 30% 以下，跨病变部位存在持续的压力梯度（> 10 mmHg 收缩压），或成功进行血管成形术后再次出现狭窄，则可在血管成形术后再行支架置入术。仅支架置入（先前不做血管成形术）通常用于极度钙化或偏心性病变。

参考文献

Sandhu C, Belli AM. Abdominal aortic stenting: current practice. *Abdom Imaging*. 2001;6:453–460.

Shih MC1, Angle JF, Leung DA, et al. CTA and MRA in mesenteric ischemia: part 2, normal findings and complications after surgical and endovascular treatment. *Am J Roentgenol*. 2007;188:462–471.

交叉参考

Vascular and Interventional Radiology: The Requisites, 2nd ed, 209–214.

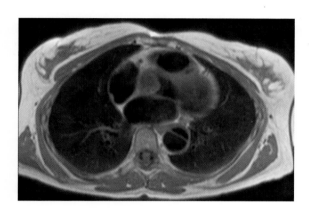

图 102-1 Peter Liu 医师授权使用

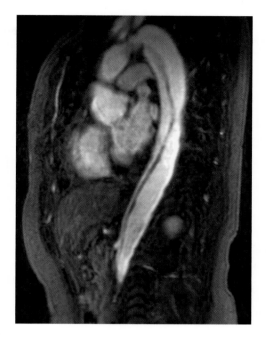

图 102-2 Peter Liu 医师授权使用

病史： 男性，35 岁，因胸痛放射至背部到急诊科就诊。

1. 根据影像表现，以下最可能的诊断是什么？
   A. 主动脉夹层
   B. 双主动脉弓
   C. 附壁血栓
   D. 穿透性动脉粥样硬化性溃疡

2. 通常还有哪些其他影像检查方式用于确定诊断？
   （多选）
   A. 胸部 X 线平片
   B. CT 血管造影
   C. 经食管超声心动图（TEE）
   D. 经胸超声心动图

3. 这个特定疾病的主要并发症之一是什么？
   A. 邻近结构被压迫
   B. 囊状动脉瘤形成
   C. 腹部器官灌注异常
   D. 化脓性栓塞

4. 以下哪种综合征可能使得患者容易患此病？
   A. 马方综合征
   B. 结节性硬化
   C. I 型神经纤维瘤病
   D. Sturge-Weber 综合征

本病例更多图片及说明请见附图部分。

病例 102

主动脉夹层的磁共振影像

1. A

所示影像显示胸腹主动脉中的夹层内膜片。内膜片未伸入升主动脉（未给图），故其为 B 型主动脉夹层。穿透性动脉粥样硬化性溃疡表现为局灶性、对比剂或血液填充的外凸 / 凹陷影。附壁血栓不会位于内膜下，且不会表现出如本例所示的假腔充盈显影。

2. BC

多项研究表明，在主动脉夹层的诊断中，这三种方式的诊断价值是同样可靠的。事实上，TEE 通常应用于开胸治疗主动脉夹层。

3. C

夹层裂口扩展到内脏血管是主动脉夹层的众所周知的并发症。文献中尚无脓毒性栓塞或邻近结构受压等主动脉夹层相关的并发症报道。囊性主动脉瘤很少见，可见于创伤或穿透性主动脉溃疡。主动脉夹层可能导致梭形动脉瘤形成。

4. A

马方综合征患者易患结缔组织异常，这使他们更容易发生主动脉夹层。其他列出的综合征的发病率未见明确的增加。

讨论

影像诊断

磁共振成像（MRI）对于诊断急性和慢性主动脉夹层等于或优于螺旋 CT 和 TEE（图 S102-1 ～图 S102-4）。由于 MRI 较长的图像采集时间和患者配合困难，对于急性主动脉夹层患者较难适用。然而，MRI 和螺旋 CT 比 TEE 能够更好地评估整个主动脉（包括其膈下段），且 MRI 具有不需要碘对比剂的优点。在目前实践中，主动脉造影被保留用于评估主动脉夹层发生临床并发症，并正在计划接受手术或介入治疗的患者。

参考文献

Criado FJ. Aortic dissection: a 250-year perspective. *Tex Heart Inst J.* 2011;38:694–700.

Macura KJ, Corl FM, Fishman EK, et al. Pathogenesis in acute aortic syndromes: aortic dissection, intramural hematoma, and penetrating atherosclerotic ulcer. *Am J Roentgenol.* 2003;181:309–316.

Shiga T, Wajima Z, Apfel CC, et al. Diagnostic accuracy of transesophageal echocardiography, helical computed tomography, and magnetic resonance imaging for suspected thoracic aortic dissection: systemic review and meta-analysis. *Arch Intern Med.* 2006;166:1350–1356.

交叉参考

Vascular and Interventional Radiology: The Requisites, 2nd ed, 188–192.

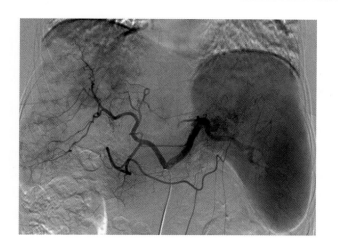

图 103-1

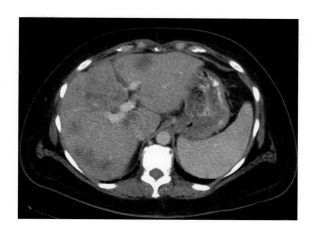

图 103-2

病史： 女性，51 岁，已知患有直肠癌并多发转移。

1. 在第一张图像中是哪一条血管的选择性血管造影？
   A. 腹腔干
   B. 肠系膜上动脉
   C. 肝总动脉
   D. 肝固有动脉

2. 下列哪些选项是食品和药物管理局（FDA）批准的可以行导管动脉栓塞术的情况？（多选）
   A. 结直肠癌肝转移
   B. 黑色素瘤肝转移
   C. 胆管细胞癌
   D. 肝细胞癌

3. 哪种放射性核素被用于经导管放射栓塞？它发出的粒子类型是什么？
   A. ^{131}I，β 粒子
   B. ^{90}Y，β 粒子
   C. ^{99}Tc，γ 粒子
   D. ^{153}Sa，β 和 γ 粒子

4. 肝内栓塞反流到下列哪条肝外动脉最有可能导致异位栓塞并发症？（选两项）
   A. 右胃
   B. 左胃
   C. 胃与十二指肠
   D. 脾

本病例更多图片及说明请见附图部分。

病例 103

结直肠癌肝转移：放疗栓塞

1. A
第一张图像示腹腔干造影与传统的肝动脉解剖。很多正常的血管变异是可能的，但传统的肝动脉解剖为起源于腹腔干的肝总动脉，随后分出肝固有动脉和胃十二指肠动脉。肝左、右动脉起源于肝固有动脉。

2. AD
目前，^{90}Y 治疗被 FDA 批准用于结、直肠转移到肝或原发性肝细胞癌的患者。

3. B
^{90}Y 是一个纯 β 发射体，半衰期为 64.2 h。大部分的剂量（94%）在治疗后的 11 天内衰减完。平均组织穿透距离为 2.5 mm。

4. AC
^{90}Y 反流最常见于胃右动脉和胃十二指肠动脉，可导致缺血和（或）放射性肠炎。这些动脉可在血管造影上识别，以便行弹簧圈栓塞，或在放疗栓塞前行远端动脉超选择栓塞。使用 ^{99m}Tc 大颗粒聚合白蛋白（MAA）进行预处理评估用于识别胃肠道和肺系统的肝外沉积，从而修改放疗栓塞术和放射剂量。

讨论

术前计划
用 ^{90}Y 微球行放疗栓塞是一种 FDA 批准的治疗难以切除的肝细胞癌和转移到肝的结、直肠癌的治疗方法。微球经导管通过肝动脉进入肿瘤，一旦到位，就会释放作用于肿瘤细胞的射线。为获得最佳效果，需评估断面影像检查并在与临床医生及患者讨论后进行（图 S103-2）。

操作技术
由于肝动脉的解剖变异，微球通过与肝共干的部分供血分支到达肠道、胆囊、胰腺及附近其他部位，导致非靶向栓塞等潜在并发症。因此，仔细地找到病变的供血血管和选择性栓塞血管是非常必要的（图 S103-1）。在明确了动脉解剖结构之后，将微导管尖端置于计划位置，用于输送放射性栓塞微球，并通过微导管输送大约 5 mCi 的 ^{99m}Tc-MAA。随后行单光子发射计算机断层扫描（SPECT）成像，以评估肝内的活度，并检测肝外腹内结构和肺中的放射活度，以分别评估非靶向运输和肿瘤动静脉分流（图 S103-3）。一旦评估影像并明确患者可接受治疗，接下来应计算放射剂量。剂量的计算方法各不相同；考虑的一些因素包括体表面积、肝体积、肿瘤负荷和潜在的肝硬化。微球输送须经透视密切监测，以确保最佳的放疗栓塞途径（图 S103-4）。一些医疗中心利用正电子发射断层扫描（CT）或融合 SPECT-CT 来评估放射剂量（图 S103-5）。

参考文献

Murthy R, Kamat P, Nunez R, Salem R. Radioembolization of yttrium-90 microspheres for hepatic malignancy. *Semin Intervent Rad.* 2008;25:48–57.

Salem R, Thurston KG. Radioembolization with yttrium microspheres: a state-of-the-art brachytherapy treatment for primary and secondary liver malignancies. Part 1: technical and methodologic considerations. *J Vasc Interv Radiol.* 2006;17:1251–1278.

交叉参考

Vascular and Interventional Radiology: The Requisites, 2nd ed, 250–252.

病例 104

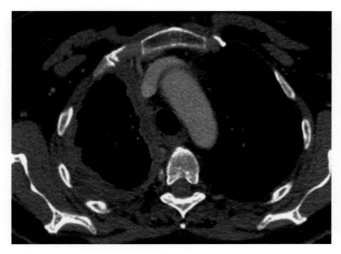

图 104-1　Lucia Flors Blasco 医师授权使用

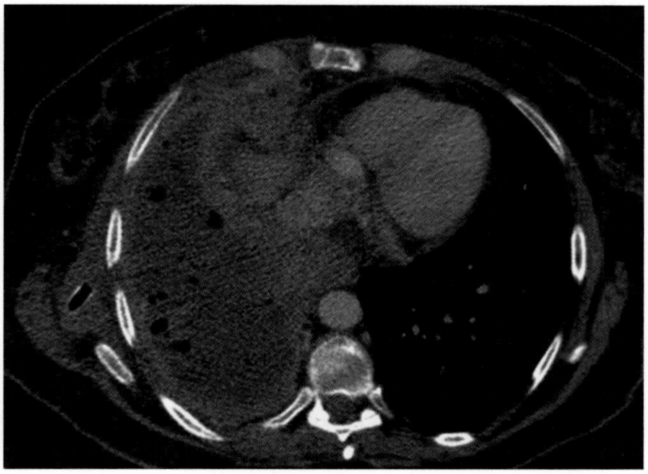

图 104-2　Lucia Flors Blasco 医师授权使用

病史： 女性，60 岁，呼吸急促。

1. 根据影像表现，以下最可能的诊断是什么？
   A. 间皮瘤
   B. 肺炎性胸腔积液
   C. 胸膜局限性纤维瘤
   D. 渗出性胸腔积液

2. 恶性胸腔积液患者最常见的症状是什么？
   A. 胸痛
   B. 咯血
   C. 高热
   D. 呼吸困难

3. 下列哪一项不是恶性胸膜疾病的 CT 影像特征？
   A. 胸膜环状增厚
   B. 胸膜增厚，边缘光滑
   C. 顶叶胸膜增厚大于 1 cm
   D. 纵隔胸膜受累

4. 有症状的恶性胸腔积液患者最常见的治疗方法是什么？
   A. 胸腹腔分流
   B. 胸膜固定术
   C. 隧道式胸膜导管（TPC）
   D. 胸膜（部分）切除术

本病例更多图片及说明请见附图部分。

病例 104

恶性胸腔积液

1. A

增强 CT 图像示右侧胸腔积液和环状胸膜增厚伴纵隔受累，表现为恶性胸膜疾病，如间皮瘤。转移性胸膜受累可表现出相似的影像学表现。肺炎性胸腔积液、渗出性胸腔积液（见于充血性心力衰竭）和胸膜纤维瘤是良性病变。

2. D

呼吸困难是胸腔积液患者最常见的症状，因为肺的扩张空间较小，然而，患者也可能出现低热或咳嗽。

3. B

结节性或环状胸膜增厚、顶叶胸膜增厚大于 1 cm、纵隔胸膜受累是恶性胸膜病变的 CT 影像学特征，可与良性胸膜病变（胸膜均匀增厚）相鉴别。

4. C

恶性胸腔积液的治疗近年来一直趋向于通过放置 TPCs 来进行微创手术治疗。90% 的患者在 48 h 内呼吸困难可得到缓解。

讨论

临床表现

胸腔积液常使恶性胸膜病变的病程复杂化，无论是原发的胸膜肿瘤还是继发于胸膜转移瘤的胸腔积液，都是一个不良的预后指标。其对患者生活质量的影响是显著的，最常见的症状是呼吸困难。

影像诊断

CT 能提供与胸腔积液相关的形态学改变的详细信息。结节状或环状胸膜增厚、顶叶胸膜增厚大于 1 cm、纵隔胸膜受累的 CT 表现都有助于鉴别良恶性胸膜病变（图 S104-1）。与传统 CT 相比，薄层扫描在检测恶性胸膜疾病中具有更高的诊断准确性（图 S104-3）。

治疗选择

治疗方法是一种姑息性的治疗方法，可以通过开胸和胸膜固定术进行治疗。最近，治疗方法一直倾向于通过放置 TPCs 行微创手术（图 S104-2）。常经超声或透视引导入胸膜腔，导管沿导丝入鞘，随后经过胸部的皮下组织进入胸膜腔。导管具有单向阀，当导管未连接到引流瓶时，可防止胸膜液从导管漏出，也可防止空气通过胸腔进入胸膜腔。90% 的患者在 48 h 内呼吸困难症状缓解。患者发生自发性胸膜粘连的概率高达 46%，通常在 1 个月内发生。通过导管进行化学硬化治疗可提高胸膜固定术的速度。如果完成胸膜固定术，则可以移除导管。

参考文献

Leung AN, Müller NL, Miller RR. CT in differential diagnosis of diffuse pleural disease. *Am J Roentgenol*. 1990;154(3):487–492.

Orki A, Akin O, Tasci AE, et al. The role of positron emission tomography/computed tomography in the diagnosis of pleural diseases. *Thorac Cardiovasc Surg*. 2009;57(4):217–221.

Pollak JS. Malignant pleural effusions: treatment with tunneled long-term drainage catheters. *Curr Opin Pulm Med*. 2002;8:302–307.

Pollak JS, Burdge CM, Rosenblatt M, et al. Treatment of malignant pleural effusions with tunneled long-term drainage catheters. *J Vasc Interv Radiol*. 2001;12:201–208.

交叉参考

Vascular and Interventional Radiology: The Requisites, 2nd ed, 418–423.

病例 105

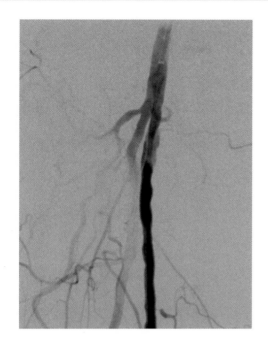

图 105-1　Minhaj S. Khaja 医师授权使用

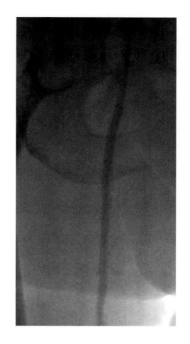

图 105-2　Minhaj S. Khaja 医师授权使用

病史： 女性，78 岁，右下肢跛行。行常规血管造影和球囊血管成形术。图片为血管成形术后摄片。

1. 根据影像表现，以下最可能的诊断是什么？
   A. 狭窄
   B. 闭塞
   C. 夹层
   D. 动脉瘤

2. 下列收缩压（动脉）中哪一项在临床上最具有意义？
   A. 2 mmHg
   B. 6 mmHg
   C. 9 mmHg

   D. 12 mmHg

3. 下列哪种方法不用于治疗图像中显示的疾病？
   A. 控制血压而不作进一步干预
   B. 长时间球囊血管成形术
   C. 球囊开窗术
   D. 支架置入

4. 以下哪项是动脉夹层的危险因素？
   A. 肥胖
   B. 高血压
   C. 高钙血症
   D. 饮酒

本病例更多图片及说明请见附图部分。

病例 105

医源性股浅动脉夹层

1. **C**

股浅动脉（SFA）数字减影血管造影显示一夹层，导致病变远端血流减少50%以上。医源性动脉夹层通常发生在穿刺时、动脉狭窄扩张期间或试图通过重度狭窄或闭塞段时。

2. **D**

10 mmHg或更大的收缩压梯度会导致血流受限。

3. **A**

大部分动脉夹层在无经皮或外科治疗的情况下可自愈。然而，限制血流的夹层需要紧急介入手术或干预。SFA较短的夹层病变（小于10 cm）通常通过延长球囊血管成形术来处理，不论是否放置支架或球囊开窗，较长的病变可能都需行股-腘静脉旁路移植术并置入隐静脉支架或人工血管。

4. **B**

动脉夹层的危险因素包括创伤、胶原血管疾病（Ehler-Danlos综合征、马方综合征、囊性中层硬化、纤维肌发育不良）、先前存在的动脉瘤和典型的心血管危险因素（高血压、吸烟、糖尿病、高脂血症）。

讨论

主要知识点

在血管成形术后，常再次行血管造影，以评估狭窄是否得到适当治疗并评估任何并发症（图S105-1）。

在两种不同体位上进行血管造影是明智的，因为矢状位视角可能无法观察到朝向冠状面的内膜夹层。此外，还可测量病变范围内的成形术后压力：如果仍存在不明原因的显著收缩压升高（＞10 mmHg），则要怀疑有隐匿性夹层的可能性。当行血管内超声时，明确是否存在这种情况和评估整个夹层的范围非常有帮助。

血管内介入治疗

导丝在假通道中逆行通过引起的夹层往往会自发地消失。顺行夹层更有可能扩展和阻塞血流。限制血流的夹层（夹层导致超过10 mmHg的压力梯度或超过50%的狭窄）需要紧急治疗以防止血栓形成。大多数不延伸到股总动脉的髂动脉的夹层可以用球囊血管成形术和支架置入术来处理（图S105-2～图S105-4）。如果认为患者能够耐受外科手术而不是支架放置，那么外科手术是一种可选的治疗方法。

参考文献

Fornaro J, Meier T, Pfammatter T. Percutaneous balloon fenestration of flow-limiting iatrogenic dissection of the common femoral artery: report of two cases. *J Vasc Interv Radiol.* 2010;21:1115–1118.

Funaki B. Iatrogenic flow-limiting arterial dissection. *Semin Intervent Rad.* 2008;25:437–441.

交叉参考

Vascular and Interventional Radiology: The Requisites, 2nd ed, 347–351.

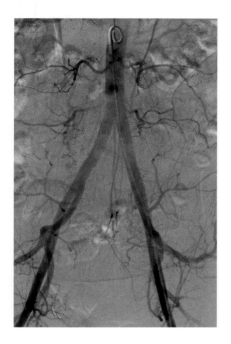

图 106-1　Wael E. Saad 医师授权使用

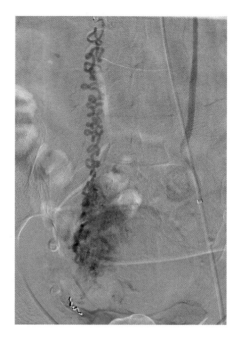

图 106-2　Wael E. Saad 医师授权使用

病史：女性，40 岁，子宫肌瘤伴持续出血，子宫动脉栓塞术（UAE）后 9 个月。

1. 根据影像表现，以下最可能的诊断是什么？
   A. 胡桃夹综合征
   B. Leriche 综合征（主动脉自发性血栓形成）
   C. 盆腔淤血综合征
   D. 子宫外动脉供血子宫肌瘤

2. 图 106-2 中的异常血管是什么？
   A. 腹壁下动脉
   B. 髂腰动脉
   C. 卵巢动脉
   D. 肠系膜下动脉

3. 能够通过栓塞图 106-2 中的异常血管，达到治疗子宫肌瘤的目的吗？

A. 能够，并且与常规 UAE 相比，没有增加副作用的风险
B. 能够，但是患者会更早进入绝经期
C. 不能够，因为栓塞这条血管，不会影响子宫肌瘤的供血情况
D. 不能够，因为栓塞这条血管只会导致卵巢缺血梗死

4. 子宫动脉栓塞术（UAE）最常见的副作用是什么？
   A. 月经过多
   B. 排尿困难
   C. 便秘
   D. 坐骨神经痛

本病例更多图片及说明请见附图部分。

病例 106

卵巢动脉栓塞术

1. **D**

主动脉造影（图 106-1）及盆腔血管延迟造影（图 106-2）提示，对比剂可通过增粗且扭曲的卵巢动脉使子宫显影。

2. **C**

从腹主动脉向下发出增粗扭曲的动脉，这条动脉由右侧进入骨盆内，即为右侧卵巢动脉。

3. **A**

卵巢动脉栓塞术对于治疗子宫肌瘤很有效，并且与常规 UAE 相比，没有增加副作用的风险。患者有极低的可能性会提前进入绝经期。

4. **A**

子宫动脉栓塞术（UAE）最可能引起功能失调性子宫出血。因此，为了减少术后的风险，应仔细选择适合介入手术的患者。

讨论

主要知识点

85%～90% 的患者于子宫动脉栓塞术（UAE）后可改善月经过多以及盆腔疼痛。而部分患者术后疗效不佳，有以下几个原因可解释。首先，双侧动脉栓塞不完全。这多是由于子宫动脉痉挛导致血流缓慢，从而让介入医生误认为已栓塞完全。其次，存在子宫外动脉供血子宫肌瘤。这可能由于先天性子宫动脉解剖变异或者盆腔侧支供血导致。

影像解读

本例为非常典型的子宫外动脉供血子宫肌瘤：增粗扭曲的卵巢动脉。主动脉造影（图 S106-1）显示，腹主动脉右侧存在一条增粗扭曲的动脉，其为卵巢动脉。盆腔血管延迟造影（图 S106-2）提示，对比剂通过扭曲的右侧卵巢动脉引起子宫显影。介入放射科医生应该在子宫动脉栓塞术（UAE）后行腹主动脉和盆腔动脉造影，以评估卵巢动脉是否为子宫肌瘤供血（图 S106-3 ～图 S106-5）。

血管介入治疗

卵巢动脉可以栓塞。多采用明胶海绵栓塞卵巢动脉主干。但需要注意，有些时候需要推进微导管并使其越过卵巢，并尽量尝试对子宫动脉分支进行选择性栓塞。

参考文献

Bulman J, Ascher S, Spies J. Current concepts in uterine fibroid embolization. *Radiographics*. 2012;32:1735–1750.

Pelage JP, Walker WJ, Le Dref O, et al. Ovarian artery: angiographic appearance, embolization and relevance to uterine fibroid embolization. *Cardiovasc Intervent Radiol*. 2003;26:227–233.

Worthington-Kirsch RL, Andrews RT, Siskin GP, et al. Uterine fibroid embolization: technical aspects. *Tech Vasc Interv Radiol*. 2002;5:17–34.

交叉参考

Vascular and Interventional Radiology: The Requisites, 2nd ed, 222–225.

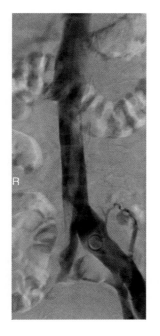

图 107-1

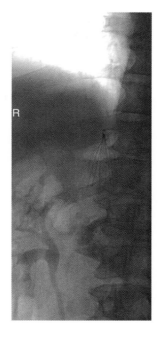

图 107-2

病史： 男性，59 岁，气促，近期被诊断为肺癌。

1. 根据左图所示，最可能的诊断是什么？
   A. 下腔静脉滤器置入术后下段血栓形成
   B. 慢性深静脉血栓形成（DVT）
   C. 下腔静脉（IVC）漂浮血栓
   D. 动脉粥样硬化

2. 放置下腔静脉滤器的适应证是什么？
   A. 上肢远端深静脉血栓形成（DVT）
   B. 凝血因子 V 缺乏
   C. 髂-股或下腔静脉漂浮血栓
   D. 脓毒性肺栓塞

3. 本例置入的下腔静脉滤器，其术中的血管入路（穿刺点）是哪里？
   A. 左股总静脉
   B. 右股总静脉
   C. 左颈内静脉
   D. 右颈内静脉

4. 对于本例患者，你会将下腔静脉滤器放置于何处？
   A. 右髂总静脉
   B. 肾下方的下腔静脉
   C. 肾上方的下腔静脉
   D. 本例患者不适合放置下腔静脉滤器

本病例更多图片及说明请见附图部分。

病例 107

下腔静脉漂浮血栓

1. C

右侧髂静脉至下腔静脉内存在一个巨大的卵圆形充盈缺损，形似下腔静脉漂浮血栓。此影像学表现不提示慢性 DVT。无动脉粥样硬化的血管狭窄表现。此外，也没有发现下腔静脉滤器。

2. C

髂-股或下腔静脉漂浮血栓是置入下腔静脉滤器的适应证。其他选项，如 DVT、凝血因子 V 缺乏、脓毒性肺栓塞不是绝对适应证。

3. D

行下腔静脉滤器置入术时，右颈内静脉是最佳也是最直接的血管入路。其次是左股静脉和左颈内静脉。右股静脉是较差的血管入路，因为经此途径有可能会导致致命性的肺栓塞。

4. C

一般是将下腔静脉滤器放置于较低肾静脉开口处的下方，这样可以使滤器的顶端平齐或略高于肾静脉开口。目前认为这有两个好处：首先，肾静脉的高速血流冲击滤器，可以防止血栓形成；其次，一些假说认为，在肾中产生的某些内源性物质（如尿激酶）可在肾静脉中携带，也有助于防止血栓形成。但是，在本例中，血栓的近端延伸到了左肾静脉的水平，所以本例无法在肾静脉开口处的下方放置滤器。因此，本例的下腔静脉滤器应放置于肾上方的下腔静脉，于肾静脉开口处与肝静脉开口处之间（图 107-2）。

讨论

主要知识点

图 S107-1 显示右侧髂静脉至下腔静脉内存在一个巨大的卵圆形充盈缺损，影像学上可诊断为下腔静脉漂浮血栓。这种病变有发生血栓迁移和远处栓塞的风险。对于这种病变进行介入操作都必须非常小心，无论是放置溶栓或取栓导管，还是放置下腔静脉滤器（图 S107-2）。无论患者可否行溶栓及抗凝治疗，髂-股或下腔静脉漂浮血栓是置入下腔静脉滤器的绝对适应证并且作为首选治疗方案。此外，在某些必要的临床情况时，也可以采用更积极的血管内介入治疗方案，如导管溶栓及机械取栓术。

参考文献

Kinney TB. Inferior vena cava filters. *Semin Intervent Rad.* 2006; 23:230–239.

Proctor MC. Indications for filter placement. *Semin Vasc Surg.* 2000;13:194–198.

交叉参考

Vascular and Interventional Radiology: The Requisites, 2nd ed, 293–300.

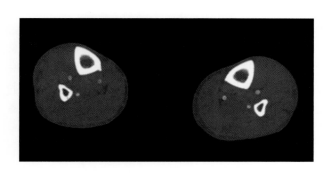

图 108-1　Narasimham L. Dasika 医师授权使用

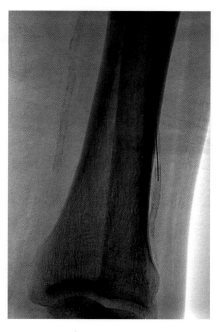

图 108-2　Narasimham L. Dasika 医师授权使用

病史： 男性，72 岁，糖尿病伴跛行。

1. 根据影像表现，以下最可能的诊断是什么？
   A. 胫（前后）动脉粥样硬化疾病
   B. 急性下肢动脉栓塞
   C. 先天性双侧胫后动脉缺如
   D. 深静脉血栓形成

2. 采用 CTA 检查本例患者，什么因素可以影响诊断？
   A. 心律失常
   B. 相邻软组织
   C. 钙化斑块
   D. 呼吸伪影

3. 糖尿病并周围动脉疾病的患者，行介入或外科手术治疗效果差的主要原因是什么？
   A. 流入道病变加重
   B. 流出道病变加重
   C. 血管腔内治疗的器械很差
   D. 微血管病变

4. 下列哪种患者可以以足底动脉弓为入路，行血管重建术？
   A. 46 岁女性，短段股浅动脉病变伴跛行，踝肱指数（ABI）0.74
   B. 54 岁男性，糖尿病伴脚趾溃疡，ABI 0.3
   C. 72 岁男性，腘动脉疾病伴跛行，ABI 0.6
   D. 上述都可以

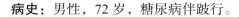

本病例更多图片及说明请见附图部分。

病例 108

糖尿病继发胫（前后）动脉粥样硬化

1. **A**

   腘动脉向远端分出胫前动脉和胫腓干，而胫腓干向远端分出腓动脉和胫后动脉。急性下肢动脉栓塞很罕见。本例图像清楚地显示了动脉血管，所以不支持深静脉血栓形成。图 108-2 提示远端胫动脉存在多发钙化斑块。

2. **C**

   钙化斑块的密度类似于对比剂，尤其是三维立体重建的图像。因此，可能出现即使血管重度钙化甚至闭塞，血流都显像得很好的情况。所以 DSA 下血管造影仍然是评估的金标准。

3. **D**

   糖尿病并微血管病变包括多种病理改变，如自主神经功能紊乱、炎症反应以及氧扩散异常等。所有这些异常改变都可导致伤口愈合不良。这些患者通常血管流入道和流出道良好，并多伴有胫（前后）动脉疾病。

4. **B**

   足底动脉弓是一种非常有用的介入治疗通路，但通常仅用于肢体严重缺血的患者。一支胫（前后）动脉异常即可导致严重跛行，因此足底动脉弓入路通常作为抢救时的通路。但是，目前有很多介入医生经常将足底动脉弓作为介入治疗的入路，并且常作为腘下介入的唯一血管入路。

讨论

主要知识点

不仅吸烟、高血压以及高脂血症会促进动脉粥样硬化的发生发展，糖尿病本身也可导致动脉病变。糖尿病并微血管病变的主要特点是严重的多灶性狭窄以及闭塞，多见于腘动脉、胫腓干远端及胫前后动脉、腓动脉近端等。尽管有研究提示糖尿病的动脉粥样硬化病变多发生于近心端动脉，但髂动脉、股动脉及其周围血管常正常或接近正常。有趣的是，这些患者的腓动脉不会受累。如果肾功能允许，CTA、MRA 以及血管造影有助于诊断、评估及治疗（图 S108-1 ～图 S108-4）。

疾病进展

糖尿病并微血管病变的临床表现多严重于影像学表现。这是因为血管造影等影像学手段无法反映微血管改变。因为糖尿病神经病变患者很容易发生足部外伤，足部动脉缺血加上损伤可导致足部溃疡频繁发生，并难以愈合。

治疗方法

通过外科手术进行血管重建，有助于糖尿病患者溃疡的愈合。但是，技术熟练的介入医生在治疗这些患者方面取得了越来越大的成功，尤其是先进的技术，如通过足底动脉弓穿刺及内膜下顺行-逆行介入治疗等（图 S108-5，图 S108-6）。但是还是有很多患者因为下肢血运不良而截肢。

参考文献

Conte MS. Diabetic revascularization: endovascular versus open bypass—do we have the answer? *Semin Vasc Surg.* 2012;25:108–114.

Gibbons GW, Shaw PM. Diabetic vascular disease: characteristics of vascular disease unique to the diabetic patient. *Semin Vasc Surg.* 2012;25:89–92.

Pomposelli F. Arterial imaging in patients with lower extremity ischemia and diabetes mellitus. *J Vasc Surg.* 2010;52:81S–91S.

Sabri SS, Hendricks N, Stone J, et al. Retrograde pedal access technique for revascularization of infrainguinal arterial occlusive disease. *J Vasc Interv Radiol.* 2015;26:29–38.

交叉参考

Vascular and Interventional Radiology: The Requisites, 2nd ed, 347–351.

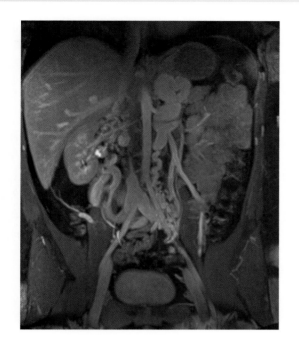

图 109-1　Lucia Flors Blasco 医师授权使用

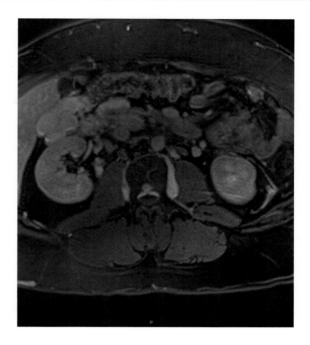

图 109-2　Lucia Flors Blasco 医师授权使用

病史：男性，28 岁，慢性腰痛。

1. 根据影像表现，以下最可能的诊断是什么？
   A. 重复下腔静脉
   B. 左下腔静脉
   C. 下腔静脉肝内段中断
   D. 慢性下腔静脉闭塞

2. 以下哪项最能表明患者为慢性疾病？
   A. 髂-股静脉血栓延伸
   B. 明显的腹膜后侧支
   C. 下腔静脉扩大
   D. 有肺栓塞

3. 无症状慢性 IVC 闭塞患者通常接受什么治疗？
   A. 下腔静脉支架
   B. 抗凝
   C. 压迫下肢
   D. 抗凝＋下肢弹力袜

4. 有严重症状的慢性 IVC 闭塞患者采用哪种治疗？
   A. 内科治疗
   B. 弹力袜
   C. 经皮球囊血管成形术
   D. 血管重建＋支架置入

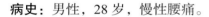

本病例更多图片及说明请见附图部分。

病例 109

慢性下腔静脉闭塞

1. D

增强磁共振成像示邻近肾和肾下 IVC 闭塞与广泛的腹膜后侧支。IVC 肝段通畅。未见到左侧 IVC。

2. B

多发侧支形成通常提示长期慢性闭塞。

3. D

无症状的慢性 IVC 闭塞患者通常使用抗凝和下肢弹力袜进行治疗。

4. D

有血栓后综合征的患者倾向于血管腔内治疗，包括血管重建和支架置入，以恢复血流。

讨论

病理生理学

以上图像示 IVC 闭塞和肝内静脉的重构，以及来自腰静脉丛、奇静脉和半奇静脉系统的广泛侧支形成（图 S109-1 ～图 S109-3）。多发侧支形成表明长期的 IVC 闭塞。IVC 闭塞可能是由于髂-股深静脉血栓形成、IVC 内滤器或增大的腹部肿块压迫所致。先天性肾下 IVC 缺失但肾上段存在极为罕见，它被认为是子宫内或围生期 IVC 血栓形成的后遗症，而不是真正的先天性异常。

患者管理

慢性 IVC 闭塞患者通常用抗凝和下肢弹力袜治疗。尽管这种治疗通常足以预防尽管量少但是全部病例的肺栓塞，但这些患者倾向于出现严重的长期血栓后综合征，症状包括慢性下肢痛、肿胀、发红和溃疡。倾向于采用血管腔内治疗，包括血管再通和支架置入术，再根据需要进行或不进行溶栓治疗。

参考文献

Bjarnason H. Tips and tricks for stenting the inferior vena cava. *Semin Vasc Surg.* 2013;26(1):29–34.

Kandpal H, Sharma R, Gamangatti S, Srivastava DN, Vashisht S. Imaging the inferior vena cava: a road less traveled. *RadioGraphics.* 2008;28:669–689.

Razavi MK, Hansch EC, Kee ST, et al. Chronically occluded inferior venae cavae: endovascular treatment. *Radiology.* 2000;214:133–138.

交叉参考

Vascular and Interventional Radiology: The Requisites, 2nd ed, 293–296.

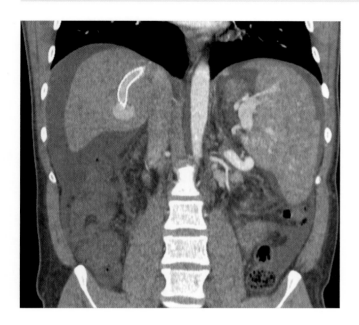

图 110-1　Minhaj S. Khaja 医师授权使用

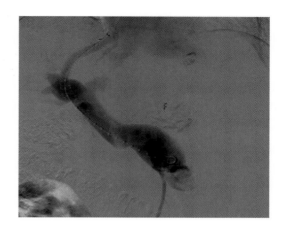

图 110-2　Minhaj S. Khaja 医师授权使用

病史: 男性, 45 岁, 肝硬化、门脉高压, TIPS 和 BRTO 术后, 表现为门脉压力持续升高以及腹水。

1. 根据图像所示影像学表现, 以下哪些应纳入鉴别诊断?(多选)
   A. TIPS
   B. 脾大
   C. 腹水
   D. 肝细胞癌(HCC)

2. 以下哪项为部分脾栓塞术(PSE)的适应证?
   A. 肝硬化患者 TIPS 术后支架狭窄并胃曲张静脉破裂出血
   B. 肝硬化的肝性脑病患者并胃曲张静脉破裂出血
   C. 肝硬化并腹水患者无肝性脑病

   D. 肝性腹水患者脾 / 肝体积比为 0.2

3. 关于门静脉高压患者行 PSE, 下列哪项正确?
   A. PSE 成功治疗食管曲张静脉破裂出血是门体压差降低的直接结果
   B. 可有效改善白细胞降低
   C. 可加剧血小板减少
   D. 不能用于治疗左侧门脉高压

4. PSE 的相对禁忌证是什么?
   A. 肝硬化并食管曲张静脉破裂出血
   B. 门脉向肝血流
   C. 门脉离肝血流
   D. 肠系膜上静脉血栓形成

本病例更多图片及说明请见附图部分。

病例 110

部分脾动脉栓塞术（PSE）治疗门脉高压

1. ABC

图像示脾大、腹水患者行 TIPS 术后，未见到 HCC。

2. B

PSE 可用于治疗多种门脉高压并发症，如当有 TIPS 禁忌证并且脾 / 肝体积比大于或等于 0.5 时出现胃静脉曲张和肝性腹水。同样，肝硬化并食管曲张静脉破裂出血的患者出现肝性脑病也是适应证。此外，PSE 还可用于治疗 TIPS 术后仍表现脾大和门脉高压的患者。

3. B

PSE 可通过增加白细胞的生命周期来有效改善白细胞减少，也可改善由于脾功能亢进所致的血小板减少，PSE 治疗静脉曲张的原因是改变曲张血管内的血流，而不是直接降低门脉压力，左侧门脉高压患者行 PSE 比行 TIPS 获益更大。

4. C

门脉离肝血流是 PSE 的禁忌证，原因是会增加门脉血栓形成的风险。

讨论

临床表现

临床上显著的门静脉高压症可以多种方式表现出来。最常见的表现包括但不限于曲张静脉破裂出血、肝源性腹水、胸腔积液及脾功能亢进所致的严重贫血和血小板减少。虽然当药物治疗无法控制门静脉高压的症状时，TIPS 被认为是降低门静脉压力的首选治疗方法，但它并不是所有患者唯一的治疗方法。例如，患有晚期肝功能不全、肝性脑病和门静脉血栓形成的患者不应进行 TIPS 术。此外，如果曲张静脉破裂出血继发于左侧门静脉高压症（孤立性脾静脉血栓形成，常为胰腺炎并发症），则不应行 TIPS，因为 PSE 或脾切除术可成功治疗这类曲张静脉破裂出血。

适应证

PSE 的目标是减少血液流入门静脉，理论上可以减小门静脉压力。然而，静脉曲张血流的变化，而不是门静脉压力的变化，已被发现更能预测有利结果，更可能是 PSE 在出血性静脉曲张治疗中成功的原因。PSE 还被证明可通过减少脾大小，进而减少血小板隔离来有效治疗脾功能亢进所致的血小板减少。PSE 可通过增加总体白细胞存活时间来增加白细胞计数，此外，最近的研究发现 PSE 有助于治疗 TIPS 术后持续性腹水及脾大伴高动力性门静脉高压症患者（图 S110-1 ～图 S110-6）。

影像评估

脾 / 肝 CT 体积比高于 0.5 的患者通常表现出门静脉压力降低 20% 或更多。因此，可将脾 / 肝 CT 体积比高于 0.5 作为一个入选标准。多普勒超声观察到的门静脉离肝血流被认为是 PSE 的禁忌证，因为门静脉血栓形成的风险增加。

参考文献

Kirby JM, Cho KJ, Midia M. Image-guided intervention in management of complications of portal hypertension: more than TIPS for success. *Radiographics*. 2013;33:1473–1496.

Quintini C, D'Amico G, Brown C, et al. Splenic artery embolization for the treatment of refractory ascites after liver transplantation. *Liver Transpl*. 2011;17:668–673.

Smith M, Ray CE. Splenic artery embolization as an adjunctive procedure for portal hypertension. *Semin Intervent Rad*. 2012;29:135–139.

交叉参考

Vascular and Interventional Radiology: The Requisites, 2nd ed, 326.

病例 **111**

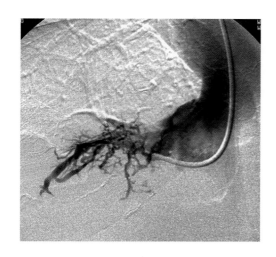

图 111-1　**Daniel Brown** 医师授权使用

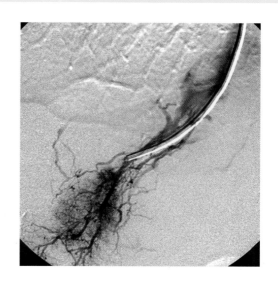

图 111-2　**Daniel Brown** 医师授权使用

病史：女性，48 岁，避孕药服用史，出现腹部隐痛和腹水。

1. 根据影像表现，以下最可能的诊断是什么？
   A. 原发性硬化性胆管炎
   B. 布-加综合征（Budd-Chiari syndrome，BCS）
   C. 门脉海绵样变
   D. 肝硬化

2. 该病影像检查的金标准是什么？
   A. CT
   B. 超声
   C. MRI
   D. 肝静脉造影

3. 该病的介入治疗方法有什么？（多选）
   A. 球囊成形和支架置入
   B. 导管溶栓
   C. TIPS
   D. 下腔静脉滤器置入

4. 该病与以下哪种疾病相关？
   A. 高血压
   B. 充血性心力衰竭
   C. 包括真性红细胞增多症在内的血液系统疾病
   D. 肝转移瘤

本病例更多图片及说明请见附图部分。

病例 111

布-加综合征（BCS）

1. **B**

BCS 是由于肝静脉流出道梗阻所致的一系列功能异常，肝静脉造影典型表现为侧支静脉引流到 IVC 所形成的蜘蛛网样改变。门脉海绵样变的原因是门脉血栓所致的静脉侧支形成。

2. **D**

肝静脉造影可显示静脉流出道问题的解剖特征，通过测压反映血流动力学变化，经颈静脉肝活检明确组织学相关信息，并且可进行血管腔内治疗。

3. **ABC**

球囊成形和支架置入可有效治疗孤立性肝静脉或 IVC 的狭窄和闭塞，导管溶栓可有效治疗 IVC 血栓，如果孤立肝静脉或者 IVC 治疗失败，TIPS 可有效降低阻塞肝静脉系统的压力。

4. **C**

约 75% 的 BCS 患者有血液系统异常，例如真性红细胞增多症或者易栓症、遗传性 V 因子突变。

讨论

临床表现

伴有严重腹水（85% ～ 90% 的患者）、肝脾大、腹痛、黄疸、呕吐和下肢水肿的 BCS 患者，如果不治疗则会出现进行性门静脉高压，伴有食管静脉曲张破裂出血、肝性脑病、肝衰竭和死亡。BCS 可由 IVC 或肝静脉的肿瘤侵犯、膜性肝上 IVC 阻塞、右心房肿瘤、血液系统疾病和血栓性疾病，包括骨髓增殖型疾病，如真性红细胞增多症、妊娠、产后状态、口服避孕药、阵发性睡眠性血红蛋白尿、静脉闭塞性疾病（如接受化疗和放疗的患者）以及遗传性疾病如 V 因子突变所致。

影像解读

BCS 中的 CT 和 MRI 表现包括肝大、腹水、尾状叶肥大、肝实质不均匀强化、IVC 压迫和肝静脉不显影。多普勒超声可显示肝静脉血流缺如、反流、湍流或单相。肝静脉造影是诊断的金标准，可以显示肝上下腔静脉或肝静脉的蜘蛛网样改变、静脉狭窄或血栓形成，并与主肝静脉间有大量侧支形成（图 S111-1 ～图 S111-3）。

血管腔内治疗

IVC 或肝静脉狭窄引起的 BCS 患者可以通过球囊血管成形术或支架置入进行有效治疗（当血管成形术后再次出现狭窄时）。IVC 血栓形成的患者可行溶栓治疗。虽然在技术上难以执行，但是使用 TIPS 可以治疗肝静脉血栓形成，然而这种方法的远期效果是未知的（图 S111-4）。由于肥大的尾状叶及肝实质增大和充血，这些患者的 TIPS 术时间往往更长。

参考文献

Brancatelli G, Vilgrain V, Federle MP, et al. Budd-Chiari syndrome: spectrum of imaging findings. *Am J Roentgenol.* 2007;188: W168–W176.

Cura M, Haskal Z, Lopera J. Diagnostic and interventional radiology for Budd-Chiari syndrome. *Radiographics.* 2009;29:669–681.

Ferral H, Behrens G, Lopera J. Budd-Chiari syndrome. *Am J Roentgenol.* 2012;199:737–745.

Mancuso A, Fung K, Mela M, et al. TIPS for acute and chronic Budd-Chiari syndrome: a single-centre experience. *J Hepatol.* 2003; 38:751–754.

交叉参考

Vascular and Interventional Radiology: The Requisites, 2nd ed, 326–327.

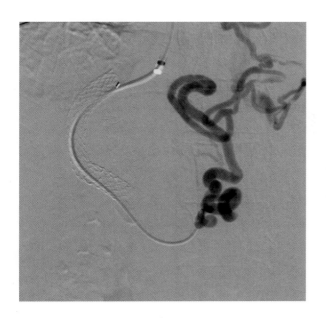

图 112-1　Bill S. Majdalany 医师授权使用

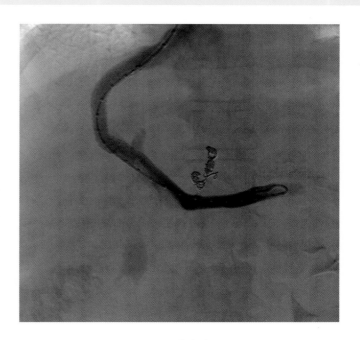

图 112-2　Bill S. Majdalany 医师授权使用

病史：男性，56 岁，食管静脉曲张出血。

1. 根据影像表现，以下最可能的诊断是什么？
   A. 门静脉海绵样变性
   B. 经颈静脉肝内门体分流支架置入后导管置于食管曲张静脉
   C. TIPS 术后医源性血管损伤对比剂外渗
   D. 肝动静脉畸形

2. 当已经置入 TIPS 支架且门体压力梯度（PSG）小于 12 mmHg 时，可以进行哪些针对静脉曲张的进一步治疗？
   A. 再行 TIPS 支架置入，以进一步减小门体压力梯度
   B. 运用非选择性 β 受体阻滞剂
   C. 静脉曲张栓塞
   D. 外科门静脉分流术

3. 以下哪项是 TIPS 时同期静脉曲张栓塞治疗的益处？
   A. 肝性脑病发病率降低
   B. 减少静脉曲张再出血的发生率
   C. 6 个月死亡率下降
   D. 分流功能不良或失败的发生率降低

4. 以下哪项陈述正确？
   A. 食管静脉曲张比胃静脉曲张更常见，且与更高的出血率和死亡率有关
   B. 胃静脉曲张比食管静脉曲张更常见，且与更高的出血率和死亡率有关
   C. 食管静脉曲张较胃静脉曲张少见，而出血率和死亡率较高
   D. 胃静脉曲张比食管静脉曲张少见，而出血率和死亡率较高

本病例更多图片及说明请见附图部分。

病例 112

TIPS 后静脉曲张栓塞

1. **B**

图中为食管静脉曲张的典型表现，提示 TIPS 后曲张持续存在，其与随后出血和死亡的高风险相关。

2. **C**

静脉曲张的栓塞可以在 TIPS 前或后进行，常用弹簧圈或硬化剂作为栓塞材料。同时进行栓塞治疗可以降低静脉曲张再出血的发生率。PSG 小于 12 mmHg 的 TIPS 支架不会影响静脉曲张。非选择性 β 受体阻滞剂是一种预防性的治疗方法，可以减缓静脉曲张的发展，而不是已有静脉曲张或静脉曲张出血的治疗手段。另一种治疗选择是手术建立门体分流道，而不是辅助治疗。

3. **B**

最近的研究表明，辅助性静脉曲张栓塞可以降低静脉曲张再出血的发生率，增加再出血间隔时间。荟萃分析发现，TIPS 加或不加静脉曲张栓塞对分流功能、肝性脑病或死亡率没有显著差异。

4. **D**

胃静脉曲张比食管静脉曲张少见，大约出现在 20% 的门脉高压症患者，而食管静脉曲张出现在 30% ～ 60% 的门脉高压症患者。胃静脉曲张出血更多，死亡率更高。

讨论

主要知识点

TIPS 的血流动力学目标是降低门静脉系统压力，以防止静脉曲张出血和腹水，而保持肝灌注（从而防止肝性脑病和肝衰竭）。在大多数患者中，将门体系统压力梯度降低到 8 ～ 12 mmHg 会产生这种效果。同样，在大多数患者中，TIPS 后立即进行的门静脉造影显示，与 TIPS 前的静脉造影相比，胃食管静脉曲张的充盈明显减少。然而，在少数患者中，仍可观察到持续的静脉曲张充盈（图 S112-1）。TIPS 植入静脉曲张的可视化具较强的主观性，对于哪些可视化静脉曲张需要栓塞，目前没有明确的客观标准。

治疗方法

在 TIPS 术后发现持续性静脉曲张充盈时，应首先寻找 TIPS 或门静脉内残余狭窄或血栓，并通过血管成形术予以纠正。如果仍然观察到静脉曲张充盈，或者在某些患者由于静脉曲张出血而血流动力学不稳定的情况下，可以从门静脉系统中选择胃食管静脉曲张，并使用弹簧圈或硬化剂行经皮栓塞术（图 S112-2）。

参考文献

Chen S, Li X, Wei B, et al. Recurrent variceal bleeding and shunt patency: prospective randomized controlled trial of transjugular intrahepatic portosystemic shunt alone or combined with coronary vein embolization. *Radiology.* 2013;268:900–906.

Qi X, Liu L, Bai M, et al. Transjugular intrahepatic portosystemic shunt in combination with or without variceal embolization for the prevention of variceal rebleeding: a meta-analysis. *J Gastroenterol Hepatol.* 2014;29:688–696.

Tesdal K, Filser T, Weiss C, et al. Transjugular intrahepatic portosystemic shunts: adjunctive embolotherapy of gastroesophageal collateral vessels in the prevention of variceal rebleeding. *Radiology.* 2005;236:360–367.

交叉参考

Vascular and Interventional Radiology: The Requisites, 2nd ed, 315–325.

挑 战 篇

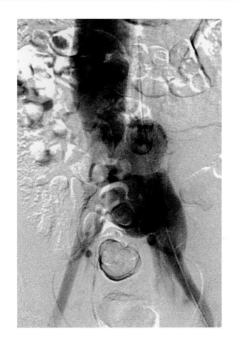

图 113-1

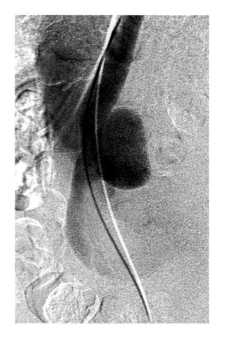

图 113-2

病史： 65 岁，吸烟者，呼吸困难加重并腹痛。检查时发现腹部杂音，颈静脉压升高。

1. 根据影像表现，以下最可能的诊断是什么？
    A. 主动脉破裂
    B. 动静脉瘘
    C. 真菌性动脉瘤
    D. 主动脉肠瘘

2. 以下哪一项是瘘道形成最常见的部位？
    A. 髂动脉-腔静脉
    B. 主动脉-肾静脉
    C. 髂-髂血管
    D. 主动脉-腔静脉

3. 以下关于动静脉瘘的陈述哪项不正确？
    A. 动静脉瘘外科治疗的围术期死亡率与血管腔内治疗相同
    B. 病因通常是先天性的或外伤和手术的并发症
    C. 动静脉瘘在男性中更常见
    D. 发病率很低，涉及不到 1% 的腹主动脉瘤

4. 以下哪一项是主动脉腔瘘修复中支架置入术最常见的并发症？
    A. 下腔静脉血栓形成
    B. Ⅱ 型内漏
    C. 移植物血栓形成
    D. 持续性瘘

本病例更多图片及说明请见附图部分。

病例 113

主动脉-腔静脉瘘

1. B

影像学显示主动脉分叉假性动脉瘤与髂总静脉瘘道形成。CTA 是动静脉瘘早期诊断的主要手段。多普勒超声可显示体外循环中存在心脏阶段性高流量。如果以上检查方法失败，则可进行侵入性动脉造影和静脉造影。其他影像检查特征性不足。

2. D

主动脉-腔静脉是最常见的动静脉瘘受累血管段。文献中也有髂动脉-腔静脉瘘、主动脉-肾静脉瘘和髂-髂血管瘘的描述，这些瘘都甚为罕见。

3. A

与开放性手术修复的复杂性相比，血管内介入治疗被认为是一种侵入性较低、术中大出血风险较低的手术。在开放性外科修复术中，围术期死亡率高达30%，明显高于血管腔内治疗。动静脉瘘是主动脉瘤的一种罕见并发症，在男性中更常见，其病因常是先天性的，也可是外伤和手术的并发症。

4. B

Ⅱ型内漏是支架置入术中最常见的并发症，其特征是残余动脉瘤囊腔通过未受累主动脉的动脉分支灌注供血。其他选项也有报道，但并不常见。

讨论

临床表现

动静脉瘘可发生于先天性畸形或罕见的创伤和手术并发症。临床表现包括高输出量心力衰竭、盗血导致瘘远端缺血、周围静脉扩张和扩大、因瘘管远端静脉压力增加导致的淤血性皮炎和溃疡、远端组织肿胀、可触及肿块、闻及杂音及震颤。

影像解读

血管造影可用于确定动静脉瘘并描绘解剖结构，包括瘘的部位、其与相关血管的关系，以及附近分支情况，分支可增加血管内修复治疗难度（图S113-1 和图 S113-2）。由于血流量大，通常需要多次注射大量对比剂并快速成像。

治疗方法

根据瘘管的位置和局部侧支的存在，支架置入术可封闭瘘道缺损，可用于在解剖学或医学上不适合手术的患者。最近的研究表明，血管腔内治疗可逐渐替代开放手术，并且更安全和有效。

参考文献

Nakkad G, AbiChedid G, Osman R. Endovascular treatment of major abdominal arteriovenous fistulas: a systemic review. *Vasc Endovascular Surg.* 2014;48:388–395.

Parodi JC, Schonholz C, Ferreira LM, et al. Endovascular surgical treatment of traumatic arterial lesions. *Ann Vasc Surg.* 1999;13:121–129.

病例 114

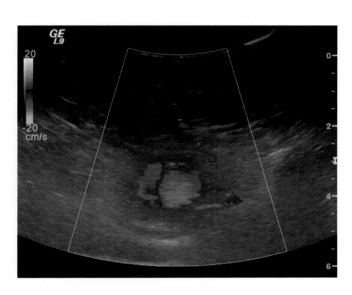

图 114-1　Minhaj S. Khaja 医师授权使用

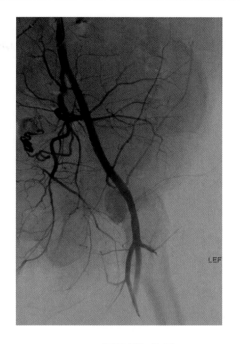

图 114-2　Minhaj S. Khaja 医师授权使用

病史：女性，48 岁，心导管术后 2 周，左腹股沟区痛性包块急诊入院。

1. 根据影像表现，以下最可能的诊断是什么？
   A. 真性动脉瘤形成
   B. 动静脉瘘
   C.（穿刺）入路假性动脉瘤
   D. 肿瘤性病变

2. 引起图上异常的最常见原因是什么？
   A. 创伤 / 医源性
   B. 先天性壁缺损
   C. 动脉粥样硬化
   D. 高血压

3. 这种异常最常见的治疗方法是什么？
   A. 药物治疗和减少风险因素
   B. 手术修复
   C. 观察
   D. 介入治疗，如超声引导下的压迫或凝血酶注射

4. 真性动脉瘤和假性动脉瘤有什么区别？
   A. 动脉瘤的位置
   B. 动脉瘤的原因
   C. 所有三个血管壁层的参与
   D. 动脉瘤的临床后遗症

本病例更多图片及说明请见附图部分。

233

病例 114

复杂入路假性动脉瘤管理

1. C

图像显示股总动脉近端假性动脉瘤形成。超声上假性动脉瘤的特征性表现是病灶内血液来回流动（阴阳征），以及血管腔和假性动脉瘤之间瘤颈的存在。真正的动脉瘤不会有如此的瘤颈，而是会累及三层血管壁。

2. A

入路假性动脉瘤的最常见病因包括外伤和医源性原因。此类损伤会导致血管外膜内的假性动脉瘤。先天性壁缺损、动脉粥样硬化和高血压可导致真性动脉瘤形成。

3. D

目前最常见的治疗方法是介入治疗，如超声引导下的压迫、凝血酶注射，必要时行覆膜支架置入。既往治疗金标准是开放结扎手术，但现在大多数医疗机构已不用此方法。

4. C

假性动脉瘤和真性动脉瘤的区别在于三层血管壁（外膜、中膜和内膜）的参与。真性动脉瘤三层结构受累，而假性动脉瘤存在于外膜内。

讨论

主要知识点

图像显示血管操作后，入路出现复杂假性动脉瘤（图 S114-1 ～ 图 S114-3）。随着介入治疗在当今医学界越来越普遍，医源性假性动脉瘤的发生在不断增加。此类假性动脉瘤通常表现为肿胀、疼痛及搏动性肿块。一个常见的部位是腹股沟区，此为血管入路的常见区域，其他血管也可发生。假性动脉瘤与真性动脉瘤区别在于是否血管三层结构均受累。假性动脉瘤的动脉瘤由外膜包裹，动脉腔与动脉瘤囊腔直接相通。真性动脉瘤是动脉壁三层结构的突出或缺损。

治疗选择

外科手术曾经是治疗的金标准，但微创手术对于初始治疗日渐流行。包括在超声引导下压迫瘤颈，或压迫囊颈和囊腔之间，压迫动脉瘤并使之凝固；凝血酶假性动脉瘤囊内注射；必要时可进行更复杂的干预。一些假性动脉瘤颈部较宽或很难直接进入，因此囊内注射凝血酶可能不安全。如本例所示，球囊闭塞囊颈并直接注射凝血酶联合置入覆膜支架可能对更复杂的病例有帮助（图 S114-4 和图 S114-5）。如果患者初次介入干预失败，可采用复杂的技术。然而，对于不能经皮治疗的假性动脉瘤患者或大血肿压迫盆腔或腿部神经压迫的患者，建议行外科会诊。

参考文献

Hendricks NH, Saad WE. Ultrasound-guided management of vascular access pseudoaneurysms. *Ultrasound Clin*. 2012;7:299–307.

Keeling AN, Mcgrath FP, Lee MJ. Interventional radiology in the diagnosis, management, and follow-up of pseudoaneurysms. *Cardiovasc Intervent Radiol*. 2009;32:2–18.

交叉参考

Vascular and Interventional Radiology: The Requisites, 2nd ed, 356–357.

病例 115

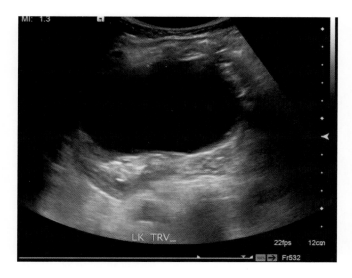

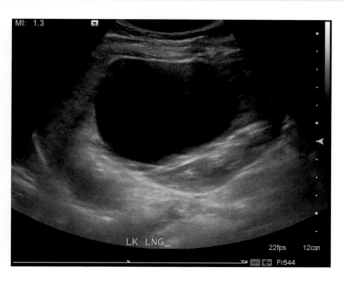

图 115-1　Ranjith Vellody 医师授权使用

图 115-2　Ranjith Vellody 医师授权使用

病史： 男性，7 岁，从学校的攀爬架上摔倒后背部着地，左侧胁腹部疼痛并血尿。行超声检查，图像如上。

1. 根据图像所示影像学表现，以下哪些应纳入鉴别诊断？（多选）
   A. 孤立肾囊肿
   B. 肾盂输尿管交界处梗阻
   C. 重复肾盂
   D. 囊性肾细胞癌

2. 基于 CT 特征的哪个分类原则可用于指导肾囊肿的处理？
   A. Wilms 标准
   B. Bozniak 标准
   C. RIFLE 标准
   D. Brodel 的标准

3. 哪些是肾囊肿可能的临床表现？（多选）
   A. 血尿
   B. 高血压
   C. 肾功能不全
   D. 腹部、胁腹部或背部疼痛

4. 对于有症状的肾囊肿，以下哪项不是可接受的治疗方案？
   A. 开放手术
   B. 影像引导下抽吸
   C. 影像引导经皮硬化疗法
   D. 非甾体类抗炎药

本病例更多图片及说明请见附图部分。

病例 115

肾囊肿硬化

1. ABCD
在左肾超声图像上，显示肾实质内一个大的、边界清楚的薄壁无回声结构。基于这个图像，鉴别诊断范围较宽，包括囊性病变以及导致肾盏梗阻的疾病。

2. B
Bosniak 肾囊肿分类系统的建立专门针对囊性肾占位性病变的诊断和治疗。根据 CT 扫描的形态学和增强特征，将囊性肾占位分为五类，其中 Ⅰ 类为良性。

3. ABCD
尽管儿童中大多数良性肾囊肿是无症状的，但也有报道有肉眼或镜下血尿、蛋白尿、疼痛、高血压、肾功能不全和继发感染等表现。

4. D
症状性肾囊肿的治疗可以通过简单的抽吸和外科手术切除等几种方法来完成。影像引导的抽吸和硬化疗法的特点是微创、安全和低成本，具有良好的治疗效果。乙醇是囊肿消融最常用的硬化剂。

讨论

主要知识点
绝大多数单纯性肾囊肿不需要任何治疗；但仍有少数患者出现与大的优势囊肿相关的症状。对此类患者可以使用几种经皮治疗方法。影像引导经皮穿刺肾囊肿抽吸对很多患者治疗有效，但复发较多。故可在抽吸试验失败后进行硬化治疗或直接进行硬化治疗。

经皮操作
先在超声和透视引导下，将穿刺针定位于囊肿，并经导丝引入引流导管（图 S115-1 ～ 图 S115-4），将囊液抽吸出去。常将对比剂注入囊肿中以确保肾集合系统与囊肿不相通，并评估囊肿的体积（图 S115-5）。吸出对比剂并用较小体积的硬化剂代替。乙醇是最常用的硬化剂。各医院治疗方案各不相同，但一般情况下，当患者周期性地改变体位的同时，允许乙醇停留 15 min，之后吸出硬化剂，该步骤可以在坐位时重复两次。手术后可将引流管放置一段时间进行引流，以增加囊壁粘连。随访常用超声来记录改善和消融（图 S115-6）。

参考文献

Akinci D, Akhan O, Ozmen M, et al. Long-term results of single-session percutaneous drainage and ethanol sclerotherapy in simple renal cysts. *Eur J Radiol*. 2005;54:298–302.

Paananen I, Hellstrom P, Leinonen S, et al. Treatment of renal cysts with single-session percutaneous drainage and ethanol sclerotherapy: long-term outcome. *Urology*. 2001;57:30–33.

Skolarikos A, Laguna M, Rosette J. Conservative and radiological management of simple renal cysts: a comprehensive review. *BJU Int*. 2012;110:170–178.

交叉参考

Vascular and Interventional Radiology: The Requisites, 2nd ed, 416.

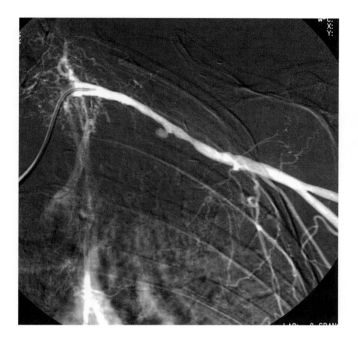

图 116-1

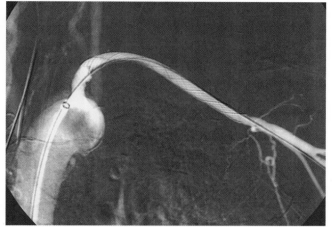

图 116-2

病史： 55 岁患者，有左腋窝转移性淋巴结病史，现出现左腋窝血肿扩大。

1. 根据影像表现，以下最可能的诊断是什么？
   A. 假性动脉瘤
   B. 腋动脉夹层
   C. 腋动脉血栓
   D. 动静脉（AV）瘘

2. 第二张图片之前的手术步骤是什么？
   A. 腋-颈动脉旁路移植术
   B. 腋动脉支架置入
   C. 腋动脉机械血栓切除术

D. 外科 AV 瘘修复

3. 以下哪一项最不可能是该手术的直接并发症？
   A. 远端栓塞
   B. 血肿扩大
   C. 肺动脉栓塞
   D. 感染

4. 下列哪条动脉通常来自腋动脉？
   A. 肩胛动脉
   B. 甲状颈干
   C. 背侧肩胛动脉
   D. 肋颈干

本病例更多图片及说明请见附图部分。

病例 116

腋动脉覆膜支架——支架置入

1. A

左锁骨下动脉血管造影的图像显示：锁骨下-腋动脉连接处的小的突起，代表假性动脉瘤。转移性淋巴结疾病可能侵蚀邻近的动脉。没有引流静脉提示动静脉瘘。亦无充盈缺损提示血栓。在没有创伤史或皮瓣的情况下，不太可能出现动脉夹层。

2. B

第二幅图像示假性动脉瘤所在载瘤血管区的支架置入。没有外科动静脉瘘修复或旁路移植的证据。

3. C

腋动脉支架置入术相对少见。目前的文献只详述了罕见的复杂情况。其与其他血管内支架置入步骤相似，同样也存在出血和感染的风险。另外，在已知斑块的情况下，也可发生远端栓子。由于血流朝向四肢远端，因此不太可能直接导致肺栓塞。

4. A

甲状颈干、肋颈干和背侧肩胛动脉最常起源于锁骨下动脉，其延续为腋动脉。

讨论

主要知识点

覆膜支架越来越多地用于动脉和静脉系统。覆膜支架的支架膨胀性能扩大血管腔并固定支架位置。支架的人工血管部分（覆膜）使血管壁的内部重新排布。覆膜支架的当前应用包括：①动脉粥样硬化：认为覆膜支架与裸支架相比具有较低的再狭窄风险；②外周动脉瘤；③创伤相关血管损伤手术风险高的患者；④ AV 瘘和类似病变。该技术通常能够以微创方式治疗手术难以解决的问题。

影像解读

在这例患者中，下颈部血管异常增多，与转移性疾病的病史一致。左锁骨下动脉-腋动脉出现小的假性动脉瘤（图 S116-1）。考虑到患者的预期寿命短以及该区域存在肿瘤，手术修复不可取，并且也是不可能的。因此，将覆膜支架经皮经血管置入假性动脉瘤载瘤动脉，可帮助止血（图 S116-2）。

参考文献

Castelli P, Caronno R, Piffaretti G, et al. Endovascular repair of traumatic injuries of the subclavian and axillary arteries. *Injury*. 2005;36: 778–782.

DuBose JJ, Rajani R, Gilani R, et al. Endovascular management of axillo-subclavian arterial injury: a review of published literature. *Injury*. 2012;43:1785–1792.

交叉参考

Vascular and Interventional Radiology: The Requisites, 2nd ed, 131–134.

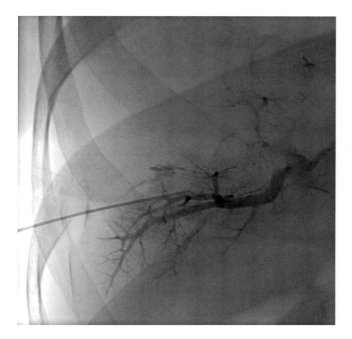

图 117-1　Wael E. Saad 医师授权使用

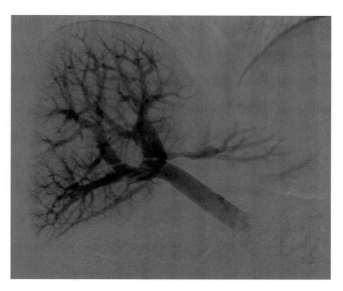

图 117-2　Wael E. Saad 医师授权使用

病史：男性，45 岁，既往有 1 型糖尿病病史，到介入放射科就诊。

1. 上图显示的是肝系统的哪个结构？
   A. 胆管树
   B. 肝动脉
   C. 肝静脉
   D. 门静脉

2. 以下哪种情况不需要行这个系统的造影？
   A. 门静脉栓塞
   B. 胰岛细胞移植
   C. 压力测量
   D. 球囊导管闭塞下逆行性静脉栓塞术（BRTO）治疗胃静脉曲张

3. 这个系统的正常压力范围是多少？
   A. 小于 8 mmHg
   B. 10 ～ 12 mmHg
   C. 15 ～ 20 mmHg
   D. 120/80 mmHg

4. 如何最好地显示肝血管系统？
   A. 头侧 10°，右前倾斜（RAO）35°～ 45° 拍摄
   B. 头侧 15°，右前倾斜（RAO）20° 拍摄
   C. 尾侧 10°，右前倾斜（RAO）35°～ 45° 拍摄
   D. 前后位拍摄

本病例更多图片及说明请见附图部分。

病例 117

经门静脉胰岛细胞移植

1. D

以上图像显示经肝直接门静脉造影。显示门静脉系统时，肝静脉和胆管系统常亦可见。

2. D

BRTO 通常以逆行方式通过左肾静脉经胃肾分流侧支对胃底曲张静脉进行闭塞或硬化治疗。球囊闭塞顺行性静脉栓塞可通过经颈静脉肝内门体分流术（TIPS）或经肝静脉通路进入。其他三个选项都可以采用直接经肝门静脉进入。

3. B

正常门静脉压力应小于 8 mmHg。而许多临床医生认为门静脉压力大于 12 mmHg，则曲张静脉出血的风险增高。

4. A

这是显示门静脉系统的理想投照方法。其他选项不正确。

讨论

主要知识点

图像显示了经皮导管门静脉右支置管直接门静脉造影，目的是给糖尿病患者输注胰岛细胞（图 S117-1 ～图 S117-3）。这种治疗方法仍然是实验性的，需从死者供体收集胰岛细胞，经肝直接行门静脉造影以及持续静脉压力监测。门静脉压升高的患者不适合这种手术。

经皮门静脉通路治疗

直接门静脉通路在一些特定临床情况下很有用。间接门静脉压力测定可能会受到累及肝血窦疾病的干扰，在此情况下，可在门静脉中放置小直径导管进行直接压力测量。当 TIPS 经颈静脉门静脉入路具有挑战性时，有些医生会将导管置于门静脉右支帮助经肝穿刺定位。在严格把握适应证的情况下，经皮门静脉途径可在放置 TIPS 之前进行门静脉血栓清除。再者，经皮门静脉通路可对病变肝叶进行门静脉栓塞（PVE），以使剩余正常肝增生，从而在肝切除术后能保留足够的功能性肝。

参考文献

Gaba RC, Garcia-Roca R, Oberholzer J. Pancreatic islet cell transplantation: an update for interventional radiologists. *J Vasc Interv Radiol.* 2012;23:583–594.

Goss JA, Soltes G, Goodpastor SE, et al. Pancreatic islet transplantation: the radiographic approach. *Transplantation.* 2003;76:199–203.

Lin J, Zhou KR, Chen ZW, et al. 3D contrast-enhanced MR portography and direct x-ray portography: a correlation study. *Eur Radiol.* 2003;12:1277–1285.

交叉参考

Vascular and Interventional Radiology: The Requisites, 2nd ed, 314–315.

病例 118

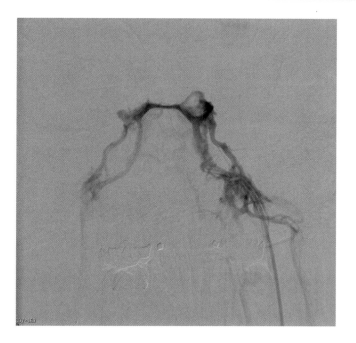

图 118-1　J. Fritz Angle 医师授权使用

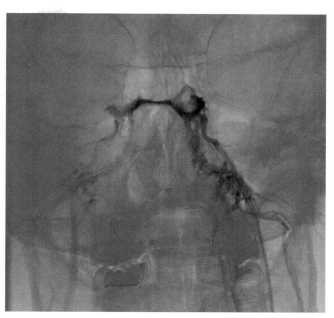

图 118-2　J. Fritz Angle 医师授权使用

病史：女性，40 岁，向心性肥胖，高血压，皮肤变薄，具有高皮质醇血症的特殊皮纹，为进一步评估就诊。

1. 上图导管尖端位于哪个位置？
   A. 岩上窦
   B. 海绵窦
   C. 岩下窦（IPSs）
   D. 面部静脉

2. 为什么要进行这项检查？
   A. 术前静脉显影
   B. 促肾上腺皮质激素（ACTH）静脉取样
   C. 皮质醇静脉取样
   D. 测压

3. 在高皮质醇血症患者的导管操作过程中，哪种药物的预防性给药特别重要？
   A. 肝素
   B. 酚妥拉明
   C. 去氨加压素
   D. 地塞米松

4. IPS 收集除哪个部位以外的静脉回流？
   A. 延髓
   B. 垂体
   C. 小脑下部
   D. 中脑

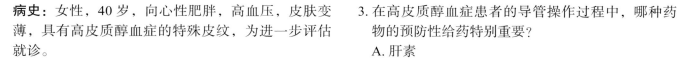

本病例更多图片及说明请见附图部分。

病例 118

岩下窦静脉采样

1. C
垂体腺静脉引流始于垂体静脉,通常汇入同侧海绵窦。IPS 向后引流海绵窦的静脉血,穿过颈静脉孔的前部,汇入颈内静脉。

2. B
在 IPS 和外周采集静脉血测量 ACTH 水平可用于检测和定位高分泌性垂体腺瘤。

3. A
患有高皮质醇血症的患者容易形成血栓,已有报道岩下窦静脉采样(IPSS)后发生血栓栓塞。岩下窦通路一旦建立,在导管进入颈内静脉前给予肝素是非常重要的。

4. D
IPS 还收集内耳静脉的血流。

讨论

主要知识点

库欣综合征主要表现为高皮质醇血症,最常见的原因是使用外源性糖皮质激素类药物。不常见的情况下,库欣综合征可能由分泌 ACTH 的垂体腺瘤引起,特称为库欣病。由于垂体腺瘤通常很小,横断面成像有时难以发现。

血管腔内治疗

IPSS 可用于鉴别库欣病和异位 ACTH 病。需要同时进行外周血及双侧 IPS 静脉血采样测定 ACTH 水平。通常从双侧经股静脉入路。考虑到库欣病患者的高凝状态,在手术之前有必要给予肝素。在双侧 IPS 采样时,预弯导管比导丝更好。从每个导管进行静脉造影以确认 IPS 定位正确,并对照对侧 IPS 静脉回流(图 S118-1 ~ 图 S118-4)。在给予促肾上腺皮质激素释放激素(CRH)之前和之后采集血样。测量结果用以计算 IPS 与外周 ACTH 水平的比率。IPS 与外周 ACTH 水平的基线比率大于或等于 2 或 CRH 刺激比率大于或等于 3 支持库欣病的诊断。CRH 刺激时灵敏度接近 100%。腺瘤的左右侧定位通常可靠,因为垂体静脉引流主要是同侧引流。比较双侧 IPS 血样结果时,比值大于或等于 1.4 提示腺瘤位于 ACTH 水平较高侧,准确度为 57% ~ 68%。

参考文献

Deipolyi AR, Hirsch JA, Oklu R. Bilateral inferior petrosal sinus sampling. *J Neurointerv Surg*. 2012;4:215–218.

Potts MB, Shah JK, Molinaro AM, et al. Cavernous and inferior petrosal sinus sampling and dynamic magnetic resonance imaging in the preoperative evaluation of Cushing's disease. *J Neurooncol*. 2014;116:593–600.

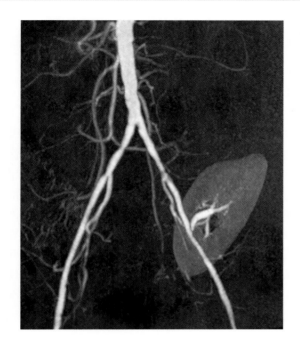

图 119-1　Narasimham L. Dasika 医师授权使用

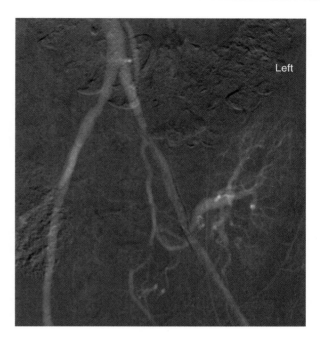

图 119-2　Narasimham L. Dasika 医师授权使用

病史： 女性，71 岁，肾移植病史，肾功能恶化。

1. 根据影像表现，以下最可能的诊断是什么？
    A. 纤维肌发育不良
    B. 肾动脉狭窄
    C. 肾动脉瘤
    D. 肾动脉夹层

2. 当临床怀疑本病时，通常参考下列哪项指标？
    A. 血尿素氮
    B. 血小板计数
    C. 肾小球滤过率（GFR）
    D. 肾血流量

3. 下列哪项无创性影像检查不常用于本病？
    A. 多普勒超声（DUS）
    B. 计算机断层血管造影（CTA）
    C. 磁共振成像（MRI）
    D. 放射性核素肾扫描

4. 该病例所示的是何种血管腔内治疗技术？
    A. 肾动脉弹簧圈栓塞
    B. 射频消融
    C. 血栓清除术
    D. 经皮肾动脉腔内血管成形术（PTA）

本病例更多图片及说明请见附图部分。

病例 119

移植肾动脉狭窄

1. B

磁共振成像血管造影（MRA）图像示：左髂窝可见移植肾，移植肾的肾动脉局部狭窄，特别是在供体肾动脉和受体髂外动脉的吻合处。CO_2 动脉造影证实这一发现。

2. C

移植肾的血管并发症是肾功能恶化、尿量减少和高血压的最常见病因。肌酐和肾小球滤过率（GFR）被认为是反映肾功能和肾功能不全严重程度的最佳总体指标。

3. B

由于需静脉注射碘对比剂，CTA 几乎不应用于移植肾动脉狭窄的检查。特别是在肾功能不全的背景下会加重肾损害。其他所给选项都是可行的无创检查方法。

4. D

肾动脉弹簧圈栓塞主要用于治疗肾动脉瘤。射频消融用于肾肿瘤的治疗或无法修补的肾移植失败。血栓清除术可用于治疗肾动脉血栓形成。移植肾动脉狭窄血管内介入治疗的主要方案是经皮肾动脉腔内血管成形术（PTA），同时进行或不进行支架置入术。

讨论

主要知识点

实质脏器移植后的血管并发症并不少见。必须及时发现这些并发症，以预防移植器官功能障碍及其最终导致的移植器官失功能。多数移植肾动脉狭窄（TRAS）发生于移植术后的 6 个月内。TRAS 最常发生在吻合口处，但也可发生在吻合口前或吻合口后。

影像评价

移植肾血管造影的适应证包括肾功能恶化（依据 GFR 下降和肌酐升高）、尿量减少和高血压持续加重。最常用于肾移植后血管并发症及非血管并发症的评价的无创影像检查方法如下：多普勒超声（DUS），磁共振血管造影（MRA）和放射性核素肾扫描（图 S119-1）。最常用的初始检查是 DUS，因为 DUS 检查范围广和相对廉价。并且，移植肾和血管结构的位置相对表浅，这使超声检查准确、有效而成为理想的检查方法。由于 DUS 技术和 MR 技术的有效性，核医学检查较少用于肾血管状况的评估。

血管内介入治疗

基于导管的血管造影仍然是诊断 TRAS 的金标准。多数病例可用 CO_2 代替对比剂（图 S119-2 和图 S119-3）。此外，血管腔内治疗还包括吻合口及受体动脉的压力测定。TRAS 血管内介入治疗的主要方案是经皮肾动脉腔内血管成形术（PTA），同时进行或不进行支架置入术（图 S119-4 和图 S119-5）。

参考文献

Khaja MS, Matsumoto AH, Saad WE. Complications of transplantation. Part 1: renal transplants. *Cardiovasc Intervent Radiol.* 2014;37: 1137–1148.

Norton PT, DeAngelis GA, Ogur T, et al. Noninvasive vascular imaging in abdominal solid organ transplantation. *AJR Am J Roentgenol.* 2013;201:544–553.

交叉参考

Vascular and Interventional Radiology: The Requisites, 2nd ed, 281–283.

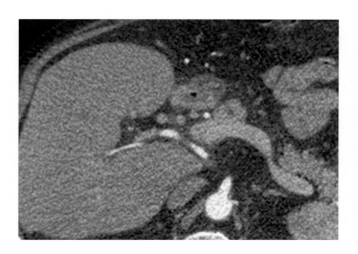

图 120-1　Minhaj S. Khaja 医师授权使用

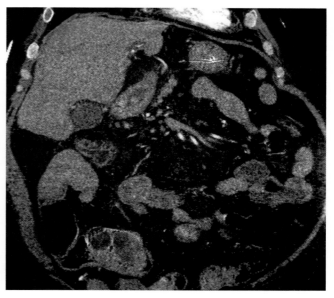

图 120-2　Minhaj S. Khaja 医师授权使用

病史： 男性，60 岁，呕血、黑便。

1. 根据影像表现，以下最可能的诊断是什么？
   A. 上消化道出血，出血位于十二指肠
   B. 上消化道出血，出血位于胃
   C. 下消化道出血，出血位于横结肠
   D. 下消化道出血，出血位于空肠

2. 在影像发现上述异常后的一线治疗方法是什么？
   A. 超选择性动脉造影及栓塞术
   B. 内镜
   C. 控制血压和质子泵抑制剂治疗等保守治疗
   D. 外科手术干预

3. 导致本病的最常见两个病因是什么？（选两项）
   A. 吸烟
   B. 医源性（腹部手术）
   C. 十二指肠溃疡
   D. 胰腺炎

4. 下列哪支动脉不是腹腔动脉和肠系膜上动脉（SMA）之间的侧支通路？
   A. 胰十二指肠动脉弓
   B. 胃网膜动脉
   C. Buhler 弓
   D. Riolan 动脉弓

本病例更多图片及说明请见附图部分。

病例 120

出血性十二指肠溃疡

1. **A**

轴位和冠状位 CT 图像示十二指肠降部局部可见高密度影。

2. **B**

任何上消化道出血的一线治疗都是内镜检查和治疗。如果内镜无法止血，之后则可进行经导管动脉造影和栓塞。本例患者存在活动性出血，故不建议保守治疗。

3. **CD**

胰腺炎和十二指肠溃疡是上消化道出血的最常见的两种病因。

4. **D**

Riolan 动脉弓是肠系膜上动脉（SMA）和肠系膜下动脉（IMA）之间的侧支通路。腹腔动脉和肠系膜上动脉（SMA）的侧支通路包括上部的胃十二指肠动脉（GDA）和胰十二指肠动脉的下动脉弓（起自 SMA）、胃网膜右动脉（起自 GDA）、胃网膜左动脉（起自脾动脉）以及 Buhler 弓。

讨论

主要知识点

上消化道出血通常通过内镜进行初始检查和治疗（图 S120-3 和图 S120-4）。但当内镜治疗失败时，则提示需要进行动脉造影。胃十二指肠动脉（GDA）位于十二指肠第 1 段后方。因此，十二指肠溃疡穿透后壁时可导致危及生命的动脉出血并进入胃肠道。在 CTA 图像上也可以发现这些异常（图 S120-1 和图 S120-2）。

血管腔内治疗

对于上消化道出血患者，根据内镜确定出血位置，进行选择性腹腔动脉造影（多数时候）或选择性 SMA 造影评估出血，通过母导管或微导管来选择出血动脉。如果观察到对比剂外渗，则使用明胶海绵或弹簧圈进行栓塞（图 S120-5 和图 S120-6）。当使用弹簧圈时，重要的是确保从远端向近端完全栓塞，以防出血通过胃网膜系统（通过脾动脉）或胰十二指肠动脉弓（通过 SMA）反向填充溃疡。由于胃肠道出血存在间歇性，如果无法确定对比剂是否外渗，在内镜检查结果明确或患者状态不稳定的情况下，仍然需要进行胃十二指肠动脉（GDA）栓塞。栓塞治疗虽然在出血的初始止血和稳定患者状态方面非常有效，但是不能作为较大溃疡的持久解决方法，最终仍需要采取外科手术治疗。

参考文献

Ichiro I, Shushi H, Akihiko I, et al. Empiric transcatheter arterial embolization for massive bleeding from duodenal ulcers: efficacy and complications. *J Vasc Interv Radiol.* 2011;22:911–916.

Levkovitz Z, Cappell MS, Lookstein R, et al. Radiologic diagnosis and treatment of gastrointestinal hemorrhage and ischemia. *Med Clin North Am.* 2002;86:1357–1399.

交叉参考

Vascular and Interventional Radiology: The Requisites, 2nd ed, 239–243.

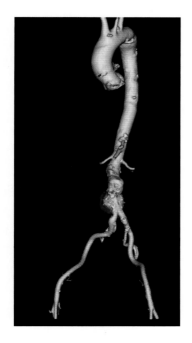

图 121-1 John E. Rectenwald 医师授权使用

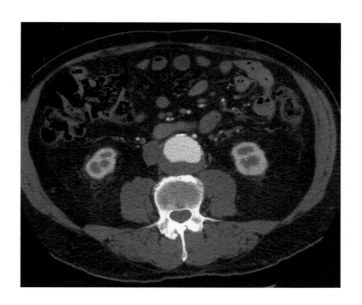

图 121-2 John E. Rectenwald 医师授权使用

病史： 男性，68 岁，慢性腹痛并下背痛。

1. 根据影像表现，以下最可能的诊断是什么？
   A. 肾下腹主动脉瘤（AAA）
   B. 肾上腹主动脉瘤
   C. 腹主动脉夹层
   D. 腹主动脉瘤破裂

2. 动脉瘤腔内修复（EVAR）后的 CT 随访显示，在隔绝的动脉瘤腔内有明显的对比剂显影，起源于肠系膜下动脉。这可能代表哪种类型的内漏？
   A. Ⅰ型
   B. Ⅱ型
   C. Ⅲ型
   D. Ⅳ型

3. 下列哪一项不是与 EVAR 直接相关的手术并发症？
   A. 髂动脉破裂
   B. 分支动脉栓塞
   C. 急性肾功能不全
   D. 主动脉重建

4. 以下哪项是血管内主动脉修复对比开腹主动脉修复的优点？
   A. 降低移植物相关并发症
   B. 降低长期死亡率
   C. 减少围术期死亡率
   D. 不需要影像学随访

本病例更多图片及说明请见附图部分。

病例 121

腹主动脉瘤腔内支架修复术

1. A

图像显示肾下腹主动脉瘤，没有肾上扩张、夹层或破裂证据。

2. B

Ⅱ型内漏的定义是动脉瘤腔血流来自分支血管。Ⅰ型内漏是一种来源于支架附着部位的渗漏。Ⅲ型内漏是由支架的缺陷引起的，要么是由于连接分离，要么是由于支架的断裂或孔洞。Ⅳ型内漏是由于通过支架覆盖的织物上的孔隙引起的渗漏。

3. D

所有其他的选择都是潜在的相关并发症，可能发生在 EVAR 术中。主动脉重建不是并发症，而是隔绝动脉瘤的目标之一。

4. C

与开腹主动脉修复术相比，EVAR 的围术期死亡率有所降低。然而，在长期的治疗之间并没有被证明有什么不同。EVAR 有较高的移植相关并发症发生率，需要后续 CT 成像来评估内漏和动脉瘤囊扩张。

讨论

主要知识点

自 1991 年以来，AAA 血管内修复（支架置入）的应用日益广泛。与开放修复相比，AAA 的血管内修复与减少住院时间、围术期死亡率和输血需求相关。通过对存在严重合并症患者的治疗，该手术扩大了动脉瘤修复患者的范围。然而，必须使用严格的指征来选择适合该手术的候选人。CT 血管造影通常是在介入治疗前进行，以评估和计划手术过程（图 S121-1 和图 S121-2）。

血管腔内治疗

设备技术的进步使得不需要切断股动脉就可以通过经皮途径进行手术。整个过程都采用透视引导。过程中需进行主动脉造影（图 S121-3）。通过一根加硬导丝，一个大的输送鞘被小心地推进到主动脉，在重复血管造影后，主干支架被展开，其上端刚好位于肾动脉的最低起点下方（图 S121-4）。对侧肢体从另一侧股动脉置管，重复血管造影确定对侧瘤体的远端。然后展开对侧支架，与主干支架重叠，通过血管成形术扩大。最后进行血管造影，以确保支架通畅，不存在内漏，所有先前注意到的分支血管仍然是通畅的（图 S121-5）。如果进行了股动脉切开，腹股沟将通过手术闭合；如果完全采用经皮动脉途径，腹股沟将通过缝合器闭合。手术结束后，患者将接受 CT 血管造影和腹部 X 线检查，以评估内漏和晚期支架移位状况。

参考文献

The United Kingdom EVAR Trial Investigators. Endovascular versus open repair of abdominal aortic aneurysm. *N Engl J Med*. 2010;362: 1863–1871.

Vandy F, Upchurch Jr. GR. Enodvascular aneurysm repair: current status. *Circ Cadiovasc Interv*. 2012;5:871–872.

交叉参考

Vascular and Interventional Radiology: The Requisites, 2nd ed, 203–209.

病例 122

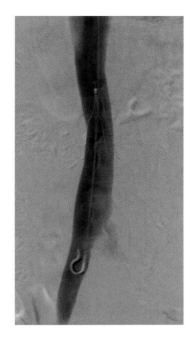

图 122-1　Minhaj S. Khaja 医师授权使用

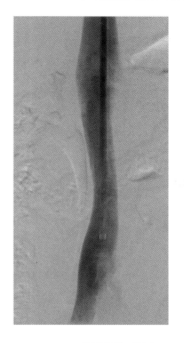

图 122-2　Minhaj S. Khaja 医师授权使用

病史：男性，52 岁，曾因 PE 风险行下腔静脉（IVC）滤器置入，现取出。

1. 以上两幅图像表示患者已行何种手术？
    A. 下腔静脉栓塞
    B. 下腔静脉滤器置入
    C. 下腔静脉滤器取出
    D. 髂-腔静脉支架

2. 下列哪项不是下腔静脉滤器取出失败的风险因素？
    A. 年龄超过 50 岁
    B. 滤器贴壁
    C. 滤器放置时间长
    D. 性别

3. 通过常规方式下腔静脉滤器取出失败的原因是什么？
    A. 下腔静脉滤器血栓形成
    B. 带有嵌入性挂钩的滤器倾斜
    C. 滤器放置处狭窄
    D. 滤器嵌入血管壁

4. 下列哪项不是创伤后临时放置下腔静脉滤器的主要并发症？
    A. 滤器贴下腔静脉壁
    B. 滤器血栓性闭塞
    C. 滤器迁移
    D. 滤器移位和倾斜

本病例更多图片及说明请见附图部分。

病例 122

下腔静脉滤器取出

1. C
图像显示为下腔静脉滤器取出前后的腔静脉造影。

2. D
最近的一项回顾性研究发现，年龄大于 50 岁、钩壁贴壁、停留时间等是造成下腔静脉滤器取出失败的多种危险因素。然而，性别、下腔静脉角度和下腔静脉穿刺及穿刺点与下腔静脉滤器取出失败无关。

3. B
传统的抓捕器捕获及收滤器入鞘的方法不成功的主要原因是有嵌入性挂钩的滤器倾斜。当发生这种情况时，需要使用其他高级的滤器取出技术。

4. C
暂时放置静脉滤器的主要长期后遗症是静脉滤器壁粘连、静脉滤器内血栓形成和静脉滤器移位。如果将临时的 IVC 滤器放置更长的时间，患者发生这些并发症的风险将大大增加。

讨论

主要知识点

Gunther Tulip IVC 滤器是第一个专门为取出而设计的 IVC 滤器，而现在有了其他几个可取出的 IVC 滤器，包括 Denali、Optease、Crux 和 Option Elite 等。这些滤器适用于高凝状态的患者，包括创伤患者和术后患者（例如，接受骨科手术的患者）。

血管腔内治疗

影像图像显示了肾下腔静脉内定位良好的 Gunther Tulip 滤器（图 S122-1）。如果滤器内不存在血栓（图 S122-3 和图 S122-4），则通过抓捕器钩住滤器收回。一旦抓捕成功，鞘管被推进到滤器之上，滤器就会坍缩（图 S122-5）。接下来，可通过鞘管小心地取出滤器（图 S122-6）。后续下腔静脉造影可评估有无下腔静脉损伤（图 S122-2）。

参考文献

Al-Hakim R, Kee ST, Olinger K, et al. Inferior vena cava filter retrieval: effectiveness and complications of routine and advanced techniques. *J Vasc Interv Radiol.* 2014;25:933–939.
Avgerinos ED, Bath J, Stevens J, et al. Technical and patient-related characteristics associated with challenging retrieval of inferior vena cava filters. *Eur J Vasc Endovasc Surg.* 2013;46:353–359.
Smouse HB, Rosenthal D, Thuong VH, et al. Long-term retrieval success rate profile for the Gunter Tulip vena cava filter. *J Vasc Interv Radiol.* 2009;20:871–877.

交叉参考

Vascular and Interventional Radiology: The Requisites, 2nd ed, 296–301.

病例 123

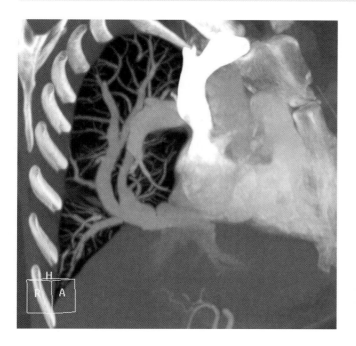

图 123-1 Wael E. Saad 医师授权使用

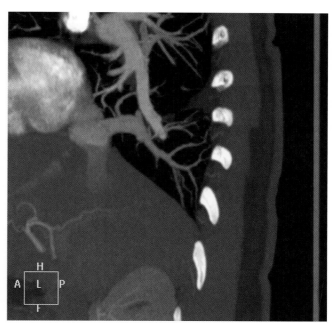

图 123-2 Wael E. Saad 医师授权使用

病史： 男性，32 岁，呼吸急促。

1. 根据图像所示影像学表现，以下哪些应纳入鉴别诊断？（多选）
   A. 房间隔缺损（ASD）
   B. 完全性肺静脉回流异常
   C. 部分性肺静脉回流异常
   D. 室间隔缺损

2. 这种异常最常见的临床表现是什么？
   A. 无症状
   B. 发绀
   C. 胸痛

   D. 呼气困难

3. 下列哪项不属于这种异常的分型？
   A. 心上型
   B. 心下型
   C. 房间隔缺损型
   D. 心型

4. 哪种征象最能描述弯刀综合征的影像学表现？
   A. 肺静脉从右上叶回流至上腔静脉
   B. 肺静脉从左下叶回流至下腔静脉
   C. 肺静脉从右下叶回流至下腔静脉
   D. 肺静脉从右中叶回流至下腔静脉

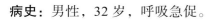

本病例更多图片及说明请见附图部分。

病例 123

部分性肺静脉回流异常

1. BC

影像学表现示肺静脉从肺叶回流至下腔静脉。完全性肺静脉回流异常不能排除。完全性肺静脉回流异常早期容易出现发绀。另外两项诊断没有肺静脉回流异常。

2. A

大多数肺静脉回流异常患者临床上无症状。如果异常肺静脉回流不足全身血流量的 50%，那么患者仍然有足够的氧和血流向全身循环。然而，如果患者有明显的肺静脉回流异常，则可能出现呼吸困难、胸痛或发绀等症状，但这些临床表现并不常见。

3. C

肺静脉回流异常的不同亚型包括心上型、心型和心下型，亚型按最终的异常静脉引流通路划分。

4. C

弯刀综合征是一种由右下叶向下腔静脉部分回流的异常肺静脉引流，命名来源于胸部 X 线平片表现。其他异常肺静脉引流没有典型的影像学表现。

讨论

主要知识点

由于大多数患者没有临床症状，因此很难确定肺静脉回流异常的发病率。症状通常源自先天性心脏病或左向右分流引起的肺血流增加、右心容量负荷增加。当异常肺静脉回流少于 50% 时，很少会出现症状。多数先天性心脏病与肺静脉回流异常相关。最常见的是房间隔缺损，尤以右肺肺静脉异常引流入上腔静脉多见。其他先天性心脏病包括室间隔缺损（VSD）、法洛四联症、肺动脉瓣闭锁合并VSD、主动脉缩窄、单心室。

分型

肺静脉异常回流有多种形式：心上型、心型、心下型和混合型（图 S123-1 ～图 S123-5）。右肺更常见，很少同时累及两肺。肺静脉回流异常最常见的形式是右上肺静脉与上腔静脉之间的异常连接。从右下肺静脉到下腔静脉的肺静脉回流异常因其典型的 X 线平片表现而被称为弯刀综合征。

参考文献

Dillman JR, Yarram SG, Hernandez RJ. Imaging of pulmonary venous development anomalies. *AJR Am J Roentgenol*. 2009;192:1272–1285.
Hong YK, Park YW, Ryu SJ, et al. Efficacy of MRI in complicated congenital heart disease with visceral heterotaxy syndrome. *J Comput Assist Tomogr*. 2000;24:671–682.

交叉参考

Vascular and Interventional Radiology: The Requisites, 2nd ed, 159–164.

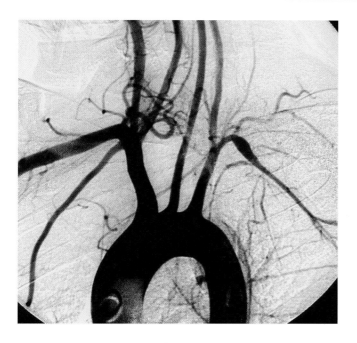

图 124-1 **Daniel Brown** 医师授权使用

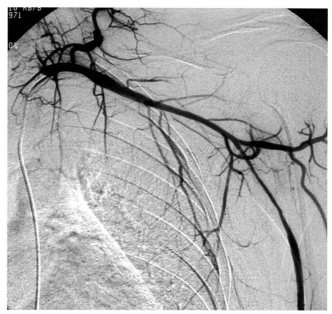

图 124-2 **Daniel Brown** 医师授权使用

病史： 女性，28 岁，左上肢疼痛，桡动脉搏动减弱。

1. 根据图像所示影像学表现，以下哪<u>些</u>应纳入鉴别诊断？（多选）
   A. 巨细胞动脉炎
   B. 动脉硬化疾病
   C. 创伤性血管损伤
   D. 高安动脉炎（TA）

2. 以下哪个血管是这种病变的最好发部位？
   A. 肺动脉
   B. 降主动脉
   C. 肾动脉

   D. 左锁骨下动脉

3. TA 的一线治疗药物是什么？
   A. 甲氨蝶呤
   B. 糖皮质激素
   C. 环磷酰胺
   D. 硫唑嘌呤

4. 考虑血管腔内治疗时，下列哪项是正确的？
   A. 经皮腔内血管成形术是治疗的标准方法
   B. 不需要围术期抗凝
   C. 推荐使用覆膜支架
   D. 对于狭窄较长的患者，血管内介入治疗效果较好

本病例更多图片及说明请见附图部分。

病例 124

高安动脉炎

1. ABD

影像学检查显示左锁骨下动脉长节段狭窄，这是典型的 TA 表现。左锁骨下动脉最易受影响，本例患者血管壁增厚，导致血管狭窄。巨细胞动脉炎也是肉芽肿性血管炎的一种，在影像上很难鉴别。动脉粥样硬化性狭窄也会有类似的表现，但没有钙化斑块，临床症状也不支持动脉粥样硬化。本例中无明显对比剂外渗现象，不支持创伤性血管损伤的诊断。

2. D

主动脉分支血管受累，尤其左锁骨下动脉受累是 TA 最常见的表现。影像学上可见主动脉弓狭窄、闭塞。肾动脉、肺动脉均可受累，但较少见。

3. B

在 TA 的活跃期，高剂量泼尼松龙或其类似物是标准的一线治疗方法。高剂量皮质类固醇通常是可控制症状的，免疫抑制药物（如甲氨蝶呤、环磷酰胺或硫唑嘌呤）可以在 TA 复发或皮质醇被禁忌使用时应用。对于难治型 TA，研究表明英夫利昔单抗和其他抗肿瘤坏死因子的药物对治疗有一定帮助。

4. C

覆膜支架比裸支架的效果更好，对于动脉狭窄的通畅率更高且再狭窄的发生率更低。覆膜支架可以减少腔内血流，从而减少腔内纤维化改变和慢性炎症的发生率，从而降低再狭窄的发生率。为减少再狭窄的发生率，围术期均应行抗血小板治疗。但再狭窄的发生率并不低。尽管较高的经皮血管成形术再狭窄发生率使这一选择成本效益较低，并不理想，但其仍较适用于短节段血管狭窄的治疗。在患者长期存在血管狭窄的情况下，外科旁路移植术治疗的方法优于血管内介入治疗。

讨论

主要知识点

TA 是一种肉芽肿性血管炎，主要累及胸主动脉和腹主动脉及其较大的分支血管。由于炎症细胞浸润血管外膜，血管的管腔缩小，最终形成纤维性狭窄。好发于 50 岁以下的女性。患者的典型症状是红细胞沉降率升高，大约一半的患者在急性炎症期会出现不同的临床症状，包括肌痛、疲劳、低热、心动过速和动脉炎症引起的疼痛。急性炎症症状的出现和动脉闭塞性疾病的发生之间可能有 5 ~ 20 年的间隔。出现动脉闭塞性疾病时，患者通常表现为神经症状、脑卒中史、手臂血压或脉搏不对称。

影像解读

主动脉造影显示主动脉和（或）分支血管的同心性狭窄或闭塞（图 S124-1 和图 S124-2）。75% 的病例主动脉弓和分支血管受累。左锁骨下动脉受累最多（55%），其次是右锁骨下动脉、左颈总动脉、右颈总动脉。

治疗方法

TA 患者的治疗和诊断一样困难。一线治疗包括使用高剂量皮质类固醇和免疫抑制药物，如甲氨蝶呤、硫唑嘌呤和环磷酰胺等。如果患者处于慢性期，可以根据需要进行血管成形术。研究发现单独使用血管成形术再狭窄率较高。其他研究发现，覆膜支架的效果比裸金属支架更好。对于长节段狭窄的患者，外科旁路移植手术也是一种选择。

参考文献

Keser G, Direskeneli H, Aksu K. Management of Takayasu arteritis: a systemic review. *Rheumatology*. 2014;53:793–801.

Qureshi MA, Martin Z, Greenberg RK. Endovascular management of patients with Takayasu arteritis: stents versus stent grafts. *Semin Vasc Surg*. 2011;24:44–52.

Weyand CM, Goronzy JJ. Medium- and large-vessel vasculitis. *N Engl J Med*. 2003;349:160–169.

交叉参考

Vascular and Interventional Radiology: The Requisites, 2nd ed, 130–131.

病例 125

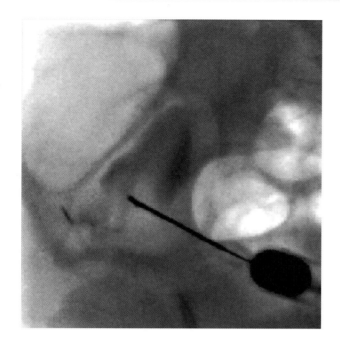

图 125-1　Ranjith Vellody 医师授权使用

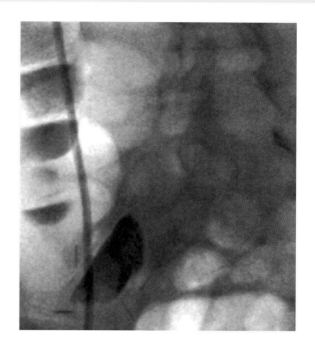

图 125-2　Ranjith Vellody 医师授权使用

病史： 男孩，8 岁，慢性便秘，药物和生活习惯治疗失败，因难治性便秘而行手术治疗。

1. 该图像显示了哪一种手术？
   A. 回肠造瘘术
   B. 放置胃造瘘管用于减压
   C. 经皮脓肿引流
   D. 放置盲肠造瘘管

2. 小儿慢性便秘的最常见原因是什么？
   A. 先天性巨结肠症
   B. 功能性便秘
   C. 乳糜泻

D. 肛门内括约肌失弛缓症

3. 以下哪个手术不适合长期改善病情？
   A. 回肠造瘘术或结肠造瘘术
   B. 减压结肠镜检查
   C. 盲肠造瘘
   D. 结肠切除术

4. 应每隔多久更换 Trapdoor 型盲肠造瘘管？
   A. 每 3 ～ 6 个月
   B. 每个月
   C. 每 12 ～ 15 个月
   D. 仅在发生故障时更换导管

本病例更多图片及说明请见附图部分。

病例 125

盲肠造瘘管置入

1. **D**

透视图像显示在放置盲肠造瘘管进行顺行性灌肠（ACE）的过程中，在留置锚钉附近用针经皮穿刺进入盲肠，并进行腔内对比。

2. **B**

功能性便秘是儿童慢性便秘的最常见原因。罗马Ⅲ标准用于定义 4 岁或以上人群的功能性便秘。

3. **B**

患有难治性便秘的患者或许需要手术干预。可行的选择包括改道手术如回肠造瘘术或结肠造瘘术、为进行 ACE 的盲肠造瘘管放置，以及不太常见的结肠切除术。减压结肠镜检查不能长期改善病情。

4. **C**

目前常规 Chait Trapdoor 盲肠造瘘管（Cook Medical，Bloomington，IN）更换方法是每 12 ～ 15 个月更换一次导管。这个时间间隔已被证明可以减轻疼痛及由于粪便残留物导致的更换导管困难。

讨论

主要知识点

慢性便秘是小儿的常见疾病，占儿科胃肠道疾病的 25%。病因有多种。最常见原因是功能性便秘，其由罗马Ⅲ标准进行定义。诊断评估可包括肛门直肠测压、sitz 标记法和排便造影。大多数患者都通过饮食管理和药物治疗得到改善。对于患有难治性便秘的患者，可考虑手术方案。

经皮通路手术

经皮盲肠造瘘管提供了一种顺行灌肠的方法，以定期控制的间隔排空整个结肠。准备工作可包括肠准备和腹部 X 线摄片。抗生素预防通常需要静脉镇静或全身麻醉。通过直肠 Foley 导管使用吹入器扩张结肠，然后在透视引导下用针刺穿盲肠。通过注射对比剂确认腔内位置（图 S125-1）。可以利用保留锚缝线将盲肠固定到腹壁（图 S125-2）。对于初始导管插入，可以使用猪尾导管并最终改变为长期低轮廓导管，例如 Chait Trapdoor 导管（图 S125-3）。

参考文献

Chait P, Shlomovitz E, Connolly B, et al. Percutaneous cecostomy: updates in technique and patient care. *Radiology*. 2003;227:246–250.

Christison-Lagay ER, Rodriguez L, Kurtz M, et al. Antegrade colonic enemas and intestinal diversion are highly effective in the management of children with intractable constipation. *J Pediatr Surg*. 2010;45:213–219.

Khan W, Satkunasingham J, Moineddin R, et al. The percutaneous cecostomy tube in the management of fecal incontinence in children. *J Vasc Interv Radiol*. 2015;26:189–195.

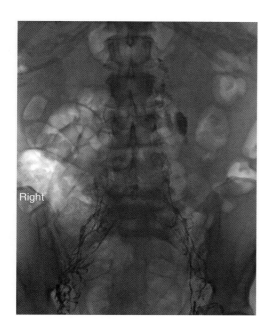

图 126-1　**Bill S. Majdalany** 医师授权使用

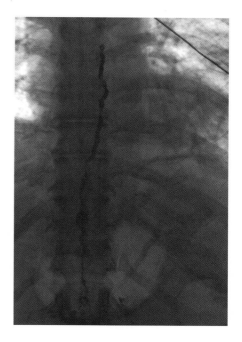

图 126-2　**Bill S. Majdalany** 医师授权使用

病史：女性，56 岁，反复胸腔积液。

1. 图中所示手术的常规入路通常是什么途径？（多选）
　　A. 经足
　　B. 经肝
　　C. 结内
　　D. 内镜超声引导

2. 图 126-2 中正在进行哪种手术？
　　A. 内乳动脉栓塞
　　B. 胸导管栓塞
　　C. 食管静脉曲张栓塞
　　D. 腰椎动脉侧支栓塞

3. 以下哪项是给定手术的禁忌证？
　　A. 近期静脉曲张出血史
　　B. 透析依赖性慢性肾损伤
　　C. 近期心肌梗死（MI）
　　D. 肺功能不全

4. 以下哪项是给定手术的假设并发症？
　　A. 右向左分流
　　B. 脊髓缺血
　　C. 肺栓塞
　　D. 上消化道出血

本病例更多图片及说明请见附图部分。

病例 126

淋巴管造影

1. AC

图 126-1 显示了在淋巴管造影过程中双侧腹股沟淋巴结的造影材料。经足淋巴造影方法需要在皮下注射染料（亚甲蓝或靛蓝胭脂红）后，在透视下识别淋巴引流。或者也可以使用超声进行腹股沟淋巴结的直接插管。

2. B

图 126-2 显示了针对复发性乳糜胸进行的胸导管栓塞。其他选项是不正确的，因为第一张图像清楚地显示了在淋巴系统而不是动脉中进行的手术。

3. D

由于肺栓塞和随后的肺梗死的假设风险，慢性肺病仍然是该手术的相对禁忌证之一，这可能使呼吸功能恶化。虽然碘油对比剂确实用于该手术，但是对于已经进行透析的患者来说，进一步的肾损伤将是没有意义的。近期的心肌梗死或静脉曲张出血不会显著影响手术的结果。

4. C

用于胸导管栓塞的栓塞剂可进入体循环并导致肺栓塞。其他更常见的并发症与血管通路（出血、感染等）有关，如乳糜池插管过程中意外刺穿腹部器官或下肢淋巴水肿。

讨论

主要知识点

这里的图像显示了结内淋巴管造影，然后是胸导管栓塞（图 S126-1～图 S126-4）。淋巴瘘和瘘管形成可继发于许多胸腔内或腹腔内手术。此外，一些患者在广泛淋巴结清扫后也会出现明显的淋巴水肿。对于这些患者中的多数，淋巴管造影可以是诊断性的甚至是治疗性的。这可能继发于碘油对比剂的炎症和肉芽肿作用。淋巴管造影将检测到乳糜池或增大的腹膜后淋巴结，然后可以在透视引导下进行胸导管插管。这将允许进行胸导管栓塞，可能减少乳糜积液。

禁忌证

由于这些手术的开展相对较少，因此尚未充分研究禁忌证和并发症。一些已知的禁忌证包括心脏右向左分流和肺功能不全。右向左分流可能引起系统性吸收的栓塞颗粒意外栓塞到终末器官，导致其梗死。由于非靶向肺栓塞是众所周知的并发症，因此肺功能不全也会进展。这会使呼吸功能恶化。

并发症

一些已知的并发症包括穿刺部位相关的并发症（特别是感染或出血）、如上所述的非靶向栓塞、下肢淋巴水肿或慢性腹泻。乳糜池插管过程中还可能穿透内脏器官。

参考文献

Kariya S, Komemushi A, Nakatani M, et al. Intranodal lymphangiogram: technical aspects and findings. *Cardiovasc Intervent Radiol.* 2014;37:1606–1610.

Lee EW, Shin JH, Ko HK, et al. Lymphangiography to treat postoperative lymphatic leakage: a technical review. *Korean J Radiol.* 2014;15: 723–732.

Pamarthi V, Stecker MS, Schenker MP, et al. Thoracic duct embolization and disruption for treatment of chylous effusions: experience with 105 patients. *J Vasc Interv Radiol.* 2014;25:1398–1404.

交叉参考

Vascular and Interventional Radiology: The Requisites, 2nd ed, 196–198.

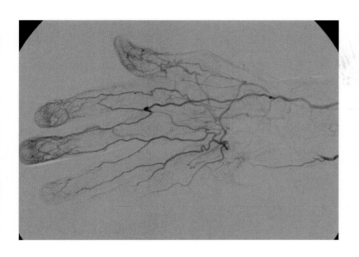

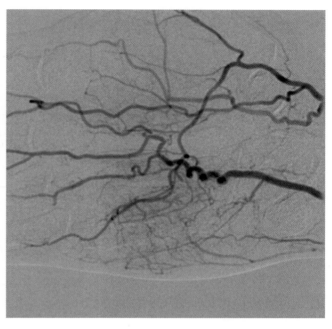

图 127-1

图 127-2

病史：男性，34 岁，建筑工人，对寒冷敏感，环指、小指青紫，手腕内侧疼痛。他的近端血管通畅，无动脉粥样硬化疾病。

1. 根据图像所示影像学表现，以下哪些应纳入鉴别诊断？（多选）
   A. 雷诺病
   B. 心源性动脉栓塞
   C. 小鱼际锤击综合征
   D. 血栓闭塞性脉管炎

2. 尺动脉的哪个解剖位置被认为是最容易受伤的？
   A. 肱动脉分支为尺动脉和桡动脉处
   B. Guyon 管处的尺动脉

   C. 尺动脉腕背支
   D. 掌浅弓近端

3. 什么是诊断小鱼际锤击综合征的金标准？
   A. 多普勒超声
   B. 磁共振血管造影
   C. 计算机断层扫描血管造影
   D. 上肢血管造影

4. 小鱼际锤击综合征的初始治疗是什么？
   A. 尺动脉及掌弓的手术切除与重建
   B. 保守治疗，包括戒烟、避免外伤和感冒
   C. 血管内血管成形术和支架置入术
   D. 交感神经切除和抗血小板治疗

本病例更多图片及说明请见附图部分。

病例 127

小鱼际锤击综合征

1. ABCD

DSA 提示尺动脉闭塞的证据，同时临床病史包括寒冷、疼痛或手指发白等症状，因此鉴别诊断必须包括所提供的所有选项。雷诺病可累及拇指和示指，这与小鱼际锤击综合征不同。血栓闭塞性脉管炎可累及上肢和下肢，主要症状为疼痛，但四肢溃疡和坏疽也是常见的并发症。

2. B

尺动脉的发病机制与尺动脉进入手掌时的解剖结构有关。尺动脉在 Guyon 管附近约 2 cm 处穿过小鱼际肌表面。由于其位置较浅，这段动脉更容易受到损伤。这些患者的重复创伤可导致在钩状骨附近尺动脉瘤的形成。

3. D

上肢血管造影可以为支持小鱼际锤击综合征的诊断提供最多的信息。这些信息包括血管闭塞的位置、尺动脉异常的性质（血管痉挛、血栓或动脉瘤），以及对手指动脉栓子存在的评估。上肢血管造影还可以确定掌弓的解剖结构，如果计划进行手术干预，则可以使用。

4. B

由于对该病理状态的研究有限，因此小鱼际锤击综合征的治疗仍存在争议，但大多数患者对保守和非手术治疗方案反应良好。在有足够侧支循环血管痉挛的情况下，保守治疗包括戒烟、避免感冒、避免进一步的创伤、钙通道阻滞剂或抗血小板药物。

讨论

临床表现

小鱼际锤击综合征是一种罕见的造成手指缺血的原因，它是由于手腕或手掌重复的钝挫伤或机械振动或压力所致。它通常是职业创伤的结果（例如，手提钻机操作员），并且可以在练习武术的人身上看到。较小形式的创伤，包括打字员或钢琴家的重复性微创伤，也可导致手指缺血。

影像解读

慢性创伤引起痉挛和内膜损伤，导致血栓形成和（或）假性动脉瘤的形成。假性动脉瘤可能是手指动脉栓子的来源。尺动脉在穿过钩状骨处特别脆弱，可以被压迫。血管造影在小鱼际锤击综合征时的表现包括动脉瘤形成、覆盖在钩状骨上的尺动脉段的闭塞、尺动脉分布中的闭塞的手指血管、"螺旋"外观的尺动脉弯曲，以及手指梗阻部位的腔内栓子的证据（图 S127-1 ～ 图 S127-4）。症状的程度取决于血管的通畅程度、栓子的存在与否以及掌弓的完整程度。症状包括手指缺血、雷诺现象和（或）搏动性肿块。

参考文献

Ablett C, Hackett L. Hypothenar hammer syndrome: case reports and brief review. *Clin Med Res.* 2008;6:3–8.

Bozlar U, Ogur T, Khaja M, et al. CT angiography of the upper extremity arterial system – part 2: clinical applications beyond trauma patients. *AJR Am J Roentgenol.* 2013;201:753–763.

Hui-Chou H, McClinton M. Current options for treatment of hypothenar hammer syndrome. *Hand Clin.* 2015;31:53–62.

交叉参考

Vascular and Interventional Radiology: The Requisites, 2nd ed, 131–134.

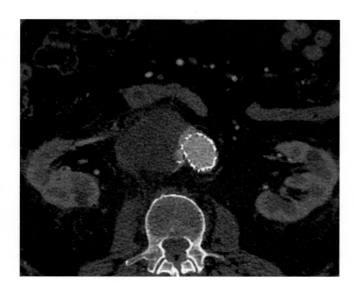

图 128-1　Alan H. Matsumoto 医师授权使用

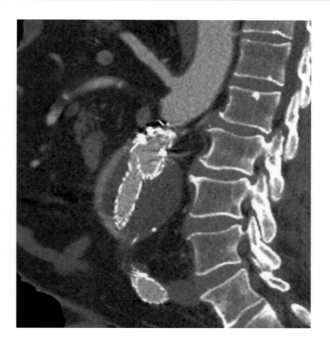

图 128-2　Alan H. Matsumoto 医师授权使用

病史：男性，57 岁，有动脉瘤腔内修复（EVAR）术后腹主动脉瘤（AAA）病史，随访影像学如上所示。

1. 根据图像所示影像学表现，以下哪些应纳入鉴别诊断？（多选）
   A. Ⅰ型内漏
   B. Ⅱ型内漏
   C. AAA
   D. 主动脉夹层

2. EVAR 后Ⅰ型内漏的主要 CT 表现是什么？
   A. 对比剂使主动脉分支显影
   B. 支架连接处断裂伴动脉瘤囊强化
   C. 近端或远端支架附着部位高密度影聚集

D. 局部高密度区域超出了原有的主动脉壁轮廓

3. Ⅰ型内漏的发病率下降与下列哪项有关？
   A. 长而直的动脉瘤颈部
   B. 锚定区有钙化和血栓
   C. 漏斗颈（大小不均）
   D. 主动脉迂曲

4. 对于确诊的Ⅰ型内漏，建议采取哪项干预措施？
   A. 每 6 个月行 CT 血管成像（CTA）监测
   B. 立即转为开放式修补
   C. 动脉瘤囊腔弹簧圈栓塞
   D. 附着部位再次球囊贴壁或放置额外的主动脉袖口 / 支架

本病例更多图片及说明请见附图部分。

病例 128

Ⅰ型内漏

1. ABC

根据影像学表现，鉴别诊断必须包括 EVAR 和 AAA 后的内漏。支持Ⅰ型内漏的特定影像学表现包括支架近端（ⅠA型）和（或）远端（ⅠB型）的早期对比剂显影。

2. C

Ⅰ型内漏是由于支架近端或远端附着部位密封不良所致。在 CTA 上，支架近端或远端可见显影。平扫、增强扫描及延迟扫描对于图像评估内漏非常重要。

3. A

短而有角度的瘤颈部以及其他选项增加了Ⅰ型内漏的风险，因为囊内移植物可能无法完全将主动脉壁贴附在锚定区。长而直的颈部能增加密封的概率。

4. D

Ⅰ型内漏被认为是由于动脉瘤囊在血压冲击下导致的高压泄漏。在发现Ⅰ型内漏后，主要是血管腔内治疗，但在某些情况下可能需要手术。

讨论

主要知识点

内漏是由于动脉瘤腔内修复后动脉瘤囊内移植物外血流的持续存在，是最常见的 EVAR 并发症。完全排除在血流之外的动脉瘤囊通常形成血栓并且直径减小。支架周围血流的存在使动脉瘤有扩大和（或）破裂的危险。患者术后应常规行血管成像检查评估内漏、动脉瘤囊膨大或其他装置相关并发症。常用的成像方式有 CTA、磁共振成像和多普勒超声（图 S128-1 和图 S128-2）。主动脉造影通常仅用于证实内漏和随后的干预。

分类

内漏按类型分类。Ⅰ型内漏是由于血流存在于支架末端周围，可分为ⅠA型（近端附着部位渗漏）和ⅠB型（远端附着部位渗漏）。这种内漏需要紧急治疗。Ⅱ型内漏是最常见的，是由开放的主动脉侧支（通常是腰部、骶部、性腺、副肾或肠系膜下动脉分支）血液逆行流入动脉瘤囊的结果。Ⅱ型内漏的基础治疗标准存在争议。一些医生通过侧支栓塞术或动脉瘤囊栓塞术治疗所有Ⅱ型内漏，而另一些医生则认为只要动脉瘤不扩大，观察等待就足够了。Ⅲ型内漏很少见，是由于支架撕裂或分离所致。Ⅳ型内漏是由于支架材料的多孔性而造成对比剂的泄漏。Ⅴ型内漏也称为内张力。内张力的定义是动脉瘤腔内的压力增大，而无内漏的迹象。虽然不常见，但内张力增大在 EVAR 后 2%～5% 的患者中可见。

治疗方法

Ⅰ型内漏通常通过在主动脉支架的近端和（或）远端固定部位行再次球囊扩张术来治疗。如果内漏仍存在，则可以使用主动脉袖口或支架或延长（图 S128-3 和图 S128-4）。较新的治疗方法包括导管引导下栓塞或锚栓固定（图 S128-5 和图 S128-6）。如果血管腔内治疗无效，可以行开放手术。

参考文献

Adams JD, Tracci MC, Sabri S, et al. Real-world experience with type I endoleaks after endovascular repair of the thoracic aorta. *Am Surg.* 2010;76:599–605.

Picel AC, Kansal N. Essentials of endovascular abdominal aortic aneurysm repair imaging: postprocedure surveillance and complications. *AJR Am J Roentgenol.* 2014;203:358–372.

White S, Stavropoulos S. Management of endoleaks following endovascular aneurysm repair. *Semin Intervent Radiol.* 2009;26:33–38.

交叉参考

Vascular and Interventional Radiology: The Requisites, 2nd ed, 209–214.

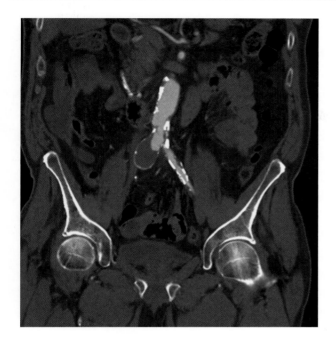

图 129-1　Luke R. Wilkins 医师授权使用

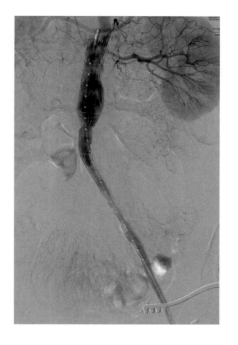

图 129-2　Luke R. Wilkins 医师授权使用

病史：男性，57 岁，高血压、糖尿病和冠状动脉疾病史，最近 CT 发现腹主动脉瘤（AAA）。

1. 根据影像学表现，施行的是什么手术？
   A. 用主动脉-髂动脉支架腔内修复 AAA
   B. 用分叉处主动脉支架腔内修复 AAA
   C. 用主动脉-髂动脉支架开放修复 AAA
   D. 用分叉处主动脉支架开放修复 AAA

2. 置入主动脉-髂动脉支架的适应证有哪些？（多选）
   A. 髂动脉完全闭塞
   B. 一侧髂动脉严重弯曲，无法放置分叉的主动脉支架
   C. 主动脉远端口径非常小

D. 严重的单侧髂动脉疾病伴有管腔钙化和（或）狭窄

3. 阻塞对侧髂动脉的目的是什么？
   A. 增加通过支架的血流量
   B. 防止逆行内漏
   C. 增加通过股动脉旁路支架的血流量
   D. 防止湍流

4. 支架置入后还需进行什么辅助手术？
   A. 髂动脉支架置入
   B. 股动脉旁路移植术
   C. 近端延长支架袖口放置
   D. 血管成形术

本病例更多图片及说明请见附图部分。

病例 129

经股-股动脉旁路主动脉-髂动脉支架置入

1. A
图像显示了主动脉内置入支架腔内修复 AAA。

2. ABCD
对所有这些情况，由于技术挑战，主动脉-髂动脉内支架置入相较于传统的分叉处主动脉支架置入，将是主动脉瘤的最优选治疗方法。

3. B
阻塞对侧髂动脉用于防止血液再循环流动导致的支架放置后内漏。另外，如果没有足够的封闭区域可以放置分叉处的支架，则可能需要阻塞对侧髂动脉。

4. B
股-股动脉旁路移植术必须在主动脉-髂动脉支架置入后进行，以提供双侧下肢血流。其他选择为次要选择，如果需要可以使用，但不是必需。如果出现明显的狭窄，可以放置髂动脉支架。如果存在内漏，则支架近端可能需要用袖口延长，且行血管成形术以减轻支架或股-股动脉旁路移植术后的狭窄。

讨论

主要知识点

AAAs 可通过置入分叉处主动脉支架行血管腔内治疗，该支架可进入髂总动脉远端。由于其解剖或血管疾病，有些患者不适合此方案，特别是仅一支髂总动脉的患者。髂动脉完全闭塞、钙化或严重动脉粥样硬化时，可能难以进入及展开支架或其延伸部分（图 S129-1 和图 S129-2）。这同样适用于弯曲的髂总动脉。通过从腹主动脉置入一个支架进入髂动脉治疗动脉瘤，主动脉-髂动脉支架置入为这些患者提供了解决方案。在手术中可通过有目的地栓塞分支血管以防止内漏（图 S129-3 和图 S129-4）。最后，建立股-股动脉旁路移植，使血液能流向双侧下肢（图 S129-5）。最近研究表明，这是一种安全有效的替代治疗方法，通畅率高，并发症少。

参考文献

Dortch JD, Oldenburg WA, Farres H, et al. Long-term results of aorto-uniiliac stent grafts for the endovascular repair of abdominal aortic aneurysms. *Ann Vasc Surg.* 2014;28:1258–1265.

Heredero AF, Stefanov S, Riera del Moral L, et al. Long-term results of femoro-femoral crossover bypass after endovascular aortouniiliac repair of abdominal aortic and aortoiliac aneurysms. *Vasc Endovascular Surg.* 2008;42:420–426.

交叉参考

Vascular and Interventional Radiology: The Requisites, 2nd ed, 203–214.

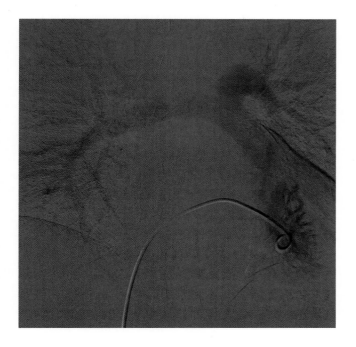

图 130-1　Wael E. Saad 医师授权使用

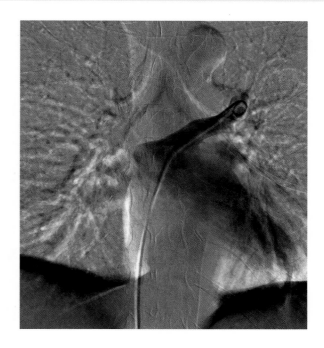

图 130-2　Wael E. Saad 医师授权使用

病史：女性，42 岁，呼吸急促，行肺血管造影。

1. 根据影像表现，以下最可能的诊断是什么？
   A. 卵圆孔未闭
   B. 动脉导管未闭
   C. 室间隔缺损
   D. 部分异常肺静脉回流

2. 导管尖端位于第二张图像中的哪个位置？
   A. 左上肺动脉
   B. 主肺动脉
   C. 左肺动脉
   D. 左上肺静脉

3. 若在肺血管造影期间导管不易进入右心室，则可能已进入了哪里？
   A. 心包腔
   B. 下腔静脉
   C. 右冠状动脉
   D. 冠状窦

4. 在肺动脉造影期间，可见对比剂流动慢和延迟廓清。如何调整对比剂的注射？
   A. 提高速率和用量
   B. 不需要改变标准注射速率和用量
   C. 降低速率和用量
   D. 增加速率，并保持相同用量

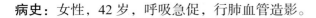

本病例更多图片及说明请见附图部分。

病例 130

卵圆孔未闭

1. **A**

导管通过未闭卵圆孔，穿过左心房，进入左上肺静脉，穿过房间隔。动脉导管是胎儿循环中主动脉和肺动脉系统之间的连接。在患有严重结构性心脏病的患者中可以看到动脉导管未闭，其需要氧合。

2. **D**

导管尖端位于左上肺静脉；在透视下，其位于左肺血管的预期位置。注射对比剂后静脉显影、流入左心。附图显示主动脉内血流。

3. **D**

导管向前进入右心室存在阻力可能表明位于冠状窦中。少量注射对比剂可以确认位置。冠状窦将血液从左心室排到右心房。

4. **C**

肺动脉中对比剂缓慢流动和延迟廓清显示非代偿性肺动脉高压。应减少对比剂的用量和速率，以避免急性右心衰竭。

讨论

主要知识点

卵圆孔未闭发生率为 22% ～ 38%。卵圆孔未闭与反常栓塞和缺血性脑卒中相关。当右心房压力超过左心房压力时，可能会出现右向左分流。通常情况下，左心房压力高于右心房压力。然而，当患者咳嗽或深呼吸时，静脉血液返回右心房的流量增加，理论上静脉血栓可绕过肺并进入体循环。肺动脉高压也可以增加右心房压力，导致右向左分流。

影像解读

在上图中，行肺血管造影（图 S130-1 ～ 图 S130-5）。在尝试选择左肺血管时，导管进入左肺动脉行程（图 S130-4）。然而，在注射对比剂后，发现导管实际上通过房间隔中的未闭卵圆孔，经左心房进入左上肺静脉（图 S130-2）。注入对比剂后左心房、左心室和胸主动脉逐渐显影（图 S130-3）。这种情况的一个重要教训是进行实验性注射，以便在血管造影前确认导管的真实位置。此外，在进行血管造影时，必须非常小心地确保管道或导管内没有气泡，尤其是在横膈上方时，以尽量减少栓子进入脑的风险。

参考文献

Reilly BK, Friedman A, Nasrallah EJ, et al. Bihemispheric stroke complicating right pulmonary angiography. *J Vasc Interv Radiol.* 2003;14:1211–1213.

Tobis J, Shenoda M. Percutaneous treatment of patent foramen ovale and atrial septal defects. *J Am Coll Cardiol.* 2012;60:1722–1732.

交叉参考

Vascular and Interventional Radiology: The Requisites, 2nd ed, 159–164.

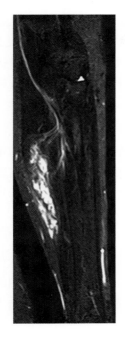

图 131-1　Auh Whan Park 医师授权使用

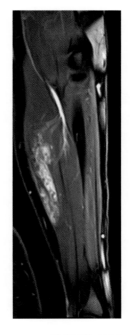

图 131-2　Auh Whan Park 医师授权使用

病史： 女性，24 岁，左上肢疼痛及肿胀。

1. 根据图像所示影像学表现，以下哪些应纳入鉴别诊断？（多选）
   A. 淋巴管畸形
   B. 肌内黏液瘤
   C. 静脉畸形
   D. 小儿血管瘤

2. 静脉畸形的典型影像学表现除了以下哪项？
   A. 内部点状钙化
   B. 迂曲成团的管状结构
   C. 延伸并累及骨
   D. 血流速度减慢

3. 该患者的初始治疗考虑是什么？
   A. 穿弹力袜
   B. 阿司匹林
   C. 立即手术切除
   D. 经皮硬化治疗

4. 下列哪项不被认为是静脉畸形的相关畸形？
   A. 血管外皮细胞瘤
   B. Maffucci 综合征
   C. Klippel-Trenaunay 综合征
   D. 蓝色橡皮疱样痣综合征

本病例更多图片及说明请见附图部分。

病例 131

静脉畸形

1. ACD

图像显示 T2 高信号的迂曲血管团，MR 增强扫描呈弥漫性强化，符合该患者静脉畸形的诊断。鉴别诊断应包括婴儿血管瘤、淋巴管畸形和动静脉畸形。与婴儿血管瘤不同，静脉畸形不会随年龄增长而消退。肌内黏液瘤是一种良性软组织肿瘤，具有明显的黏液样基质，通常发生于老年患者。

2. C

静脉畸形表现为 T2 高信号的迂曲成团血管影，增强扫描有强化。钙化的静脉石可在 X 线平片、MR 或超声检查时偶然发现。多普勒超声检查表现为单相位或慢波。然而骨受累并不常见。

3. B

静脉畸形的初始治疗中，应首先使用阿司匹林治疗，以防止静脉淤滞形成血栓。在更明确的治疗之前可以考虑穿弹力袜，比如经皮硬化治疗或外科手术切除。

4. A

血管外皮细胞瘤是起源于血管周细胞的血管肿瘤。与静脉畸形不同，它更常见于骨骼，同时具有恶变潜能。Maffucci 综合征、Klippel-Trenaunay 综合征和蓝色橡皮疱样痣综合征被认为是静脉畸形的不同表现。

讨论

主要知识点

血管畸形是一种周期性生长的先天性病变，通常与创伤、手术或激素刺激有关（经由青春期、妊娠或激素治疗）。血管畸形通常分为动脉型、毛细血管型、静脉型、淋巴型和混合型。磁共振成像（MRI）有助于确定这些病变的深度和范围，以及它们与正常结构的毗邻关系（图 S131-1 和图 S131-2）。MRI 在治疗后的随访中也很有用，因为经常需要多次消融治疗。

影像解读

由于毛细血管网的介入，如图中所示，流入畸形静脉的动脉大小上是正常的。这些异常扩张的静脉血管内血流往往缓慢或停滞，并可能产生钙化的静脉石。

治疗方法

四肢小的无症状的静脉畸形常保守治疗，穿弹力袜和随访观察。由于难以从周围的正常组织中取出这些细小的血管结构，不建议手术切除。硬化疗法是目前最受青睐的治疗方法，大多数术者首选使用无水乙醇或十四烷钠。在用细针直接穿刺病灶后，注射对比剂以确定细针的位置并确定填充病灶所需的体积（图 S131-3 和图 S131-4）。然后注入类似体积的硬化剂，让其停留在病灶内。在介入治疗术中，通常应用止血带捆扎肢体以阻断静脉流动。静脉造影随访证实病变形成血栓。

参考文献

Flors L, Leiva-Salinas C, Maged I, et al. MR imaging of soft-tissue vascular malformation: diagnosis, classification, and therapy follow-up. *Radiographics*. 2011;31:1321–1340.

Flors L, Leiva-Salinas C, Norton PT, et al. Ten frequently asked questions about MRI evaluation of soft-tissue vascular anomalies. *AJR Am J Roentgenol*. 2013;201:554–562.

Legiehn GM, Heran MK. A step-by-step practical approach to imaging diagnosis and interventional radiologic therapy in vascular malformations. *Semin Intervent Radiol*. 2010;27:209–231.

交叉参考

Vascular and Interventional Radiology: The Requisites, 2nd ed, 381–385.

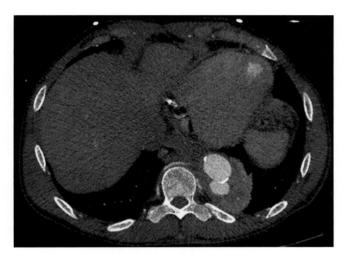

图 132-1　David M. Williams 医师授权使用

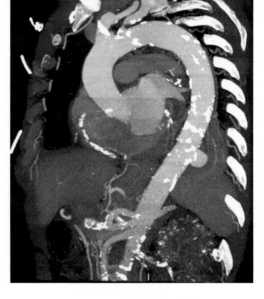

图 132-2　David M. Williams 医师授权使用

病史： 男性，40 岁，发热和胸痛，有肺结核和静脉注射毒品史。

1. 根据影像表现，以下最可能的诊断是什么？
   A. 主动脉夹层
   B. 动脉粥样硬化性主动脉瘤
   C. 感染性（细菌性）动脉瘤
   D. 导管憩室

2. 对于初始诊断，哪项是最有用的成像技术？
   A. CT 血管造影（CTA）
   B. 超声
   C. 数字减影血管造影（DSA）
   D. 磁共振血管造影（MRA）

3. 哪种人群的细菌性动脉瘤患者首选血管腔内治疗？
   A. 免疫功能不全的患者
   B. 有严重合并症的高危患者
   C. 儿童患者
   D. 年龄大于 70 岁的患者

4. 细菌性动脉瘤中最可能发现的微生物是什么？
   A. 假丝酵母菌
   B. 金黄色葡萄球菌
   C. 克雷伯菌
   D. 假单胞菌

本病例更多图片及说明请见附图部分。

病例 132

感染性动脉瘤

1. C

CT 横断面影像显示囊状感染性（细菌性）动脉瘤。结合出现的临床症状和可能存在的感染源，影像学表现极有可能是感染性（细菌性）假性动脉瘤。主动脉夹层通常显示血管狭窄和（或）内膜钙化的内侧移位。还可以看到剥离的内膜。动脉粥样硬化导致血管壁薄弱，是主动脉瘤最常见的原因。CT 可以显示动脉瘤的位置、管径、钙化程度和附壁血栓的存在。导管憩室位于动脉导管的位置，是胸主动脉的发育性膨出。

2. A

CT 血管造影是诊断感染性动脉瘤最有效的方法。如果有碘对比剂的使用禁忌，MRA 是一个有用的选择。DSA 不能可靠地区分感染性动脉瘤和动脉粥样硬化性动脉瘤。存在不规则的瘤腔、动脉瘤周围的液体、气体、血肿、内膜钙化的中断和（或）主动脉壁模糊有助于确定动脉瘤的病因。

3. B

主要临床治疗通常包括抗生素治疗结合手术。初始的经验性抗生素治疗通常包括抗革兰氏阳性菌和革兰氏阴性菌。外科治疗包括有或没有血运重建的清创术。在高风险患者中，手术将带来不可接受的风险，血管内介入已被证明是有益的。对于有严重并发症的患者，血管腔内修复也可作为姑息性选择。

4. B

革兰氏阳性菌最常见于细菌性动脉瘤；最常见的致病菌是葡萄球菌、链球菌和沙门菌。在有静脉药物滥用史的患者中往往发现葡萄球菌感染。虽然由革兰氏阴性菌引起的感染不那么常见，但在 35% 的病例中仍然可见。真菌感染很少见，但可以在糖尿病患者或有免疫抑制病史的患者中发现。

讨论

病原学

感染性（细菌性）动脉瘤可以发生在动脉系统的任何地方。常见致病菌包括沙门菌、链球菌或葡萄球菌，后者通常见于静脉注射毒品者。虽然以革兰氏阳性菌为主，但 35% 的病例为革兰氏阴性菌。50% ～ 85% 的病例血培养呈阳性。

发病机制

细菌性动脉瘤是一种动脉壁本身的感染，它可能是由先前存在的动脉瘤继发感染引起，也可能是正常动脉原发性感染，随后扩张引起的。感染可由腔内或营养血管内受感染的血液、邻近软组织感染或穿透性创伤传播而来。因此，细菌性动脉瘤可以是真性动脉瘤，也可以是假性动脉瘤，根据血管的基本情况和感染方式，可以是单发动脉瘤，也可以是多发动脉瘤。其症状学和血管造影表现可与退行性动脉瘤相鉴别。细菌性动脉瘤囊通常不规则、囊性、偏心性，动脉系统不太可能出现慢性动脉粥样硬化。CTA 或 MRA 通常用于感染性动脉瘤的诊断（图 S132-1 ～图 S132-3）。

治疗方法

治疗包括抗生素、外科手术切除病变、感染组织的清创和感染区域的引流。在某些情况下，动脉可以结扎，但当需要血管重建时，通常可以行外旁路手术以避开感染区域。在某些情况下，如果预防性使用抗菌药物控制感染，可以使用自体材料（自身静脉）或冷冻保存的同种异体移植物进行解剖旁路手术。除非对于手术风险过高的人群，人工血管不应进入已知的感染空间（图 S132-4 和图 S132-5）。

参考文献

Brunner S, Engelmann MG, Näbauer M. Thoracic mycotic pseudoaneurysm from *Candida albicans* infection. *Eur Heart J.* 2008;29:1515.

Macedo T, Stanson A, Oderich G, et al. Infected aortic aneurysms: imaging findings. *Radiology.* 2004;231:250–257.

Patel HJ, Williams DM, Upchurch Jr. GR, et al. Late outcomes of endovascular aortic repair for the infected thoracic aorta. *Ann Thorac Surg.* 2009;87:1366–1371.

交叉参考

Vascular and Interventional Radiology: The Requisites, 2nd ed, 217–218.

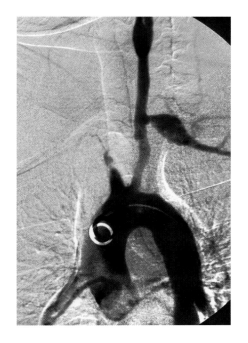

图 133-1

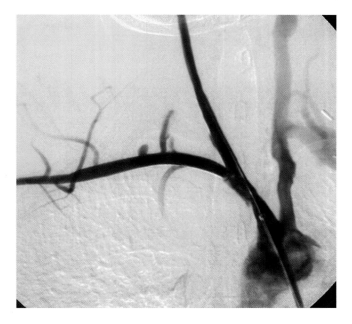

图 133-2

病史：亚洲女性，35 岁，双上肢血压不对称，发热，肌痛。

1. 根据影像表现，以下最可能的诊断是什么？
   A. 升主动脉瘤
   B. 右颈内动脉夹层
   C. 头臂动脉近端狭窄
   D. 胸廓出口综合征

2. 最可能的诊断是什么？
   A. 结节性多动脉炎
   B. 川崎病
   C. 肉芽肿伴多血管炎
   D. 多发性大动脉炎（高安动脉炎）

3. 问题 2 中病变的病理类型是哪种？
   A. Ⅰ 型
   B. Ⅱ 型
   C. Ⅲ 型
   D. Ⅳ 型

4. 多发性大动脉炎患者旁路移植术后，出现多发性动脉闭塞，右手疼痛加重，C 反应蛋白（CRP）和红细胞沉降率（ESR）升高，但右侧桡动脉搏动良好。下一个最佳处理步骤是什么？
   A. 紧急外科旁路移植术
   B. 观察
   C. 皮质类固醇治疗
   D. 紧急血管内介入治疗

本病例更多图片及说明请见附图部分。

病例 133

头臂动脉支架置入术

1. C

图像显示头臂动脉局灶性狭窄。可见主动脉管径正常。右颈内动脉未见异常。胸廓出口综合征由胸廓出口锁骨下动脉受压引起。

2. D

考虑到狭窄的位置和患者的年龄或种族，最有可能的诊断是多发性大动脉炎。结节性多动脉炎和川崎病通常影响中小型动脉。川崎病在儿童中也更常见。肉芽肿伴多血管炎主要影响小动脉。

3. A

Ⅰ型累及主动脉弓。Ⅱ型累及胸主动脉。Ⅲ型累及包括位于主动脉弓远端的胸、腹主动脉。Ⅳ型仅累及腹主动脉和（或）肾动脉。

4. C

考虑到急性炎症（ESR 和 CRP 升高）和强桡动脉搏动的存在，患者应首先接受类固醇治疗。研究表明，在急性炎症阶段，外科和血管内介入治疗的成功率较低。此外，单用类固醇治疗可以改善动脉狭窄。因此，患者最初应接受类固醇治疗，当患者不再处于急性炎症期时，应考虑手术或血管腔内治疗。

讨论

主要知识点

患有多发性大动脉炎的患者可能会出现复杂的治疗问题。一般情况下，在动脉症状出现之前，先用抗炎药进行治疗。此时，外科旁路移植术是常用的治疗方法，尽管血管成形术和（或）支架置入术也可用于慢性期的局灶性短节段病变。由于长期成功率较低，应避免急性炎症阶段的手术或介入治疗。

治疗方法

如果头臂动脉或锁骨下动脉近端闭塞且同侧颈总动脉正常，锁骨下动脉再植入颈动脉或颈动脉–锁骨下动脉旁路移植术是首选手术。如果颈动脉病变，则用移植材料替换，并将锁骨下动脉植入移植物或移植到主动脉或颈动脉移植物。通常，当治疗头臂动脉时，操作者应该非常小心地使用该技术，因为脑卒中可能是夹层或下游栓子的主要并发症。

影像解读

在未知图像中出现的病例中，患者多次接受了头臂动脉闭塞手术，并进行了多次闭塞的旁路移植术。由于她被认为在同一手术床上进行进一步干预的风险很低，所以放置了血管内支架（图 S133-1和图 S133-2）。第二个病例是球囊可扩张支架置入的另一个例子（图 S133-3 和图 S133-4）。

参考文献

Sharma BK, Jain S, Bali HK, et al. A follow-up study of balloon angioplasty and de-novo stenting in Takayasu arteritis. *Int J Cardiol.* 2000;75:S147–S152.

van Hattum ES, de Vries JP, Lalezari F, et al. Angioplasty with or without stent placement in the brachiocephalic artery: feasible and durable? A retrospective cohort study. *J Vasc Interv Radiol.* 2007;18:1088–1093.

交叉参考

Vascular and Interventional Radiology: The Requisites, 2nd ed, 6–9.

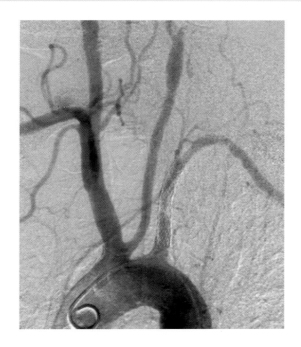

图 134-1 Wael E. Saad 医师授权使用

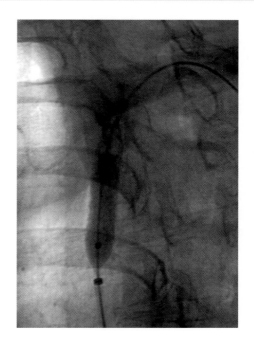

图 134-2 Wael E. Saad 医师授权使用

病史：女性，48 岁，有左锁骨下动脉支架置入病史，治疗后 9 个月出现复发症状。

1. 根据影像表现，以下最可能的诊断是什么？
   A. 胸廓出口综合征
   B. B 型主动脉夹层
   C. 左颈动脉狭窄
   D. 左锁骨下动脉支架内狭窄

2. 为什么患者会出现椎–基底动脉供血不足症状？
   A. 椎动脉狭窄导致脑底动脉环（Willis 环）血流量减少
   B. 主动脉夹层逆行扩张，阻塞大血管
   C. 由于颈动脉狭窄非常严重，以至于没有足够的侧支血流来灌注椎–基底动脉系统
   D. 锁骨下动脉支架内狭窄导致锁骨下动脉盗血综合征

3. 在这一点上，对于这种异常的最佳初始治疗是什么？
   A. 血管内球囊血管成形术
   B. 外科颈动脉–锁骨下动脉旁路移植术
   C. 溶栓
   D. 主动脉内移植物

4. 在这一病例中，以下哪个方面可能导致出现血管内介入治疗的并发症？
   A. 从主动脉到锁骨下动脉的角度对于置入支架来说过于尖锐
   B. 狭窄超过锁骨下动脉管腔的 50%，这预示着支架置入失败率很高
   C. 支架内斑块可在介入手术期间导致栓塞
   D. 患者没有足够的侧支血管进行血管内介入治疗

本病例更多图片及说明请见附图部分。

病例 134

锁骨下动脉支架内狭窄

1. D

这里的影像学表现清楚地表明锁骨下动脉支架内狭窄。未发现夹层内膜片提示夹层。

2. D

左锁骨下动脉狭窄可导致锁骨下动脉盗血综合征，其中左侧椎动脉的血液反流，通过侧支灌注左上肢。这种反流是以牺牲椎-基底动脉系统的灌注为代价的。

3. A

考虑到导丝穿过病变部位，球囊血管成形术是推荐的初步治疗方法。如果单用血管成形术不能改善狭窄，可以考虑溶栓。复发性狭窄可通过外科旁路移植术进行治疗。

4. C

在血管内介入治疗期间，钙化或非钙化斑块可能会形成栓子并移行至大脑。在知情同意过程中应该就此告知患者。

讨论

主要知识点

锁骨下动脉近段病变的标准治疗方法是颈动脉-锁骨下动脉旁路移植术，其长期通畅率极高（90%～95%）。在选定的患者中，血管成形术和（或）支架置入可以在短期和中期取得良好的效果。与下肢动脉粥样硬化病变支架置入治疗一样，主动脉分支血管和上肢支架可随时间发展而出现支架内狭窄（图 S134-1 和图 S134-4）。这些病变可通过球囊血管成形术处理，如有必要，可采用或不采用额外的支架或溶栓治疗（图 S134-2 ～图 S134-6）。在所有心血管疾病患者中，改变生活方式、戒烟和药物管理是主要的治疗方法。

参考文献

Linn K, Ugurluoglu A, Mader N, et al. Endovascular management versus surgery for proximal subclavian artery lesions. *Ann Vasc Surg.* 2008;22:769–775.

Sixt S, Rastan A, Schwarzwalder U, et al. Results after balloon angioplasty or stenting of atherosclerotic subclavian artery obstruction. *Catheter Cardiovasc Interv.* 2009;73:395–403.

Verma A, Reilly JP, White CJ. Management of subclavian artery in-stent restenosis. *Vasc Med.* 2013;18:350–353.

交叉参考

Vascular and Interventional Radiology: The Requisites, 2nd ed, 124–126.

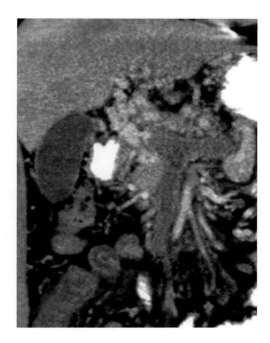

图 135-1　Wael E. Saad 医师授权使用

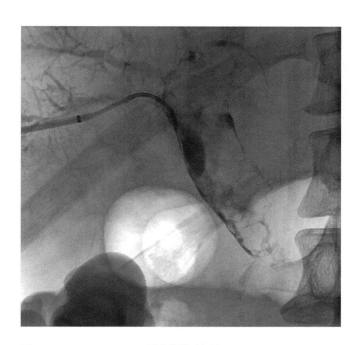

图 135-2　Wael E. Saad 医师授权使用

病史： 男性，47 岁，肝硬化患者，有严重腹痛、呕吐和乳酸升高。

1. 根据图像所示影像学表现，以下哪些应纳入鉴别诊断？（多选）
   A. 肠水肿
   B. 门静脉血栓形成（PVT）
   C. 肝动脉夹层
   D. 经颈静脉肝内门体分流术（TIPS）

2. 以下哪项不是用于改善患者血栓负荷的推荐治疗方案？
   A. 抗凝治疗
   B. 门静脉溶栓（PVT）
   C. TIPS
   D. β 受体阻滞剂

3. 急性 PVT 最严重的短期并发症是什么？
   A. 门脉高压
   B. 急性肝衰竭
   C. 肝梗死
   D. 肠缺血

4. 当单独进入血液中时，下列哪种生物与门静脉和肠系膜静脉血栓形成有很强的相关性？
   A. 拟杆菌属
   B. 铜绿假单胞菌
   C. 肠杆菌属
   D. 葡萄球菌属

本病例更多图片及说明请见附图部分。

病例 135

门静脉血栓

1. AB

图像显示门静脉和肠系膜静脉血栓形成，导致小肠水肿。在这些图像上看不到 TIPS。

2. D

β 受体阻滞剂可预防性地用于门静脉高压，也可用于 PTV，但并不能治疗血栓负担。对于患有急性 PVT 且没有静脉曲张证据的患者，抗凝治疗可作为治疗方案选择。介入再通和溶栓治疗是许多该类患者较好的选择，通过经肝途径或 TIPS 方法进行。

3. D

如果血凝块延伸到肠系膜上静脉和（或）肠系膜静脉弓，则可发生反射性小动脉收缩，除静脉高压所致的肠水肿外，还可导致肠局部缺血和梗死。鉴于肝的双重血液供应，肝梗死和急性肝衰竭发生的可能性很小，并且急性门静脉高压需要非常大的血凝块才能引起。

4. A

拟杆菌菌血症与非肝硬化患者的 PVT 有很强的相关性。

讨论

主要知识点

PVT 可由原发性肝肿瘤或转移瘤、脱水、败血症、移植和其他高凝状态引起。是否存在 PTV，对于介入医生非常重要，尤其是处于某些临床状态包括计划行肝栓塞化疗的癌症患者。门静脉阻塞的存在将使肝动脉栓塞的患者易于发生严重的肝缺血。PVT 对于计划行 TIPS 的门静脉高压症患者也很重要。在这些患者中，PVT 的存在将使门静脉更加难以进入。但是，仍然可以通过左门脉系统或再通门静脉的闭塞段进行 TIPS。依其严重程度和产生的症状，对于某些适合的 PVT 患者，可通过保守治疗、初始抗凝和门静脉溶栓治疗（图 S135-1 ～图 S135-3）。

参考文献

Hmoud B, Singal AK, Kamath PS. Mesenteric venous thrombosis. *J Clin Exp Hepatol.* 2014;4:257–263.

Sacerdoti D, Serianni G, Gaiani S, et al. Thrombosis of the portal venous system. *J Ultrasound.* 2007;10:12–21.

Uflacker R. Applications of percutaneous mechanical thrombectomy in transjugular intrahepatic portosystemic shunt and portal vein thrombosis. *Tech Vasc Interv Radiol.* 2003;6:59–69.

交叉参考

Vascular and Interventional Radiology: The Requisites, 2nd ed, 327–330.

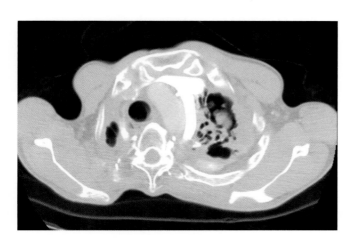

图 136-1

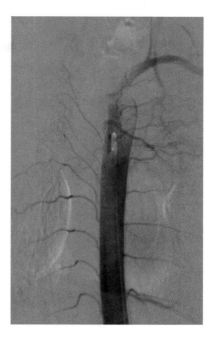

图 136-2

病史： 男性，46 岁，急性咯血发作。

1. 主动脉造影可见什么异常？
   A. 粗大的肋间动脉
   B. 粗大的支气管动脉
   C. 异常支气管动脉
   D. 异常左椎动脉

2. 该病变最常见的临床表现是什么？
   A. 胸腔积液
   B. 胸痛
   C. 慢性咳嗽
   D. 咯血

3. 支气管动脉通常出现在哪个脊柱水平？
   A. T3 ～ T4
   B. T4 ～ T5
   C. T5 ～ T6
   D. T6 ～ T7

4. 以下哪种栓塞剂最不可能用于治疗支气管动脉来源的咯血？
   A. 胶
   B. 弹簧圈
   C. 明胶海绵
   D. 颗粒

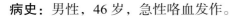

本病例更多图片及说明请见附图部分。

病例 136

肺空洞性肿块栓塞

1. **B**

第三幅图像可见导管选择性插入粗大的左支气管动脉。多层面可见水平走向的肋间动脉。

2. **D**

尽管患者通常可有咳嗽和胸痛，但大咯血是其最典型的临床表现。

3. **C**

支气管动脉最常起源于 T5～T6 水平的主动脉。尽管起源和分支存在变异，但通常有两个左支气管动脉和一个右支气管动脉。

4. **B**

对于大多数远端栓塞，颗粒作为首选。因再出血常见，弹簧圈会影响再栓塞，故不应使用。

讨论

病因和初步评估

严重咯血的常见原因包括肺囊性纤维化、慢性阻塞性肺疾病、支气管扩张和血管瘤。此外，曲霉菌病、肺结核（TB）和鳞状细胞癌的空洞性肿块可导致大量咯血。支气管镜检查通常在动脉造影前进行，以确定哪个支气管段包含出血源。这对血管造影者有极大帮助，因为许多患者双侧支气管动脉增粗，而没有对比剂外渗的证据。血管造影者可根据支气管镜检查直接对可能导致出血的动脉进行治疗。

血管腔内治疗

如图所示，患者有肺空洞性肿块并左支气管动脉扩张（图 S136-1～图 S136-3）。左支气管动脉分支粗大、扭曲（图 S136-3）。多个区域血管扩张表明坏死。鉴别诊断包括原发性肺癌、转移性疾病和感染性疾病，如结核和真菌病（如本例中患者所示）。绝大多数情况下，对比剂外渗不可见。对于该患者，使用聚乙烯醇栓塞治疗，随后出血停止，并进行了肺叶切除术（图 S136-4）。

参考文献

Barben J, Robertson D, Olinsky A, et al. Bronchial artery embolization for hemoptysis in young patients with cystic fibrosis. *Radiology*. 2002;224:124–130.

Fernando HC, Stein M, Benfield JR, et al. Role of bronchial artery embolization in the management of hemoptysis. *Arch Surg*. 1998;133:862–866.

交叉参考

Vascular and Interventional Radiology: The Requisites, 2nd ed, 174–176.

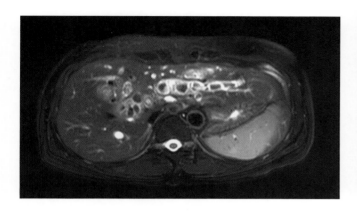

图 137-1　Narasimham L. Dasika 医师授权使用

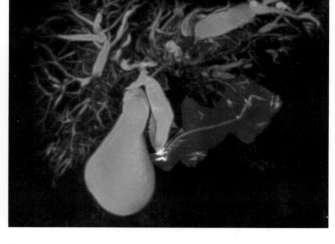

图 137-2　Narasimham L. Dasika 医师授权使用

病史： 女性，44 岁，患有原发性硬化性胆管炎，复发性右上腹痛和寒战。

1. 根据影像表现，以下最可能的诊断是什么？
    A. 胆管癌
    B. 胆石症
    C. 正常变异
    D. 肝细胞癌

2. 哪种非侵入性方式对检测远端胆总管疾病的敏感性最高？
    A. 超声
    B. 计算机断层扫描（CT）
    C. 磁共振胰胆管造影（MRCP）
    D. 内镜逆行胰胆管造影术（ERCP）

3. 以下哪项是该病例无并发症的常规一线治疗？
    A. 胆囊切除术
    B. Whipple 术
    C. 括约肌切开术
    D. 保守治疗

4. 如果一线治疗不成功，介入放射科医师可以提供什么治疗来帮助这名患者？（多选）
    A. 经皮胆囊造口术
    B. 经颈静脉肝内门体分流术
    C. 经皮胆道引流
    D. 经皮结石清除

本病例更多图片及说明请见附图部分。

病例 137

复杂胆石症的处理

1. B

图像示扩张的胆管树中存在多个充盈缺损。这些是不连续的，使得胆管癌的诊断不太可能。肝细胞癌不具有这种外观，该影像表现明显不正常。

2. C

虽然超声作为评估胆管结石的初始筛查方法非常有用，但 MRCP 可以提供更多的胆道系统和周围结构的全面评估以及胆管内的病理状况。CT 可用于评估肝和胆道系统，但许多临床医生用 MRCP 替代 CT。ERCP 和经皮胆道造影是最明确的方式，但具有侵入性。

3. C

如有可能，ERCP 下取石和括约肌切开术是首选治疗方法。然而，在一些患者中，由于结石负担、结石尺寸和解剖结构（Roux-en-Y 术），这是不可能的。

4. CD

介入放射科医师可以通过皮下胆管造影确定诊断，然后开始引流。一旦患者无感染，介入放射科医师可以用许多不同的方法进行结石清除，包括胆道镜检查，如本例所示。

讨论

主要知识点

胆总管结石和（或）复杂胆石症患者可出现急性严重症状（胆总管内大中型结石的嵌塞）或伴有慢性间歇性症状。影像学检查有助于确定结石和闭塞部位（图 S137-1 和图 S137-2）。提示有胆管炎症状的患者必须立即进行结石清除或胆道引流治疗，以迅速解除梗阻。有急性症状的老年患者通常以 ERCP 作为首选治疗方案。

经皮治疗

如果 ERCP 失败或不可能，则患者可行经皮胆道引流及其他经皮治疗方法。经皮治疗方法包括使用球囊将结石送入肠道、用几种可能的器械取出结石、碎裂或这些方法的组合（图 S137-3 ～图 S137-5）。

参考文献

Dasika NL. Percutaneous choledochoscopy: access, technique, ancillary procedures, results and complications of 174 procedures. *J Vasc Interv Radiol.* 2006;17(Suppl):S29.

Ierardi AM, Fontana F, Petrillo M, et al. Percutaneous transhepatic endoscopic holmium laser lithotripsy for intrahepatic and choledochal biliary stones. *Int J Surg.* 2013;11:S36–S39.

Peng YC, Chow WK. Alternative percutaneous approach for endoscopic inaccessible common bile duct stones. *Hepatogastroenterology.* 2011;58:705–708.

交叉参考

Vascular and Interventional Radiology: The Requisites, 2nd ed, 471–473.

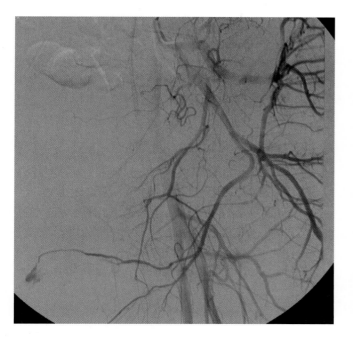

图 138-1　Narasimham L. Dasika 医师授权使用

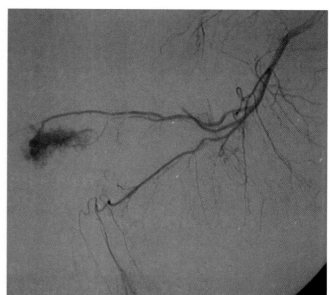

图 138-2　Narasimham L. Dasika 医师授权使用

病史： 男性，42 岁，在性交过程中盆腔损伤后 72 h 内出现无痛性阴茎肿胀，现送急诊科。

1. 根据影像表现，以下最可能的诊断是什么？
   A. 高流量阴茎异常勃起
   B. 髂内动脉栓塞
   C. 阴部内动脉假性动脉瘤形成
   D. 盆腔动静脉畸形

2. 以下哪条动脉供应阴茎？
   A. 臀下动脉
   B. 阴囊前动脉
   C. 直肠下动脉
   D. 阴部内动脉

3. 在这种病理状况的高流量形式下，哪支血管常受损伤？
   A. 阴部内动脉
   B. 海绵体动脉
   C. 髂内动脉
   D. 直肠下动脉

4. 在这种病理状态的低流量形式下，哪个结构的血液流出受阻？
   A. 阴茎
   B. 尿道海绵体
   C. 阴茎海绵体
   D. 尿道

本病例更多图片及说明请见附图部分。

病例 138

阴茎异常勃起

1. A

图像示阴茎异常勃起的高血流量。阴茎异常勃起有两种形式，即高流量和低流量。认识到这种病理状况至关重要，因为它可通过纤维化导致永久性的阳萎。

2. D

供给阴茎的动脉是阴部内动脉，它是髂内动脉前支的一个分支。列出的其他动脉也是髂内动脉的分支，但阴部内动脉是供给阴茎的动脉。

3. B

最常导致高流量阴茎异常勃起的损伤动脉是海绵体动脉。骨盆或会阴的创伤对海绵体动脉的损伤可产生动脉腔瘘，其中持续的血液流入勃起组织。在一些情况下，阴茎背动脉也可能受伤，如本例所示。

4. C

低流量阴茎异常勃起的病理生理学是阴茎海绵体的流出道阻塞。阻塞导致阴茎海绵体肿胀，龟头和尿道海绵体未受累。这导致血管充血，引起乳酸性酸中毒，最终纤维化，导致永久性阳萎。

讨论

主要知识点

高流量阴茎异常勃起是一种罕见的动脉异常，由会阴或阴茎直接创伤引起。海绵体或阴茎背动脉的撕裂于血管造影可见动脉腔瘘（图 S138-1 ～ 图 S138-3）的发展，其中动脉血直接、持续地进入勃起组织的血管腔隙。熟悉阴茎海绵体底部正常的轻微动脉灌注，可清楚地区分与真正的动静脉瘘相关

的血管强化影。低流量阴茎异常勃起是由阴茎海绵体的静脉流出阻塞引起的（图 S138-5 和图 S138-6）。静脉淤血导致勃起组织的 PO_2 降低。这引起乳酸性酸中毒并导致纤维化而致永久性阳萎。因此，这种情况必须被视为紧急情况。

治疗方法

最常用的治疗方法是经皮栓塞远端阴部内动脉或提供分支血管（图 S138-4）。自体血凝块和明胶海绵这两种临时试剂已被广泛使用，但由于继发的血管再通而具有很高的复发率。也有病例使用诸如微弹簧圈和丁氰酯胶之类的永久性栓塞剂。海绵体动脉的外科结扎也是一种有效的治疗方法，但由于它会导致永久性闭塞，因此会对阴茎组织产生破坏性影响。

并发症

治疗和治疗失败的主要并发症是导致阳萎。尽管许多患者有长时间的高流量阴茎异常勃起且性功能正常，但据报道，长期持续性阴茎异常勃起导致纤维化并伴有相关的勃起功能障碍。由于很难确定哪些患者会出现纤维化和阳萎，因此干预的时机仍然存在争议。

参考文献

Ciampalini S, Savoca G, Buttazzi L, et al. High-flow priapism: treatment and long-term follow-up. *Urology.* 2002;59:110–113.

Monkhouse SJ, Bell S. Low-flow priapism needs recognition and early treatment. *Emerg Med J.* 2007;24:209–210.

Zhao S, Zhou J, Zhang YF, et al. Therapeutic embolization of high-flow priapism 1 year follow up with color Doppler sonography. *Eur J Radiol.* 2013;82:769–774.

交叉参考

Vascular and Interventional Radiology: The Requisites, 2nd ed, 226–227.

病例 139

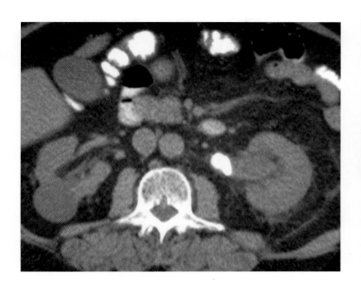

图 139-1

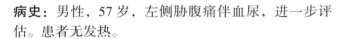

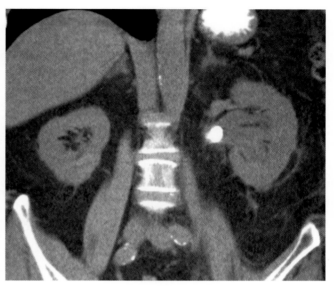

图 139-2

病史： 男性，57 岁，左侧胁腹痛伴血尿，进一步评估。患者无发热。

1. 根据目前的影像学和临床发现，下列哪项是最有可能的诊断？
   A. 肾盂肾炎
   B. 肾结石
   C. 肾细胞癌
   D. 血管平滑肌脂肪瘤

2. 如果患者在半夜出现腰痛、发热和寒战，下一步最好的治疗方法是什么？
   A. 肾切除术
   B. 静脉用抗生素及止痛

C. 急诊肾造瘘术
D. 择期早晨肾造瘘术

3. 经皮肾造瘘管的理想穿刺部位是什么？
   A. 肾盂
   B. 后肾盏
   C. 前肾盏
   D. 近段输尿管

4. 下列哪一项不是左上极肾盏入路的潜在并发症？
   A. 气胸
   B. 尿胸
   C. 肾动脉假性动脉瘤
   D. 肝损伤

本病例更多图片及说明请见附图部分。

283

经皮肾切开取石术

1. B

图像显示肾盂左侧巨大结石，梗阻征象包括肾盏扩张。虽然许多患者可能有感染的迹象，但这位患者没有。

2. B

静脉注射抗生素和止痛是本问题所述患者治疗的第一步。肾造瘘管的放置应紧急进行。然而，抗生素应该在穿刺前使用，因为患者可能在手术中或手术后立即感染。

3. B

Brodel 无血管平面是一个相对无血管的区域，位于肾外侧凸缘的后部。单纯尿路引流通常首选肾下极、后肾盏通路。当行肾切开取石术时，取石路径可能会因结石的位置而改变。

4. D

右肾上极通路取石术中可能发生肝损伤，但在左肾上极通路中不可能发生肝损伤。其他的选项是潜在的并发症。

讨论

主要知识点

CT 平扫图像显示左侧输尿管–肾盂交界处有一个巨大的结石（图 S139-1 和图 S139-2）。如果患者发热，应立即行经皮肾造瘘管置入。如果患者没有感染的迹象，那么可以选择经皮肾造瘘术来保留肾功能和（或）辅助经皮取石。在肾皮质变薄的情况下，在将肾造瘘管置入右肾之前，可以通过肾闪烁显像检查来检测右肾残余功能，尽管这个方法已不再常用。

经皮治疗

要进行经皮取石，获得最佳的路径进入肾集合系统是非常重要的。通常情况下，导丝通过集合系统进入膀胱。然后使用球囊导管扩张皮下导管，以容纳一个大的（通常 26 ～ 30 F）鞘进入（图 S139-3）。通过这个鞘，肾镜进入肾集合系统，在直接观察下，结石被打碎并取出。肾造瘘导管有时是输尿管支架，在手术后留在原位。

参考文献

Dyer RB, Regan JD, Kavanagh PV, et al. Percutaneous nephrostomy with extensions of the technique: step by step. *Radiographics*. 2002;22:503–525.

Landman J, Venkatesh R, Lee DI, et al. Combined percutaneous and retrograde approach to staghorn calculi with application of the ureteral access sheath to facilitate percutaneous nephrolithotomy. *J Urol*. 2003;169:64–67.

交叉参考

Vascular and Interventional Radiology: The Requisites, 2nd ed, 495–499.

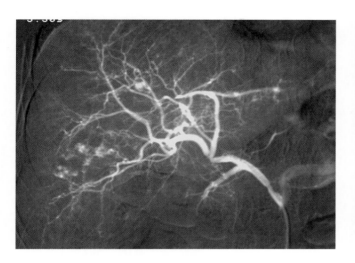

图 140-1

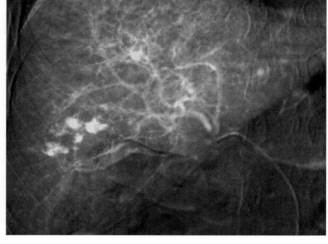

图 140-2

病史：女性，63 岁，无症状，CT 偶然发现肝肿块。

1. 根据图像所示影像学表现，以下哪些应纳入鉴别
   诊断？（多选）
   A. 肝细胞癌
   B. 血管肉瘤
   C. 海绵状血管瘤
   D. 肝腺瘤

2. 下列哪种肝肿瘤通常不表现为平衡期或延迟期强化？
   A. 血管肉瘤
   B. 海绵状血管瘤
   C. 胆管癌
   D. 肝细胞癌

3. 下列哪种肝肿瘤主要为特发性的？
   A. 血管肉瘤
   B. 肝腺瘤
   C. 肝细胞癌
   D. 海绵状血管瘤

4. 本例最可能为下列哪种肝肿瘤？
   A. 海绵状血管瘤
   B. 肝细胞癌
   C. 肝腺瘤
   D. 血管肉瘤

本病例更多图片及说明请见附图部分。

病例 140

肝海绵状血管瘤

1. ABCD

血管造影图像显示多个致密的、离散的、结节状对比剂填充影，散布于肝实质。血管造影时，以上所有的病变都可以有上述表现。

2. D

90% 的 HCC 病例的特征是快速廓清，在更延迟的影像学检查中，与周围肝实质相比，导致病变表现为等密度或低密度。以上图像显示了延迟成像的持续性对比剂填充，这种表现可见于上述其他选项。

3. D

血管肉瘤虽然是一种罕见的疾病，但已被证明与环境危险因素有关，如二氧化钍、砷和氯乙烯的暴露。肝腺瘤最常见于口服避孕药的年轻女性。HCC 与肝硬化的关系最为密切，原因可能是酒精性或病毒性（乙肝或丙肝）。其他危险因素包括血色素沉着病、α_1-抗胰蛋白酶缺乏症、肝豆状核变性（威尔逊病）和黄曲霉毒素暴露。海绵状血管瘤没有明确的易感因素，多为偶发性。

4. A

以上血管造影图像显示多个致密、离散的、结节状对比剂填充影，散布于肝实质。对比剂的模式类似于棉花的外观。供血血管管径正常，没有新生血管或动静脉分流的证据。此外，观察到进行性向心性对比剂填充，且对比剂填充持续时间超过静脉期。这一系列的表现是肝海绵状血管瘤的典型表现。虽然血管瘤具有特征性的血管造影表现，但鉴于 CT 和磁共振成像等检查技术的低侵袭性，血管造影不推荐作为该病的首选检查方法。

讨论

主要知识点

血管瘤是最常见的肝良性肿瘤，通常在横断面成像时偶然发现。病理上，它们包括成纤维细胞间质形成多发分隔，也包括内衬内皮细胞的含血间隙。随着时间的推移，它们的大小通常保持稳定，但偶尔也会长得相当大。当血管瘤存在时，症状通常与肿瘤大小有关，但少数情况下由肿瘤破裂或血小板隔离引起。

影像解读

动脉造影的表现是特征性的。除非病变非常大，否则供血血管的大小通常是正常的。病灶的致密结节状对比剂填充始于周围（图 S140-1），向中央扩展（图 S140-2 和图 S140-3）。病变边界清楚，血管腔扩张、不规则、结节状。对比剂填充持续到静脉期，这可以鉴别其他肝肿瘤，除了罕见的血管肉瘤外，血管肉瘤影像表现可类似血管瘤。

鉴别诊断

其他表现为血管淤积的肝病变往往是恶性肿瘤，包括 HCC 和转移。它们的横断面成像特征相似，这些特征通常可以通过较短的血管淤积时间、不均匀的强化、供血动脉的扩大和新生血管的增多来鉴别。

参考文献

Giavraglou C, Economou H, Oannidis I. Arterial embolization of giant hepatic hemangiomas. *Cardiovasc Intervent Radiol*. 2003;26:92–96.

交叉参考

Vascular and Interventional Radiology: The Requisites, 2nd ed, 253–254.

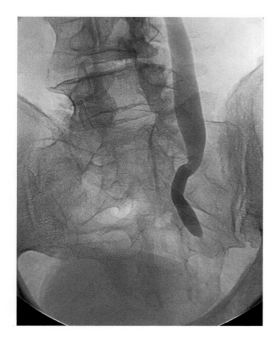

图 141-1

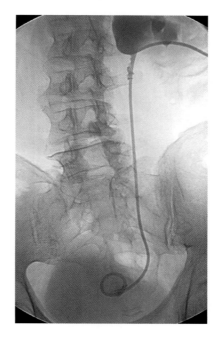

图 141-2

病史： 女性，36 岁，盆腔放疗史，左侧胁腹痛。

1. 根据图像所示影像学表现，以下哪些应纳入鉴别诊断？（多选）
   A. 腹膜后纤维化
   B. 恶性输尿管梗阻
   C. 结石梗阻
   D. 良性输尿管狭窄

2. 哪个因素对治疗输尿管狭窄的长期有效率影响最大？
   A. 狭窄的一侧
   B. 肾积水程度
   C. 狭窄的长度
   D. 术后影像学上狭窄部消失

3. 在输尿管球囊扩张和支架置入后放置原位肾造瘘管的适应证是什么？
   A. 肾集合系统处有血凝块
   B. 由于肾输尿管支架能内部引流，因此无需放置术后肾造瘘管
   C. 所有输尿管扩张或支架置入术（狭窄小于 2 cm）后均应放置肾造瘘管
   D. 严重的术前肾积水

4. 下列扩张狭窄输尿管的方式都可供介入放射科医师选择，除了哪项？
   A. 冷冻球囊（又称冷冻血管成形术）
   B. 非切割球囊扩张
   C. 切割球囊扩张
   D. 输尿管内切开术

本病例更多图片及说明请见附图部分。

病例 141

良性输尿管狭窄

1. BD

本病例示扩张的右输尿管内对比剂聚集。输尿管远端逐渐变细。在成功进行球囊扩张和放置肾输尿管支架后拍摄第二张图像。这种表现应鉴别良性恶性输尿管狭窄。阻塞的结石会产生填充缺损，勾勒出结石的位置。腹膜后纤维化在狭窄部位表现得如此平滑地逐渐变细是较少见的。

2. C

已经发现狭窄的长度对手术成功扩张有很大的影响。研究发现短（＜2 cm）和长（＞2 cm）段狭窄及良、恶性狭窄有显著差异。其他因素包括狭窄的程度、肾积水的程度、狭窄的"腰部"的消失等，尚未发现对长期预后有显著影响。

3. A

如果创伤导致在肾集合系统中有血凝块，应放置肾造瘘管，并可以留置一小段时间，以便于尿路引流，之后再安全地取出导管。如果手术是相对非创伤性的，则不需要肾造瘘管。手术前严重的肾积水可能使手术更困难，但不应强制使用肾造瘘管。

4. D

输尿管内切开术是一种开放式或腹腔镜手术，要在输尿管内切开。已经有非切割和切割球囊的球囊导管扩张术。冷冻血管成形术是一种再狭窄处经过制冷及加热的技术，这被认为是诱导细胞凋亡，而不是坏死。

讨论

影像解读

这些图片说明了在输尿管-膀胱连接处的明显狭窄，继发肾盂积水（图 S141-1 和图 S141-2）。这个患者是由于之前的放射治疗导致的狭窄。这种灶性、光滑的影像表现且没有占位效应更倾向于良性狭窄。也就是说，影像学表现是非特异性的，仅凭此不能排除恶性肿瘤。成功穿过了狭窄处，并置入支架（图 S141-2）。

经皮治疗

输尿管球囊扩张可有效治疗良性狭窄，但复发率高。切割球囊也可用于难治性病变，如对标准球囊血管成形术有抗性的病变，也可通过输尿管镜或经皮入路进行。在介入治疗后，通常在狭窄处放置支架，为愈合提供支撑，防止管腔明显塌陷变窄。

参考文献

Adamo R, Saad WE, Brown D. Percutaneous ureteral interventions. *Tech Vasc Interv Radiol.* 2009;12:205–215.

Heran MK, Bergen DC, MacNeily AE. The use of cryoplasty in a benign ureteric stricture. *Pediatr Radiol.* 2010;40:1806–1809.

Lang EK, Glorioso 3rd. LW. Antegrade transluminal dilatation of benign ureteral strictures: long-term results. *AJR Am J Roentgenol.* 1988;150:131–134.

交叉参考

Vascular and Interventional Radiology: The Requisites, 2nd ed, 499–506.

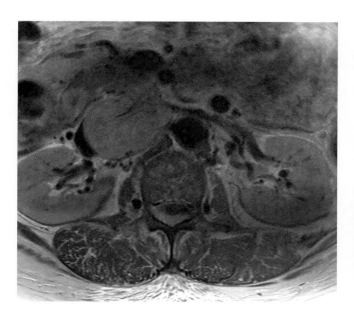

图 142-1　Wael E. Saad 医师授权使用

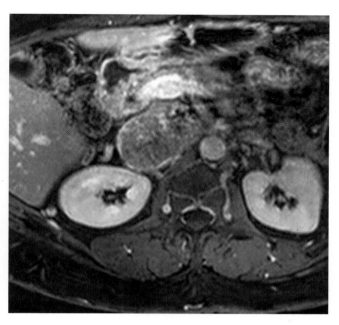

图 142-2　Wael E. Saad 医师授权使用

病史： 女性，67 岁，明显双下肢肿胀。

1. 根据图像所示影像学表现，以下哪些应纳入鉴别诊断？（多选）
   A. 平滑肌肉瘤
   B. 下腔静脉（IVC）受压
   C. 先天性 IVC 异常
   D. 肿瘤累及 IVC

2. 最常见的恶性原发性 IVC 肿瘤是什么？
   A. 肉瘤
   B. 黑色素瘤
   C. 平滑肌肉瘤
   D. 错构瘤

3. 以下哪项最能表明急性发病？
   A. 静脉淤滞性溃疡
   B. 静脉侧支
   C. 蜂窝织炎
   D. 股蓝肿

4. 以下哪项不是平滑肌肉瘤的常见表现？
   A. 腹痛
   B. 动脉损伤
   C. Budd-Chiari 综合征
   D. 深静脉血栓形成（DVT）

本病例更多图片及说明请见附图部分。

病例 142

下腔静脉肿瘤浸润和活检

1. ABD
图像显示下腔静脉内可见一肿块。所示图像未看到累及肾。IVC 肿块的鉴别诊断主要包括平滑肌肉瘤、肉瘤、血栓或肿瘤向 IVC 浸润。平滑肌肉瘤和其他肉瘤在增强后图像会强化，而血栓不会强化。

2. C
平滑肌肉瘤是 IVC 中最常见的原发恶性肿瘤，最常发生于五六十岁的女性。

3. D
股蓝肿是一种非常严重的 DVT，其原因是深静脉和静脉丛广泛血栓形成，肿胀导致动脉损伤。虽然这可能不是一个完全急性的过程，但当静脉丛也发生血栓时，症状通常很明显。这些患者会有疼痛和双下肢的发绀与水肿。其他选项是描述慢性 DVT 的。

4. B
平滑肌肉瘤的常见表现为腹痛、腹胀、布-加综合征和 DVT。

讨论

主要知识点

平滑肌肉瘤是下腔静脉最常见的原发肿瘤，常发生于 50～60 岁女性，多见于下腔静脉中段。平滑肌肉瘤患者通常因下腔静脉阻塞而导致下肢疼痛和水肿。其他症状反映了下腔静脉阻塞。肿瘤活检可通过超声或 CT 成像引导或使用镊子进行血管内活检（图 S142-3～图 S142-5）。平滑肌肉瘤的预后很差，即使接受手术和辅助放化疗，5 年生存率也只有 33%。

影像解读

在 CT 上，平滑肌肉瘤表现为 IVC 区直接浸润的低密度肿块，通常伴有血栓、内出血和肿瘤内部坏死。在磁共振成像上，平滑肌肉瘤在 T1WI 上常表现为低信号或等信号，在 T2WI 上为高信号（图 S142-1）。对比增强扫描中，平滑肌肉瘤明显增强，与血栓明显不同（图 S142-2）。两种方式均可显示肿瘤相关的肝、心房及肺转移。

参考文献

Ganeshalingam S, Rajesawaran G, Jones RL, et al. Leiomyosarcomas of the inferior vena cava: diagnostic features on cross-section imaging. *Clin Radiol.* 2011;66:50–56.

Kandpal H, Sharma R, Gamangatti S, et al. Imaging of the inferior vena cava: a road less traveled. *Radiographics.* 2008;28:669–690.

交叉参考

Vascular and Interventional Radiology: The Requisites, 2nd ed, 301–303.

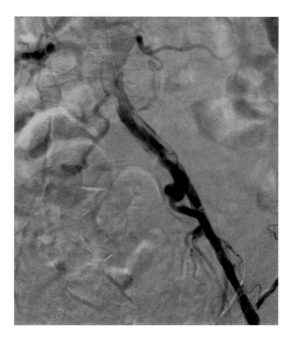

图 143-1

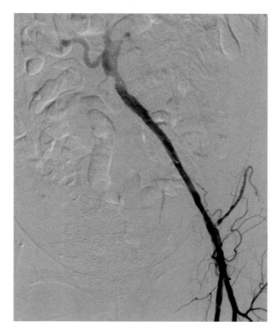

图 143-2

病史：男性，65 岁，高血压，在行狭窄血管的血管成形术后出现新发的左臀部和腿部疼痛。

1. 根据第一张图中的造影，以下哪一项是最可能的诊断？
   A. 假性动脉瘤
   B. 栓塞
   C. 动脉粥样硬化性狭窄
   D. 夹层

2. 下列哪支血管受累？
   A. 髂总动脉
   B. 髂外动脉
   C. 髂总静脉
   D. 髂内静脉

3. 最有可能的一线治疗是什么？
   A. 只进行血管成形术
   B. 金属支架置入术
   C. 覆膜支架置入术
   D. 外科修复术

4. 在哪种情况下，自膨胀支架比球囊扩张支架更好？
   A. 当需要极其精确的部署时（即在关键分支点附近）
   B. 穿过需要极高径向力来扩张的病灶处
   C. 在血流较多的静脉内（即在分叉口附近）
   D. 计划过度扩张时（即大于相邻血管直径）

本病例更多图片及说明请见附图部分。

病例 143

髂动脉夹层支架置入术

1. D

第一张图显示左髂总动脉内有线性充盈缺损，两侧均有不同程度的对比增强，与夹层改变相符。也可能合并有原位血栓。

2. A

特别是在第二张图片上，可观察到没有瓣膜的血管的轮廓，这表明它们是动脉，而不是静脉。由于病灶发生在髂骨内侧，所以受累血管是髂总动脉。

3. A

夹层通常需要放置支架以将游离的内膜压在血管壁上（否则病灶将复发）。低压球囊血管成形和长时间充气通常是首选的一线治疗。如果失败，大多数术者会放置支架。在这个位置的覆膜支架多用于治疗动脉瘤、假性动脉瘤或外渗（血流必须从支架内经过才能起到治疗效果）。

4. C

自膨胀支架具有预设的直径，支架会试图扩张到该直径，因此可以被压缩或塑型，并且在该过程中不太可能会出现永久性的压碎或破碎。

讨论

主要知识点

支架置入已成为治疗各种动脉血管异常的公认方法，包括血流限制性夹层、短段动脉闭塞、血管成形术难治性动脉狭窄、血管成形术成功后复发的动脉狭窄和偏心性狭窄或高度钙化的动脉粥样硬化病变（图 S143-1 和图 S143-2）。目前可用的血管支架分为两大类。

球囊扩张支架

球囊扩张支架（原型：Palmaz 支架）通常长度不到 4 cm，但可以使用更长的支架，并预先安装在血管成形术球囊上。它们的主要优点是可以进行精确定位，因为放置支架时只需要对球囊进行充气。它们的主要缺点是用单个支架治疗较长病变的局限性以及在导入期间支架从球囊上滑落的可能性。后一问题主要通过制造商将支架牢固地安装在球囊上，并在收回鞘管后小心地展开而得到解决。

自膨胀支架

自膨胀支架（原型：壁式支架）有更长的长度，具有更大的纵向灵活性，不需要球囊扩张。然而，由于放置时需要小心地控制约束支架的脱出，使其能够扩张，因此这些支架在放置过程中更容易发生错位。但是，许多最新的支架有更容易控制的放置机制，以尽量减少放置不当。

参考文献

Funovics MA, Lackner B, Cejna M, et al. Predictors of long-term results after treatment of iliac artery obliteration by transluminal angioplasty and stent deployment. *Cardiovasc Intervent Radiol.* 2002;25:397–402.

Tsetis D. Endovascular treatment of complications of femoral arterial access. *Cardiovasc Intervent Radiol.* 2010;33:457–468.

交叉参考

Vascular and Interventional Radiology: The Requisites, 2nd ed, 214–217.

病例 144

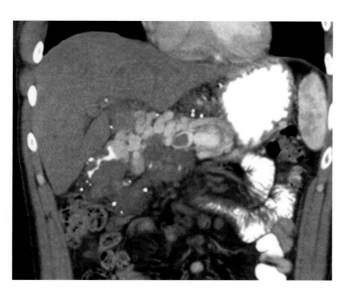

图 144-1　Wael E. Saad 医师授权使用

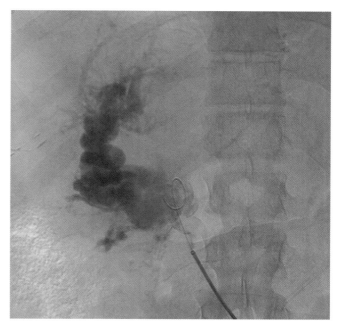

图 144-2　Wael E. Saad 医师授权使用

病史： 男性，54 岁，最近诊断为原发性血小板增多症，出现呕血和黑便 1 天。

1. 根据影像表现，以下最可能的诊断是什么？
   A. 肝门动静脉瘘
   B. 肝细胞癌（HCC）
   C. Caroli 病
   D. 门静脉海绵样变（CTPV）

2. 导致问题 / 所诊断疾病的门静脉血栓形成（PVT）的潜在原因不包括以下哪一项？
   A. 儿童脐带插管
   B. 凝血酶原基因 *G20210A* 突变
   C. 门静脉气体
   D. 胰腺炎

3. 关于 CTPV，以下哪项是正确的？
   A. CTPV 在最初的血栓形成事件几个月后的成像中变得明显
   B. 肝硬化是发展为 CTPV 的主要危险因素
   C. CTPV 常延伸至门静脉主干外，进入肝内循环
   D. CTPV 是一种广泛的血流动力学适应性，可有效抵消门静脉高压症的进展

4. 此时，患者最有可能对以下哪种治疗禁忌？
   A. 经颈静脉肝内门体分流术（TIPS）
   B. 肝移植
   C. 抗凝
   D. 远端脾肾分流术

本病例更多图片及说明请见附图部分。

病例 144

门静脉海绵样变

1. D

患者有 CTPV，影像学上表现为门周侧支血管形成交织的网络，同时还可以见到门静脉高压引起的门静脉系统严重扩张。由于患者的原发性血小板增多症的病史，这是一种倾向于在腹部大血管血栓形成的并发症，可能已经发生了导致 CTPV 的 PVT。成人肝门动静脉瘘最常见于外伤或继发于恶性肿瘤，在动脉期表现为肝动脉和门静脉扩张，瘘早期充盈，门静脉系统早显。

2. C

门静脉气体是一种影像学征象，通常与潜在的腹部疾病有关，与 PVT 和随后的 CTPV 的发展无关。成人 PVT 通常由先天性或后天性高凝状态、腹部恶性肿瘤、局部炎症性疾病、肝硬化、门静脉医源性损伤和创伤等原因引起。儿童 PVT 可能是脓毒症或脐静脉导管插入术后遗症。CTPV 不会发生在所有 PVT 病例中，且并非每一位先天性畸形或门静脉血管瘤的患者都会出现血栓形成事件。

3. C

CTPV 通常发生在肝内门静脉周围。即使血栓形成的门静脉部分恢复，CTPV 也可在最初的血栓形成事件后 1 ~ 2 周内发生。肝硬化可能推动 PVT 的发展，因为其可加大门脉阻力，但它对 CTPV 的发展没有明显的诱导作用。CTPV 最常见于非肝硬化和非肿瘤性 PVT 患者。

4. C

鉴于解剖结构的困难，CTPV 是肝移植的相对禁忌证。其他门静脉转流的手术选择包括肠腔静脉分流、门腔分流、近端和远端脾肾分流术。研究表明，CTPV 高凝状态患者早期抗凝治疗可能导致血栓再通和预通气。然而，对于活动性静脉曲张出血的患者，在开始抗凝治疗前需要进行带状结扎或硬化治疗。

讨论

病因

CTPV 是一个相对罕见的疾病，通常可被描述为门静脉血栓形成的静脉侧支。在最初的血栓事件发生几天后，肝内和肝外胆道内及周围形成侧支静脉通道，以绕过血栓。大多数 CTPV 患者有健康的肝，PVT 的病因仍未确定。但下列因素常与病变相关，最常见的 PVT 病因包括 HCC、肝硬化、门周炎症过程（如胰腺炎、上行性胆管炎）和脓毒症（儿童最常见的病因）。不常见的原因包括高凝状态和创伤。

临床表现

许多患者没有 PVT 和 CTPV 的症状，而是首先出现导致血栓形成的潜在疾病的症状。在有症状的患者中，上消化道出血是最常见的表现。在 CTPV 的晚期，由于肝体积的损失及胆道和主胆管的狭窄或移位，患者可能出现肝功能下降。

影像评估

在描述 PVT 和 CTPV 时，超声、螺旋 CT 和磁共振成像等横断面成像相当准确。在有问题的病例中，急性或部分门静脉阻塞的最终诊断可通过观察腹腔或肠系膜上动脉造影静脉期门静脉内的局灶性充盈缺损或经肝入路的直接门静脉造影来确定。CTPV 被认为增强肝门静脉的丝状侧支静脉，正常的门静脉分支模式变得不可见（图 S144-1 ~ 图 S144-4）。患者常可见门脉高压继发的静脉曲张。

参考文献

De Gaetano AM, Lafortune M, Patriquin H, et al. Cavernous transformation of the portal vein: patterns of intrahepatic and splanchnic collateral circulation detected with Doppler sonography. *AJR Am J Roentgenol.* 1995;165:1151–1155.

Gallego C, Velasco M, Marcuello P, et al. Congenital and acquired anomalies of the portal venous system. *Radiographics.* 2002;22:141–159.

Walser EM, Soloway R, Raza SA, et al. Transjugular portosystemic shunt in chronic portal vein occlusion: importance of segmental portal hypertension in cavernous transformation of the portal vein. *J Vasc Interv Radiol.* 2006;17:373–378.

交叉参考

Vascular and Interventional Radiology: The Requisites, 2nd ed, 329.

病例 145

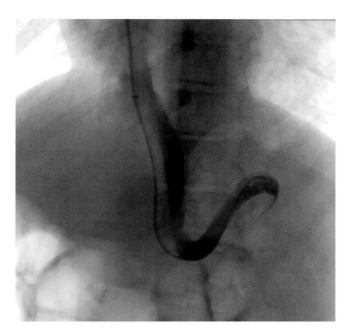

图 145-1　Ranjith Vellody 医师授权使用

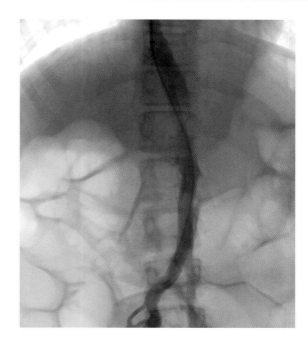

图 145-2　Ranjith Vellody 医师授权使用

病史： 女性，12 岁，意识错乱、右上腹疼痛。

1. 根据影像表现，以下最可能的诊断是什么？
   A. 正常的解剖结构
   B. 胃底食管静脉曲张
   C. 先天性门静脉缺如（Abernethy 畸形）
   D. 奇静脉肥大

2. 以下哪项表现与上述的诊断相关？
   A. 脾囊肿
   B. 肺纤维化
   C. 心脏黏液瘤
   D. 肝肿瘤

3. 以下哪项实验室检测结果异常最可能是引起意识错乱的原因？
   A. 血小板减低
   B. 低钾
   C. 高血氨
   D. 低血氨

4. 该病的以下哪种亚型可通过外科手术进行矫正？
   A. A 型
   B. Ⅰ 型
   C. B 型
   D. Ⅱ 型

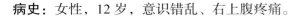

本病例更多图片及说明请见附图部分。

病例 145

Abernethy 畸形

1. C

图像上可见脾静脉和肠系膜上静脉（SMV）的血液直接进入下腔静脉和右心房，没有通过肝。胃底食管静脉曲张也可以看到脾静脉血液流入腔静脉；然而，SMV 和脾静脉的血液会注入门静脉。

2. D

与 Abernethy 畸形有关的肝肿瘤包括腺瘤、局灶性结节性增生和肝细胞癌。

3. C

门体分流术后，肝硬化和门静脉高压症的患者更容易出现高氨血症。

4. D

存在两种类型的 Abernethy 畸形：Ⅰ型和Ⅱ型。Ⅰ型分流是指门静脉缺如并且门静脉血液分流到腔静脉。Ⅱ型分流是指门静脉发育不全，大部分血液通过左右分支流入腔静脉中，可以通过手术矫正。

讨论

主要知识点

Abernethy 畸形是一种先天性分流，是肠静脉和脾静脉绕过肝并直接流入腔静脉（图 S145-1～图 S145-3）。存在两种类型：Ⅰ型仅发生于女性，Ⅱ型主要发生于男性。当门静脉缺如并且门静脉血液分流到腔静脉中时，发生Ⅰ型分流。Ⅰ型畸形根据脾静脉和 SMV 是否单独汇入或者共干后汇入腔静脉而进一步分型。Ⅱ型分流是指门静脉发育不全，且大部分血液通过分支进入腔静脉。

患者表现

Abernethy 畸形的临床表现多样。可以从无症状到轻度肝功能障碍再到出现严重的病变，如多发性原发性肝肿瘤、肺动静脉瘘和肝性脑病（图 S145-4）。这种畸形可以通过仅在肝门区发现两个管状结构（肝动脉和胆总管）而识别。CT 和 MRI 在识别门静脉异常和描绘门体分流的路径时优于超声。Ⅱ型分流可以通过手术矫正，而Ⅰ型分流可以不进行手术矫正。

参考文献

Gallego C, Miralles M, Marin C, et al. Congenital hepatic shunts. *Radiographics*. 2004;24:755–772.

Lisovsky M, Konstas AA, Misdraji J. Congenital extrahepatic portosystemic shunts (Abernathy malformation): a histopathologic evaluation. *Am J Surg Pathol*. 2011;35:1381–1390.

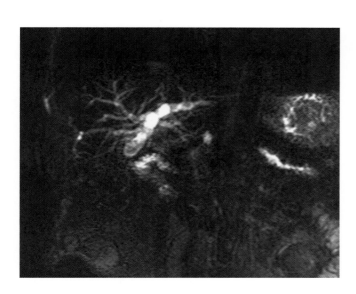

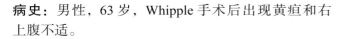

图 146-1

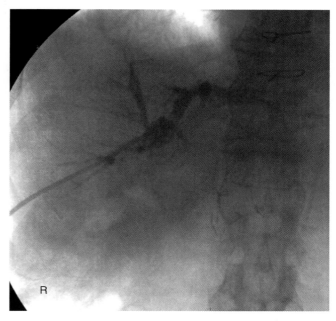

图 146-2

病史： 男性，63 岁，Whipple 手术后出现黄疸和右上腹不适。

1. 根据图像所示影像学表现，以下哪些应纳入鉴别诊断？（多选）

   A. 胆汁泄漏

   B. 原发性硬化性胆管炎

   C. 胆管吻合口狭窄

   D. 缺血性胆管损伤

2. 出现下列哪种临床表现时应考虑延迟进行胆道干预？

   A. 门脉高压

   B. 小肠梗阻

   C. 胆管炎

   D. 局部肿瘤复发

3. 以下哪种成像方式检测胆管狭窄最敏感？

   A. 磁共振胰胆管成像（MRCP）

   B. 超声

   C. 肝胆闪烁扫描术

   D. 内镜逆行胰胆管造影（ERCP）

4. 如果治疗不及时，胆道吻合口狭窄可导致以下哪些情况？（多选）

   A. 肝硬化

   B. 胆管炎

   C. 肝内胆管结石

   D. 胆瘘

本病例更多图片及说明请见附图部分。

病例 146

胆肠吻合口狭窄

1. BCD

肝-空肠吻合术后患者的 MRCP 和经皮胆管造影可见弥漫性肝内胆管中度扩张，至胆肠吻合水平突然终止，符合胆肠吻合口狭窄。鉴别诊断包括缺血性胆管损伤和原发性硬化性胆管炎。值得注意的是，原发性硬化性胆管炎的特征性表现是肝内和肝外胆管呈串珠样改变，合并多节段狭窄。在胆管造影中未见提示胆汁泄漏的对比剂外渗。

2. C

在临床上，患有胆管炎的患者会考虑暂时推迟经皮胆管介入治疗，直到使用抗生素控制住感染。这可以避免介入治疗后产生不良后果，包括肝脓肿和败血症。然而，在许多情况下，在胆汁引流的同时使用抗生素是进行胆道系统减压治疗所必需的。

3. C

在列出的成像方式中，肝胆闪烁扫描是检测远端胆管有无胆汁流动的最敏感的方式。超声、MRCP 和 ERCP 可用于胆道扩张的初始评估，尽管肠内容物和术后变化可能会使感兴趣区变得模糊。胆管造影和 ERCP 可以用于确定诊断，但是其是有创的。

4. ABCD

对胆肠吻合口狭窄及时干预是必需的。继发性胆汁性肝硬化、胆管炎、肝内胆管结石和胆瘘是未经治疗的胆管狭窄的并发症，而且发病率显著增加。早期经皮介入治疗可以避免并发症并避免吻合口手术修复。然而，在球囊扩张失败的情况下，可能需要手术修复。

讨论

主要知识点

胆道手术的主要晚期并发症可能是胆肠吻合口狭窄。这可以通过横断面成像、胆管造影或 ERCP 来诊断（图 S146-1 和图 S146-2）。虽然手术治疗可以解决问题，但是在同一胆道术区再次进行手术的难度是相当大的。

经皮介入治疗

因此，最初应进行经皮胆管引流。然后可以进行吻合口狭窄区的球囊扩张术（图 S146-3 ～图 S146-5）。内外引流导管可以保留几个月，作为良好的支架支撑，在其周围吻合口可以愈合。根据球囊扩张的结果，可能需要或不需要进行吻合口手术修复。

临床考量

与其他胆道干预方式一样，选择胆道球囊扩张术时推荐使用抗生素预防感染。如果患者出现胆管炎，那么球囊扩张术应推迟到患者感染控制之后。在这种情况下，应先放置胆道引流导管。

参考文献

Janssen JJ, van Delden OM, van Lienden KP, et al. Percutaneous balloon dilatation and long-term drainage as treatment of anastomotic and nonanastomotic benign biliary strictures. *Cardiovasc Intervent Radiol.* 2014;37:1559–1567.

Laasch HU, Martin DF. Management of benign biliary strictures. *Cardiovasc Intervent Radiol.* 2002;25:457–466.

交叉参考

Vascular and Interventional Radiology: The Requisites, 2nd ed, 469–471.

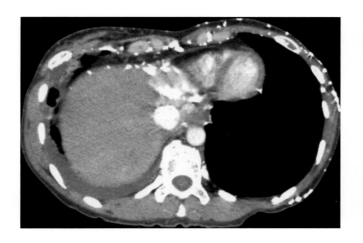

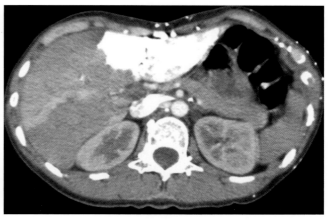

图 147-1　Wael E. Saad 医师授权使用

图 147-2　Wael E. Saad 医师授权使用

病史：男性，43 岁，面部肿胀，头晕，行计算机断层扫描（CT）检查。

1. 根据影像和临床发现，以下哪项是最可能的诊断？
   A. Budd-Chiari 综合征
   B. 腔静脉阻塞
   C. Klatskin 瘤
   D. 动静脉畸形

2. 在上腔静脉（SVC）梗阻时，以下哪种侧支通路携带静脉血通过肝？
   A. 腔-浅-再通脐旁-门静脉
   B. 腔-肠系膜-门静脉
   C. 腔-半奇-奇静脉

D. 腔-腹膜后-门静脉

3. 以下哪项是 SVC 综合征最不可能的病因？
   A. 继发于中心静脉导管的血栓形成
   B. 感染
   C. 由于恶性肿瘤引起的外部压迫
   D. 肺动脉高压

4. 以下哪种治疗方法不常用于 SVC 综合征？
   A. 带或不带支架的球囊血管成形术
   B. 手术切除 SVC 的阻塞部分
   C. 导管溶栓
   D. 外科旁路移植术

本病例更多图片及说明请见附图部分。

病例 147

腔静脉阻塞伴侧支循环：明亮的肝信号

1. B

肝左叶局灶性强化已在腔静脉阻塞的病例中得到证实，这是由于腔静脉侧支形成。在 Budd-Chiari 综合征中，肝静脉流出阻塞，可能导致尾叶增厚和强化明显。Klatskin 瘤引起肝内胆管扩张，无明显强化。动静脉畸形通常表现为增强的集聚血管团。

2. A

腔门静脉侧支将血液输送到肝，在 SVC 梗阻的旁路中包括腔-浅-脐-门静脉通路，导致肝尾叶 S4 段强化；腔-乳腺-膈-肝包膜-门静脉通路，导致前上肝近裸区部分局灶性强化。其他旁路可在下腔静脉阻塞中看到。

3. D

在抗生素时代之前，例如感染、肺结核和梅毒是最常见的引起 SVC 综合征的疾病。因恶性肿瘤引起的 SVC 梗阻目前是通过外部压迫或侵入，最常见的原因是血栓性阻塞，继发于包括中枢在内的血管内静脉导管和经静脉起搏器。肺动脉高压尚未得到公认是 SVC 综合征的病因。

4. B

血管内手术，包括球囊血管成形术，无论是否置入支架都是最安全、最有效的方法之一，是可用于缓解 SVC 综合征症状的治疗方法。其他治疗方法包括外科旁路移植术、急性血栓形成时导管溶栓，以及恶性肿瘤时的化疗和放疗。

讨论

病因

获得性腔静脉闭塞可继发于恶性肿瘤，通过肿瘤侵犯或由于邻近肿块或结节病引起压迫。尽管感染在抗生素出现后并不常见，但医源性原因，包括中心静脉导管和经静脉起搏器和良性疾病，如纤维化、纵隔炎是 SVC 综合征的其他常见病因。伴有慢性闭塞的侧支通路的发展促进静脉引流。有些显影良好，包括半奇静脉、椎体、乳腺和侧胸通路静脉等，而其他的如腔-门静脉通路不太常见。

解剖

上腔静脉闭塞可显示的腔-门静脉旁路包括腔-浅-脐旁门静脉、腔-乳腺-肾-肝包膜-门静脉通路、腔-肾-门静脉通路、腔-腹膜后-门静脉通路、腔-肠系膜-门静脉通路，可见于下腔静脉阻塞。腔-浅-脐-门静脉通路导致肝尾叶 S4 段强化（图 S147-1 ～图 S147-3）。腔-乳腺-肾-肝包膜-门静脉通路导致前上肝近裸区部分局灶性强化。尽管本例可诊断或怀疑腔静脉闭塞，对于该肝增强的异常模式的解释偶尔会引起诊断困难。

治疗方法

对于恶性病因，治疗方案包括化疗和放疗；导管溶栓治疗，应用于怀疑有急性症状起病、血栓形成继发于血管内导管，或导丝易于穿过狭窄处时；外科旁路移植术；血管腔内治疗，包括球囊血管成形术和支架置入。血管腔内治疗具有发病率低、症状缓解快的优点，无需损伤组织，避免后续病理改变。导丝通过血管闭塞处，再行球囊血管成像术使腔静脉再通。支架置入术通常用于治疗恶性肿瘤继发的腔静脉闭塞，由于支架堵塞的风险，对于良性闭塞和相对较长的预期寿命的患者应避免使用。

参考文献

Kapur S, Paik E, Rezaei A, et al. Where there is blood, there is a way: unusual collateral vessels in superior and inferior vena cava obstruction. *Radiographics*. 2010;30:67–78.

Siegel Y, Schallert E. Prevalence and etiology of focal liver opacification in patients with superior vena cava obstruction. *J Comput Assist Tomogr*. 2013;37:805–808.

交叉参考

Vascular and Interventional Radiology: The Requisites, 2nd ed, 144–145.

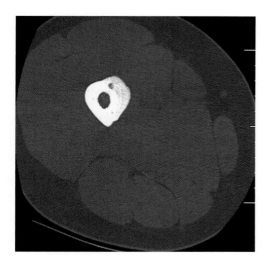

图 148-1　Ranjith Vellody 医师授权使用

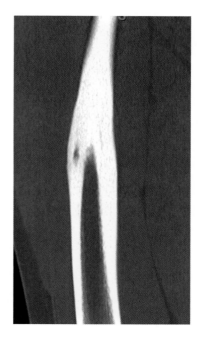

图 148-2　Ranjith Vellody 医师授权使用

病史： 男性，15 岁，下肢疼痛 2 个月，晚上加重，于医院就诊。

1. 根据影像表现，以下最可能的诊断是什么？
   A. 骨髓炎
   B. 应力性骨折
   C. 骨样骨瘤
   D. 皮质硬纤维瘤

2. 发生这种病变最常见的部位是哪里？
   A. 头骨
   B. 四肢长骨
   C. 骨盆
   D. 脊柱

3. 该种病变最常由以下哪种经皮手术治疗？
   A. 经皮吸引术
   B. 经皮栓塞
   C. 经皮填充
   D. 经皮消融

4. 尽管该手术风险相对较低，以下哪一种是已知的并发症？
   A. 转移性播散
   B. 生长迟缓
   C. 精神发育迟滞
   D. 皮肤浅表烧伤

本病例更多图片及说明请见附图部分。

病例 148

骨样骨瘤

1. C

图像显示不对称皮质增厚并骨膜反应和低密度的病灶。参考疼痛和年轻的特征，最有可能的诊断为骨样骨瘤、良性骨肿瘤。

2. B

骨样骨瘤最常见的部位在长骨的干骺端和骨干，尤其是股骨和胫骨。在股骨，最常见的部位是股骨颈和转子间区域。

3. D

图 148-1 和图 S148-2 的操作，以及图 S148-3 和图 S148-4 是经皮射频消融术（RFA）。在治疗方面，消融术已被证明等同于外科手术切除的治疗功效。在计算机断层扫描（CT）的引导下，通过 RFA 探针进入肿瘤灶，然后行几分钟的消融治疗。

4. D

与经皮射频消融相关的并发症很少见，但是并发症包括皮肤表面烧伤、蜂窝织炎、骨折或损伤邻近的神经。也有骨折的病例报道。

讨论

主要知识点

骨样骨瘤是在青少年的长骨中最常见的骨良性肿瘤。传统上，它表现出疼痛和肿胀，在夜晚更严重。这些病变通常见于四肢长骨皮质，但也可能见于其他部位，包括指骨和脊柱。骨样骨瘤病变由透明的病灶、纤维血管缘和邻近的反应性硬化症组成（图 S148-1 ～图 S148-3 ）。骨样骨瘤的诊断通常是用 X 线平片或 CT 进行。磁共振成像或骨闪烁显像也可能有助于做出诊断。

治疗方法

骨样骨瘤是良性病变，但可引起明显的疼痛。疼痛可通过非甾体类抗炎药缓解。但是如果疼痛限制了患者的活动，则可能导致腿长差异、脊柱侧弯或失用性骨质疏松症。在这些情况下，可以进行手术切除或刮除术。此外，可以通过皮肤进行 RFA 或冷冻消融治疗病变，避免手术修复的潜在并发症（图 S148-4 ）。与经皮治疗相关的并发症仍未得到完整评估，但包括浅表皮肤烧伤、蜂窝织炎、骨折或相邻神经损伤。

参考文献

Boscainos PJ, Cousins GR, Kulshreshtha R, et al. Osteoid osteoma. *Orthopedics.* 2013;36:792–800.

Earhart J, Wellman D, Donaldson J, et al. Radiofrequency ablation in the treatment of osteoid osteoma: results and complications. *Pediatr Radiol.* 2013;43:814–819.

交叉参考

Vascular and Interventional Radiology: The Requisites, 2nd ed, 543–544.

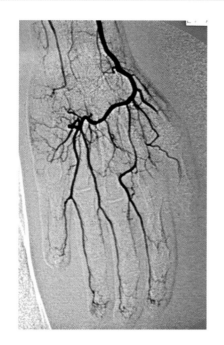

图 149-1

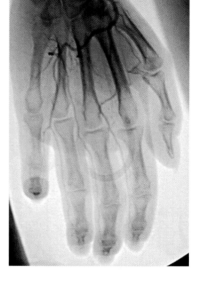

图 149-2

病史：女性，42 岁，向其初级保健机构医生诉手痛并感觉异常

1. 根据影像表现，以下最可能的诊断是什么？
   A. 桡动脉外伤
   B. 类风湿关节炎的血管表现
   C. 系统性硬化
   D. Buerger's 病

2. 在此情况下，动脉介入治疗前，最好行何种测试以确保手部有足够的侧支灌注？
   A. 检查皮肤发绀
   B. 手部平片观察骨坏死
   C. 艾伦试验（Allen's test）
   D. 多普勒超声

3. 这些图像中的哪种影像学表现是该疾病的确诊证据？
   A. 多发、弥漫性闭塞和狭窄的动脉病变
   B. 假性动脉瘤的形成
   C. 指端病变的定位
   D. 肢端骨溶解的证据

4. 如何才能最好地确定是否有明显的血管痉挛？
   A. 肾上腺素注射
   B. 手指暴露在寒冷环境中
   C. 手指暴露在温暖环境中
   D. 硝酸甘油注射

本病例更多图片及说明请见附图部分。

病例 149

硬皮病

1. C

最有可能的诊断为系统性硬化或硬皮病。图片显示手部多处动脉闭塞和狭窄，是硬皮病的特征表现。鉴别应该包括血管栓塞现象、血管炎、外伤性改变、血管痉挛；而肢端骨质溶解症有助于硬皮病的确诊。

2. C

艾伦试验是最好和最实用的发现手有无足够的侧支循环灌注的方法。尺动脉和桡动脉都参与手的供血。艾伦试验由人工进行，同时闭塞（按压）桡动脉和尺动脉并让患者握拳。在按压尺、桡动脉的同时患者张开手，手掌苍白。释放其中一条动脉的按压力，手掌颜色应该恢复红润。在动脉介入之前，应先行艾伦试验以确保有足够的流量源自另一非介入操作动脉。

3. D

在这些征象中，肢端骨溶解症是硬皮病的可靠诊断依据。肢端骨溶解症在影像学表现为指末端骨质侵蚀，因其有远端指骨的吸收。此为较为常见的硬皮病血管受累患者的 X 线征象。图像上有多发性狭窄和闭塞等征象，但这些征象不是硬皮病的特有征象，见于多种其他的疾病过程（栓塞、血管炎或外伤等）。图像中没有假性动脉瘤形成的证据。

4. D

在这此情况下，注射血管扩张剂，如硝酸甘油，可以识别血管痉挛成分。如动脉病变随着血管扩张剂而改善，则提示交感神经切除术可能对患者有益（如雷诺现象患者）。血管收缩剂，如肾上腺素则加重这类病变。手暴露在温暖和寒冷的环境中，可能会引起诸如手指发绀之类的反应，但不如给血管舒张药具有特异性。

讨论

主要知识点

掌侧和指动脉小动脉闭塞和狭窄，会产生剧烈疼痛、感觉异常、雷诺现象、指尖坏死和坏疽（图 S149-1 ～图 S149-4）。血管病变的病理生理学通常包括栓塞性、外伤性、血管反应性以及炎症成分。诊断性评估应该重点确定可治疗的诱因，以通过药物或外科干预。

血管内评价

首先，应该仔细检查血管造影是否有任何栓塞证据。栓塞的潜在来源包括心脏（诊断需超声心动图，治疗主要为抗凝）、锁骨下动脉粥样硬化斑块［通过抗凝和（或）手术切除病变来源］、运动相关的腋动脉损伤（外科修复）、职业性血管损伤如小鱼际锤击综合征（手术修复）。其次，行血管造影以评价是否存在显著的血管痉挛成分。如果使用血管扩张剂（如托拉唑啉或硝酸甘油）狭窄病变明显改善，则交感神经切除术可能可以在一定程度上缓解症状。

疾病进展

此患者有因硬皮病引起的不可逆的小血管阻塞。血管发现与其他小血管疾病患者相似。而诊断硬皮病则可以依据其明确的肢端骨溶解症的影像学证据（图 S149-2 和图 S149-3）。

参考文献

Stucker M, Quinna S, Memmel U, et al. Macroangiopathy of the upper extremities in progressive systemic sclerosis. *Eur J Med Res*. 2000;5:295–302.

Taylor MH, McFadden JA, Bolster MB, et al. Ulnar artery involvement in systemic sclerosis (scleroderma). *J Rheumatol*. 2002;29:102–106.

交叉参考

Vascular and Interventional Radiology: The Requisites, 2nd ed, 130.

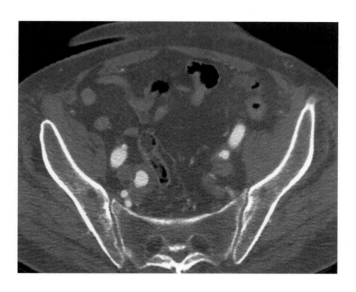

图 150-1

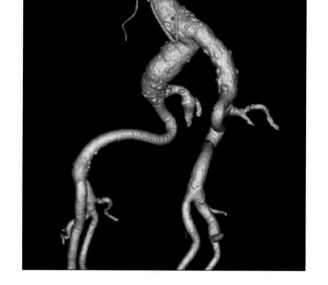

图 150-2

病史：男性，68岁，术前CT血管成像示腹主动脉瘤。

1. 根据图像所示影像学表现，以下哪些应纳入鉴别诊断？（多选）
   A. 右侧髂内动脉瘤
   B. 右侧髂总动脉瘤
   C. 右侧髂外假性动脉瘤
   D. 右侧髂内动脉夹层

2. 对于无症状病变，下列哪种瘤腔直径需要干预？
   A. 1～1.5 cm
   B. 2～2.5 cm
   C. 3～3.5 cm
   D. 4～4.5 cm

3. 选择血管腔内修复。在阻塞病变段血流之前，应该实施下列哪个步骤？
   A. 栓塞病变远端动脉
   B. 支架置入髂外动脉
   C. 对侧髂总动脉造影
   D. 病变段注入凝血酶

4. 以下哪项是该病变血管内修复最常见的并发症？
   A. 支架移植物内漏
   B. 臀部跛行
   C. 远端动脉栓塞
   D. 结肠缺血

本病例更多图片及说明请见附图部分。

病例 150

髂内动脉瘤

1. AB

梭形扩张见于右侧髂总动脉和髂内动脉。左侧髂动脉也有轻度扩张。

2. C

直径超过 3 cm 时，动脉瘤破裂的风险急剧增加。因此，应选择性地修复直径 3.0 ～ 3.5 cm 以上的无症状动脉瘤。

3. A

为避免血流逆向填充动脉囊腔，血液流出道应用弹簧圈封堵。

4. B

臀部跛行在血管腔内修复术后患者的平均发生率为 21.8%，但通常是轻度和短暂的。内漏、远端动脉粥样硬化、结肠缺血和移植物闭塞是其他较少发生的并发症。

讨论

主要知识点

孤立的髂动脉瘤可破裂，栓塞或产生局部压迫症状。这些可能被发现或作为其他动脉瘤疾病评估的一部分（图 S150-1 和图 S150-2）。动脉瘤在 3 ～ 4 cm 之间时破裂风险显著增加，因此大多数外科医生建议对直径大于 3.0 ～ 3.5 cm 的髂动脉瘤进行选择性手术修复。由于动脉瘤形态复杂时腹膜后剥离可能很困难，因此血管腔内修复术治疗髂动脉瘤受到青睐。到目前为止，髂动脉瘤支架置入后的通畅率（2 ～ 5 年时为 81% ～ 97%）一直很好，内漏的发生率非常低。

治疗方法

由于跨骨盆侧支可能会重建动脉瘤囊腔，因此通过外科结扎或弹簧圈栓塞来控制动脉瘤发出的所有远端血管非常重要（图 S150-3 ～图 S150-5）。一旦将这些流出血管成功闭塞，通过将支架放置在髂内动脉的起始端，可以阻塞流入动脉瘤的血流。血管内修复术后的随访通常包括出院前的 CTA 和接下来 12 个月每 6 个月的间隔检查。瘤腔尺寸增大大于或等于 5 mm 时，需要进一步干预或密切监测。

参考文献

Razavi MK, Dake MD, Semba CP, et al. Percutaneous endoluminal placement of stent-grafts for the treatment of isolated iliac artery aneurysms. *Radiology*. 1995;197:801–804.

Sanchez LA, Patel AV, Ohki T, et al. Midterm experience with the endovascular treatment of isolated iliac aneurysms. *J Vasc Surg*. 1999;30:907–914.

Uberoi R, Tsetis D, Shrivastava V, et al. Standard of practice for the interventional management of isolated iliac artery aneurysms. *Cardiovasc Intervent Radiol*. 2011;34:3–13.

交叉参考

Vascular and Interventional Radiology: The Requisites, 2nd ed, 203–209.

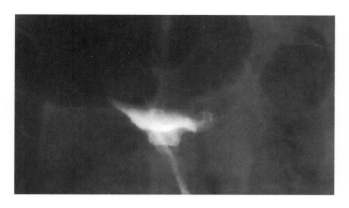

图 151-1　David Hovsepian 医师授权使用

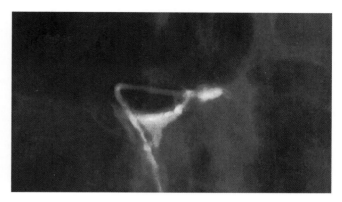

图 151-2　David Hovsepian 医师授权使用

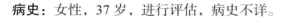

病史：女性，37 岁，进行评估，病史不详。

1. 图 151-1 所示最常见的病因是什么？
    A. 先天发育异常
    B. 异位妊娠
    C. 盆腔炎症性疾病
    D. 子宫内膜异位症

2. 在什么情况下会出现图中所示的过程？
    A. 盆腔淤血综合征
    B. 不孕
    C. 卵巢扭转
    D. 子宫动静脉畸形

3. 在月经周期哪个阶段最适合操作这一过程？
    A. 卵泡期
    B. 排卵期
    C. 黄体期
    D. 分泌期

4. 下列哪一项是这一过程的禁忌证？
    A. 子宫肌瘤
    B. 子宫内膜异位症
    C. 子宫腺肌病
    D. 盆腔感染

本病例更多图片及说明请见附图部分。

病例 151

输卵管再通

1. C

图像显示双侧近端输卵管阻塞，其中盆腔炎是最常见的原因。

2. B

据估计，输卵管疾病可导致 1/3 女性有生育问题，其中 10%～25% 为近端输卵管阻塞。

3. A

卵泡期是进行此手术的最佳时间，通常在月经周期的第 6～11 天。

4. D

盆腔感染是这一过程的禁忌证，可能会导致腹膜炎或菌血症。然而，已痊愈的盆腔炎并不是禁忌证。

讨论

病因

输卵管从子宫腔的角延伸到卵巢。卵巢末端是流苏状的，向周围的腔开放，并与卵巢相邻，从而允许卵子进入输卵管进行受精。大约 1/3 的女性不孕症是由输卵管疾病引起的，其中 10%～20% 是由输卵管近端阻塞引起的。最常见原因是盆腔炎。子宫输卵管造影（HSG）被用来评估不孕的潜在原因，包括子宫解剖异常和输卵管通畅性。

操作技术

当 HSG 显示近端输卵管阻塞（图 S151-1）时，用小导管通过输卵管口进行选择性输卵管造影（图 S151-2）。如果证实输卵管阻塞，则可以轻轻地推进导丝，试图穿过阻塞部位并拔除黏液栓（图 S151-3），如本例情况一样。再次行输卵管造影，显示对比剂漏入腹腔，与输卵管通畅（再通）一致（图 S151-4）。

临床考量

该手术通常在月经周期第 6～11 天的卵泡期进行。盆腔感染是绝对禁忌证。该操作的技术成功率很高，报告确诊率为 71%～92% 不等。成功的输卵管再通术允许无限制的自然受孕，创伤性更低，但费用更昂贵。据报道，当输卵管恢复再通时，手术成功后平均妊娠率高达 60%。未能再通的原因可能是因先前感染、手术或子宫内膜异位症引起的闭塞。发生输卵管再次闭塞，可尝试进行再通。潜在的并发症包括轻度痉挛、阴道出血、输卵管穿孔（< 4%）、附件感染和异位妊娠（3%）。

参考文献

Lopera J, Suri R, Kroma GM, et al. Role of interventional procedures in obstetrics/gynecology. *Radiol Clin North Am.* 2013;51:1049–1066.

Pinto AB, Hovsepian DM, Wattanakumtornkul S, et al. Pregnancy outcomes after fallopian tube recanalization: oil-based versus water-soluble contrast agents. *J Vasc Interv Radiol.* 2003;14:69–74.

Thurmond AS. Fallopian tube catheterization. *Semin Intervent Radiol.* 2013;30:381–387.

病例 152

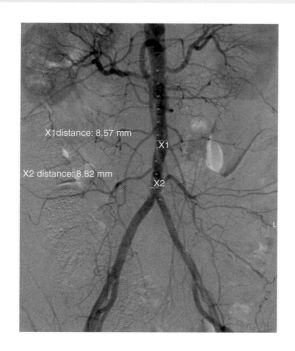

图 152-1　Alan H. Matsumoto 医师授权使用

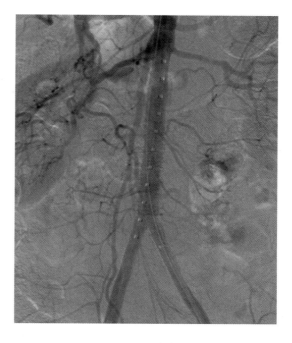

图 152-2　Alan H. Matsumoto 医师授权使用

病史： 女性，54 岁，就诊于初级保健医师，病史不详。

1. 根据影像表现，以下最可能的诊断是什么？
   A. 慢性远端主动脉-髂动脉闭塞性疾病
   B. 肾下主动脉夹层
   C. 闭塞主动脉-髂动脉旁路移植术
   D. 主动脉肠瘘

2. 这些患者通常出现下列哪一种表现？
   A. 急性下肢疼痛
   B. 下肢肌萎缩症
   C. 间歇性下肢跛行

   D. 便血

3. 已执行下列哪一种手术？
   A. 主动脉-双侧股动脉旁路移植术
   B. 覆膜支架置入术
   C. 经皮主-髂动脉重建术
   D. 主动脉-髂动脉旁路移植术

4. 以下哪一项是上述介入手术的并发症？
   A. 下肢微血栓形成
   B. 脑卒中
   C. 覆盖肾动脉
   D. 血尿

本病例更多图片及说明请见附图部分。

病例 152

经皮主动脉-髂动脉重建术

1. A

第一张图像显示主动脉-髂动脉闭塞性疾病。未见夹层、移植物或瘘。

2. C

这些患者通常伴有双侧下肢及臀部跛行。

3. C

图像显示主动脉和髂动脉经皮支架置入术。然而，没有放置覆膜支架，也没有旁路移植物。

4. A

与腹主动脉瘤修补术将支架送至肾动脉不同，主动脉-髂动脉闭塞于主动脉分叉处的经皮支架置入术不需要套扎动脉瘤颈。

讨论

主要知识点

常采用主动脉-髂动脉或主动脉-股动脉旁路移植术治疗远端主动脉-髂动脉闭塞性疾病。然而，随着近年来血管内技术的改进，可以对特定患者进行经皮穿刺。图像显示主-髂动脉支架的置入情况，支架置入后血流立即得到显著改善（图 S152-1 ～图 S152-4）。本例中由于髂动脉和主动脉管径太小，不能行支架置入。

血管腔内治疗

研究表明，经皮支架治疗慢性肾下主动脉-髂动脉闭塞性疾病可缩短住院时间，降低发病率。可能会有通畅率轻微的下降；然而，这仍然是有争议的。支架置入术后，如果需要的话，也可以进行旁路移植术。这种主动脉-髂动脉再灌注时，覆膜支架或裸支架都可以使用。覆膜支架可排除内皮和动脉粥样斑块，理论上可降低再狭窄风险。由于这个原因，覆膜支架在晚期外周动脉疾病中可能更有优势。

参考文献

Lun Y, Zhang J, Wu X, et al. Comparison of midterm outcomes between surgical treatment and endovascular reconstruction for chronic infrarenal aortoiliac occlusion. *J Vasc Interv Radiol.* 2015;26: 196–204.

Sharafuddin MJ, Hoballah JJ, Kresowik TF, et al. Kissing stent reconstruction of the aortoiliac bifurcation. *Perspect Vasc Surg Endovasc Ther.* 2008;20:50–60.

交叉参考

Vascular and Interventional Radiology: The Requisites, 2nd ed, 209–214.

病例 153

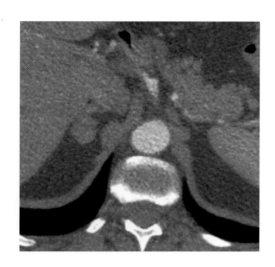

图 153-1　Kyung J. Cho 医师授权使用

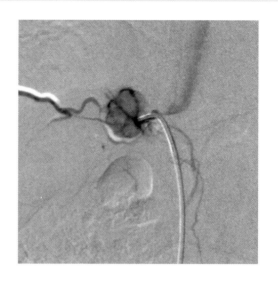

图 153-2　Kyung J. Cho 医师授权使用

病史：女性，62 岁，有醛固酮增高症病史。

1. 根据图像所示影像学表现，以下哪些应纳入鉴别诊断？（多选）
   A. 正常肾上腺
   B. 肾上腺转移瘤
   C. 肾上腺腺瘤
   D. 嗜铬细胞瘤

2. 肾上腺静脉采样的最常见指征是什么？
   A. 在影像上不可见的情况下经生物化学方法证实的嗜铬细胞瘤位置
   B. 确定自主激素分泌是来自单侧还是双侧
   C. 诊断雄激素过多综合征
   D. 诊断肾上腺性库欣病

3. 如何评估肾上腺静脉样本的质量？
   A. 比较双侧肾上腺静脉样本的皮质醇水平，双侧应相似
   B. 比较双侧肾上腺静脉样本的醛固酮-皮质醇比，双侧应相似
   C. 比较肾上腺静脉样本与外周血样本的皮质醇水平，肾上腺样本应为外周血的 2 ～ 3 倍
   D. 比较肾上腺静脉样本与外周血样本的醛固酮-皮质醇比，肾上腺样本应为外周血的 2 ～ 3 倍

4. 在单侧肾上腺腺瘤患者中，与外周血样本相比，对侧正常肾上腺醛固酮-皮质醇比是多少？
   A. 降低
   B. 相等
   C. 提高
   D. 不可预知

本病例更多图片及说明请见附图部分。

病例 153

选择性肾上腺静脉采样

1. BCD

图片所示右肾上腺区域的血管性肿块可代表肾上腺腺瘤、转移瘤或嗜铬细胞瘤。根据病史，该病例很可能是可产生过量醛固酮的右肾上腺腺瘤。左肾上腺看起来正常，但右侧明显不正常。

2. B

肾上腺静脉采样最常见的适应证是确定原发性醛固酮增多症是单侧还是双侧，因为单侧病变可以通过外科手术纠正。其他不太常见的适应证包括诊断雄激素分泌过多或肾上腺库欣综合征或明确影像学不可见的生物化学证实的嗜铬细胞瘤的位置。

3. C

确定肾上腺静脉采样样本的质量包括比较肾上腺静脉样本与外周血样本的皮质醇水平。肾上腺静脉样本中的皮质醇水平应该比外周血中的皮质醇水平高 2～3 倍。

4. A

分泌过量醛固酮的肾上腺腺瘤的醛固酮-皮质醇比高于外周值。为了弥补这种过量分泌，对侧正常肾上腺的醛固酮分泌减少。

讨论

主要知识点

对于高血压人群鉴别原发性醛固酮增多症非常重要，因为大多数单侧醛固酮过量分泌的患者可通过手术治愈。通常，内分泌科医生可首先进行体位激素测试。然后通过选择性肾上腺静脉采样确诊，并测量每个肾上腺静脉中的醛固酮浓度（醛固酮-皮质醇比）。选择性肾上腺静脉采样已被证明具有比横断面成像或闪烁扫描更高的敏感性和特异性，内分泌外科医生通常通过肾上腺采样结果指导治疗（图 S153-1 和图 S153-3）。单侧疾病患者最好通过腹腔镜肾上腺切除术治疗。未实现定位的患者通常具有双侧肾上腺增生，需要长期内科治疗。

血管腔内治疗

介入通过同时经左肾上腺静脉和右肾上腺静脉插入导管，并抽取血液进行采样（图 S153-2 和图 S153-4）。重要的是在导管中放置额外的侧孔以确保适当的采样。左肾上腺静脉通常更容易选择，因为它来自左肾静脉。右肾静脉更加困难，可能是技术失败的原因。一旦静脉插入导管，通常给予促肾上腺皮质激素以刺激皮质醇和醛固酮的产生。样本包括来自左肾上腺静脉和右肾上腺静脉以及外周血的样本，其通常来自下腔静脉，并送到实验室进行评估。一旦获得结果，就应该仔细分析它们的定位差异。

参考文献

Cho KJ. Current role of angiography in the evaluation of adrenal disease causing hypertension. *Urol Radiol*. 1981-1982;3:249–255.

Daunt N. Adrenal vein sampling: how to make it quick, easy, and successful. *Radiographics*. 2005;25:S143–S158.

Kahn SL, Angle JF. Adrenal vein sampling. *Tech Vasc Interv Radiol*. 2010;13:110–125.

交叉参考

Vascular and Interventional Radiology: The Requisites, 2nd ed, 306–307.

病例 154

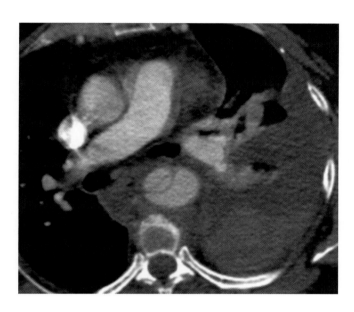

图 154-1　David M. Williams 医师授权使用

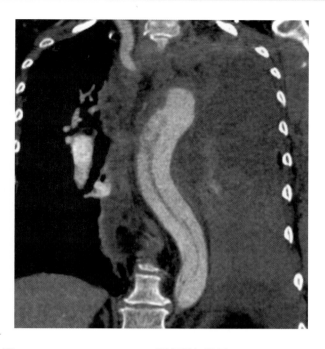

图 154-2　David M. Williams 医师授权使用

病史：女性，50 岁，因严重的胸痛和背部疼痛就诊于急诊。

1. 根据影像表现，以下最可能的诊断是什么？
   A. 假性动脉瘤
   B. 胸主动脉瘤
   C. 主动脉夹层破裂
   D. 穿透性动脉粥样硬化性溃疡

2. 无强化计算机断层扫描（CT），壁内血肿的关键影像学发现是什么？
   A. 围绕主动脉的周围低密度影
   B. 低压的囊状突出，直接连接真腔
   C. 超出了主动脉壁的局部高密度影
   D. 主动脉壁内新月形稍高密度影

3. 疑似胸主动脉夹层患者的初始治疗是什么？
   A. 疼痛控制和血压管理
   B. 主动脉造影与内膜片的开窗术
   C. 冠状动脉再植入的主动脉瓣、主动脉根和升主动脉的外科置换术（Bentall 术）
   D. 血管内支架置入

4. 血管造影目前在治疗这种疾病方面有什么作用？
   A. 定义分支血管解剖和起源腔
   B. 确诊血流动力学不稳定患者发生急性主动脉破裂的可能
   C. 栓塞主动脉破裂部位
   D. 保持分支血管通畅

本病例更多图片及说明请见附图部分。

病例 154

破裂的主动脉夹层

1. C

最可能的诊断是破裂的主动脉夹层。这里展示的计算机断层扫描血管造影（CTA）图像都显示了一个界限清晰的夹层内膜片，它从下行胸主动脉开始并继续向远端进入腹主动脉。还注意到左侧血胸和纵隔血肿。假性动脉瘤和动脉瘤通常表现为主动脉的扩张，尽管两者都可能与夹层相关。穿透性动脉粥样硬化性溃疡表现为局部超出主动脉腔的轮廓而无纵向累及。

2. D

壁内血肿（IMH）的关键影像学表现是在平扫CT上观察到主动脉壁内新月形稍高密度影（40～50 Hu）。IMH被认为是由于供应主动脉壁的滋养血管破裂所致。鉴别诊断必须考虑动脉瘤、假性动脉瘤和穿透性动脉粥样硬化性溃疡等。

3. A

怀疑胸主动脉夹层的患者应及时接受降压药物治疗，以使收缩压降至100～120 mmHg。手术和血管腔内治疗仅应用于已确诊的复杂B型主动脉夹层和所有A型夹层病例。血管腔内治疗包括开窗术，以改善内脏或下肢血流灌注或在可见及解剖允许的情况下行跨越撕裂口的支架置入。

4. AD

血管造影术可用于定义接受手术或血管腔内治疗的患者的分支血管解剖、通畅和起源腔，尽管CTA的使用频率更高。在患有内脏或下肢灌注不良的患者中，可以进行开窗和支架置入以维持分支血管通畅。

讨论

主要知识点

主动脉破裂是主动脉夹层的可怕并发症。Stanford A型夹层具有中度升主动脉破裂进入心包腔的风险，产生心脏压塞；为了防止这种情况，这些患者需立即接受主动脉修复治疗。Stanford B型夹层通常行药物管理，最初是疼痛控制和静脉注射 β 受体阻滞剂，除非有终末器官缺血或胸膜、腹膜后间隙持续出血的迹象。Stanford B型夹层可进展为主动脉破裂。临床症状表现为持续或增加的胸痛、未控制的高血压，胸部X线摄影或CT上的左侧胸腔积液增多和（或）血流动力学不稳定则提示主动脉即将破裂或已经破裂。本病例中CT可明确伴有血胸的主动脉破裂（图S154-1～图S154-4）。

影像解读

大多数主动脉夹层见于老年高血压患者。包括马方综合征和Ehlers-Danlos综合征在内的结缔组织疾病也是危险因素。有助于诊断的方式包括CTA、磁共振成像（MRI）和经食管超声心动图（TEE）。在大约70%的主动脉夹层病例中可见经典的内膜片。TEE具有高灵敏度和特异性，但由于其侵入性，它已经在很大程度上被CTA取代。对比增强CT由于可用性广、采集时间短和非侵入性而最常应用。对于主动脉夹层的诊断，CTA最好使用超声心动图门控或多检测器扫描。MRI较少应用于初次诊断，但具有特异性。MRI的使用受限于因扫描时间长而不稳定和置入电子设备的患者。

治疗方法

主动脉破裂的标准治疗是立即行外科主动脉置换术，直到最近开始转向血管内支架-移植物修复治疗。这种方法的主要潜在优势是能够避免在这些患有多种合并症的患者群体中进行胸廓切开术和主动脉钳夹。研究表明，患者的发病率、死亡率和住院时间都有所改善，具有相似的长期稳定性。

参考文献

Braverman A. Aortic dissection: prompt diagnosis and emergency treatment are critical. *Cleve Clin J Med.* 2011;78:685–696.

McMahon M, Squirrell C. Multidetector CT of aortic dissection: a pictorial review. *Radiographics.* 2010;30:445–460.

Patel HJ, Williams DM, Upchurch Jr. GR, et al. A comparative analysis of open and endovascular repair for the ruptured descending thoracic aorta. *J Vasc Surg.* 2009;50:1265–1270.

交叉参考

Vascular and Interventional Radiology: The Requisites, 2nd ed, 188–193.

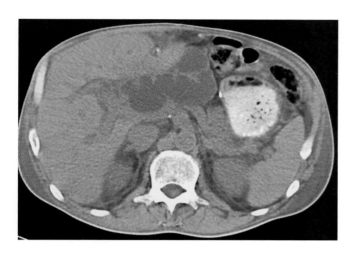

图 155-1

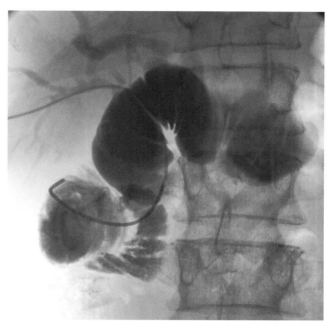

图 155-2

病史： 男性，87 岁，9 个月前因胰腺癌行 Whipple 术（胰十二指肠切除术），现因上腹痛剧烈、发热和呕吐 10 h 被送往急诊科。

1. 根据临床表现和影像学表现，以下哪项是最可能的诊断？
   A. 胃排空延迟
   B. 输入袢综合征（ALS）
   C. 胆总管结石伴胆管炎
   D. 胰瘘

2. 在胰十二指肠切除术中施行的以下哪种外科手术可能使该患者容易出现目前的临床表现？
   A. 结肠前胃空肠吻合
   B. 输入袢的距离少于 20 cm
   C. 保留幽门的胰十二指肠切除术
   D. 腹腔镜下 Whipple 术

3. 胃肠道的哪一部分最常参与这种综合征的发展？
   A. 胃空肠吻合处的近段空肠
   B. 十二指肠残端
   C. 十二指肠的残段
   D. 肝总管

4. 以下哪些干预措施可以作为该综合征的最终治疗方案？（多选）
   A. 用鼻胃管和肠道减压
   B. 给予高剂量奥曲肽
   C. 解除患者先前的 Whipple 术并使用另一种重建技术恢复胃肠连续性
   D. 在狭窄部位放置双支架

本病例更多图片及说明请见附图部分。

病例 155

输入袢综合征

1. B

尽管有胰十二指肠切除术后患者胃排空延迟和胰瘘的报道，并且可能出现类似情况，但双侧胆管扩张和小肠扩张模式的影像表现使输入袢综合征成为最可能的诊断。Whipple 术包括切除胆囊和胆管，使胆总管结石伴胆管炎不太可能发生。

2. A

输入袢综合征与结肠前胃空肠吻合、输入袢冗长行部分网膜切除术以及沿胃大弯侧胃肠吻合口空置相关。保留幽门的胰十二指肠切除术或腹腔镜手术不会增加发生输入袢综合征的风险。

3. A

输入袢近段空肠长度超过 30 cm 与小肠内疝、冗长扭折、肠袢扭转和肠套叠有关。肝总管、十二指肠长度和十二指肠残端对输入袢综合征的形成影响较小。十二指肠残端穿孔或渗漏形成的输入袢综合征是外科急症。

4. CD

对输入袢综合征的外科手术干预取决于梗阻的病因。当梗阻是由复发性或不可切除的恶性肿瘤引起的，或者在更具侵入性的手术过程之前需要立即解除，介入放射医师可以通过放置引流导管进行紧急减压（图 S155-2）。然后可以通过经皮经肝胆道引流道或经口途径在狭窄部位放置双支架。对于即将行外科手术的患者来说，使用毕氏 Ⅰ 术或 Roux-en-Y 术解除之前的 Whipple 术和恢复胃肠连续性是另一种选择。虽然已经证明高剂量奥曲肽可以减轻和缓解重症急性胰腺炎，并且鼻胃管减压可以暂时使肠道休息，但干预措施都不能缓解潜在的阻塞。介入治疗不能缓解潜在的梗阻。

讨论

病因

　　ALS 是罕见的术后并发症，0.3% ～ 1% 的患者接受胃空肠重建，如 Whipple 术和毕氏 Ⅱ 术。大多数病例是由于粘连、内疝、肠套叠、肠扭转、扭转环或癌症复发或放射性损伤导致的狭窄引起的机械性梗阻。据报道，由于输出袢梗阻，胃排空将罕见地优先到输入袢中或胃内容物回流到输入袢中。

临床表现

　　患者症状轻微，可在重建手术后数周至数年内出现。完全梗阻的患者通常会在早期（术后几周内）出现严重的上腹痛、非胆汁性的恶心和呕吐、餐后饱胀，很少发生梗阻性黄疸。部分梗阻的患者被认为是慢性输入袢综合征，通常会在几个月到几年后出现。当扩张的输入袢强行减压，将其内容物推入胃中时，这些患者通常会出现喷射性胆汁性呕吐。

治疗方法

　　计算机断层扫描可用于确诊输入袢综合征，并且通常会在中腹部脊柱前方显示严重扩张的横向小肠。第一张图片显示双侧胆管扩张和肠袢的严重扩张，延续至肝门（图 S155-1）。输入袢的减压可以通过根治性重建手术（通常保留用于对良性疾病进行重建手术的患者）或通过在扩张肠袢内经皮放置引流管来实现（图 S155-2）。一旦发生初始减压，如果检测到肠-肠吻合术中的狭窄并且患者的预期寿命短，那么可以通过经皮经肝胆管引流或经口途径将双支架置于狭窄处以缓解梗阻。

参考文献

Eagon JC, Miedema BW, Kelly KA. Postgastrectomy syndromes. *Surg Clin North Am.* 1992;72:445–465.

Gayer G, Barsuk D, Hertz M, et al. CT diagnosis of afferent loop syndrome. *Clin Radiol.* 2002;57:835–839.

Kim YH, Han JK, Lee KH, et al. Palliative percutaneous tube enterostomy in afferent-loop syndrome presenting as jaundice: clinical effectiveness. *J Vasc Interv Radiol.* 2002;13:845–849.

Kim DJ, Lee JH, Kim W. Afferent loop obstruction following laparoscopic distal gastrectomy with Billroth-II gastrojejunostomy. *J Korean Surg Soc.* 2013;84:281–286.

交叉参考

Vascular and Interventional Radiology: The Requisites, 2nd ed, 437–441.

病例 156

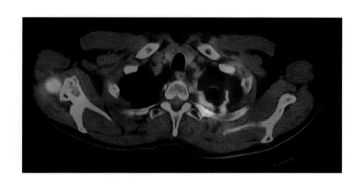

图 156-1　Bill S. Majdalany 医师授权使用

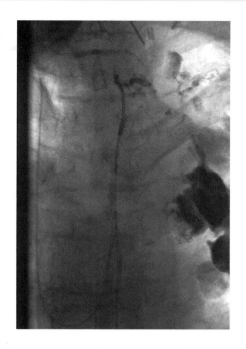

图 156-2　Bill S. Majdalany 医师授权使用

病史： 男性，54 岁，肺癌切除术后呼吸急促加重。

1. 根据病史和影像学表现，以下哪项是最可能的诊断？
   A. 心肌梗死
   B. 恶性胸腔积液
   C. 乳糜胸
   D. 进展期恶性肿瘤

2. 该患者的术后病程最有可能与下列哪一项相关？
   A. 胸腔造瘘管位置不佳
   B. 气胸
   C. 引流管位置过高
   D. 肺炎

3. 这个疾病最常见的原因是什么？
   A. 肺切除
   B. 食管切除术
   C. 上腔静脉血栓形成
   D. 近段胸段降主动脉瘤

4. 一旦获得胸导管进入通路，如何操作？
   A. 胸膜固定术
   B. 胸导管结扎术
   C. Ⅰ 型胸导管栓塞术
   D. Ⅱ 型胸导管栓塞术

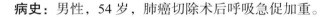

本病例更多图片及说明请见附图部分。

病例 156

乳糜胸——胸导管栓塞术

1. C

淋巴管造影图示碘油的活动性外渗，证实了乳糜胸的诊断。进行淋巴管造影以辅助胸导管栓塞术。

2. C

图 156-2 描绘了胸导管活动性碘油外渗，溢出到左胸膜腔，与乳糜胸一致。通常，在术后，乳糜胸表现为胸腔造瘘管输出量增加。典型的胸腔积液为乳白色，但这是乳糜胸的不可靠特征，也可以在假性乳糜胸中看到。

3. B

如下面进一步解释的，医源性创伤是胸导管和乳糜胸损伤的最常见原因，食管切除术是主要原因。

4. C

图 S156-4 和图 S156-6 显示出了胸导管内的弹簧圈，其被认为是 I 型胸导管栓塞。II 型胸导管栓塞是指穿刺针反复穿刺，引起腹部淋巴回流至胸导管的通道机械性中断（常发生于乳糜池）。另外，用于淋巴管造影术的对比剂碘油是一种黏性油，当显示通过胸导管淋巴阻塞段时即成功治疗了乳糜液。

讨论

病因

乳糜性胸腔积液（乳糜胸）通常定义为胸膜腔内乳糜聚集，并且通常继发于胸导管或其主要分支的损伤。乳糜由肝、肠、腹壁和下肢的必需蛋白质、脂质和淋巴细胞组成。因此，乳糜性胸腔积液可导致免疫抑制、呼吸抑制、脱水、恶病质，甚至死亡。乳糜胸的病因通常分为创伤性和非创伤性。创伤性病因是迄今为止最常见的，多数报道表明术中医源性创伤现在是乳糜胸的主要原因，多认为继发于现在越来越多的肿瘤胸腔手术。食管切除术占创伤性乳糜胸病例的大多数，肺切除术则与之关系不大（图 S156-1）。非创伤性病因包括那些阻碍淋巴流出的疾病（淋巴瘤，结节病，中心静脉血栓形成，白塞病）、淋巴途径疾病（淋巴管肌瘤病，Gorham-Stout 综合征，Noonan 综合征）、淋巴产生增加的疾病（门静脉高血压，肝硬化）和特发性的。

临床表现

乳糜胸最常见的临床症状包括疲劳和呼吸困难，可能出现胸膜炎性胸痛和发热。乳糜液本身通常具有乳状外观，无气味，碱性，并且通常是无菌的。然而，乳糜液的标志是胸腔积液中存在高浓度的三酰甘油（> 110 mg/dl）。

治疗方法

一线治疗包括保守措施，如禁食及积极的电解质和营养素替代品，通常采用中链三酰甘油的全胃肠外营养方案，因为这已被证明通过抑制脂肪吸收进入淋巴系统，可显著减少胸导管的流量。但是，如果保守治疗失败，或者可能失败（输出量大于 1000 ml/d），应考虑采用侵入性治疗方案。虽然过去已使用胸导管的外科结扎，但再次手术的相关发病率和死亡率使得经皮胸导管栓塞术成为安全且有效的替代方案，文献中临床成功率为 70% ～ 90% 或以上。

血管腔内治疗

胸导管栓塞术是一种微创经皮手术，当保守治疗失败或可能失败（输出量大于 1000 ml/d）时进行，与导管的开放性结扎相比，胸导管栓塞的技术和临床成功率在 70% ～ 90%，具有良好的安全性。胸导管栓塞有两种类型：I 型，胸导管栓塞的弹簧圈栓塞（图 S156-2 ～图 S156-6）；以及 II 型，通过机械（用针浸渍）或化学方法（用碘油堵塞）破坏乳糜池。

参考文献

Chen E, Itkin M. Thoracic duct embolization for chylous leaks. *Semin Intervent Radiol*. 2011;28:63–74.

Itkin M, Kucharczuk JC, Kwak A, et al. Nonoperative thoracic duct embolization for traumatic thoracic duct leak: experience in 109 patients. *J Thorac Cardiovasc Surg*. 2010;139:584–589.

Pamarthi V, Stecker MS, Schenker MP, et al. Thoracic duct embolization and disruption for treatment of chylous effusions: experience with 105 patients. *J Vasc Interv Radiol*. 2014;25:1398–1404.

交叉参考

Vascular and Interventional Radiology: The Requisites, 2nd ed, 196–197.

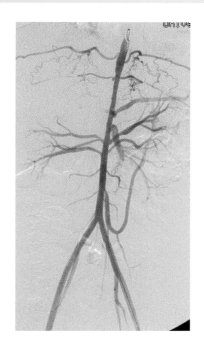

图 157-1　Narasimham L. Dasika 医师授权使用

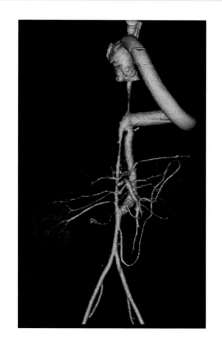

图 157-2　Narasimham L. Dasika 医师授权使用

病史：男性，8 岁，主动脉狭窄术后高血压。

1. 根据图像所示影像学表现，以下哪些应纳入鉴别
诊断？（多选）
    A. 腹主动脉瘤
    B. 多发性大动脉炎（高安动脉炎）
    C. 结节性多动脉炎
    D. 中动脉综合征（MAS）

2. 该患儿的首步处理是什么？
    A. 球囊扩张
    B. 高血压药物治疗
    C. 旁路移植术
    D. 观察

3. 该患儿出现高血压最可能的原因是什么？
    A. 肾受压
    B. 肾血管炎
    C. 跨肾动脉压力差
    D. 原发性醛固酮增多症

4. 获得性 MAS 与以下哪个疾病无关？
    A. 唐氏综合征
    B. 多发性大动脉炎
    C. Williams 综合征
    D. 神经纤维瘤病

本病例更多图片及说明请见附图部分。

病例 157

中动脉综合征

1. BD

该图显示自肾动脉近端至膈肌水平主动脉缩窄，符合 MAS 影像学表现。多发性大动脉炎为获得性 MAS 的可能病因之一。

2. B

MAS 的主要治疗手段为药物治疗，复发性病例可采用外科手术或介入治疗。年轻高血压患者不适宜采用观察处理。

3. C

肾动脉开口狭窄所致跨肾动脉压力差可引起肾血流量减少，从而激活肾素-血管紧张素系统，继而引起高血压的一般临床表现。

4. A

唐氏综合征（21 三体综合征）与 MAS 无关。其余疾病与获得性 MAS 有关。

讨论

主要知识点

MAS 是一种可引起腹主动脉及其分支狭窄的罕见疾病，首次报道于 1963 年。其常表现为儿童、青少年的明显高血压。其他临床表现包括下肢脉搏微弱、腹部血管杂音、可触及腹壁浅动脉侧支及重度高血压相关表现（高血压视网膜病变、心室肥大等）。如未治疗，常死于 40 余岁，死因多是高血压并发症。本病常为先天，机制为成对胚胎背主动脉异常融合；后天原因则包括神经纤维瘤病、纤维肌发育不良、腹膜后纤维化、Williams 综合征及巨细胞大动脉炎。

诊断性评估

通常于主动脉造影易于诊断，表现为跨缩窄段压力差增大（图 S157-1 和图 S157-3）。腹主动脉 CT 血管造影亦是一种有效的诊断工具。

治疗方法

药物控制高血压为初步治疗，药物治疗无效者可选用手术或介入治疗。血管炎相关的获得性 MAS 在外科或介入治疗前，应使用皮质醇或免疫抑制剂治疗。外科治疗方法包括使用主动脉-主动脉旁路移植术或补片血管成形术伴主动脉重建术（图 S157-2）。肾动脉严重受累者可能需要行主动脉-肾动脉旁路移植术、脾-肾动脉吻合、肝-肾动脉吻合或自体肾移植术。球囊扩张伴或不伴支架置入为介入治疗的主要手段，然而，只有部分病例适于介入治疗。

参考文献

Delis KT, Gloviczki P. Middle aortic syndrome: from presentation to contemporary open surgical and endovascular treatment. *Perspect Vasc Surg Endovasc Ther.* 2005;17:187–203.

Sumboonnanonda A, Robinson BL, Gedroyc WM, et al. Middle aortic syndrome: clinical and radiological findings. *Arch Dis Child.* 1992;67:501–505.

交叉参考

Vascular and Interventional Radiology: The Requisites, 2nd ed, 219–220.

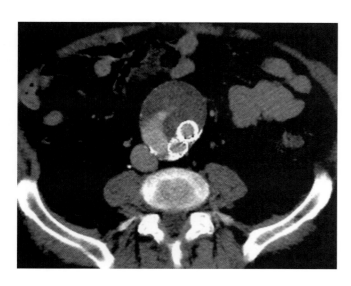

图 158-1　Minhaj S. Khaja 医师授权使用

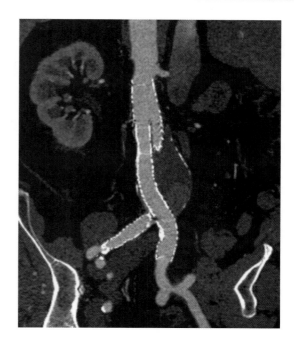

图 158-2　Minhaj S. Khaja 医师授权使用

病史：男性，78 岁，腹主动脉瘤腔内修补术（EVAR）后，因主动脉瘤囊增大就诊。

1. 根据图像所示影像学表现，以下哪些应纳入鉴别诊断？（多选）
   A. Ⅰ型内漏
   B. Ⅱ型内漏
   C. Ⅲ型内漏
   D. Ⅳ型内漏

2. 以下哪项检查最适用于 EVAR 术后随访？
   A. MRI
   B. 动脉瘤囊压力测量
   C. 国际标准化比率
   D. CTA

3. Ⅱ型内漏不适合使用以下哪项治疗？
   A. 动脉瘤囊及侧支栓塞
   B. 外科结扎
   C. 抗凝药物治疗
   D. CTA 监测随访

4. EVAR 术后Ⅱ型内漏的 CT 表现是什么？
   A. 动脉瘤囊增大而无对比剂显影
   B. 支架断裂或连接处分离，动脉瘤囊显影
   C. 原支架覆盖的主动脉分支对比剂显影
   D. 致密对比剂聚集，与支架附着处近端或远端相延续

本病例更多图片及说明请见附图部分。

病例 158

II 型内漏栓塞术

1. AB

支持 II 型内漏的特征性表现包括晚期对比剂显影且与原被覆主动脉分支相通，包括腹壁下动脉或腰动脉。但是 I 型内漏不能排除，需进一步行主动脉造影检查。

2. D

EVAR 术后常规随访最常推荐的检查手段为延迟 CTA。延迟图像对于多数病例有助于鉴别 I 型及 II 型内漏。对于存在对比剂禁忌的患者的可供选择包括多普勒超声、MRI 及 CT 平扫（仅用于评估瘤腔大小）。动脉瘤囊腔压力测量为有创性检查，仅在绝对需要时使用。

3. C

II 型内漏通常可自发缓解，不需要干预。动脉瘤扩张者需介入治疗。上述均为可能的治疗手段，包括持续性短期监测。但有研究显示持续或启用抗凝治疗可抑制内漏缓解。

4. C

II 型内漏由与主动脉瘤腔相通的侧支逆流引起，最常见的为腹壁下动脉或腰动脉。支架置入可引起侧支闭塞，CTA 上原闭塞侧支显影为 II 型内漏的常见表现。晚期强化也更常见于 II 型内漏。

讨论

主要知识点

AAA 患者腔内修补术后通常会行 CTA 密切随访。内漏为 EVAR 术后的特有并发症，可见于 25% 的患者。当看到动脉瘤腔外 CT 对比剂显影时，可明确内漏的存在（图 S158-1 和图 S158-2）。明确内漏原因及类型对于治疗计划至关重要，通常需行血管造影，如病例 128 的患者。

病因

II 型内漏由与主动脉瘤腔相通的侧支逆流引起，受累血管通常包括腹壁下动脉、肋间或腰动脉（图 S158-3 ～图 S158-5）。根据受累血管数量，II 型内漏被进一步分为两类。II A 型（单纯型）内漏仅累及单支血管，II B 型（复杂型）内漏累及 2 支或更多血管。

疾病进展

II 型内漏伴连续 CT 示动脉瘤腔增大的患者存在动脉瘤破裂风险，需治疗。对于不伴有动脉瘤腔增大的 II 型内漏患者，是否治疗存在高度争议，因其多于 50% 的患者可自发闭合。因此，有些医生治疗所有的内漏患者，有些医生仅治疗术后数月首次发现内漏的患者，还有些医生认为 CT 密切随访便已足够。

治疗方法

治疗选项包括了侧支的栓塞，可使用弹簧圈或液体栓塞剂如 NBCA、凝血酶或乙烯乙烯醇（Onyx，Covidien，Minncapolis，Minnesota）（图 S158-5 和图 S158-6）。栓塞治疗可经 CT 或 DSA 引导经腹或经腰进行。罕见转为外科手术治疗，外科治疗仅作为介入治疗失败的最终手段。

参考文献

Baum R, Stavropoulos S, Fairman R, Carpenter J. Endoleaks after endo-vascular repair of abdominal aortic aneurysms. *J Vasc Interv Radiol.* 2003;14:1111–1117.

Khaja MS, Park AW, Swee W, et al. Treatment of type II endoleak using Onyx with long-term imaging follow-up. *Cardiovasc Intervent Radiol.* 2014;37:613–622.

Uthoff H, Katzen BT, Gandhi R, et al. Direct percutaneous sac injection for postoperative endoleak treatment after endovascular aortic aneurysm repair. *J Vasc Surg.* 2012;56:965–972.

White S, Stavropoulos S. Management of endoleaks following endovas-cular aneurysm repair. *Semin Intervent Radiol.* 2009;26:33–38.

交叉参考

Vascular and Interventional Radiology: The Requisites, 2nd ed, 208–209.

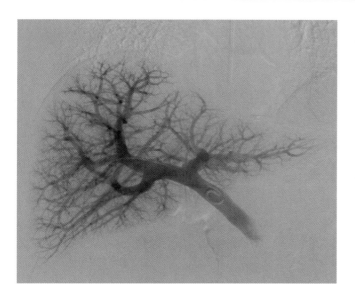

图 159-1　Wael E. Saad 医师授权使用

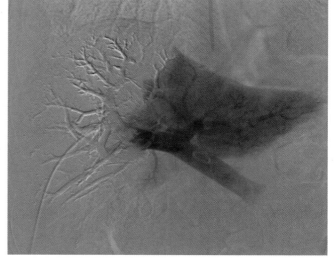

图 159-2　Wael E. Saad 医师授权使用

病史： 女性，59 岁，胆管细胞癌，拟行右半肝切除术。

1. 根据所提供的影像，患者接受了什么治疗？
　A. 经颈静脉肝内门体分流术
　B. 经导管动脉化疗栓塞术（TACE）
　C. 门静脉右支栓塞术（PVE）
　D. ^{90}钇（^{90}Y）微球放射栓塞

2. 手术使用了何种栓塞剂？
　A. 聚乙烯醇（PVA）颗粒
　B. 氰基丙烯酸正丁酯胶（n-BCA）
　C. 明胶海绵
　D. 弹簧圈

3. 计划接受大范围肝切除术的患者的残余功能肝体积 / 全肝体积（FLR/TLV）的推荐比值是多少？
　A. 10% ～ 20%
　B. 20% ～ 40%
　C. 40% ～ 60%
　D. 60% ～ 80%

4. 该项治疗的绝对禁忌证是什么？
　A. 明显门静脉高压
　B. 功能性残余肝（FLR）的胆管扩张
　C. 肝外转移
　D. 肾功能不全

本病例更多图片及说明请见附图部分。

病例 159

门静脉栓塞术

1. C

患者进行了门静脉右支栓塞术。经导管动脉化疗栓塞术（TACE）和 ^{90} 钇（ ^{90} Y）微球放射栓塞是经动脉介入治疗，而图像中肝动脉未显影。

2. B

门静脉右支系统内可见氰基丙烯酸正丁酯胶（ n-BCA），未见弹簧圈、明胶海绵和聚乙烯醇（PVA）颗粒，栓塞术中可见明显的血流减少。

3. B

计划进行大范围肝切除术的功能残余肝体积（FLR）占比的推荐比值是 20%～40%。

4. A

临床明显的门静脉高压是门静脉栓塞术的绝对禁忌证。因为门静脉栓塞术可使门静脉压力升高，导致出血并发症。其他选项属于相对禁忌证，而非绝对禁忌证。

讨论

主要知识点

大范围肝切除术在原发性和继发性肝胆管恶性肿瘤治疗中的应用越来越多。此类手术的术后潜在并发症之一是致命性肝衰竭，这是由于切除术后的残余肝实质的功能不足以维持生命活动。增加功能性残余肝（FLR）的体积使得部分患者具备此类手术的适应证。过去是通过外科手术结扎对侧门静脉来增加功能性残余肝（FLR）的体积，现在通过对侧门静脉栓塞术就可实现。

影像解读

门静脉栓塞术前进行横断面成像评估全肝体积（TLV）和预估功能残余肝体积（FLR）（图 S159-5）。计划进行大范围肝切除术的患者的残余功能肝体积/全肝体积（FLR/TLV）的推荐比值是 20%～40%。大范围肝切除术前进行同侧或对侧的门静脉栓塞。门静脉栓塞术后 2～4 周随访，横断面成像测量增加的肝体积用来评估残余功能肝的肥大程度（图 S159-5）。

血管腔内治疗

氰基丙烯酸正丁酯胶（ n-BCA）、聚乙烯醇（PVA）颗粒、明胶海绵和弹簧圈等各种各样的栓塞材料已被用于门静脉栓塞术（PVE）（图 S159-1 和图 S159-2）。通过 syngo iFlow 原型软件（西门子股份有限公司，位于德国福希海姆）可进行彩色血流编码成像的定量分析，这也有助于评估门静脉系统的相对血流灌注（图 S159-3 和图 S159-4）。

参考文献

Madoff DC, Abdalla EK, Vauthey JN. Portal vein embolization in preparation for major hepatic resection: evolution of a new standard of care. *J Vasc Interv Radiol*. 2005;16:779–790.

Madoff DC, Hicks ME, Vauthey JN, et al. Transhepatic portal vein embolization: anatomy, indications, and technical considerations. *Radiographics*. 2002;22:1063–1076.

Saad WE, Anderson CL, Kowarschik M, et al. Quantifying increased hepatic arterial flow with test balloon occlusion of the splenic artery in liver transplant recipients with suspected splenic steal syndrome: quantitative digitally subtracted angiography correlation with arterial Doppler parameters. *Vasc Endovascular Surg*. 2012;46:384–392.

交叉参考

Vascular and Interventional Radiology: The Requisites, 2nd ed, 331–332.

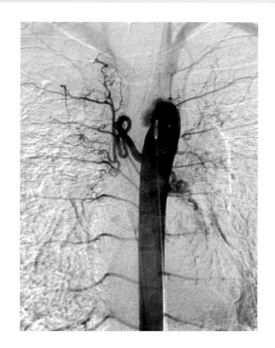

图 160-1

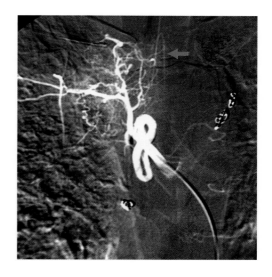

图 160-2

病史：男性，68 岁，咯血，进一步评估。

1. 根据影像表现，以下最可能的诊断是什么？
   A. 正常胸主动脉造影
   B. 支气管动脉迂曲、扩张，血供丰富
   C. 肺动静脉畸形（AVM）
   D. 脊柱肿瘤的新生血管

2. 图 160-2 中箭头所标记的血管是哪支血管？
   A. 椎动脉
   B. 舌动脉
   C. 脊髓动脉
   D. 甲状腺上动脉

3. 在多数情况下，血管造影发现脊髓动脉有何意义？
   A. 栓塞或支架覆盖的绝对禁忌证
   B. 栓塞或支架覆盖的相对禁忌证
   C. 需要改变手术方案，但不是栓塞或支架覆盖的禁忌证
   D. 无临床意义，不影响手术

4. 通过下列哪些辅助技术手段可以降低脊髓缺血的发生率和（或）改善缺血症状？（多选）
   A. 通过运动诱发电位监测脊髓功能
   B. 通过椎管引流降低脑脊液压力
   C. 增加全身平均动脉压
   D. 尚未有文献描述相关的辅助技术

本病例更多图片及说明请见附图部分。

病例 160

脊髓动脉

1. B

造影图像显示右肺上叶血供丰富，双侧支气管动脉扩张，右侧为著。第二幅图为选择性右侧支气管动脉造影，箭头所指处为脊髓动脉。未见肺动静脉畸形。造影所见并非正常。

2. C

造影图像显示脊髓动脉起自右侧支气管动脉。尽管脊髓动脉常起源自椎动脉，但脊髓动脉不等同于椎动脉。

3. C

通过诸如栓塞或置入支架栓塞脊髓动脉或脊髓的近端供血动脉，可导致脊髓缺血和相应的神经肌肉萎缩或截瘫。当血管造影发现脊髓动脉或脊髓的供血动脉时，这并不是手术禁忌证，尽管血管造影有可能未发现脊髓动脉或脊髓的供血动脉，但仍需要考虑其存在。在绘制动脉通路图、评估侧支血供、选择手术方案、评估风险时需要高度重视。

4. BC

运动诱发电位监测脊髓功能无助于明显改善脊髓缺血。关于脊髓缺血的详细内容参看脊髓缺血一节的讨论。

讨论

主要知识点

在动脉造影时发现脊髓动脉具有重要意义。栓塞时需要特别注意起源于支气管动脉、肋间动脉、腰动脉的脊髓动脉（图 S160-1 ～图 S160-4）。当然，过去栓塞是从支气管动脉近端置入 4 ～ 5 F 导管栓塞支气管动脉主干，现在多数介入科医师在支气管动脉远端置入微导管来避免误栓可能存在的非靶血管，如近端的脊髓动脉或肋间动脉分支。因此，支气管动脉造影后神经系统并发症的发生率极低。

临床考量

此外，术者需要注意主动脉内移植物覆盖多个椎体所致的截瘫。脊髓灌注压定义为平均动脉压与脑脊液压力的差值。通过增加平均动脉压和降低脑脊液压力可增加脊髓灌注压，这能够降低脊髓缺血的发生率和改善脊髓缺血症状。

参考文献

Buth J, Harris PL, Hobo R, et al. Neurologic complications associated with endovascular repair of thoracic aortic pathology: incidence and risk factors (a study from the European Collaborators on Stent/Graft Techniques for Aortic Aneurysm Repair (EUROSTAR) registry). *J Vasc Surg.* 2007;46:1103–1110.

Lam CH, Vatakencherry G. Spinal cord protection with a cerebrospinal fluid drain in a patient undergoing thoracic endovascular aortic repair. *J Vasc Interv Radiol.* 2010;21:1343–1346.

Sopko DR, Smith TP. Bronchial artery embolization for hemoptysis. *Semin Intervent Radiol.* 2011;28:48–62.

交叉参考

Vascular and Interventional Radiology: The Requisites, 2nd ed, 174–176.

病例 161

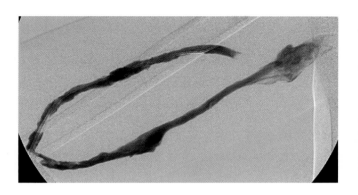

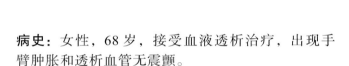

图 161-1

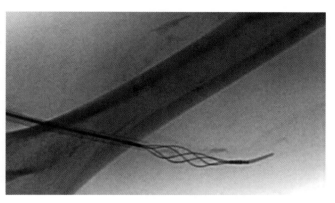

图 161-2

病史： 女性，68 岁，接受血液透析治疗，出现手臂肿胀和透析血管无震颤。

1. 根据影像学及临床发现，以下哪一项是最可能的诊断？
   A. 人工血管狭窄
   B. 人工血管血栓形成
   C. 动脉瘤形成
   D. 人工血管破裂

2. 以下哪一项是最合适该患者的初步治疗？
   A. 在对侧手臂上建立新的人工血管
   B. 外科血栓切除术
   C. 经皮分离
   D. 引入中心静脉导管

3. 动静脉人工血管最常见的狭窄部位在哪里？
   A. 静脉吻合口
   B. 人工血管内部
   C. 动脉吻合口
   D. 母体动脉

4. 以下哪一项是人工血管狭窄或血栓最不可能出现的症状？
   A. 穿刺部位出血过多
   B. 手臂肿胀
   C. 透析过程中的高静脉压
   D. 同侧手指缺血

本病例更多图片及说明请见附图部分。

病例 161

透析人工血管血栓形成

1. B

尽管所有的选项在血透人工血管都可能发生，但患者手臂肿胀和人工血管失去震颤最有可能是因为血栓形成。狭窄是第二可能的诊断。

2. C

最合适的初步治疗是先做瘘管造影，然后尝试除去透析血管内的凝块。其他的选项也是可能的干预方式，但不会是大多数患者的初步治疗选择。对于瘘管不能作为透析的短期通道的患者，可以放置中心静脉导管。

3. A

狭窄最常见的部位是静脉吻合口。这是由于薄壁流出静脉的剪切力大幅度增加，导致纤维肌性增生和纤维化。

4. D

手指缺血通常见于透析相关的盗血综合征患者。所有其他选项都是可能出现的症状。

讨论

主要知识点

透析移植物是利用人工材料通过外科手术制造的动静脉瘘，以弥合动脉和静脉之间的间隙。有各种各样的结构，最常见的是前臂环形移植和上臂 C 形移植。因为流出静脉暴露在"动脉"压力和流量下，而且由于透析需要频繁的穿刺，透析移植物容易最终失败。这种失败可能表现为透析过程中的高静脉压力、穿刺部位出血过多、手臂肿胀、高循环值，或最终导致移植物血栓形成。

治疗方法

治疗的目的是清除移植血管中的血栓，并治疗血栓形成的潜在原因。血栓可通过药物溶栓或机械血栓切除装置（图 S161-1 ～图 S161-4）经皮分离清除。移植血管血栓形成的潜在原因是在经皮分离手术期间进行的静脉造影诊断，通常采用血管成形术和（或）支架置入术进行治疗（图 S161-4）。不幸的是，移植血管血栓完全阻塞流出静脉或这些静脉的长段狭窄可能不适合经皮重建血流。在这些情况下，可能需要进行手术修整或创建新的通道。

参考文献

Mercado C, Salman L, Krishnamurthy G, et al. Early and late fistula failure. *Clin Nephrol.* 2008;69:77–83.

Vesely TM. Mechanical thrombectomy devices to treat thrombosed hemodialysis grafts. *Tech Vasc Interv Radiol.* 2003;6:35–41.

交叉参考

Vascular and Interventional Radiology: The Requisites, 2nd ed, 151–157.

病例 162

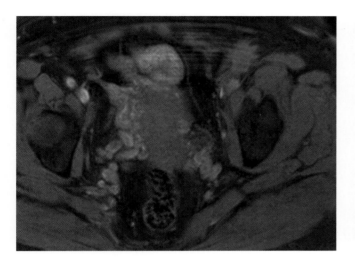

图 162-1

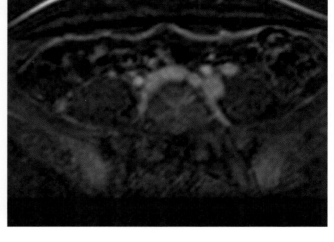

图 162-2

病史： 女性，35 岁，患有慢性、钝性骨盆疼痛。

1. 根据影像学及临床发现，以下哪一项是最可能的诊断?
   A. 子宫动静脉畸形
   B. 卵巢静脉血栓形成
   C. 胡桃夹综合征
   D. 盆腔淤血综合征

2. 盆腔淤血综合征的金标准诊断方法是什么?
   A. 多普勒超声
   B. 磁共振静脉造影（MRV）
   C. 静脉导管造影
   D. 腹腔镜

3. 以下哪项是盆腔淤血综合征栓塞治疗的禁忌证?
   A. 性交困难
   B. 盆腔炎性疾病
   C. 尿频
   D. 外阴静脉曲张

4. 以下哪一项是这些患者中最令人担忧的经导管栓塞并发症?
   A. 非靶向栓塞
   B. 卵巢静脉穿孔
   C. 栓塞后综合征
   D. 感染

本病例更多图片及说明请见附图部分。

病例 162

盆腔淤血综合征

1. D

图像显示子宫旁静脉和左卵巢静脉扩张。有盆腔疼痛症状的患者至少有 4 条子宫旁静脉（一条直径至少 4 mm），或卵巢静脉直径大于 8 mm，符合盆腔淤血综合征的影像学标准。胡桃夹综合征可能导致性腺静脉不对称扩张。然而，它通常发生在左侧，因为它是继发于左肾静脉压迫。

2. C

静脉导管造影通常被认为是最好的影像诊断方式和治疗途径。静脉造影结果包括卵巢静脉逆行血流和（或）淤血，卵巢静脉直径大于 8 ～ 10 mm，盆腔静脉充盈和静脉曲张。MRV 和超声通常只用于筛查和诊断，但都不被视为金标准。

3. B

活动性盆腔炎被认为是栓塞治疗的禁忌证，直到感染得到治疗。性交困难、尿频和外阴静脉曲张都是盆腔淤血综合征的常见临床表现。

4. A

非靶向栓塞，特别是肺动脉栓塞，将被认为是手术的严重并发症。栓塞后综合征是一种相对轻微和常见的并发症。

讨论

患者表现

慢性盆腔疼痛可由生殖器官问题引起，也可能是神经、肌肉骨骼、泌尿或胃肠道问题。然而，卵巢和盆腔静脉曲张与慢性盆腔疼痛的关系已为人所知多年。如果女性报告在直立位置、性交期间或之后出现盆腔疼痛，或大腿、臀部或会阴出现静脉曲张，则可能怀疑盆腔静脉功能不全。超声或 MRV 等无创成像方式可能有助于诊断（图 S162-1 和图 S162-2）。

血管腔内治疗

与男性精索静脉曲张相似，卵巢和盆腔静脉曲张可以通过经导管栓塞回流的卵巢静脉来治疗。在这个过程中，对每个卵巢静脉进行静脉导管造影检查，以确定是否存在明显的反流（图 S162-3 和图 S162-4）。如果出现反流，卵巢静脉和髂内静脉可能会被栓塞（图 S162-5）。由于卵巢静脉和髂内静脉之间有良好的沟通，建议行髂内静脉栓塞。栓塞治疗可能对 70% ～ 90% 的接受手术的妇女在一定程度上改善症状，前提是在最初选择患者时采用严格的临床和影像学筛选过程。

参考文献

Ignacio EA, Dua R, Sarin S, et al. Pelvic congestion syndrome: diagnosis and treatment. *Semin Intervent Radiol.* 2008;25:361–368.

Phillips D, Deipolyi AR, Hesketh RL, et al. Pelvic congestion syndrome: etiology of pain, diagnosis, and clinical management. *J Vasc Intervent Radiol.* 2014;25:725–733.

Venbrux AC, Chang AH, Kim HS, et al. Pelvic congestion syndrome (pelvic venous incompetence): impact of ovarian and internal iliac vein embolotherapy on menstrual cycle and chronic pelvic pain. *J Vasc Intervent Radiol.* 2002;13:171–178.

交叉参考

Vascular and Interventional Radiology: The Requisites, 2nd ed, 304–306.

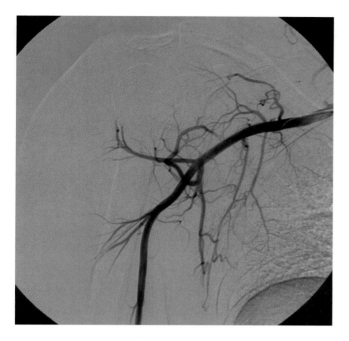

图 163-1

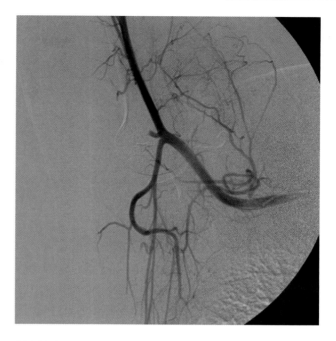

图 163-2

病史：女性，30 岁，职业排球运动员，因用力过猛，右臂和前臂痛性痉挛，侧肩部用力时麻刺感。

1. 根据临床和影像学发现，下列哪项是最有可能的诊断？
   A. 胸廓出口综合征
   B. 旋转袖综合征
   C. 四边孔综合征（QSS）
   D. 撞击综合征

2. 受伤肢体的磁共振（MR）影像可能显示下列哪些？（多选）
   A. 小圆肌萎缩
   B. 冈上肌和冈下肌萎缩，随后是三角肌
   C. 三角肌萎缩
   D. 肩峰肱骨、喙肱、喙锁间隙狭窄

3. 该综合征最典型的查体表现是什么？
   A. 当手臂外旋和外转时，非皮节模式的局部疼痛
   B. 当手臂完全内旋时，肩痛伴强迫屈曲位
   C. 当颈部向受累的肩部伸展和旋转时，脊柱上的轴向负荷再次引起肩痛
   D. 当手臂向前抬高到 90° 时，肩部疼痛并强迫内旋

4. 当非手术治疗失败时，选择什么样的治疗方法？
   A. 周围肌肉的部分肌切开术以减压
   B. 后入路松解纤维组织，保留三角肌和小圆肌
   C. 关节内及肩峰下皮质类固醇注射
   D. 去除肩峰下间隙的瘢痕组织和骨刺

本病例更多图片及说明请见附图部分。

病例 163

四边孔综合征

1. C

QSS 的诊断可以通过旋肱后动脉（PHCA）闭塞来确诊，当肢体外展和外旋时常出现症状，常见于动作范围在头顶的运动员。胸廓出口综合征导致锁骨下动脉受压，最常见的是颈部肋骨或斜角肌。磁共振成像可较好地评估肩袖综合征和撞击综合征，可分别显示肩袖肌腱撕裂和肩峰下距离缩短。

2. AC

QSS 中腋窝神经和 PHCA 受压导致局灶性小圆肌萎缩，伴有或不伴有三角肌受累。冈上肌萎缩和冈下肌萎缩，继之以三角肌萎缩，常见于 Parsonage-Turner 综合征。肩峰肱骨、喙肱、喙锁间隙狭窄为撞击综合征的表现。

3. A

QSS 患者常抱怨肩部剧烈疼痛，受累肢体感觉异常（非皮区分布），四边形空间外侧有离散点压痛。症状通常在头顶运动停止几分钟后就会消失。尼尔试验（选择 B）和霍金试验（选择 D）用于撞击综合征的临床诊断。斯普林试验（选择 C）常用于颈椎间盘疾病的诊断。

4. B

QSS 的初始治疗是非手术治疗，包括止痛剂、物理治疗和避免体育活动。手术减压通常用于治疗急性或慢性症状非手术治疗无效的患者。手术治疗的选择是后入路，保留三角肌和小圆肌，通过溶解纤维组织减压四边形空间。肌切开术在 QSS 的外科治疗中没有地位。关节内和肩峰下皮质类固醇注射用于治疗撞击综合征或肩袖撕裂。去除肩峰下间隙的瘢痕组织和骨刺是肩峰下撞击综合征的一种治疗方法。

讨论

解剖

四边形空间由上小圆肌、外侧肱骨手术颈、内侧肱三头肌长头和下大圆肌上缘构成。它包含腋窝神经和旋肱后动脉。QSS 是一种罕见的情况，在这种情况下，四边形空间内部被压缩，导致不明确的肩痛症状，触诊时在四边形空间上方有触痛，并有小圆肌和三角肌失去神经支配。

病因

四边形空间结构受压最常见的原因是纤维束。其他原因包括肩胛盂唇囊肿、神经节、肌肉肥大和肩胛骨折后的骨刺。

影像解读

QSS 的流行情况尚不清楚。在血管造影上，外展和外旋的位置可以显示四边形空间内容物的显著受压（图 S163-1 ～图 S163-4）。神经传导研究和肌电图也被用来研究 QSS，尽管它们经常产生不一致的结果，而且被认为是非特异性的。去神经化改变在 MRI 上有小圆肌的受累或没有三角肌的受累是常见的。治疗的重点是通过手术使四边形空间内容物减压。

参考文献

Chautems RC, Glauser T, Waeber-Fey MC, et al. Quadrilateral space syndrome: case report and review of the literature. *Ann Vasc Surg.* 2000;14:673–676.

Cothran Jr. RL, Helms C. Quadrilateral space syndrome: incidence of imaging findings in a population referred for MRI of the shoulder. *AJR Am J Roentgenol.* 2005;184:989–992.

Zurkiya O, Walker TG. Quadrilateral space syndrome. *J Vasc Interv Radiol.* 2014;25:229.

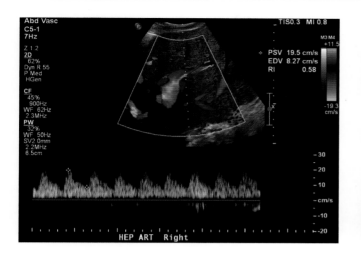

图 164-1　Wael E. Saad 医师授权使用

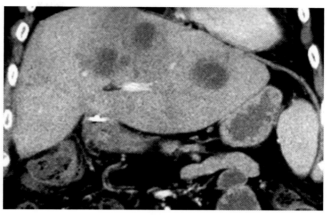

图 164-2　Wael E. Saad 医师授权使用

病史： 男性，65 岁，6 年前接受肝移植术，现出现肝功能检验（LFTs）结果恶化。

1. 根据图像所示影像学表现，以下哪些应纳入鉴别诊断？（多选）

   A. 胆管狭窄并胆汁瘤形成

   B. 门静脉血栓形成

   C. 肝动脉血栓形成

   D. 急性胆囊炎

2. 当肝移植患者 LFTs 升高时，应进行以下哪项检查？

   A. 血管造影

   B. 多普勒肝超声

   C. 腹部磁共振成像

   D. 骨盆 CT

3. 下列哪项不是肝动脉狭窄的超声表现？

   A. Parvus tardus 波形

   B. 动脉阻力指数（RI）小于 0.50（＜ 50%）

   C. 门静脉信号混杂

   D. 收缩压峰值速度大于 200 cm/s

4. 下列哪项是肝动脉血栓形成的最终治疗方法？

   A. 静脉抗凝

   B. 手术修复或再次移植

   C. 血管成形术

   D. 胆道引流

本病例更多图片及说明请见附图部分。

病例 164

肝动脉血栓形成伴胆道狭窄

1. AC

图像显示肝动脉 RI 大于 0.50（通常表示肝动脉未闭），但 CT 表现为肝内胆汁瘤形成和肝实质缺血性坏死。这些发现与肝动脉血栓形成有关，通常与胆道狭窄和胆汁瘤形成有关。值得注意的是，"正常"多普勒超声表现并不排除肝动脉血栓形成。

2. B

当肝移植患者出现 LFTs 升高时，可能有许多原因导致移植物功能障碍。然而，最初的筛选试验应该是侵入性最小的，即对肝进行超声检查，并对肝血管系统进行多普勒超声评估。其他选择可能有助于进一步提示病变，但通常不是首选检查。

3. C

其他选项可以在肝动脉血栓患者中找到。然而，请记住，你可能会看到部分患者实际上有肝动脉血栓形成，却表现为正常的动脉阻力指数，就像在这个例子中看到的那样。

4. B

尽管导管引导溶栓、血管成形术和支架置入术在治疗这些患者时可能是成功的，但只有手术或再次移植才是最终的治疗方法。

讨论

患者表现

肝移植术后可发生多种解剖并发症：胆吻合口瘘、胆吻合口狭窄、下腔静脉吻合口狭窄、肝动脉吻合口狭窄并发血栓形成。发生肝动脉血栓形成的患者容易发生胆道狭窄和（或）坏死（图 S164-2 和图 S164-6）。肝移植中胆内皮细胞最易缺血。当这种情况发生时，狭窄通常位于中央，可能是相当广泛和不规则的外观。其他不太典型的胆道表现可以在最初的胆管造影发现中看到。

诊断和治疗方法

有肝移植功能障碍证据的患者通常要接受超声检查（图 S164-1）。当在动脉吻合口附近观察到流速加快时，就怀疑有狭窄，通常会让患者行确诊性血管造影。动脉 RI 值为 0.50 对肝动脉狭窄或血栓形成具有较高的敏感性。然而，由于肝内动脉通过肝门静脉重建，在肝动脉血栓形成（多普勒超声陷波）的背景下，动脉 RI 可达 0.50（图 S164-3 ～图 S164-5）。血管成形术可用于治疗这种狭窄，或可进行吻合口修复术。当肝动脉血栓形成时，通常需要手术治疗，尽管溶栓可能会试图改善动脉流量。胆道引流常用于减压缺血的胆道。

参考文献

Crossin JD, Muradali D, Wilson SR. US of liver transplants: normal and abnormal. *Radiographics*. 2003;23:1093–1114.

Orons PD, Sheng R, Zajko AB. Hepatic artery stenosis in liver transplant recipients: prevalence and cholangiographic appearance of associated biliary complications. *AJR Am J Roentgenol*. 1995;165:1145–1149.

Saad WE, Saad NE, Davies MG, et al. Transhepatic balloon dilation of anastomotic biliary strictures in liver transplant recipients: the significance of a patent hepatic artery. *J Vasc Interv Radiol*. 2005;16:1221–1228.

交叉参考

Vascular and Interventional Radiology: The Requisites, 2nd ed, 254–255.

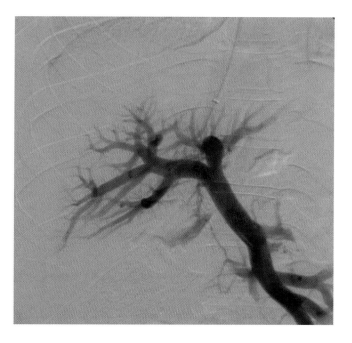

图 165-1　Wael E. Saad 医师授权使用

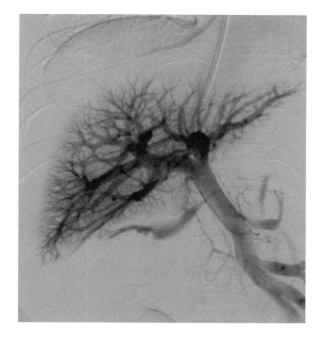

图 165-2　Wael E. Saad 医师授权使用

病史：男性，56 岁，患有酒精性肝硬化及静脉曲张出血，行经颈静脉肝内门体分流术（TIPS）。

1. 根据影像表现，以下最可能的诊断是什么？
   A. 常规门静脉解剖
   B. 异常门静脉解剖
   C. 动脉损伤
   D. 门静脉损伤

2. 以下哪项是可能的入路和处理操作？
   A. 经肝；门静脉栓塞术（PVE）
   B. 经颈静脉；PVE
   C. 经颈静脉；TIPS
   D. 经肝；门静脉血管成形术

3. 如何首先纠正问题 1 中的问题？
   A. 弹簧圈栓塞
   B. 颗粒栓塞
   C. 开放性外科修复
   D. 覆膜支架置入术（TIPS）

4. 以下哪项是最不可能的并发症？
   A. 胆瘘
   B. 肝动脉假性动脉瘤
   C. 门静脉出血
   D. 十二指肠静脉曲张

本病例更多图片及说明请见附图部分。

病例 165

TIPS 中门静脉损伤

1. D

图像显示门静脉造影期间肝尾叶的对比剂外渗。在尝试插入门静脉时可能会看到血管损伤,但在门脉内注射对比剂时可能看不到明显的对比剂外溢。

2. C

图像显示作为 TIPS 经颈静脉入路。门静脉未见狭窄,表明需要进行血管成形术。由于患者出现静脉曲张出血并且需要 TIPS,可能不会施行 PVE。

3. D

使用覆膜支架的 TIPS 可对门静脉系统进行减压并且可能覆盖门静脉损伤部位。只有在减压和支架置入不成功的情况下才可能需要栓塞。

4. D

胆瘘、门静脉和动脉损伤是 TIPS 的常见并发症。十二指肠静脉曲张可能存在于门静脉高压症患者中,但不是 TIPS 本身的结果。

讨论

主要知识点

TIPS 中的理想目标是门静脉近端或门静脉主干汇合。在大约 50% 的患者中,汇合是肝内的,否则是肝外的。在门静脉插管的多次尝试期间可能发生门静脉损伤,导致门静脉对比剂外渗(图 S165-1 和图 S165-2)。即使在肝外门静脉汇合的肝硬化患者中,肝门部的坚韧纤维组织通常包括门静脉出血或破裂。

血管腔内治疗

门静脉损伤的治疗在于迅速建立 TIPS 以使高压门静脉系统减压,使门静脉血流从损伤部位转移,并将覆膜支架置于损伤部位(图 S165-3 和图 S165-4)。覆盖损伤部位通常需要将 TIPS 支架的被覆盖部分放置在比通常更深的门静脉系统中。门静脉损伤的栓塞可能仅在减压和支架置入不成功的情况下是必要的。

参考文献

Uflacker R, Reichert P, D'Albuquerque LC, et al. Liver anatomy applied to the placement of transjugular intrahepatic portosystemic shunts.

交叉参考

Vascular and Interventional Radiology: The Requisites, 2nd ed, 318–325.

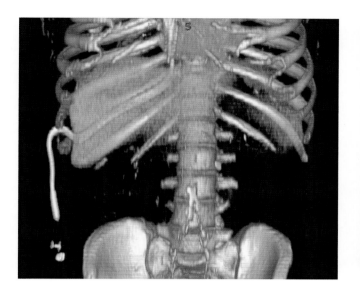

图 166-1

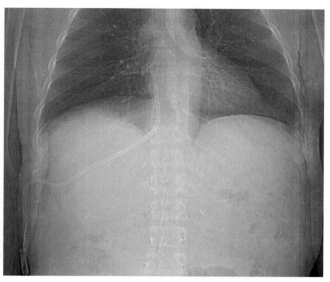

图 166-2

病史： 68 岁，非洲裔美籍患者，接受长期透析治疗，伴左股无功能导管及右侧颈静脉和锁骨下静脉血栓形成史，现评估静脉通路功能。

1. 根据影像学表现，施行了以下哪项操作？
   A. 经皮胆囊造口术
   B. 经肝中央静脉通路
   C. 下腔静脉溶栓
   D. 经皮引流胸腔积液

2. 经肝中央静脉置入的适应证不包括哪项？
   A. 无法进入颈静脉、股静脉或锁骨下静脉
   B. 无法再通闭塞的静脉
   C. 肝静脉扩张患者的初始中央静脉通路
   D. 保留动静脉通路的外周血管

3. 最常见的经肝导管相关并发症是以下哪一项？
   A. 血栓形成
   B. 脓毒症
   C. 肝血肿
   D. 导管移植

4. 预防经肝导管入路中央静脉置管所致的腹膜后及肝出血，可考虑以下哪些？（多选）
   A. 弹簧圈栓塞
   B. 血管塞栓塞
   C. 明胶海绵
   D. 不干预

本病例更多图片及说明请见附图部分。

病例 166

经肝中央静脉置管

1. B

图像描绘了经肝中央静脉通路，导管的远端尖端突出到右心房。没有其他选项与提供的图像一致。

2. C

在所有其他选项中均指示了经肝导管放置。最常见的是，患者通常是透析依赖性的，经历了多次静脉通路形成并且遇到多次失败。在儿科人群中，患有先天性心脏病和术前排除上腔静脉通路选择的患者，经肝途径中央静脉通路为患者提供了另一种选择。

3. D

尽管已经报道了所有列出的并发症都是经肝导管放置引起的，但导管移位是最常见的。这通常继发于患者移动时静脉外的屈曲。

4. ABCD

在导管放置后是否需要关闭经肝通道是有争议的。尽管可以考虑使用可拆卸弹簧圈、血管塞和明胶海绵，不过机构间不尽相同，但是干预后腹膜后或肝血肿的发生率很低，因此通常不需要关闭管道。

讨论

主要知识点

接受多次长期中央静脉导管放置的成人和儿童会出现这些静脉的慢性闭塞。在颈静脉、锁骨下静脉和股静脉全部闭塞之后，这些患者后续中央静脉通路的选择就很有限了。当发生这种情况时，可以使用几种方法：①经皮再通：行血管成形术和（或）支架置入，闭塞的中央静脉可以产生足够的通道，通过该通道可以放置新的长期导管；②可以如此处所示，选择经肝静脉通路（图 S166-1 ～图 S166-3）；③在极端情况下，可经腰进入下腔静脉。不幸的是，由于慢性闭塞，第一种选择可能是极其困难或不可能的。后两种选择通常可以在技术上完成，但是当患者移动时，由于静脉外的弯曲，导管仍然存在外周移位的风险。

参考文献

Johnson KL, Fellows KE, Murphy JD. Transhepatic central venous access for cardiac catheterization and radiologic intervention. *Cathet Cardiovasc Diagn*. 1995;35:168–171.

Younes H, Pettigrew C, Anaya-Ayala J, et al. Transhepatic hemodialysis catheters: functional outcome and comparison between early and late failure. *J Vasc Interv Radiol*. 2011;22:183–191.

交叉参考

Vascular and Interventional Radiology: The Requisites, 2nd ed, 145–150.

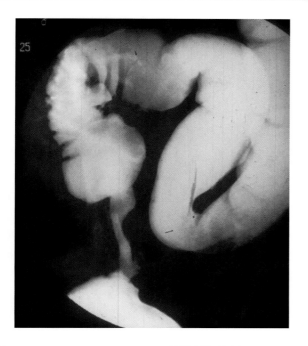

图 167-1　Narasimham L. Dasika 医师授权使用

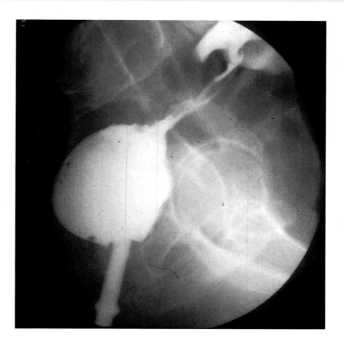

图 167-2　Narasimham L. Dasika 医师授权使用

病史： 男性，72 岁，梗阻性乙状结肠腺癌，手术条件差。

1. 恶性结直肠梗阻患者结肠支架置入术的适应证是什么？（多选）
   A. 不适合手术切除的梗阻性肿瘤的姑息治疗
   B. 主要缓解梗阻 90% 以上管腔的患者症状
   C. 有利于哈特曼（Hartmann）逆转术的实施
   D. 术前减压后，择期切除结肠

2. 关于恶性结肠梗阻，以下哪一项是正确的？
   A. 紧急手术与择期手术治疗恶性肠梗阻的死亡率相当
   B. 穿孔是结肠支架置入术最常见的并发症
   C. 直肠远端肿瘤支架置入可导致急症和（或）便失禁

   D. 支架置入后，通常要进行额外的球囊扩张以促进支架的扩张

3. 治疗恶性结肠梗阻时，选择哪一种自膨式金属支架?
   A. Elgiloy 支架
   B. 镍钛合金支架
   C. 不锈钢支架
   D. 可生物降解支架

4. 下列哪项是结肠支架置入术的绝对禁忌证?
   A. 一长段梗阻性肿瘤
   B. 腹膜癌
   C. 腹腔内游离气体穿孔
   D. 脾曲近端梗阻性肿块

本病例更多图片及说明请见附图部分。

病例 167

结肠支架置入

1. AD

结肠支架置入术的主要适应证包括恶性结直肠梗阻的姑息性非手术治疗、为避免紧急手术而进行的初次减压、留出时间进行完整的结肠镜检查，以发现梗阻附近的同期恶性肿瘤，以及为可能从术前放化疗中获益的患者争取时间。支架置入术在完全梗阻的情况下更加困难，常常导致更多的并发症。支架置入术已被证明可以降低造口率，但尚未被证明会影响 Hartmann 逆转术的实施。

2. C

在直肠远端肿瘤置入支架可导致严重的急症和便失禁。与择期干预相比，紧急手术治疗急性肠梗阻的发病率和死亡率显著增加。虽然穿孔是最可怕的并发症，但支架移位是最常见的并发症。支架置入后球囊扩张可以提供更快的扩张和更早的减压，但也增加了穿孔的风险。

3. B

镍钛合金支架是目前最常用的结肠支架，在很大程度上取代了 Elgiloy 和不锈钢支架。镍钛合金支架具有形状记忆、弹性好、磁共振成像兼容性的优点。可生物降解支架的降解率因环境而异，结果不一致。

4. C

结肠支架置入术的绝对禁忌证是急性肠穿孔。所有其他选择都是相对禁忌证，可能导致术后并发症增加。

讨论

流行病学

结直肠癌是发达国家最常见的恶性肿瘤之一，7%～29% 的病例会发展成部分或完全梗阻。大多数结肠梗阻发生在结肠的左侧。在有临床表现时，恶性肿瘤引起的梗阻通常是在晚期，不到一半的患者是紧急手术的候选人。最常用的外科干预是造口术，包括或不包括原发性肿瘤切除，这与显著的发病率和死亡率有关。

治疗方法

在两组主要患者中，胃肠道支架置入术已被用作缓解大肠梗阻的微创方法（图 S167-1 ～图 S167-6）。出现急性症状的患者可能会接受支架置入，然后接受治疗计划，而不是高风险的紧急手术。不可切除和转移性疾病的患者可能根本不需要手术，但可以通过放置支架进行姑息性治疗。这种方法有可能使患者在不适宜的情况下，以生活质量为首要考虑因素，避免手术切除的不适和发病率，大多数接受结肠支架置入术的患者结肠梗阻得到缓解，大多数患者在 24 h 内便可恢复肠道运动。结肠支架置入术的主要并发症是移位（11%）、穿孔（3.5%～4%）和再梗阻（7% ～ 12%）。

参考文献

Angel de Gregorio M, Mainar A, Rodriguez J, et al. Colon stenting: a review. *Semin Intervent Radiol.* 2004;21:205–216.

Nandakumar S, Richard AK. Stents for colonic strictures: materials, designs, and more. *Tech Gastrointest Endosc.* 2014;16:100–107.

Tilney HS, Lovegrove RE, Purkayastha S, et al. Comparison of colonic stenting and open surgery for malignant large bowel obstruction. *Surg Endosc.* 2007;21:225–233.

Todd HB. Technique of colonic stenting. *Tech Gastrointest Endosc.* 2014;16:108–111.

交叉参考

Vascular and Interventional Radiology: The Requisites, 2nd ed, 437–449.

病例 168

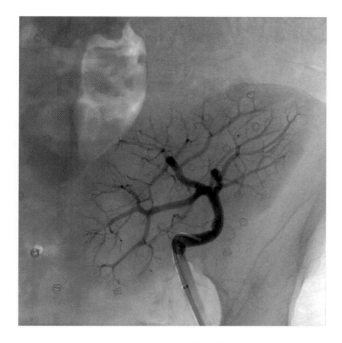

图 168-1　Minhaj S. Khaja 医师授权使用

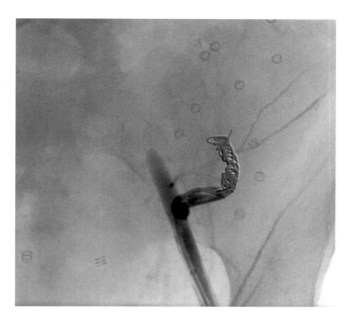

图 168-2　Minhaj S. Khaja 医师授权使用

病史： 女性，43 岁，左盆腔肾移植后出现终末期肾病，表现为高血压、肌酐升高、蛋白尿。

1. 下列哪些是该手术的适应证？（多选）
   A. 顽固性高血压
   B. 肾病综合征
   C. 常染色体显性遗传性多囊肾病
   D. 继发性甲状旁腺功能亢进

2. 下列哪项技术对防止乙醇反流到其他血管没有帮助？
   A. 使用球囊阻塞导管
   B. 快速手动注射乙醇
   C. 肾上腺、性腺和膈肾动脉的消融前鉴别
   D. 乙醇注射时连续荧光透视

3. 下列哪项不是栓塞后综合征的症状？
   A. 恶心、呕吐
   B. 发热
   C. 疼痛
   D. 水肿

4. 对于顽固性高血压或肾病综合征的治疗，经导管肾消融有哪些选择？（多选）
   A. 外科肾切除术
   B. 血液透析
   C. 射频消融术
   D. 药物肾消融术

本病例更多图片及说明请见附图部分。

病例 168

肾消融治疗高血压 / 肾病综合征

1. ABC

顽固性高血压、肾病综合征和常染色体显性遗传性多囊肾病可作为经动脉肾消融的适应证。对于继发于肾病的甲状旁腺功能亢进，不建议使用肾消融术。

2. B

乙醇具有细胞毒性，可引起肾梗死，因此，只将乙醇输送到靶组织，避免反流到其他血管非常重要。在手术前使用球囊阻塞导管并鉴别肾上腺、性腺和膈肾动脉有助于防止反流。乙醇手动注射过程中的连续荧光透视是另一种有用的技术。快速手动注射乙醇是不可取的，因为它可能增加反流的风险。

3. D

栓塞后综合征是经动脉栓塞的常见副作用。可能出现的主要症状包括疼痛、发热、恶心和呕吐。水肿或肿胀不是常见症状。它是自限性的，治疗是通过止痛药、止吐药和静脉输液缓解症状。栓塞后综合征的发病率随着肿瘤或纤维瘤的增大而增加。使用退热药或止吐药的预处理可能有助于接受此类病变栓塞术的患者。

4. AD

手术切除肾是治疗顽固性高血压或肾病综合征的一种替代方法。它与发病率和并发症的增加有关。使用汞盐、血管紧张素 Ⅱ、环孢素和前列腺素合成抑制剂等药物，也尝试了用药物肾消融术来终止蛋白尿。经腹腔镜双侧输尿管结扎行肾消融术的病例也有取得成功的报道。对于肾功能不良的患者，必须维持血液透析，并且在使用任何技术进行肾消融术后继续透析。射频消融术并不是完全肾消融术的已知替代方法。

讨论

主要知识点

高血压影响 80% 的终末期肾病患者，有时药物治疗无效。外科肾切除术过去曾试图治疗这类患者中无法控制的高血压。近年来，无水乙醇经动脉肾消融术作为一种微创的替代疗法，已被一些医疗中心采用。如本例所示，肾移植失败或肾衰竭综合征患者也可进行肾消融术，而非肾切除术（图 S168-1 ～图 S168-3）。

血管腔内治疗

乙醇以浓缩的形式选择性地进入肾动脉，具有细胞毒性和血栓形成性。在注入乙醇时必须非常小心，以避免反流到其他血管。通过球囊阻塞导管进行输液可以预防这种潜在的破坏性并发症。当它穿过肾实质进入静脉系统时发生的稀释效应使其无害，从而避免了系统并发症。

参考文献

Golwyn Jr. DH, Routh WD, Chen MY, et al. Percutaneous transcatheter renal ablation with absolute ethanol for uncontrolled hypertension or nephrotic syndrome: results in 11 patients with end-stage renal disease. *J Vasc Interv Radiol*. 1997;8:527–533.

Keller FS, Coyle M, Rosch J, et al. Percutaneous renal ablation in patients with end-stage renal disease: alternative to surgical nephrectomy. *Radiology*. 1986;159:447–451.

Tikkakoski T, Leppänen M, Turunen J, Anderson S, Södervik H. Percutaneous transcatheter renal embolization with absolute ethanol for uncontrolled nephrotic syndrome. *Case Reports Acta Radiol*. 2001;42:80–83.

交叉参考

Vascular and Interventional Radiology: The Requisites, 2nd ed, 284.

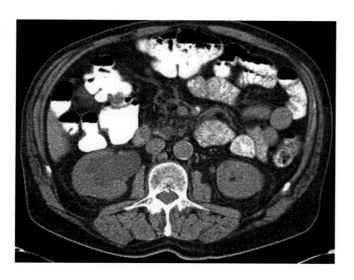

图 169-1

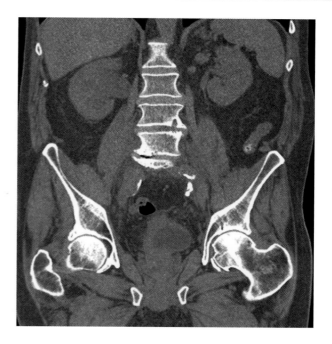

图 169-2

病史：女性，52 岁，膀胱癌并右侧腰痛。

1. 根据图像所示影像学表现，以下哪些应纳入鉴别诊断？（多选）

   A. 尿石症

   B. 原发巨输尿管

   C. 恶性输尿管狭窄

   D. 腹膜后纤维化

2. 有卵巢癌病史的 48 岁女性右上腹不适。尽管影像学上没有癌症复发或阻塞性疾病的证据，但横断面图像和超声确认肾积水和近端输尿管。肾盂造影证实输尿管远端狭窄。以下哪项与患者的病史相关，且最有可能是患者的临床表现的原因？

   A. 小时候尿路感染

   B. 既往肾结石自发通过

   C. 盆腔恶性肿瘤的放射治疗

   D. 神经源性膀胱

3. 在列出的干预措施中，在治疗良性输尿管狭窄时应避免哪项措施？

   A. 经皮肾造瘘术

   B. 金属支架置入术

   C. 高压球囊输尿管扩张

   D. 肾输尿管导管置入术

4. 您诊治一位患有子宫癌并确认输尿管狭窄的患者。经皮置入肾输尿管导管，术中无并发症。当天晚些时候，患者血尿，于是值班医生请求您的指导。根据这段病史，最合适的建议是什么？

   A. 横断面摄像以进一步评估

   B. 血管造影以排除血管损伤

   C. 开始经验性抗生素治疗

   D. 确保临床服务，继续监测患者

本病例更多图片及说明请见附图部分。

病例 169

恶性输尿管狭窄

1. ACD

横断面图像示右侧肾盂输尿管积水和肾盂输尿管连接处及局灶性膀胱壁增厚，符合膀胱癌和继发性恶性输尿管狭窄。阻塞性尿石症和腹膜后输尿管纤维化可伴有输尿管扩张，并在梗阻部位突然终止。相比之下，原发输尿管积水是一种罕见的病症，在没有梗阻或反流的情况下，肾盂和输尿管增大。

2. C

医源性狭窄是输尿管狭窄最常见的病因。对于出现输尿管狭窄的患者，必须考虑仪器操作史（即结石手术、输尿管镜检查）或盆腔放射治疗。术后狭窄可发生在输尿管膀胱吻合处、回肠膀胱处、新膀胱处。

3. B

尽管金属支架置入的技术成功率很高，但 1 年的主要通畅率很低（33%）并且通常需再次手术。因此，金属支架的放置应被视为姑息性的，并且对于预期寿命较短的患者更为合适。列出的其他干预措施是治疗良性输尿管狭窄的更好选择。

4. D

短暂性血尿是经皮泌尿生殖器干预后的常见现象，通常在 24 ～ 48 h 内消退。如果出血持续存在，则可考虑血管造影以排除血管损伤，包括假性动脉瘤或动静脉瘘形成。

讨论

病因

输尿管狭窄的最常见病因是医源性的，通常出现在结石术或输尿管镜检查或放射治疗后。然而，单独的肾盂造影通常不足以确定输尿管狭窄的病因。在这些情况下，了解患者的病史以及横断面图像（可发现结石、盆腔肿块或其他病变）可能会有所帮助，如该患者所见（图 S169-1 和图 S169-2）。

治疗方法

恶性输尿管狭窄的治疗在很大程度上取决于确切的病因和疾病的播散程度。在许多患有膀胱癌和其他盆腔恶性肿瘤的患者中，可以行全膀胱切除术并回肠膀胱形成术，从而不需要经皮介入治疗。在许多其他患者中，发生了肾输尿管积水，并且不太可能通过外科手术缓解。在这些患者中，通常进行经皮肾造瘘术，如果膀胱功能良好，通常在输尿管支架置入后进行。在干预后图像中，成功穿过狭窄并放置了肾输尿管支架（图 S169-3 和图 S169-4）。

参考文献

Adamo R, Saad W, Brown DB. Percutaneous ureteral interventions. *Tech Vasc Interv Radiol.* 2009;12:205–215.

Adamo R, Saad W, Brown DB. Management of nephrostomy drains and ureteral stents. *Tech Vasc Interv Radiol.* 2009;12:193–204.

Blandino A, Gaeta M, Minutoli F, et al. MR urography of the ureter. *AJR Am J Roentgenol.* 2002;179:1307–1314.

交叉参考

Vascular and Interventional Radiology: The Requisites, 2nd ed, 499–506.

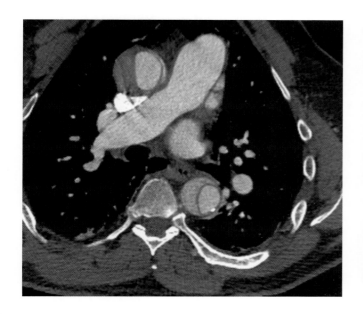

图 170-1　David M. Williams 医师授权使用

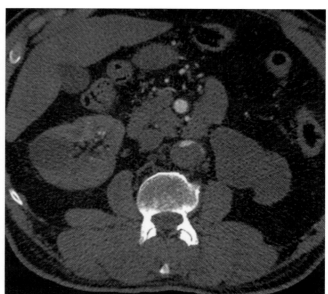

图 170-2　David M. Williams 医师授权使用

病史：男性，64 岁，吸烟史，患有高血压，因腹部和右下肢疼痛到急诊，乳酸水平升高。

1. 根据影像学和临床发现，以下哪项是最可能的诊断？
   A. 主动脉闭塞性疾病
   B. 主动脉夹层伴有灌注不足
   C. 右侧髂总动脉闭塞
   D. 主动脉瘤

2. 什么血管内手术可以帮助治疗上述疾病？
   A. 髂对吻支架
   B. 胸降主动脉的内移植物
   C. 主动脉弓开放修复术
   D. 主动脉夹层的球囊开窗术

3. 正确的血管内介入治疗的指征是什么？
   A. 假腔已稳定并需要减小
   B. 主动脉闭塞性疾病共存
   C. 患者正经历不良灌注综合征
   D. 患者正经历活动性出血

4. 主动脉夹层的所有以下并发症将排除开窗术，除外哪项？
   A. 心脏压塞
   B. 冠状动脉受累
   C. 右下肢血栓形成
   D. 夹层扩展到左颈总动脉

———————
本病例更多图片及说明请见附图部分。

病例 170

经皮球囊开窗术治疗主动脉夹层

1. **B**

图像清楚地显示 A 型主动脉夹层。临床表现包括腹痛、右下肢疼痛，乳酸水平升高表明血液灌注不足。

2. **D**

主动脉夹层的球囊开窗术可有助于改善灌注不足组织内的血流。髂对吻支架可以放置在延伸到下肢的夹层患者中，尽管这通常通过开窗术进行，并且不会治疗肠道灌注不足。将支架放置在降主动脉中并不是该患者的主要治疗方法，因为升主动脉有撕裂。

3. **C**

球囊开窗术的目的是增加因夹层导致缺血、由真腔供血的组织的血流量。

4. **C**

右下肢可能由于夹层的延伸而血栓形成，可以通过溶栓、开窗术和支架置入治疗。其他选项是紧急手术修复的适应证。

讨论

主要知识点

A 型主动脉夹层是一种外科急症，如果需要，传统上对患者进行受累主动脉和主动脉瓣的开放性修复。然而，在长期灌注不良的患者中，在手术修复之前纠正灌注不良可能导致存活率提高。同样，患有血液灌注不良和 B 型主动脉夹层的患者（复杂 B 型夹层）可能会受益于血液灌注不良的纠正。CTA 是当前用于诊断主动脉夹层的初始成像方法，尽管也可以使用超声心动图和 MRI（图 S170-1 和图 S170-2）。

血管腔内治疗

急性主动脉夹层并发内脏或外周动脉缺血的患者在主动脉修复术期间死亡和截瘫的风险很高。因为这个原因，已经使用了几种经皮方法来缓解这些患者的器官缺血。支架可以放置在夹层的分支血管中。此外，真腔塌陷和由于流入真腔供应的分支动脉减少导致的器官缺血的患者，可以通过经皮球囊开窗术或主动脉支架置入术治疗；在早期研究中，用这些方法将灌注成功恢复到超过 90% 的缺血组织（图 S170-3 ～图 S170-6）。另一种血管内操作是在 B 型胸主动脉夹层的内膜裂口处置入支架。用血管内途径完全修复升主动脉和主动脉弓的方法目前正在研究中。

参考文献

Deeb GM, Patel HJ, Williams DM. Treatment for malperfusion syndrome in acute type A and B aortic dissection: a long-term analysis. *J Thorac Cardiovasc Surg.* 2010;140:S98–S100.

DiMusto PD, Williams DW, Patel HJ, et al. Endovascular management of type B aortic dissections. *J Vasc Surg.* 2010;52:26S–36S.

Midulla M, Renaud A, Martinelli T, et al. Endovascular fenestration in aortic dissection with acute malperfusion syndrome: immediate and late follow-up. *J Thorac Cardiovasc Surg.* 2011;142:66–72.

交叉参考

Vascular and Interventional Radiology: The Requisites, 2nd ed, 188–192.

附 图

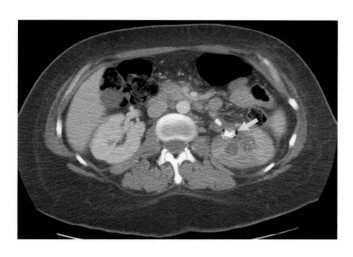

图 S1-1 轴位增强 CT 图像显示扩张的左肾盂，有多个大结石（红色箭头）、周围气体（黄色箭头），并延迟左肾的不均匀增强

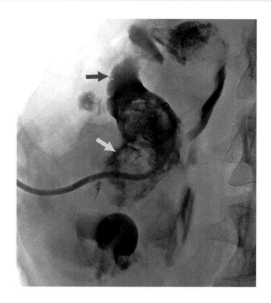

图 S1-2 左侧经皮肾造瘘术导管放置时的图像显示左肾盂扩张，有多个不规则的充盈缺损（黄色箭头）。此外，上极（红色箭头）有对比剂外渗

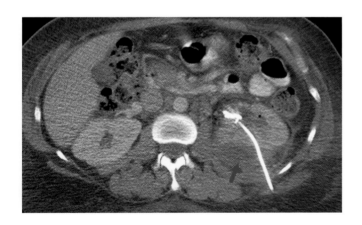

图 S1-3 放置左侧经皮肾造瘘导管后的轴位增强 CT 图像。肾周脓肿（箭头）在左后方

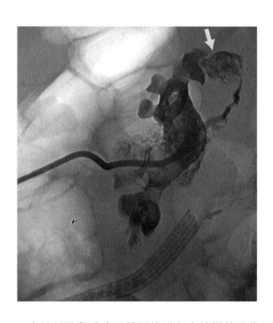

图 S1-4 在随后的肾造瘘导管更换过程中拍摄的图像显示上极的对比剂持续外渗（黄色箭头）。在先前确定的肾周脓肿（红色箭头）中间放置了引流管

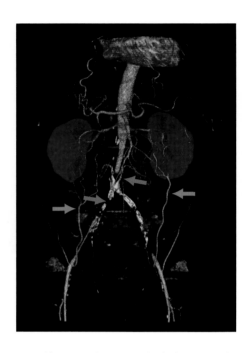

图 S2-1　CTA 的 3D 重建显示了主动脉闭塞，伴有肾上腺主动脉和髂动脉（绿色箭头）的动脉粥样硬化以及侧支通路（蓝色箭头）。Klaus D. Hagspiel 医师授权使用

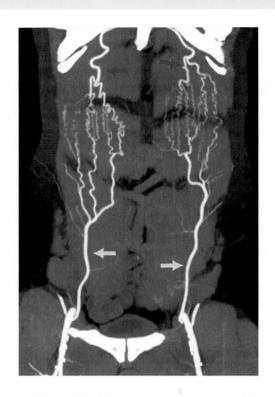

图 S2-2　最大强度投影（MIP）冠状重建显示上腹部（红色箭头）的侧支通路，供血给下腹部（黄色箭头），从而逆行填充髂外动脉。Klaus D. Hagspiel 医师授权使用

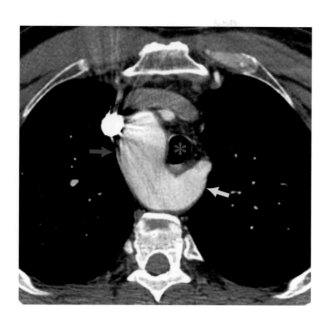

图 S3-1　对比增强 CT 显示右侧主动脉弓（红色箭头），左侧锁骨下动脉异常（黄色箭头）位于气管后面（星号）

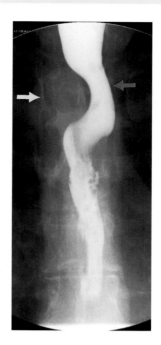

图 S3-2　胸段食管吞钡显示食管左移（红色箭头），主动脉弓（黄色箭头）无受压

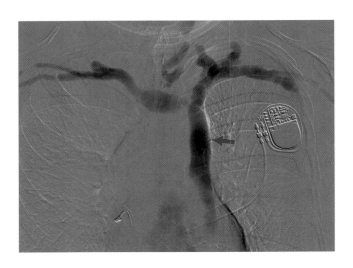

图 S4-1　CO₂ 上肢静脉造影显示持续性左侧 SVC（箭头）。**Minhaj S. Khaja** 医师授权使用

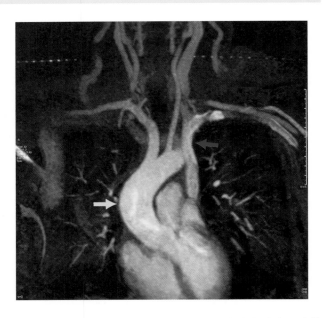

图 S4-2　不同患者的 **MR** 静脉造影显示正常的主动脉弓（黄色箭头）和连续的左上腔静脉（红色箭头）。注意它与主动脉的密切关系。没有看到右上腔静脉。**Minhaj S. Khaja** 医师授权使用

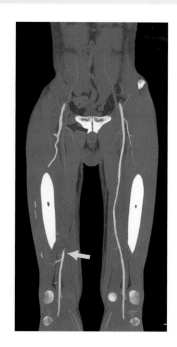

图 S5-1　CTA 冠状位重建示股浅动脉突然闭塞（红色箭头），远端重建（黄色箭头）。左侧正常

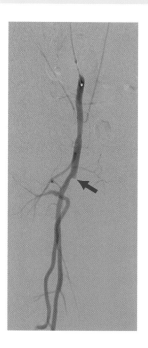

图 S5-2　数字减影血管造影显示导管尖在髂外动脉远端，再次提示股浅动脉突然闭塞（箭头）

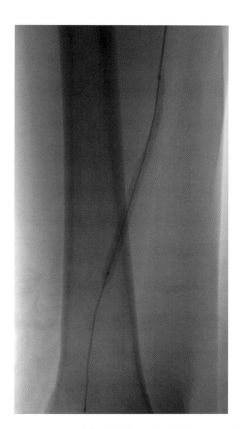

图 S5-3　SFA 球囊血管成形术后血管造影图像

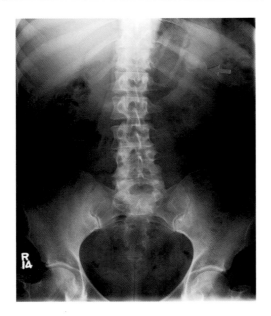

图 S6-1　腹部 X 线片显示左上腹脾动脉瘤伴钙化（箭头）

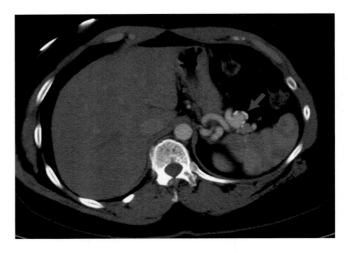

图 S6-2　CTA 轴位图像显示脾动脉囊状动脉瘤伴钙化（箭头）

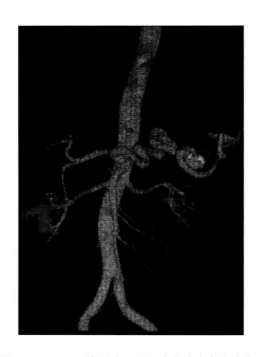

图 S6-3　CTA 三维重建，显示脾中动脉囊状动脉瘤

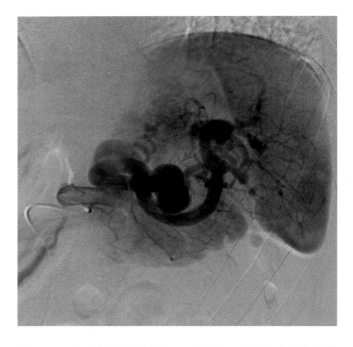

图 S6-4　脾动脉近端动导管 DSA 图像示由脾中动脉发出的囊状动脉瘤

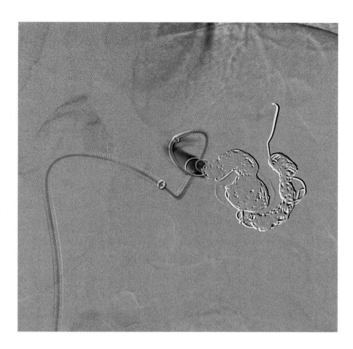

图 S6-5　脾动脉螺旋栓塞后 DSA 图像显示动脉瘤内或弹簧圈外无血流

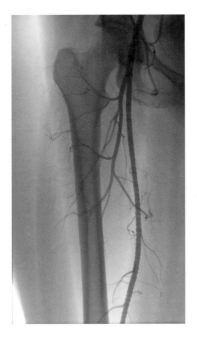

图 S7-1　下肢血管造影显示近端股浅动脉（SFA）波纹样改变。**Alan H. Matsumoto** 医师授权使用

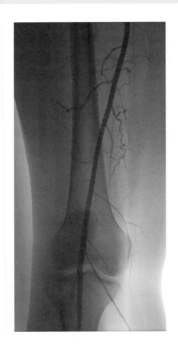

图 S7-2　同一下肢血管造影显示远端 SFA 及腘动脉波纹样改变。**Alan H. Matsumoto** 医师授权使用

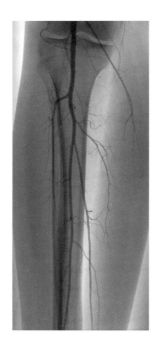

图 S7-3　下肢血管造影中显示胫骨血管的驻波。**Alan H. Matsumoto** 医师授权使用

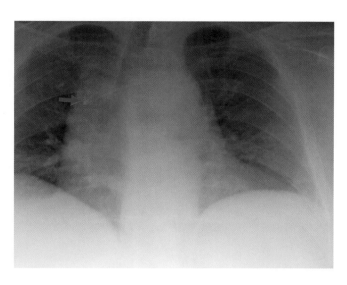

图 S8-1　PA 胸片示左侧 PICC 通过 SVC，导管远端呈曲线形，可能为静脉置管所致（红色箭头）

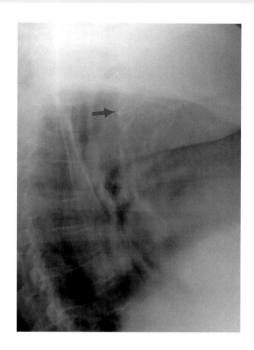

图 S8-2　侧位胸片证实导管远端在侧后面弯曲（红色箭头）。与奇静脉的位置一致

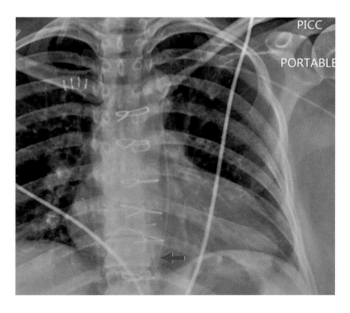

图 S8-3　正位胸片示左侧 PICC 未越过胸正中线，尾端仍在左半胸内，止于心脏轮廓处（红色箭头）。符合左侧的 SVC 或重复的 SVC

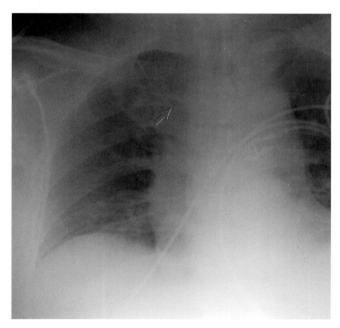

图 S8-4　正位胸片示右侧 PICC 位于右颈内静脉内，尖端位于右头臂静脉与上腔静脉交汇处（红色箭头）

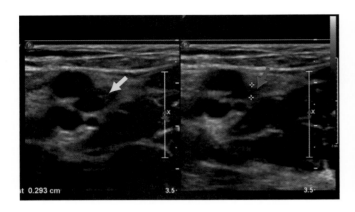

图 S9-1　灰阶超声图像显示不可压缩的右侧远端股总静脉（红色箭头）与部分低回声腔（黄色箭头）。**Minhaj S. Khaja** 医师授权使用

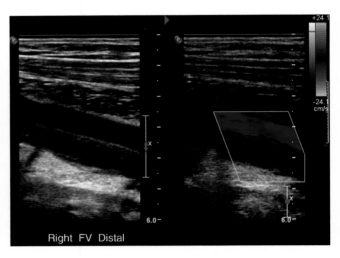

图 S9-2　彩色多普勒超声显示受累静脉内无血流。动脉血流在邻近的右股动脉中显示。**Minhaj S. Khaja** 医师授权使用

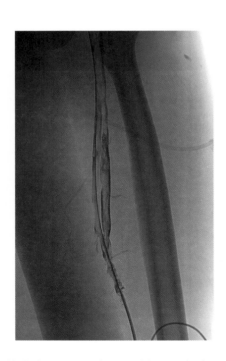

图 S9-3　静脉造影证实腔内充盈缺损，周围右股总静脉扩张。未见侧支血管形成。**Minhaj S. Khaja** 医师授权使用

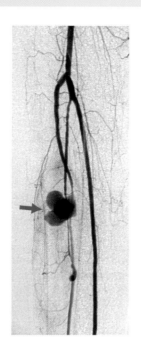

图 S10-1　右侧径流血管 DSA 图像显示胫骨前中动脉分叶状假性动脉瘤（箭头）

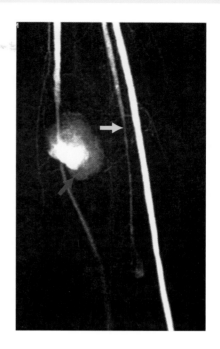

图 S10-2　倒置 DSA 图像显示假性动脉瘤并周围血肿（红色箭头）。还能见到腓动脉因血肿而移位（黄色箭头）

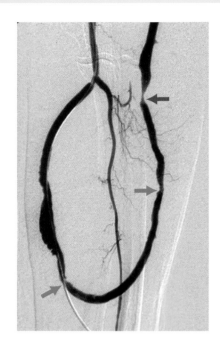

图 S11-1　透析入路瘘口 DSA 图像显示三种不同的狭窄：静脉吻合处狭窄（红色箭头）和两处移植物内部狭窄（蓝色箭头）。**Thomas Vesely** 医师授权使用

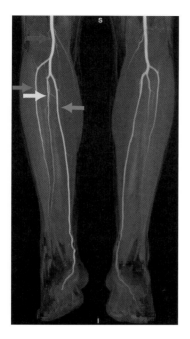

图 S12-1　下肢 CTA 的冠状 MIP 显示双侧小腿的三根动脉及其分支通畅。可见腘动脉（红色箭头）、胫前动脉（绿色箭头）、胫后动脉（蓝色箭头）和腓动脉（黄色箭头）。Minhaj S. Khaja 医师授权使用

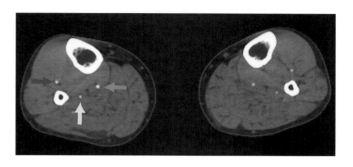

图 S12-2　同研究的横断图显示胭动脉在膝关节下方的三个分支。可见胫前动脉（红色箭头）、胫后动脉（蓝色箭头）和腓动脉（黄色箭头）。Minhaj S. Khaja 医师授权使用

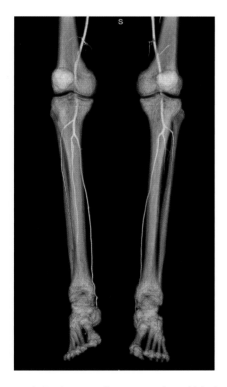

图 S12-3　3D 容积重现显示与图 S12-1 相同的解剖。Minhaj S. Khaja 医师授权使用

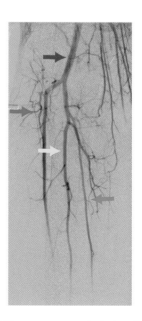

图 S12-4　右下肢的 DSA 显示胫动脉的经典分支。可见胫前动脉（红色箭头）、胫后动脉（蓝色箭头）和腓动脉（黄色箭头）。Minhaj S. Khaja 医师授权使用

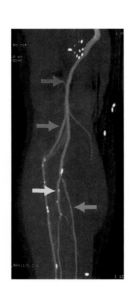
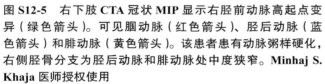
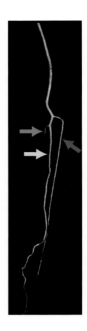

图 S12-5　右下肢 CTA 冠状 MIP 显示右胫前动脉高起点变异（绿色箭头）。可见腘动脉（红色箭头）、胫后动脉（蓝色箭头）和腓动脉（黄色箭头）。该患者患有动脉粥样硬化，右侧胫骨分支为胫后动脉和腓动脉处中度狭窄。**Minhaj S. Khaja** 医师授权使用

图 S12-6　左下肢 CTA 容积重建显示腓骨动脉、胫前动脉（红色箭头），胫后动脉发育不全（蓝色箭头），腓动脉为主导动脉（黄色箭头）。**Minhaj S. Khaja** 医师授权使用

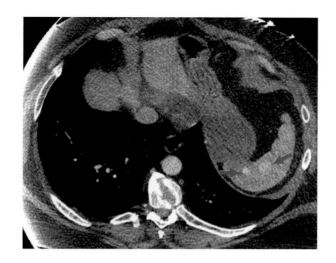

图 S13-1　横断增强 CT 图显示脾实质内高密度病灶（红色箭头）。**Minhaj S. Khaja** 医师授权使用

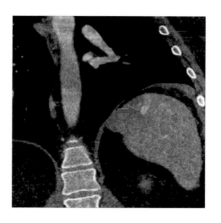

图 S13-2　冠状增强 CT 图显示脾实质内高密度病灶（红色箭头）。**Minhaj S. Khaja** 医师授权使用

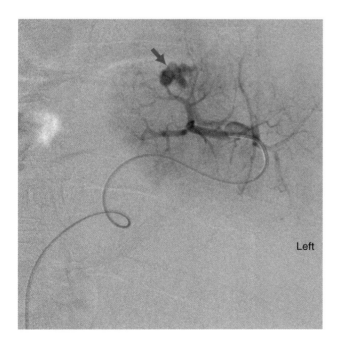

图 S13-3　选择性脾动脉血管造影的 DSA 图像显示假性动脉瘤（红色箭头）。**Minhaj S. Khaja** 医师授权使用

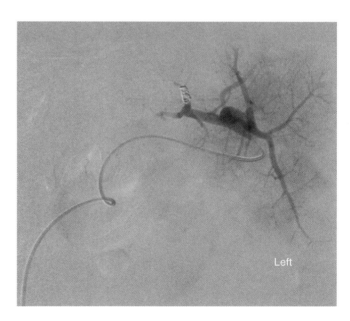

图 S13-4　脾动脉造影的 DSA 图像显示假性动脉瘤的螺旋栓塞，没有进一步出血的证据。**Minhaj S. Khaja** 医师授权使用

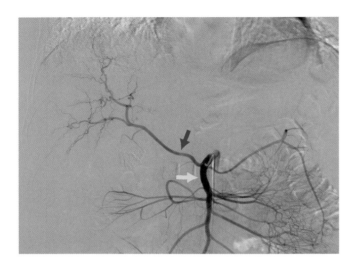

图 S14-1　选择性肠系膜上动脉血管造影显示右肝动脉（红色箭头）由 SMA（黄色箭头）发出。Minhaj S. Khaja 医师授权使用

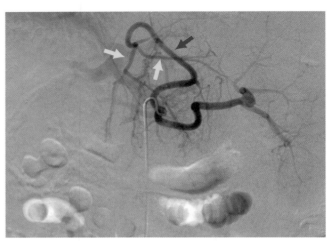

图 S14-2　选择性腹腔动脉造影示左肝动脉（黄色箭头）从左胃动脉（红色箭头）发出。Minhaj S. Khaja 医师授权使用

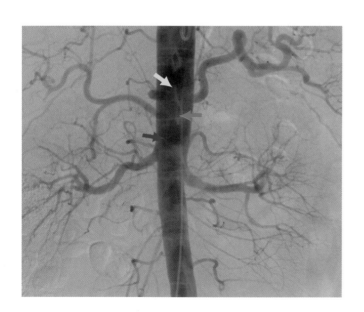

图 S14-3　主动脉造影显示变异肝动脉解剖。腹腔干（黄色箭头）、肝总动脉（蓝色箭头）和 SMA（红色箭头）都直接来自主动脉。Minhaj S. Khaja 医师授权使用

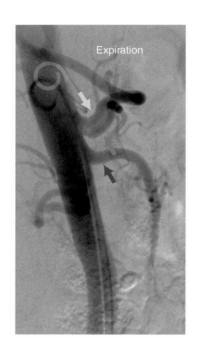

图 S14-4　与图 S14-3 同一患者的侧位主动脉造影显示相同的发现。腹腔干（黄色箭头）、肝总动脉（蓝色箭头）和 SMA（红色箭头）都直接来自主动脉。Minhaj S. Khaja 医师授权使用

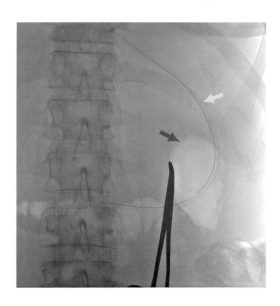

图 S15-1　透视图像上左上方的金属夹在适当的位置。胃很小而且不膨胀（红色箭头）。放置了一根鼻胃管用于吹气（黄色箭头）

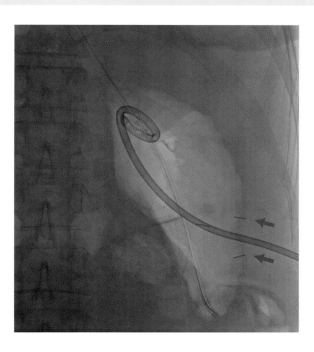

图 S15-2　透视图像上左上方胃造瘘管位于胃内。注意两个金属 T 型紧固件，用于胃固定术（箭头）

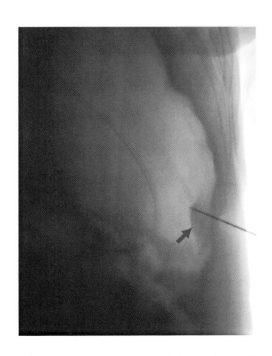

图 S15-3　在透视引导下，一根穿刺针穿过皮肤，伸入胃壁（箭头）

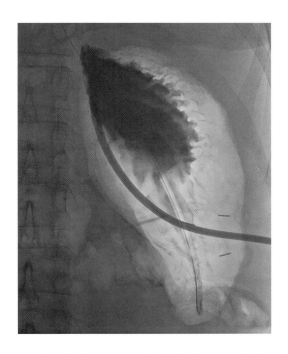

图 S15-4　通过导管注射对比剂后皱襞的表现有助于确认放置在腔内

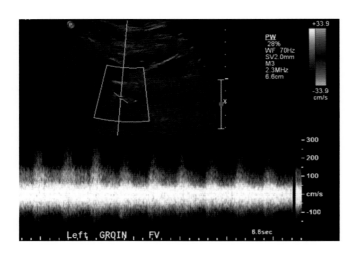

图 S16-1　以股静脉为中心的彩色频谱多普勒超声图像显示股静脉内有动脉化血流。Luke R. Wilkins 医师授权使用

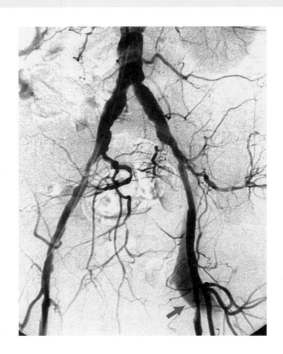

图 S16-2　另一患者的 DSA 图像，显示左侧股总和髂外静脉早期充盈（箭头）

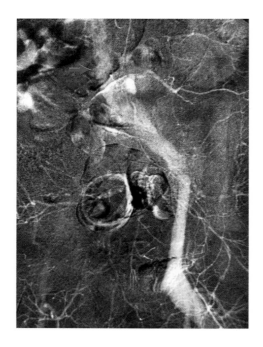

图 S16-3　与图 S16-2 中同一患者的 DSA 延迟图像突出显示静脉引流至 IVC 水平（箭头）

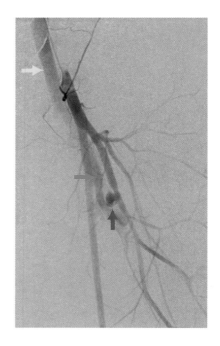

图 S16-4　另一患者在机动车碰撞后的 DSA 图像显示左侧深部的假性动脉瘤（红色箭头），股深静脉（蓝色箭头）和股总静脉（黄色箭头）早期充盈，证实为 AVF。Luke R. Wilkins 医师授权使用

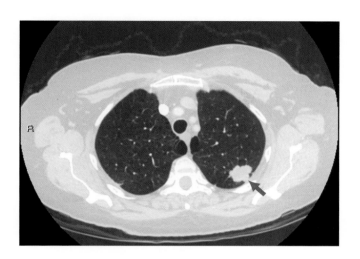

图 S17-1　胸部增强 CT 的轴位图像的肺窗显示左上肺尖后段一个 3 cm 的不规则肿块（箭头）

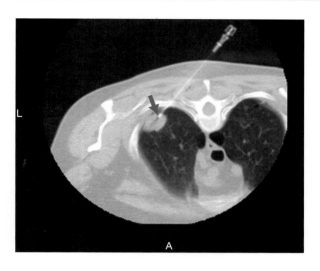

图 S17-2　CT 引导下左上肺尖后段肿块穿刺活检的单侧图像。因肿块后邻肋骨而选择行锐角穿刺。套管针的尖端在肿块范围内（箭头）

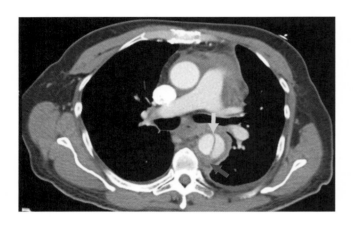

图 S18-1　胸部 CTA 的轴位图像显示降主动脉内有内膜瓣（黄色箭头），伴有纵隔出血（红色箭头），提示渗漏。David M. Williams 医师授权使用

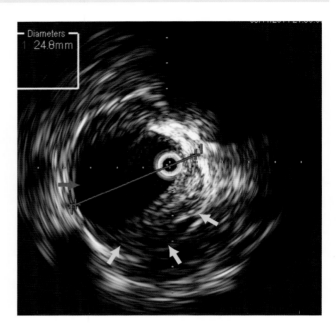

图 S18-2　同一患者的血管超声显示一个压缩的真腔（红色箭头）和一个血栓形成的假腔（位于左后方的强回声新月形腔，黄色箭头）。如果有需要，操作者还能通过 IVUS 在支架置入前准确测量真腔和假腔。David M. Williams 医师授权使用

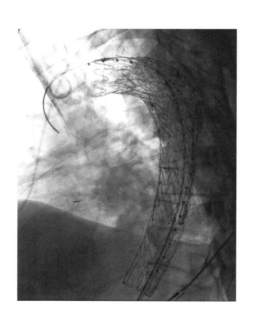

图 S18-3　血管造影图像显示支架置入。David M. Williams 医师授权使用

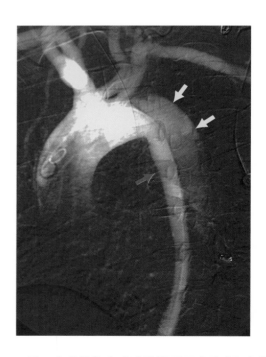

图 S18-4　另一患者的胸主动脉造影显示真腔（红色箭头）和假腔（黄色箭头）的表现

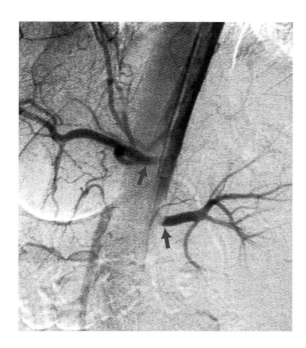

图 S18-5　同一患者的腹主动脉如图 S18-4 所示，显示"浮动内脏"征，主动脉混浊程度最小，而内脏和肾分支有一些血流（箭头）

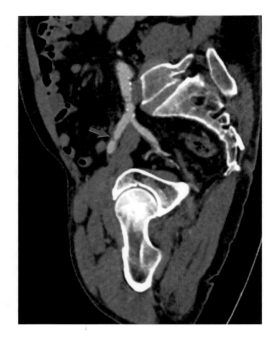

图 S19-1　CTA MPR 斜位显示右侧髂总动脉狭窄灶区（箭头）。Saher S. Sabri 医师授权使用

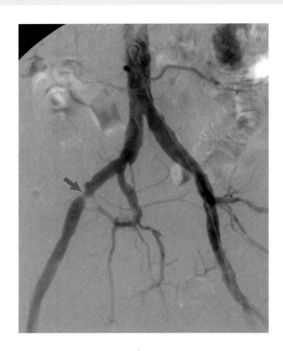

图 S19-2　RPO 位置的数字减影盆腔血管造影显示右侧髂外动脉（箭头所示）存在高度局灶性狭窄。Saher S. Sabri 医师授权使用

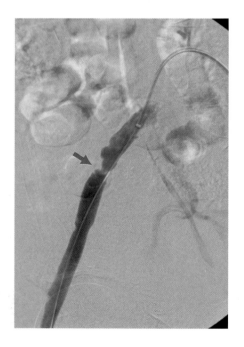

图 S19-3　数字减影血管造影在右髂外动脉向上和过度选择后在 RPO 位置重新显示右髂外动脉的高度局灶性狭窄（箭头）。Saher S. Sabri 医师授权使用

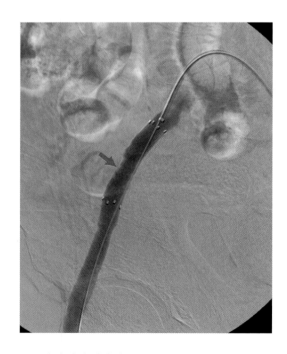

图 S19-4　髂外动脉狭窄支架置入后 RPO 位置的数字减影血管造影（箭头）。Saher S. Sabri 医师授权使用

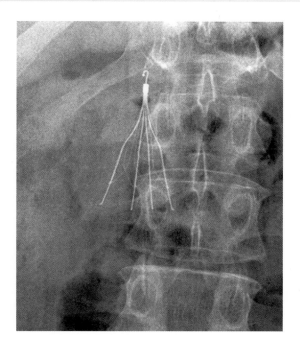

图 S20-1 射线图像显示成功放置 Gunther Tulip IVC 滤器

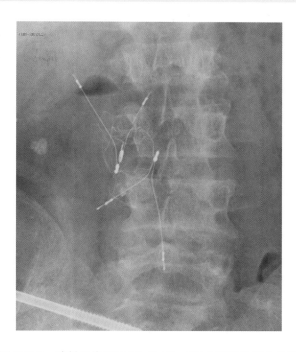

图 S20-2 放射图像显示 Bird's Nest IVC 滤器的成功放置

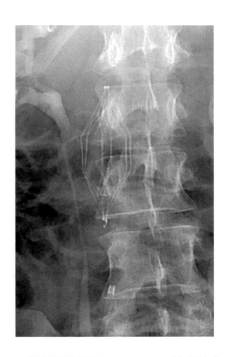

图 S20-3 放射照片显示 Optease IVC 滤器的成功放置

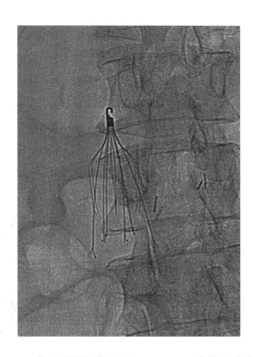

图 S20-4 荧光透视图像显示 Denali IVC 滤器的成功放置

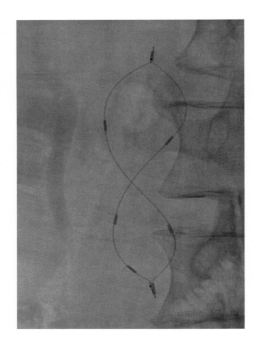

图 S20-5　放射照片显示 Crux IVC 滤器的成功放置

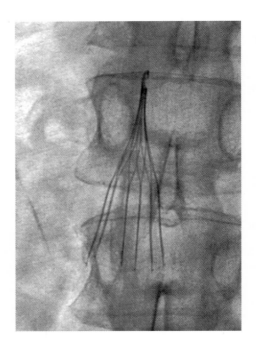

图 S20-6　放射图像显示 Option IVC 滤器的成功放置

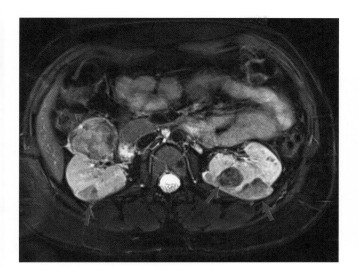

图 S21-1　轴向 T1 抑脂增强图像显示增强区域双肾多发病变和信号丢失（箭头）。**J. Fritz** 医师授权使用

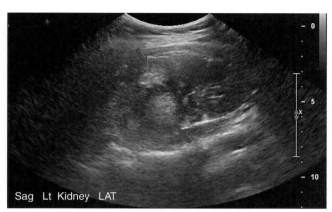

图 S21-2　左肾纵向超声图像显示两个肿块回声（箭头）。**J. Fritz** 医师授权使用

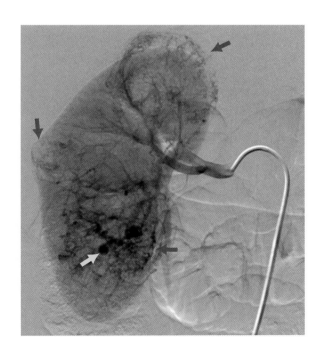

图 S21-3　右肾血管造影显示三个独立的血管病变（红色箭头），伴有小的假性动脉瘤形成（黄色箭头）。**J. Fritz** 医师授权使用

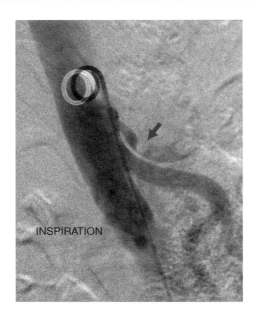

图 S22-1　吸气时腹腔干动脉造影显示腹腔干压缩距其起点约 1 cm（箭头）。**Minhaj S. Khaja** 医师授权使用

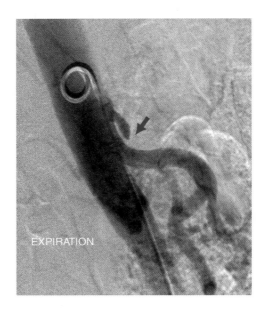

图 S22-2　同一患者在呼气时腹腔干动脉造影显示腹腔干闭塞距其起源约 1 cm（箭头）。**Minhaj S. Khaja** 医师授权使用

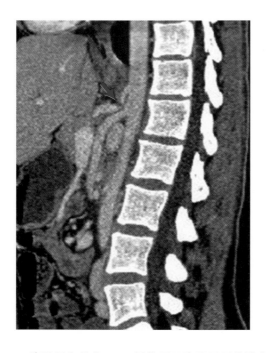

图 S22-3　腹腔干矢状位 CTA 图像显示腹腔干显著狭窄（箭头），伴后方扩张，没有任何动脉粥样硬化斑块的迹象。**Minhaj S. Khaja** 医师授权使用

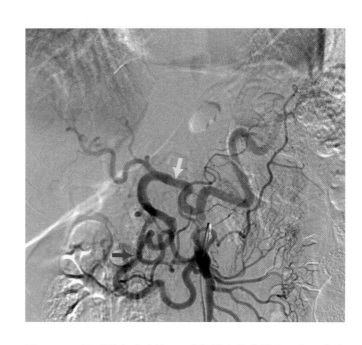

图 S22-4　肠系膜上动脉的 AP 选择性血管造影显示由于腹腔干狭窄，通过胰十二指肠侧支（红色箭头）逆行填充肝动脉（黄色箭头）和腹腔干。**Minhaj S. Khaja** 医师授权使用

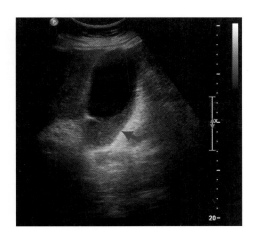

图 S23-1　右上象限的灰阶超声图像显示扩张的胆囊和分层回声（污泥）（箭头）。Minhaj S. Khaja 医师授权使用

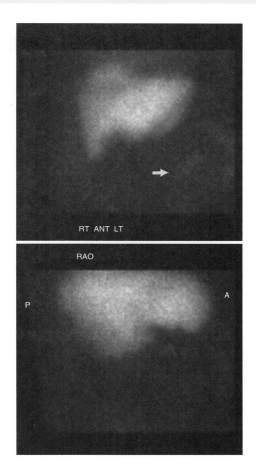

图 S23-2　来自核医学肝胆扫描的平面正面（顶部）和右侧（底部）图像，确认胆囊管阻塞，延迟 4 h 后胆囊内没有放射性示踪剂。实际上，显示是缺乏的（红色箭头）。在肠道内可见放射性示踪剂（黄色箭头）。Minhaj S. Khaja 医师授权使用

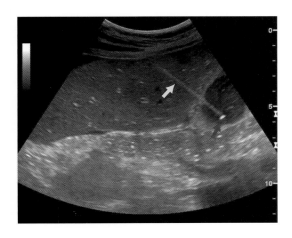

图 S23-3　超声图像在另一位不同患者的干预期间通过经肝途径（黄色箭头）确认胆囊中的针尖（红色箭头）。Minhaj S. Khaja 医师授权使用

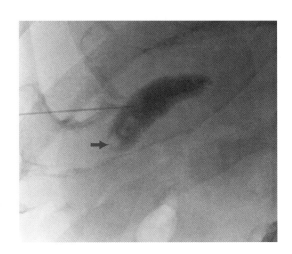

图 S23-4　注射对比剂后的荧光图像，确认胆囊内存在针尖。胆囊内的充盈缺损代表胆结石（箭头）。Minhaj S. Khaja 医师授权使用

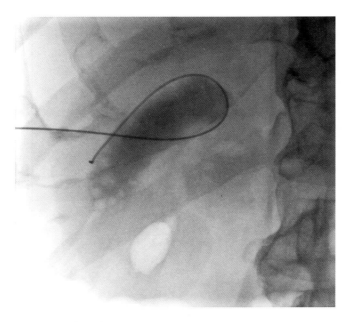 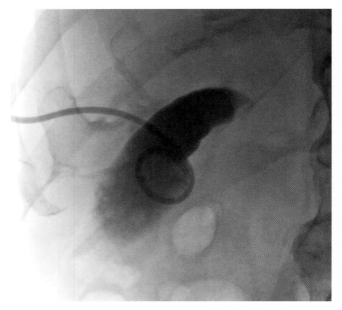

图 S23-5　右上象限的荧光图像，带有描绘胆囊形状的导线。**Minhaj S. Khaja** 医师授权使用

图 S23-6　导管放置后右上象限的荧光图像确认胆囊的位置。再次注意到胆囊内的充盈缺损。**Minhaj S. Khaja** 医师授权使用

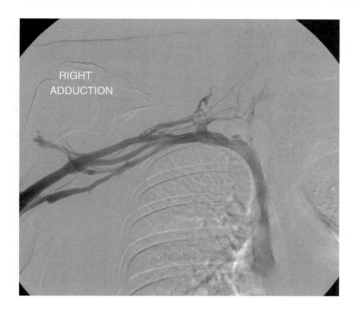

图 S24-1 内收时右上肢的数字减影静脉造影显示锁骨下静脉轻度狭窄以及一些小的静脉侧支延伸至颈部

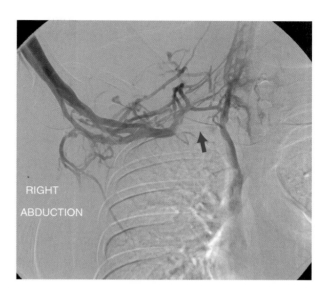

图 S24-2 在外展时右上肢的数字减影静脉造影显示锁骨下静脉闭塞（箭头）和增加向颈部延伸的许多小静脉侧支的填充

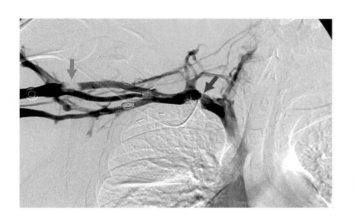

图 S24-3 第一次肋骨切除后右上肢的数字减影静脉造影显示持续的锁骨下静脉狭窄（红色箭头）。存在锁骨下静脉阻塞的并发症——腋静脉内的血栓，其表现为充盈缺损（蓝色箭头）。存在外科引流

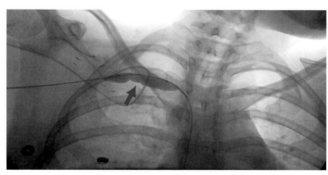

图 S24-4 天然荧光图像显示锁骨下静脉狭窄处球囊血管成形术。在狭窄处可以很好地看到第 1 肋骨切除的位置（箭头）。存在外科引流

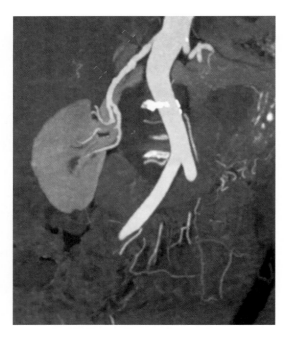

图 S25-1　CTA 曲面多平面重建示右肾动脉中段呈"串珠样"改变，未见狭窄。Alan H. Matsumoto 医师授权使用

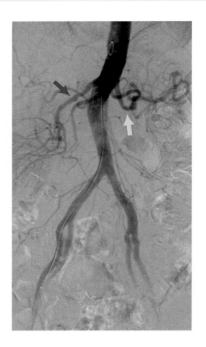

图 S25-2　主动脉造影图像，显示右肾中动脉同样的串珠状外观（红色箭头）。左肾动脉（黄色箭头）外观相似。Alan H. Matsumoto 医师授权使用

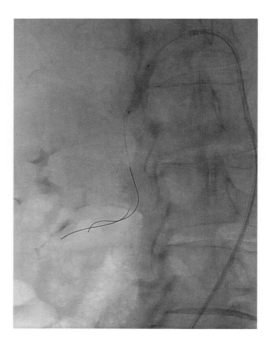

图 S25-3　来自右肾血管造影的原始图像，其中血管成形术球囊就位。Alan H. Matsumoto 医师授权使用

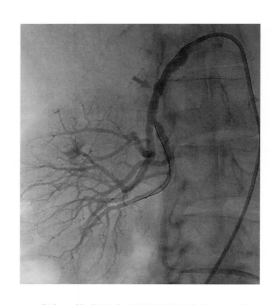

图 S25-4　球囊血管成形术后的原始图像显示右肾动脉改善后的外观（箭头）。Alan H. Matsumoto 医师授权使用

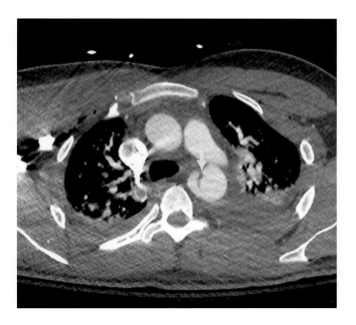

图 S26-1 来自 CTA 的轴向图像显示沿着主动脉弓内侧壁的局灶性不连续（黄色箭头），主动脉弓腔外（红色箭头）及邻近液体形成对比。David M. Williams 医师授权使用

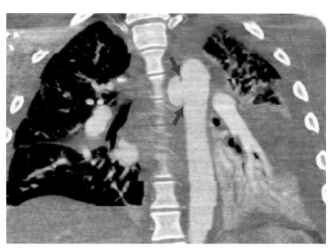

图 S26-2 来自 CTA 的冠状位重建更好地显示假性动脉瘤及其与主动脉壁的锐利边缘（箭头）。David M. Williams 医师授权使用

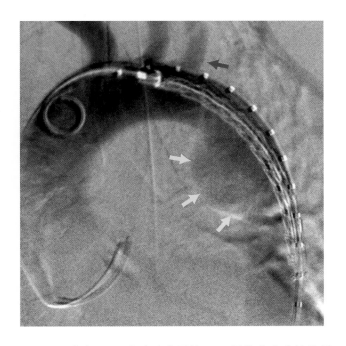

图 S26-3 来自 LAO 主动脉造影的 DSA 图像在内移植物展开之前重新显示假性动脉瘤（黄色箭头）。注意它的起源位于左锁骨下动脉的远端（红色箭头）。David M. Williams 医师授权使用

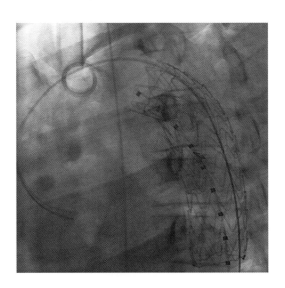

图 S26-4 内移植物展开后 LAO 投影中的原始图像。David M. Williams 医师授权使用

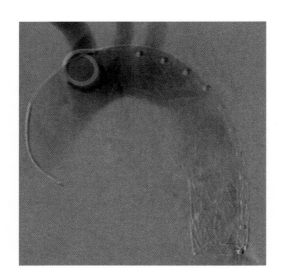

图 S26-5　LAO 主动脉造影术后的 DSA 图像，排除假性动脉瘤。David M. Williams 医师授权使用

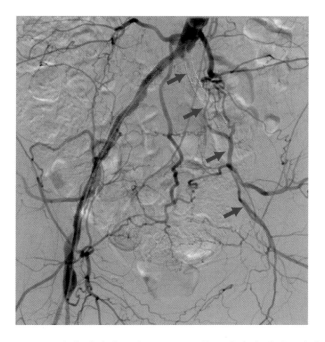

图 S27-1　腹主动脉分叉水平 DSA 图像示吻合主动脉-髂动脉干连接处，左侧髂总动脉干闭塞（箭头）

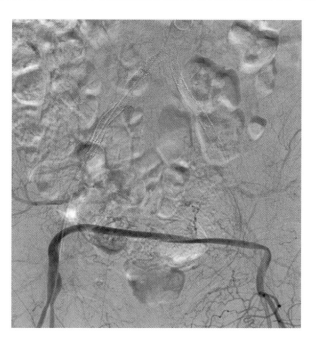

图 S27-2　同上操作的延迟 DSA 显像示血流经股动脉-股动脉旁路移植，双侧股总动脉、近端股浅动脉、股深动脉充盈

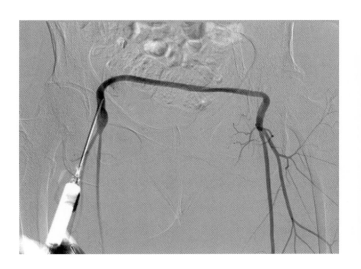

图 S27-3　直接人工移植物注射再次证明经过股动脉-股动脉旁路移植，血流达双侧股总动脉、近端股浅动脉、股深动脉

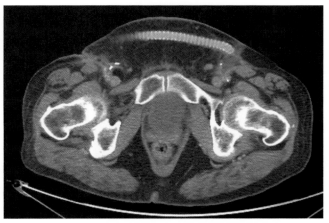

图 S27-4　股骨头水平 CTA 示对比剂填充位于腹部腹侧耻骨下表浅软组织内的股动脉-股动脉旁路移植物管道

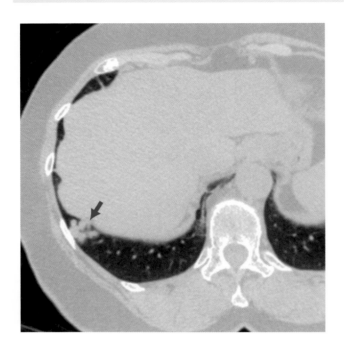

图 S28-1　轴位平扫肺部 CT 肺窗示边缘清晰、匍行病变位于右肺底（红色箭头）。**Bill S. Majdalany** 医师授权使用

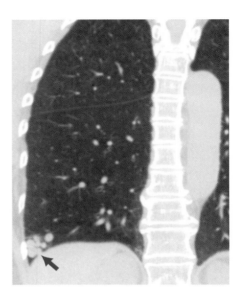

图 S28-2　同一胸部 CT 冠状位肺窗再次显示上述病变，位于右肺底（红色箭头）。**Bill S. Majdalany** 医师授权使用

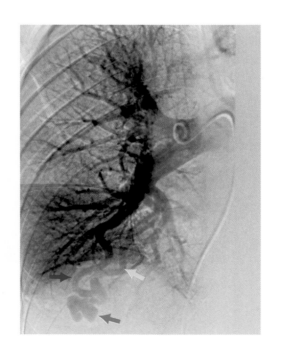

图 S28-3　右肺动脉造影 DSA 图像示迂曲走行的滋养动脉（红色箭头）和引流静脉（黄色箭头）从位于右肺底部中央的动脉瘤病灶（蓝色箭头）发出。**Bill S. Majdalany** 医师授权使用

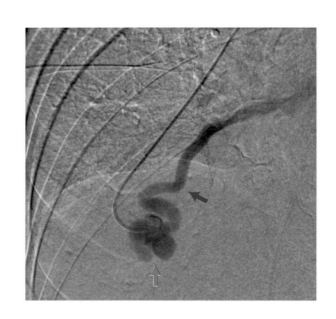

图 S28-4　倒圆锥、病灶选择性 DSA 造影更好地显示病灶结节的中央动脉瘤病灶（蓝色箭头）和引流静脉（红色箭头）。**Bill S. Majdalany** 医师授权使用

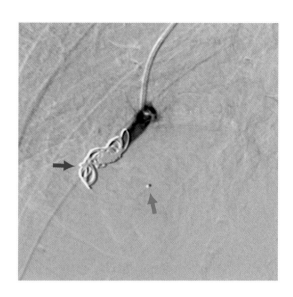

图 S28-5　同一区域栓塞后的 DSA 造影示弹簧圈（红色箭头）放置成功，血管塞（蓝色箭头）内无血流通过病变。Bill S. Majdalany 医师授权使用

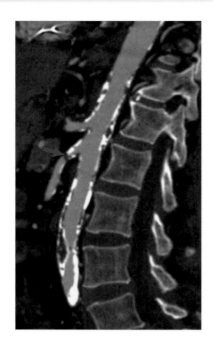

图 S29-1　斜旁矢状位重建 CTA 示肠系膜上动脉起始部高度狭窄（箭头所示）。注意腹主动脉严重的动脉粥样硬化性钙化。**Alan H. Matsumoto** 医师授权使用

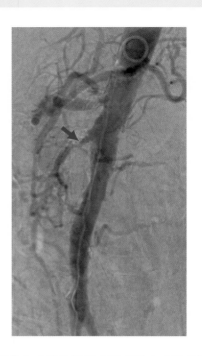

图 S29-2　侧位主动脉造影证实肠系膜上动脉起始部（箭头所示）显著狭窄。**Alan H. Matsumoto** 医师授权使用

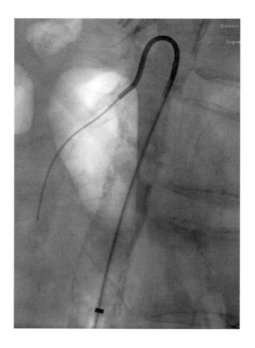

图 S29-3　高度钙化的肠系膜上动脉选择性侧位荧光图像，通过金属丝和反转曲线导管塑形。**Alan H. Matsumoto** 医师授权使用

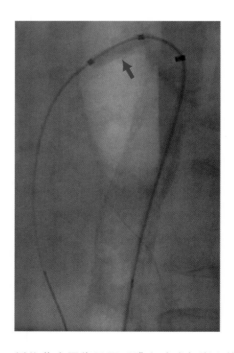

图 S29-4　侧位荧光图像示肠系膜上动脉气囊血管成形术（箭头）。注意鞘已推进。**Alan H. Matsumoto** 医师授权使用

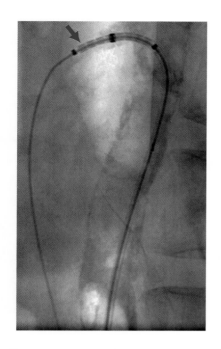

图 S29-5　荧光透视侧位片图像显示支架放置位置（红色箭头）和鞘缩回（黄色箭头）。Alan H. Matsumoto 医师授权使用

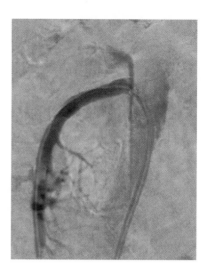

图 S29-6　DSA 图像显示支架置入后 SMA 近端管径的改善情况。Alan H. Matsumoto 医师授权使用

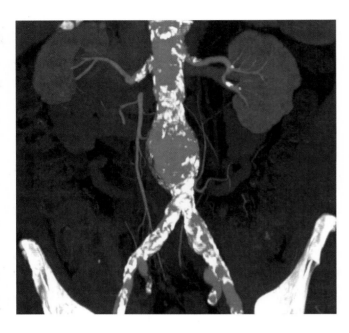

图 S30-1　最大密度投影（MIP）冠状位 CT 重建图像显示肾下腹主动脉梭形动脉瘤。**Klaus D. Hagspiel** 医师授权使用

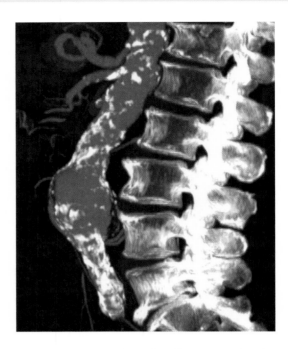

图 S30-2　最大密度投影（MIP）矢状位 CT 重建图像显示肾下腹主动脉梭形动脉瘤。**Klaus D. Hagspiel** 医师授权使用

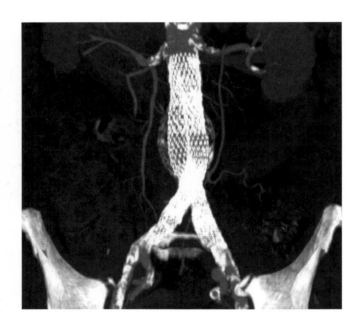

图 S30-3　冠状位 **MIP CT** 重建图显示后内移植物放置不增加动脉瘤囊大小。**Klaus D. Hagspiel** 医师授权使用

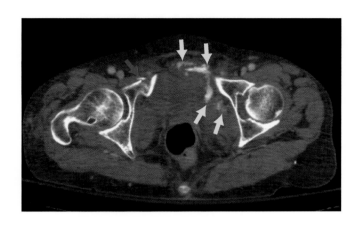

图 S31-1　轴位对比增强 CT 图像显示左耻骨上支附近的对比剂活动性外渗区域（黄色箭头）。还注意到右上耻骨的骨折（红色箭头）

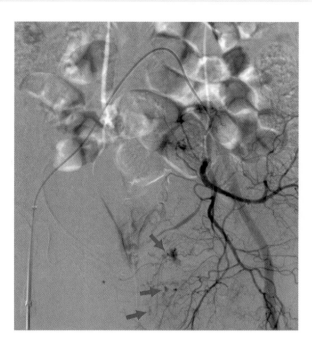

图 S31-2　左髂内血管造影的选择性 DSA 揭示多个点的对比剂活动性外渗和假性动脉瘤形成（箭头）

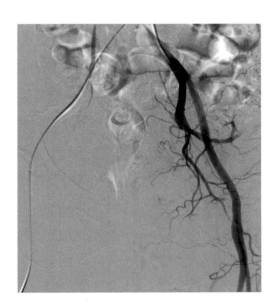

图 S31-3　左髂内血管造影的选择性 DSA Gelfoam 栓塞后的状态；治疗后的动脉表现出修剪过的外观

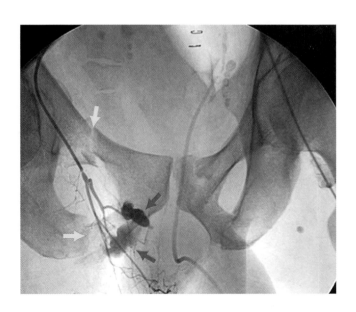

图 S31-4　来自另一名患者右阴部内动脉血管造影的原始图像显示对比剂外渗和假性动脉瘤形成（红色箭头）。耻骨上下支骨折（黄色箭头）

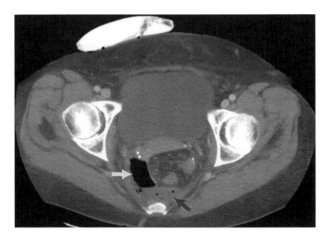

图 S32-1　骨盆内的轴位对比增强 CT 图像显示了一个复杂的液体积聚（红色箭头）和骶前区域的积气（黄色箭头）

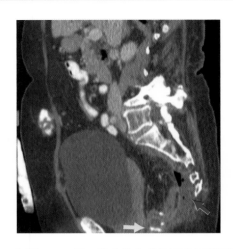

图 S32-2　与图 S32-1 同一检查的矢状位重建图像再次说明了复杂的液体积聚（红色箭头）。最近的骶前切除术（黄色箭头）显示直肠区域的缝合材料

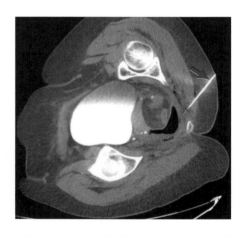

图 S32-3　显示 CT 引导的代表性图像，用 18 号针刺穿骶前液体积聚物（箭头）

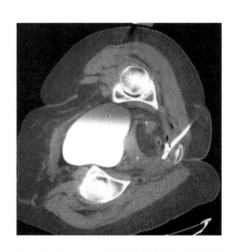

图 S32-4　来自与图 S32-3 相同操作的代表性图像，展示了 14 F 尾纤引流管的位置

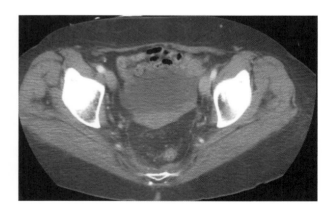

图 S32-5　引流后 2 周的轴位对比增强 CT 图像显示骶前液体积聚较前吸收

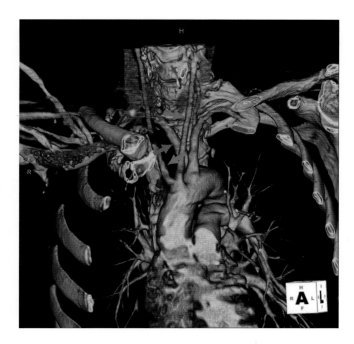

图 S33-1　CTA 容积多平面重建（MPR）显示右锁骨下动脉（红色箭头）由主动脉弓直接发出，其开口位于左锁骨下动脉开口的远端。而双侧颈总动脉共干（绿色箭头），其主干起源于主动脉弓。**Klaus D. Hagspiel** 医师授权使用

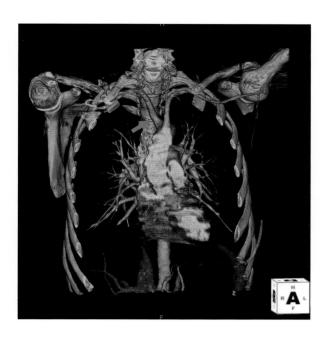

图 S33-2　CTA 容积多平面重建（MPR）显示右锁骨下动脉起源异常（绿色箭头）。后处理去除了颈动脉。**Klaus D. Hagspiel** 医师授权使用

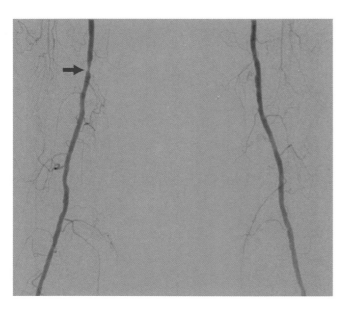

图 S34-1　双下肢 DSA 显示右侧股浅动脉近端可见局灶性、中度到重度的向心性狭窄（红色箭头）。左侧股动脉未见明确显影异常

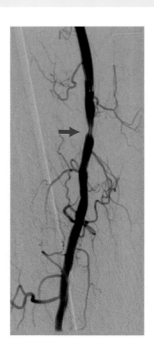

图 S34-2　DSA 图像显示右侧股浅动脉近端可见一较短的中度到重度局灶性狭窄。导丝可穿过狭窄处（箭头）

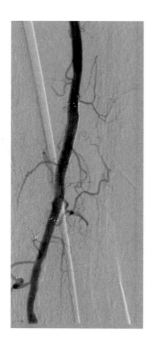

图 S34-3　DSA 图像显示支架置入后狭窄情况和血流灌注明显改善。在球囊血管成形术后，有医源性夹层形成（未留图），因此放置了支架

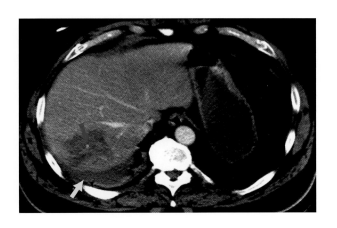

图 S35-1　CTA 延迟期显示肝 S7 段的低密度区，提示肝挫裂伤。病变中心有一个高密度病灶，提示假性动脉瘤（红色箭头）。肝周有少量积液，提示出血（黄色箭头）

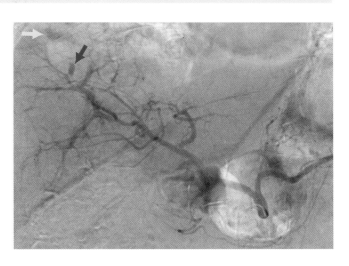

图 S35-2　腹腔 DSA 显示肝段 S7 段可见两处异常。中心异常改变是假性动脉瘤（红色箭头）。在膈肌附近，片状影提示血管破裂后渗出（黄色箭头）

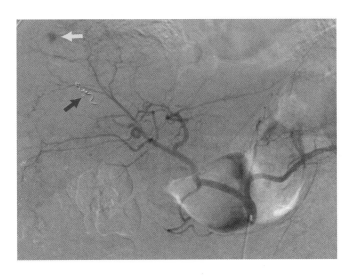

图 S35-3　假性动脉瘤的供血血管被弹簧圈栓塞（红色箭头）。膈肌附近仍有出血（黄色箭头）

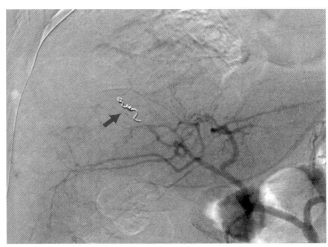

图 S35-4　弹簧圈和凝胶栓塞治疗后，未再见活动性出血

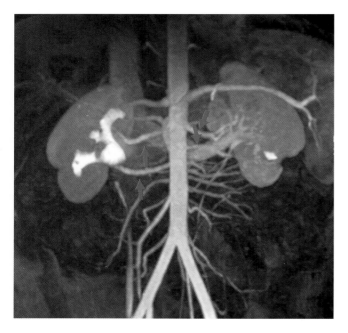

图 S36-1　T1WI（增强后）的冠状位像显示，双肾由肾动脉、多个副肾动脉供血（红色箭头）。由于腰椎动脉分支较多，进一步的肾动脉评估受到干扰。**J. Fritz Angle** 医师授权使用

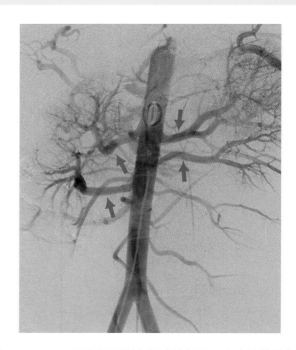

图 S36-2　DSA 图像示双肾由肾动脉及其一支主要的副肾动脉供血（红色箭头）。**J. Fritz Angle** 医师授权使用

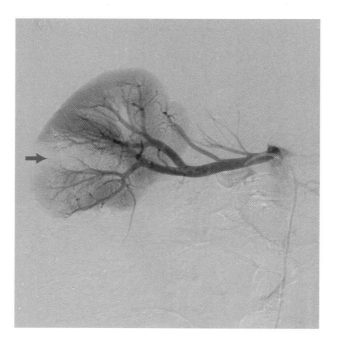

图 S36-3　将导管超选入右上肾动脉进行造影，DSA 图像示只有右上肾显影，没有发现肾动脉纤维肌性发育不良或肾动脉狭窄的表现，这提示右肾存在副肾动脉供血。明显灌注不足的区域显影欠佳（红色箭头）。**J. Fritz Angle** 医师授权使用

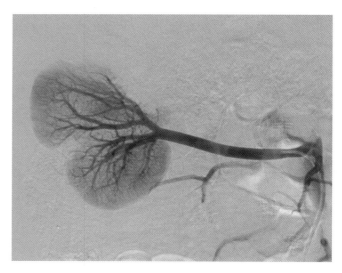

图 S36-4　将导管超选入右下肾动脉进行造影，右下肾显影良好。**J. Fritz Angle** 医师授权使用

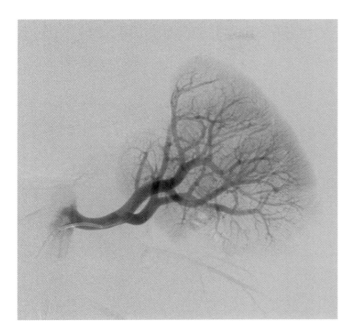

图 S36-5　左肾上极的选择性导管插入术，动脉显示无 FMD 或 RAS 的上极灌注。J. Fritz Angle 医师授权使用

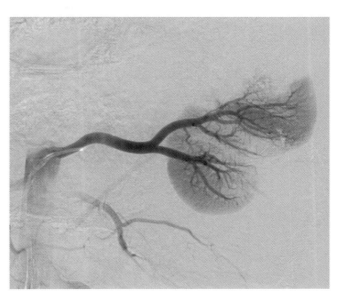

图 S36-6　左肾下极的选择性导管插入术，动脉显示无 FMD 或 RAS 的下极灌注。J. Fritz Angle 医师授权使用

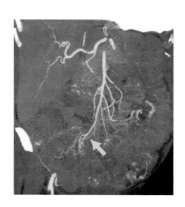

图 S37-1　来自 CTA 的冠状位 3D MIP 显示了 SMA（红色箭头）和早期淤血的 RLQ 静脉（黄色箭头）

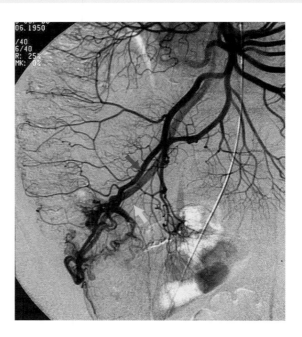

图 S37-2　选择性的 SMA（红色箭头）数字减影血管造影展示了早期引流静脉的典型缠结血管（黄色箭头）。注意到邻近的肠道没有对比剂外渗。J. Fritz Angle 医师授权使用

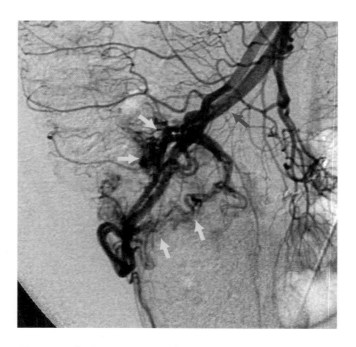

图 S37-3　与图 S37-2 同一患者的放大的延迟相位图像再次显示引流静脉（红色箭头）的典型缠结血管（黄色箭头）。J. Fritz Angle 医师授权使用

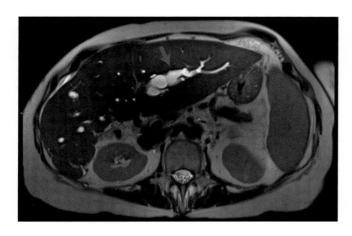

图 S38-1　T2 加权轴位 MR 图像显示扩张的左侧胆管（箭头）。**J. Fritz Angle** 医师授权使用

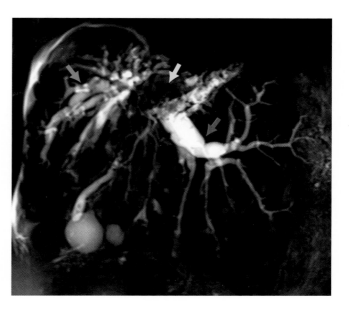

图 S38-2　冠状位磁共振胰胆管造影（MRCP）图像显示严重扩张的左（红色箭头）和右（蓝色箭头）胆管。还注意到一个无信号区，表明中央阻塞的大肿块（黄色箭头）。**J. Fritz Angle** 医师授权使用

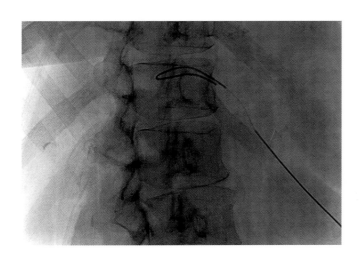

图 S38-3　显示针（箭头）的荧光图像显示外周肝左管和导丝通道。**J. Fritz Angle** 医师授权使用

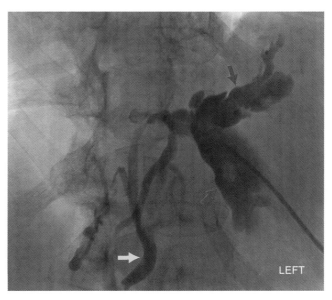

图 S38-4　通过对比不扩张的胆总管（黄色箭头），初始胆管造影显示明显扩张的肝内胆管（红色箭头）。**J. Fritz Angle** 医师授权使用

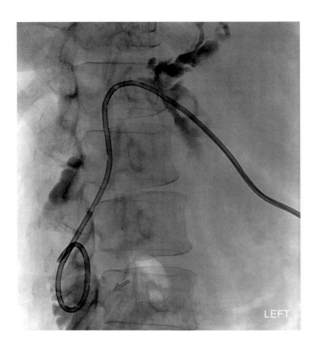

图 S38-5　经皮肝内外胆管引流放置后的荧光成像。确定了对比剂在十二指肠内（箭头）。导管尾部位于十二指肠，有助于引流的适当定位。**J. Fritz Angle** 医师授权使用

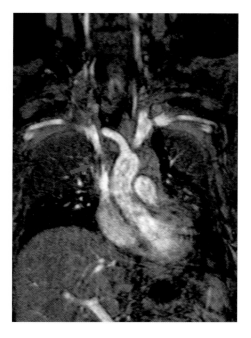

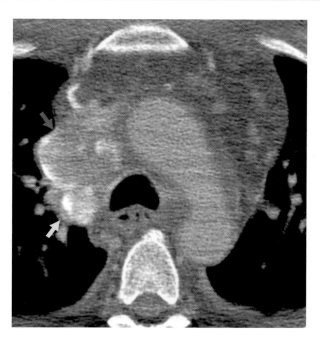

图 S39-1　MRV 冠状位图像显示 SVC 中下段狭窄（红色箭头）。David M. Williams 医师授权使用

图 S39-2　轴向增强 CT 显示不均一的纵隔肿块（红色箭头），导致 SVC 腔内狭窄，但仍有对比剂通过（黄色箭头）。David M. Williams 医师授权使用

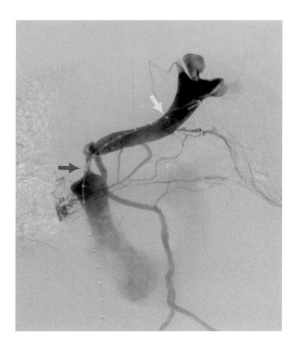

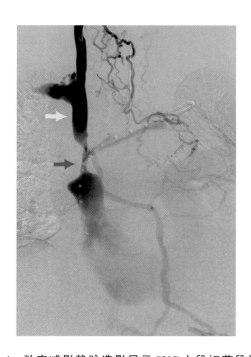

图 S39-3　数字减影静脉造影显示 SVC 上段短节段性周边狭窄（红色箭头）。左无名静脉畅通（黄色箭头）。David M. Williams 医师授权使用

图 S39-4　数字减影静脉造影显示 SVC 上段短节段性周边狭窄（红色箭头）。右无名静脉畅通（黄色箭头）。David M. Williams 医师授权使用

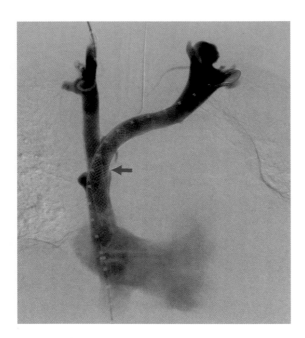

图 S39-5　血管内放置两种支架后的数字减影静脉造影图，两种支架均位于向每条无名静脉延伸的 SVC 内。没有 SVC 狭窄的证据（红色箭头）。David M. Williams 医师授权使用

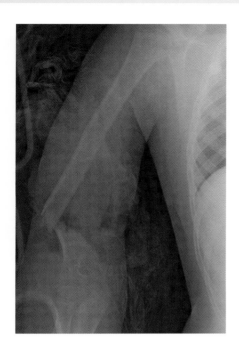

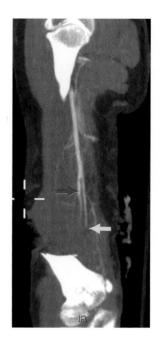

图 S40-1　右肱骨 AP 平片显示粉碎性螺旋状骨折，顶端侧弯，轻度缩短。没有其他病理学骨病的证据。软组织积气符合开放性骨折的表现

图 S40-2　右侧上肢 CTA 冠状位 MIP 显示右侧肱骨粉碎性螺旋状骨折时肱动脉急性闭塞（红色箭头）。右桡动脉有早发分支（黄色箭头），这是一种常见的解剖变异，创伤也容易累及

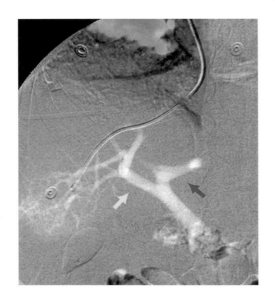

图 S41-1 DSA 图像肝右静脉楔形 CO_2 静脉造影显示左（红色箭头）和右（黄色箭头）门静脉

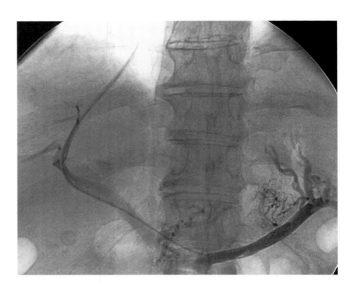

图 S41-2 肝右静脉入路后直接门静脉造影时的原始图像

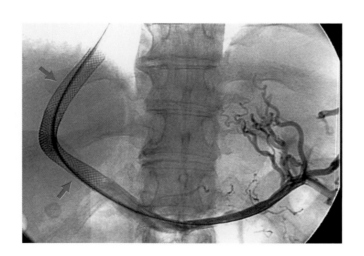

图 S41-3 TIPS 使用网状支架（红色箭头）放置后的门静脉造影原始图像

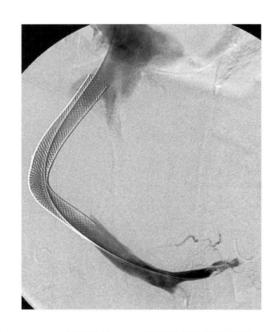

图 S41-4 DSA 图像确认 TIPS 后新放置支架的血流

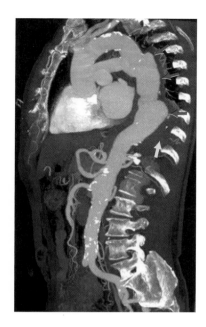

图 S42-1 CTA 造影的 MIP 显示矢状位降主动脉瘤的拐棍糖征（红色箭头），也显示了动脉瘤的附壁血栓（黄色箭头）。Narasimham L. Dasika 医师授权使用

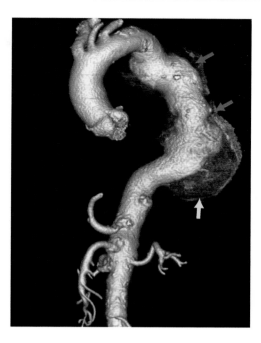

图 S42-2 是图 S42-1 病例的容积重建成像，红色箭头示胸腹主动脉瘤（TAA），黄色箭头示附壁血栓。Narasimham L. Dasika 医师授权使用

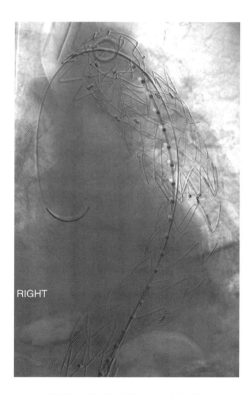

图 S42-3 LAO 投影下的透视图像，示支架置入。Narasimham L. Dasika 医师授权使用

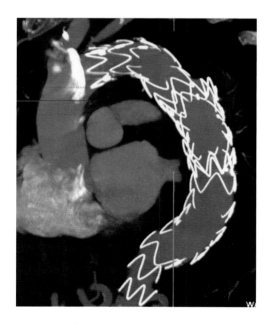

图 S42-4 同一患者的 CTA 随访显示降主动脉的血管修复及有对比剂填充的血管内径变小，没有内漏证据。Narasimham L. Dasika 医师授权使用

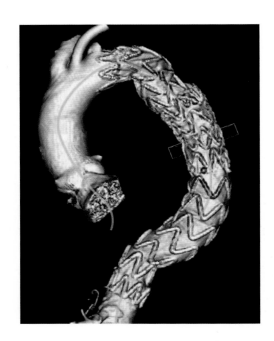

图 S42-5　示图 S42-4 同一时期的容积重建成像。Narasimham L. Dasika 医师授权使用

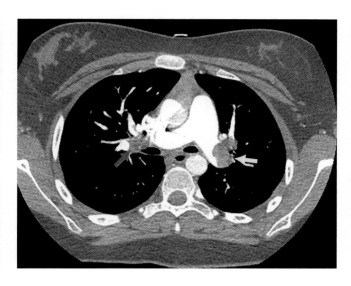

图 S43-1　肺动脉 CTA 的轴位图示右下肺动脉（红色箭头）和左主肺动脉（黄色箭头）内巨大的中心性充盈缺损，符合急性肺栓塞病变。**Wael E. Saad** 医师授权使用

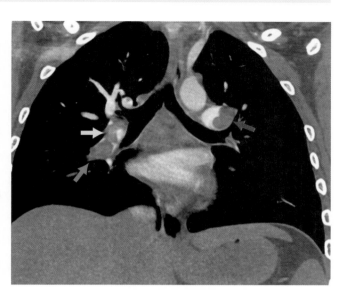

图 S43-2　CTPA 冠状位重建示右肺动脉（黄色箭头）、右侧叶内动脉（蓝色箭头）及左肺动脉（红色箭头）内充盈缺损。**Wael E. Saad** 医师授权使用

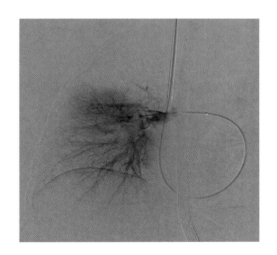

图 S43-3　右肺动脉造影示右肺动脉前支及其分支完全没有灌注，与肺栓塞范围一致。**Wael E. Saad** 医师授权使用

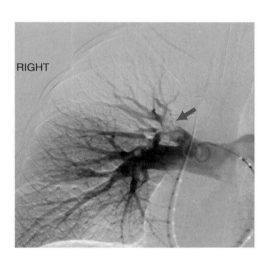

图 S43-4　导管内溶栓后右肺动脉造影显示栓塞血管的部分再通，右肺动脉前支分支内灌注部分被重建，但是仍存在残余充盈缺损，提示栓塞消融不完全。**Wael E. Saad** 医师授权使用

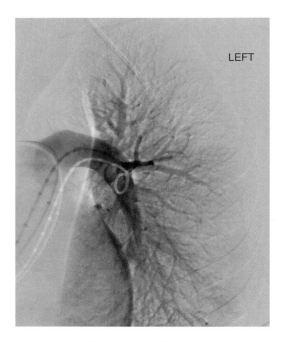

图 S43-5　导管内溶栓后左肺动脉造影示主肺动脉及其分支灌注通畅，未见残余充盈缺损。**Wael E. Saad** 医师授权使用

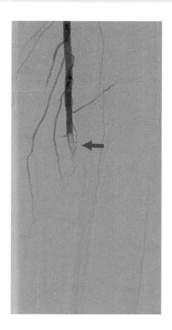

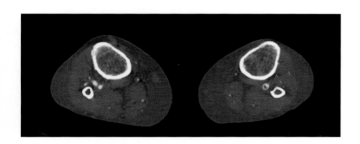

图 S44-1　来自下肢 CTA 的轴向图像显示左腘动脉远端的充盈缺损（红色箭头）。缺损是中心性、低密度、几乎闭塞的

图 S44-2　来自 DSA 的单幅图像显示腘动脉远端闭塞、充盈缺损以及对比剂的突然终止（红色箭头）。该缺损具有半月征，并且腘动脉仅存在很轻的动脉粥样硬化疾病

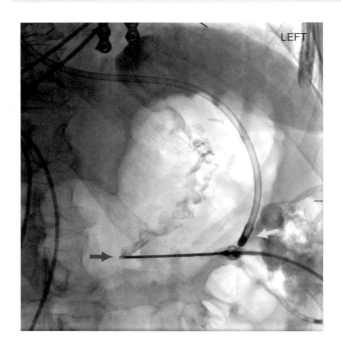

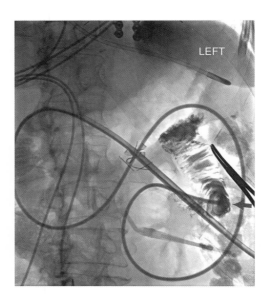

图 S45-1　在经皮胃空肠造口术期间拍摄的透视图像显示胃腔内的针和对比剂的注入,这确认了胃内的放置(红色箭头)。为了胃扩张的目的,在胃中有一个带鼻尖的鼻胃管(黄色箭头)

图 S45-2　在经皮胃空肠造口术后放置的透视图像显示对比剂注入空肠口,确认小肠内的适当位置(箭头)

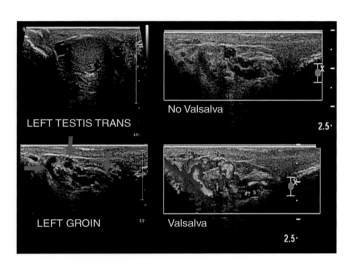

图 S46-1 左阴囊超声。左上：在正常的睾丸周围注意到扩张的消声结构。左下：更好地观察到扩张的蔓状静脉丛或精索静脉曲张（红色箭头）。右上：没有 Valsalva 动作的精索静脉曲张显示彩色多普勒流量最小。右下：带有 Valsalva 动作的精索静脉曲张显示彩色多普勒血流量和大小增加。**C. Matthew Hawkins** 医师授权使用

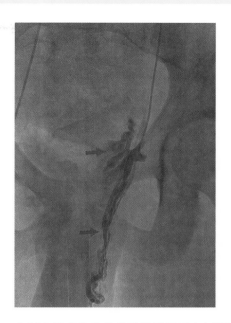

图 S46-2 左侧内精索静脉的静脉造影显示左侧阴囊有扩张的血管缠结，符合精索静脉曲张（红色箭头）。**C. Matthew Hawkins** 医师授权使用

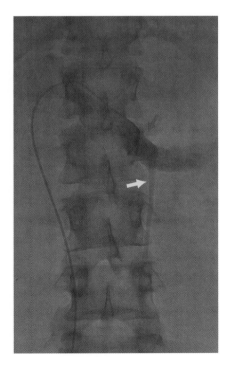

图 S46-3 经左肾静脉导管注射（红色箭头）显示左侧性腺静脉（黄色箭头），是精索静脉曲张栓塞的途径。**C. Matthew Hawkins** 医师授权使用

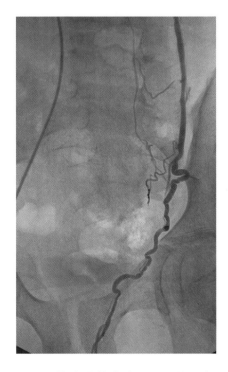

图 S46-4 左性腺静脉的静脉造影显示其扩张和曲折的过程，所有这些必须进行治疗以防止精索静脉曲张复发。**C. Matthew Hawkins** 医师授权使用

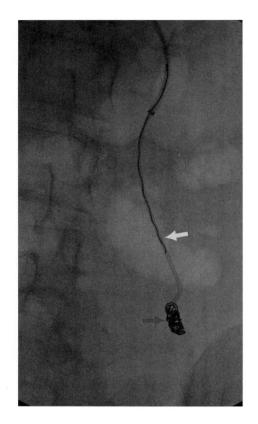

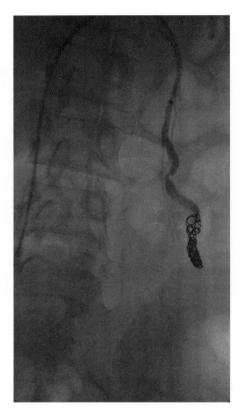

图 S46-5　在较下的硬化疗法（红色箭头）后，左侧性腺静脉用弹簧圈栓塞。在导管内看到未展开的弹簧圈（黄色箭头）。C. Matthew Hawkins 医师授权使用

图 S46-6　部分栓塞和硬化治疗后的静脉造影确认左侧性腺静脉完全闭塞，并且未见先前见过的精索静脉曲张充盈。C. Matthew Hawkins 医师授权使用

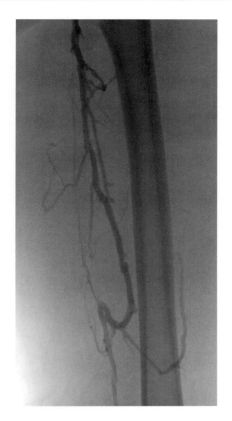

图 S47-1　静脉造影提示左侧股静脉中段内有狭窄、粘连和静脉属支形成。Minhaj S. Khaja 医师授权使用

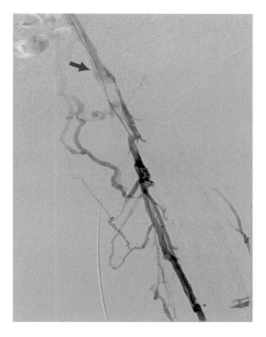

图 S47-2　DSA 示左股静脉上段附壁血栓（红色箭头）、粘连并侧支形成。Minhaj S. Khaja 医师授权使用

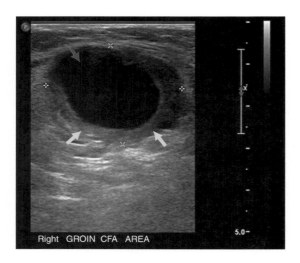

图 S48-1　灰阶超声提示一个无回声的假性动脉瘤（红色箭头），长约 3 cm，血栓边缘呈高回声（黄色箭头）。Minhaj S. Khaja 医师授权使用

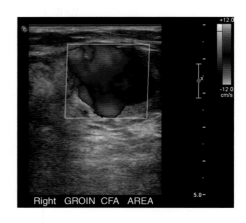

图 S48-2　彩色多普勒超声提示假性动脉瘤内有血供，红蓝信号表明瘤内血流呈双向流动（阴阳征）。Minhaj S. Khaja 医师授权使用

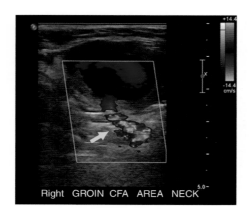

图 S48-3　彩色多普勒超声提示假性动脉瘤的蒂长而窄（箭头）。Minhaj S. Khaja 医师授权使用

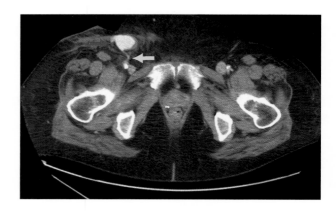

图 S48-4　同一患者骨盆 CTA 提示假性动脉瘤内（红色箭头）和瘤蒂（黄色箭头）均有明显的对比剂填充。Minhaj S. Khaja 医师授权使用

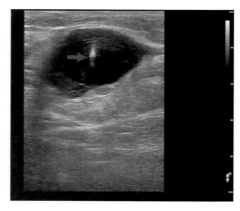

图 S48-5　灰阶超声提示针已插入假性动脉瘤内（箭头）。Minhaj S. Khaja 医师授权使用

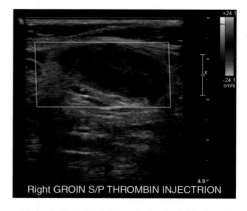

图 S48-6　彩色多普勒超声提示凝血酶注射后血栓形成，血流消失。Minhaj S. Khaja 医师授权使用

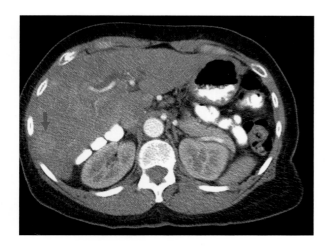

图 S49-1　增强 CT 图像提示化疗栓塞前肝右叶肿块在动脉期有强化（红色箭头）。Bill S. Majdalany 医师授权使用

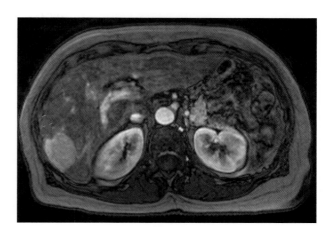

图 S49-2　MR 轴位增强图像提示化疗栓塞前肝右叶肿块在动脉期有强化（红色箭头）。Bill S. Majdalany 医师授权使用

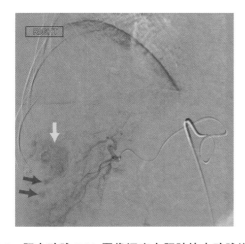

图 S49-3　肝右动脉 DSA 图像证实右肝肿块内动脉增多（黄色箭头）伴相邻的卫星病灶（红色箭头）。Bill S. Majdalany 医师授权使用

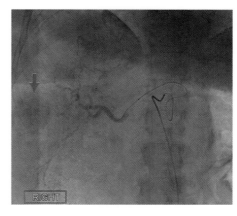

图 S49-4　肝右动脉造影的原始图像能更好地显示肝右叶肿块内丰富的血供（红色箭头）。Bill S. Majdalany 医师授权使用

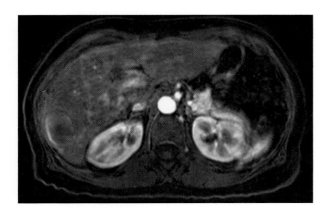

图 S49-5　MR 轴位增强图像提示栓塞治疗后边缘轻度强化（红色箭头）。Bill S. Majdalany 医师授权使用

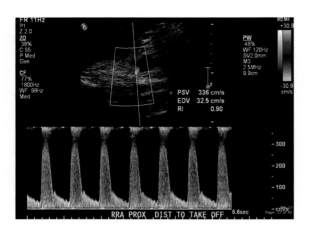

图 S50-1　右肾动脉在彩色和频谱多普勒超声上提示心脏收缩时流速为 336 cm/s，波形有混叠，考虑右肾动脉狭窄

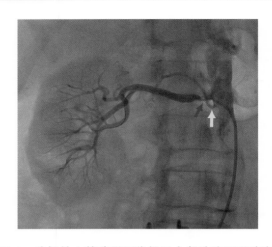

图 S50-2　选择性血管造影图像提示右肾动脉严重狭窄（红色箭头）。值得注意的是右肾动脉的属支供应右肾上极（黄色箭头）

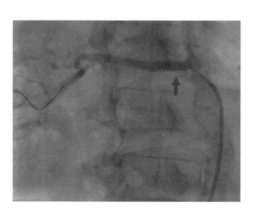

图 S50-3　同一患者球囊血管成形术和支架置入术后的血管造影图像提示残留的小段狭窄处血流恢复（箭头）

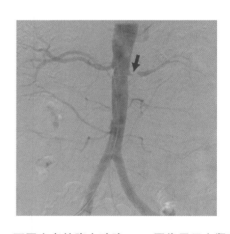

图 S50-4　不同患者的腹主动脉 DSA 图像显示左肾动脉近端严重狭窄（箭头）

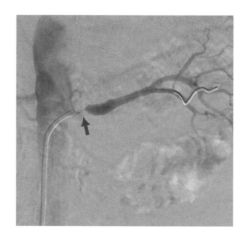

图 S50-5　选择性左肾动脉造影提示在如图 S50-4 同一患者中左肾动脉近端高度狭窄（箭头）

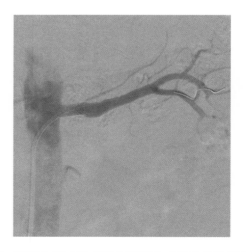

图 S50-6　球囊血管成形术和支架置入术后血管造影提示血流恢复，无狭窄残留

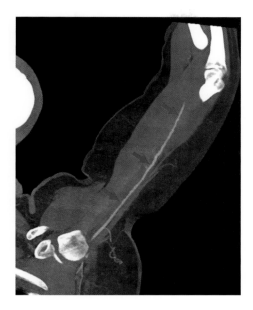

图 S51-1 左上肢冠状位 CT 血管成像显示左侧肱动脉串珠样改变（红色箭头）。**Alan H. Matsumoto** 医师授权使用

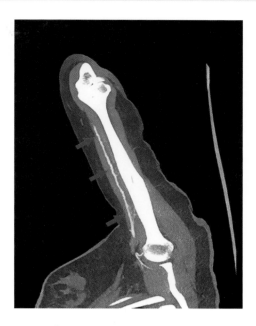

图 S51-2 左上肢矢状位 CT 血管成像显示左侧肱动脉串珠样改变（红色箭头）。**Alan H. Matsumoto** 医师授权使用

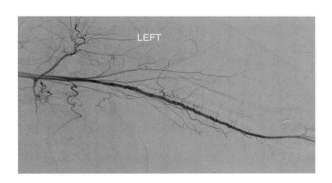

图 S51-3 上图所示病例行左侧肱动脉造影，显示典型纤维肌性发育不良征象，肱动脉呈长段串珠样改变。**Alan H. Matsumoto** 医师授权使用

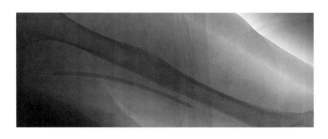

图 S51-4 行左侧肱动脉球囊扩张血管成形术。**Alan H. Matsumoto** 医师授权使用

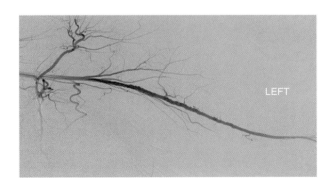

图 S51-5 血管成形术后肱动脉串珠样改变仍然存在，但血管腔狭窄较前明显改善。**Alan H. Matsumoto** 医师授权使用

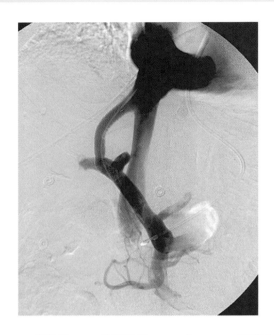

图 **S52-1** 门静脉 DSA 造影显示 TIPS 术 Viatorr 覆膜支架置入后，分流通道开放。**Wael E. Saad** 医师授权使用

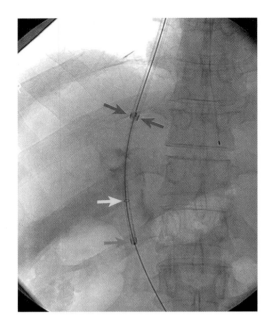

图 **S52-2** TIPS 术中透视图像显示同轴导管系统已送入门静脉系统。血管长鞘前端位于肝右静脉内（红色箭头）。黄色箭头为支架头端，可见金属标记，远端可见支架导管覆盖。支架导管前端位于蓝色箭头处。**Wael E. Saad** 医师授权使用

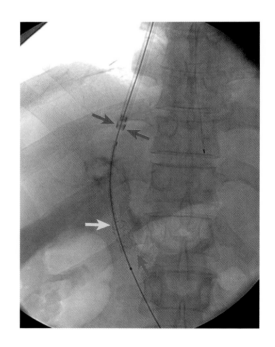

图 **S52-3** TIPS 术中透视摄片，红色箭头为血管鞘前端，位于肝右静脉。蓝色箭头为支架导管前端标记，已退入血管鞘中。黄色箭头为支架覆膜起始部。绿色箭头为支架裸露区。**Wael E. Saad** 医师授权使用

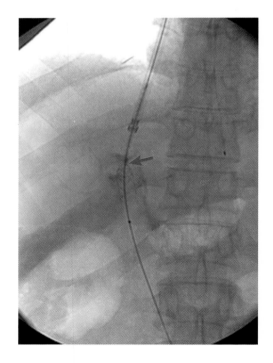

图 **S52-4** 透视图像显示支架回缩至门静脉入口位置。红色箭头表示支架腰部。**Wael E. Saad** 医师授权使用

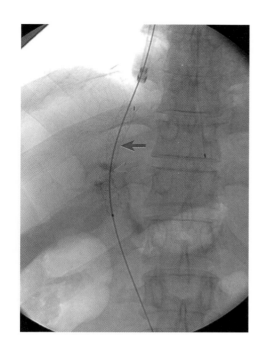

图 S52-5　TIPS 术后透视图像显示支架腰部，入口位于门静脉端（蓝色箭头），出口位于肝静脉（红色箭头）。Wael E. Saad 医师授权使用

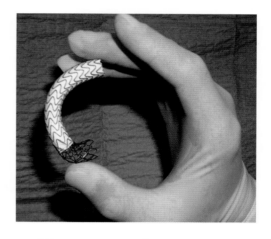

图 S52-6　照片显示 Viatorr 覆膜支架的柔软度。白色部分为覆膜段，成分为聚四氟乙烯，覆膜段将置于肝内分流道内，裸支架段则置于门静脉内。Wael E. Saad 医师授权使用

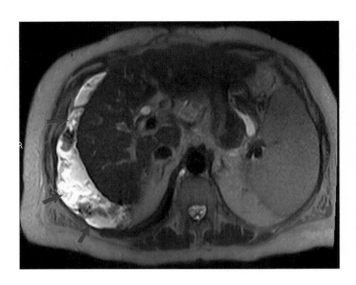

图 S53-1 轴位 T2 加权 MRI 图像示肝萎缩，表面结节状并腹水（箭头）

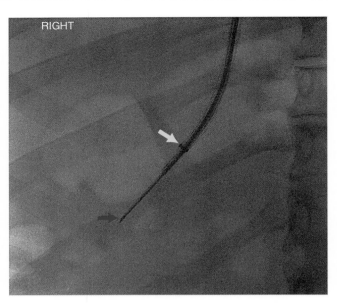

图 S53-2 正位透视像示经右肝静脉内血管鞘（黄色箭头）以组织活检针（红色箭头）行肝活检。右肝静脉造影如图 S53-3 所示

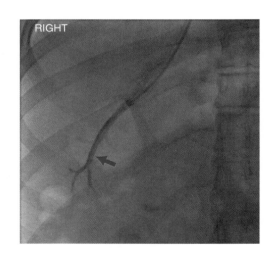

图 S53-3 右肝静脉造影正位透视图，在活检之前造影，以确认导管尖端位于右肝静脉内（箭头）

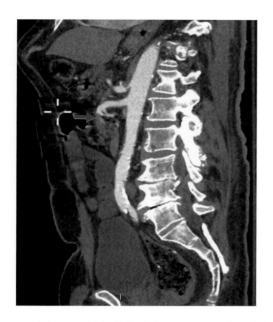

图 S54-1　腹部 CTA 的矢状位重建图显示肠系膜上动脉近端具有杯口状充盈缺损（红色箭头）。肠系膜上动脉远端没有灌注。没有严重的动脉粥样硬化疾病病史以及血栓的形态强烈提示血栓栓塞

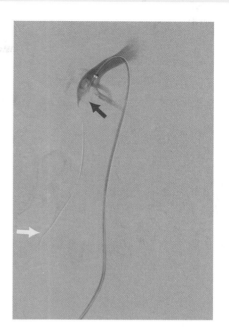

图 S54-2　DSA 侧位片确认肠系膜上动脉近端的闭塞性血栓（红色箭头）。可见近端动脉中的杯口征以及没有动脉粥样硬化性疾病，提示血栓栓塞性疾病。一根 0.035 导丝已经通过软血栓被推送至肠系膜上动脉远端，试图进入血管进行溶栓（黄色箭头）

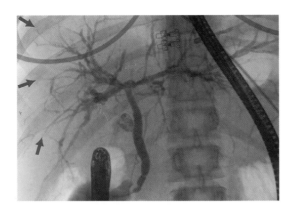

图 S55-1　ERCP 图像显示了肝内外胆管树的特征性"串珠状"改变导致的多发狭窄和扩张（蓝色箭头）。此图像上还出现了"修剪树枝"样表现，可见密度增高影主要在中央管道，在周边小管道里更小（红色箭头）

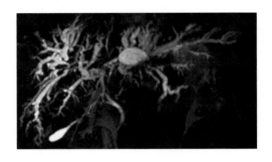

图 S55-2　与图 S55-1 相同的患者的单幅 MRCP 图像也显示累及整个胆管树的弥漫性节段性狭窄和不规则扩张

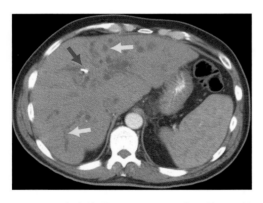

图 S55-3　不同患者的增强 CT 显示肝内胆管弥漫性不规则扩张和狭窄（黄色箭头）。在肝右叶（红色箭头）中可见肝内胆管支架部分显影。肝呈肝硬化改变，伴有尾状叶肥大和肝右后缘凹陷

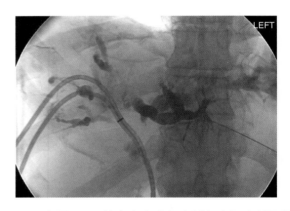

图 S55-4　在图 S55-3 的患者中进行左侧经皮肝穿刺胆管造影。注射对比剂显示左胆管树的扩张和狭窄及周边小胆管分支的"修剪树枝"样改变。可见右侧引流导管

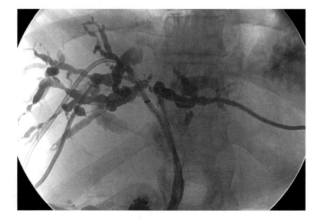

图 S55-5　在放置胆道引流导管后胆管造影图像显示左胆系统压力降低。再次证实右侧胆管狭窄和扩张

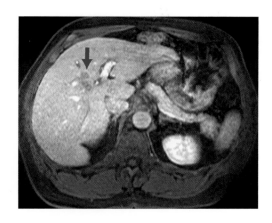

图 S56-1　门静脉期增强 MRI 的轴位图像显示肝右叶肿块呈"快出"改变（红色箭头）

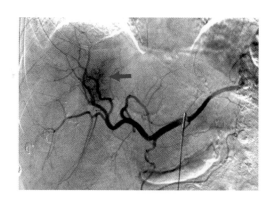

图 S56-2　腹腔动脉造影 DSA 图像显示肝右叶的对比剂染色（红色箭头）

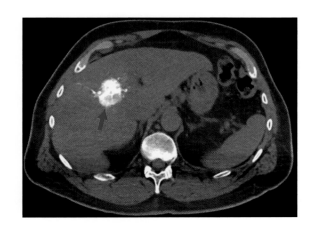

图 S56-3　术中 CT 轴位图像显示在 TACE 术前，置入微导管注入对比剂后肿瘤完全强化（红色箭头）

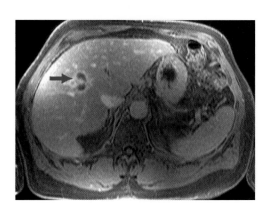

图 S56-4　TACE 术后 1 个月的增强 MRI 的轴位图像显示 TACE 术后肿瘤坏死大于 90%（红色箭头）

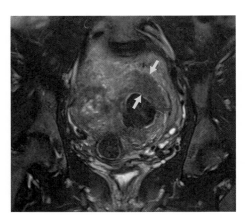

图 S57-1 抑脂冠状位 T2 加权 MR 图像显示子宫内边界清楚的 T2 低信号肌瘤（红色箭头）。另可见结合带不均匀增厚，符合子宫腺肌病改变（在黄色箭头之间）。Alan H. Matsumoto 医师授权使用

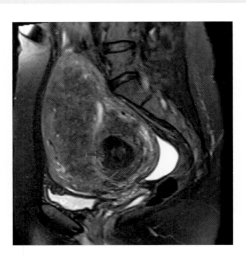

图 S57-2 抑脂矢状位 T2 加权 MR 图像显示子宫内边界清楚的 T2 低信号肌瘤（红色箭头）。Alan H. Matsumoto 医师授权使用

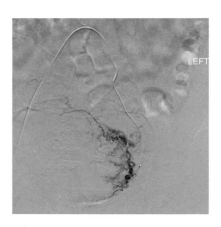

图 S57-3 左侧子宫动脉血管造影 DSA 图像显示栓塞前血管增多和早期实质染色。Alan H. Matsumoto 医师授权使用

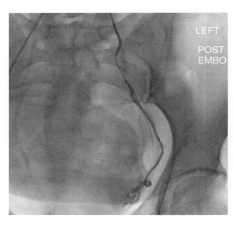

图 S57-4 左侧子宫动脉栓塞后原位造影呈树枝样改变。Alan H. Matsumoto 医师授权使用

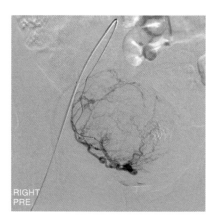

图 S57-5 右侧子宫动脉血管造影 DSA 图像显示栓塞前血管过多和早期实质染色。Alan H. Matsumoto 医师授权使用

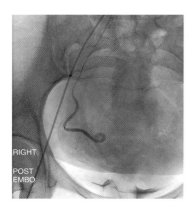

图 S57-6 右侧子宫动脉栓塞后原位造影呈树枝样改变。Alan H. Matsumoto 医师授权使用

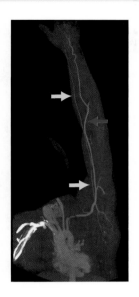

图 S58-1　左上肢 CTA 的 MIP 图像显示桡动脉开口位置极高（黄色箭头），与肱动脉伴行（红色箭头）。Narasimham L. Dasika 医师授权使用

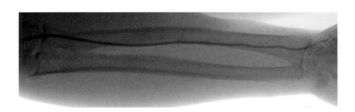

图 S58-2　进行左上肢选择性桡动脉血管造影，确认桡动脉通畅。Narasimham L. Dasika 医师授权使用

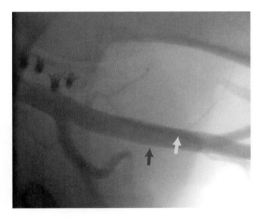

图 S58-3　腋动脉放大的透视图像，导管位于腋动脉近端，可发现一细小的血管（黄色箭头）直接突出于腋动脉（红色箭头）。经进一步检查，确认为桡动脉。Narasimham L. Dasika 医师授权使用

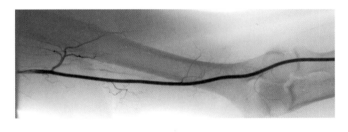

图 S58-4　进行左上肢选择性桡动脉血管造影，显示桡动脉通畅。Narasimham L. Dasika 医师授权使用

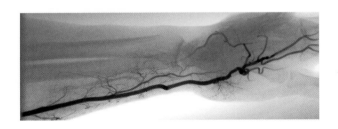

图 S58-5　左上肢血管造影的透视图像，将导管置于肱中动脉，可见尺动脉显影，而桡动脉未显影。Narasimham L. Dasika 医师授权使用

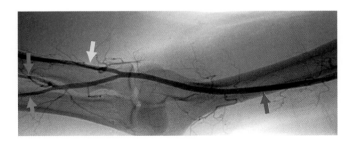

图 S58-6　来自另外一位患者的右上肢血管造影的透视图像，显示肱动脉的主干（红色箭头）发出桡动脉（黄色箭头）、尺动脉（蓝色箭头）和骨间总动脉（绿色箭头）。Narasimham L. Dasika 医师授权使用

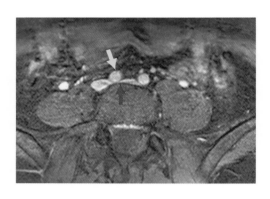

图 S59-1　轴向对比剂增强 T1 图像显示左侧髂总静脉（红色箭头）受右侧髂总动脉后方（黄色箭头）压迫而明显变窄。**David M. Williams** 医师授权使用

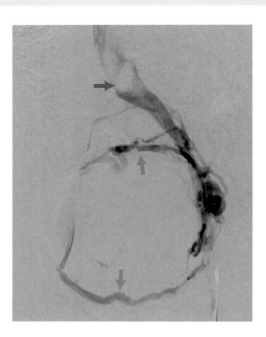

图 S59-2　来自左侧股总静脉造影的 DSA 图像确认左侧髂总动脉闭塞（红色箭头）与跨骨盆侧支（蓝色箭头）。**David M. Williams** 医师授权使用

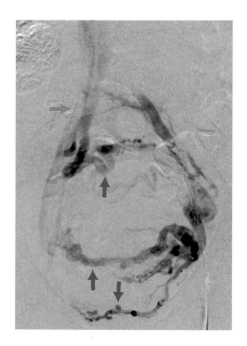

图 S59-3　左侧股总静脉的晚期 DSA 图像显示更多跨骨盆静脉侧支（红色箭头）汇入右侧髂总静脉（蓝色箭头）。**David M. Williams** 医师授权使用

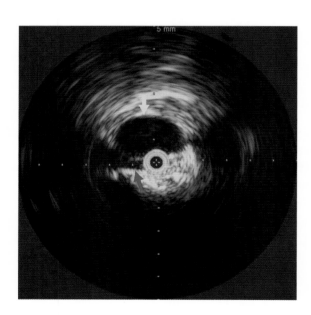

图 S59-4　血管内超声图像再次显示右髂总动脉（黄色箭头）对左髂总静脉（红色箭头）进行压迫。随后的图像显示完全闭塞（未示出）。**David M. Williams** 医师授权使用

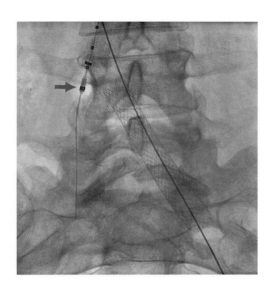

图 S59-5　支架放置后的透视图像，用血管内超声确认位置（红色箭头）。David M. Williams 医师授权使用

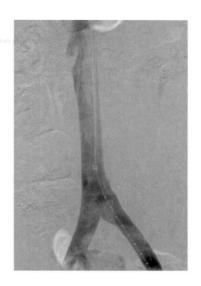

图 S59-6　下腔静脉造影 DSA 图像，显示支架和下腔静脉通畅。David M. Williams 医师授权使用

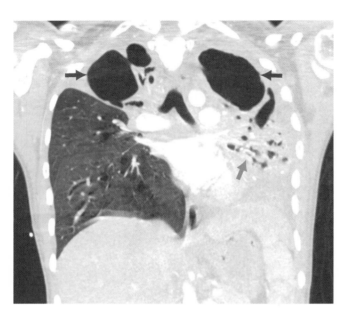

图 S60-1　胸部 CTA 肺窗冠状位重建，显示双侧肺尖空洞（红色箭头）和左侧支气管扩张（蓝色箭头）。Luke R. Wilkins 医师授权使用

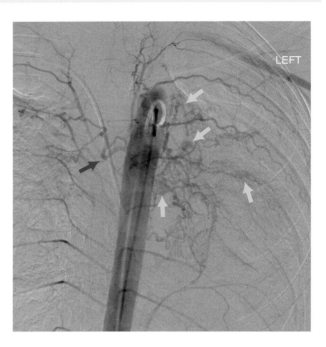

图 S60-2　主动脉造影 DSA 图像显示迂曲和增粗的右支气管动脉（红色箭头），伴左侧异常增多的血管影和实质染色（黄色箭头）。Luke R. Wilkins 医师授权使用

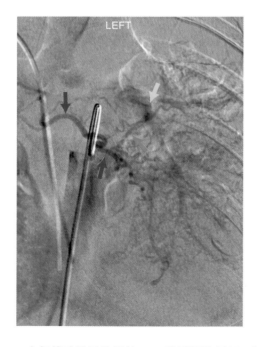

图 S60-3　支气管动脉干选择性 DSA 造影图像显示双侧增粗的支气管动脉（红色箭头），伴早期显影的左肺动脉（黄色箭头）与瘘管连接（蓝色箭头）。Luke R. Wilkins 医师授权使用

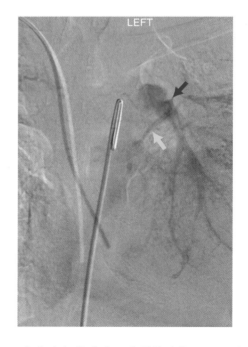

图 S60-4　来自支气管动脉干造影的晚期 DSA 图像再次显示左肺动脉（红色箭头）和瘘管连接（黄色箭头）。Luke R. Wilkins 医师授权使用

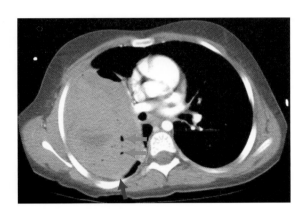

图 S61-1　儿童患者的胸腔 CECT 轴位图像示右侧大量胸腔积液，其内含气体（蓝色箭头）。胸膜强化（红色箭头）

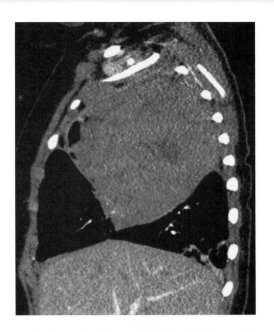

图 S61-2　来自同一患者的 CT 矢状位重建图像示右侧脓胸，其内可见气腔

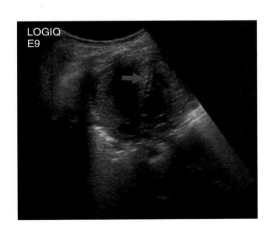

图 S61-3　同一患者的术中超声图像示腔内低等到中等混杂回声液体聚集，符合 CT 上的脓胸。腔内有一条导管穿行（红色箭头）

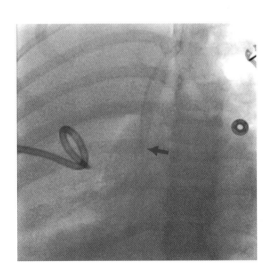

图 S61-4　术后透视图像证实右侧胸腔内成功放置了猪尾引流管，同时可见左侧 PICC 导管（红色箭头）

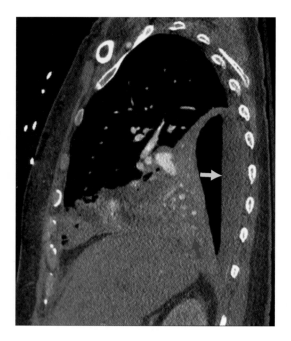

图 S61-5　来自不同患者的胸部对比增强 CT 矢状位重建图像
示强化的胸膜上可见气液平面（黄色箭头），以及提示脓胸的
"胸膜分裂"征。相邻肺不张，增强扫描可见血管影（红色箭
头），这进一步支持脓胸的诊断

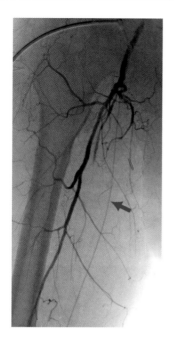

图 S62-1　右下肢血管造影的原始图像示闭塞的右股-腘动脉旁路残端，其中可见一根导丝穿过旁路（红色箭头）。Minhaj S. Khaja 医师授权使用

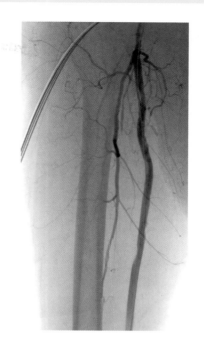

图 S62-2　溶栓 3 天后，右下肢血管造影的原始图像示通过旁路移植血管再通。Minhaj S. Khaja 医师授权使用

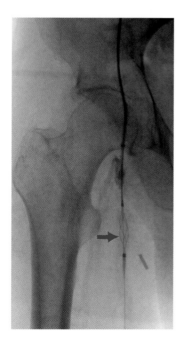

图 S62-3　经皮溶栓装置置入的透视图像（红色箭头）。Minhaj S. Khaja 医师授权使用

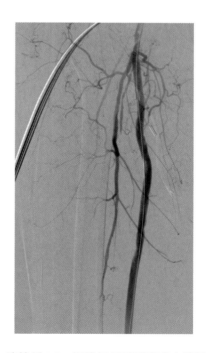

图 S62-4　溶栓后 DSA 图像显示近端旁路血管开放。Minhaj S. Khaja 医师授权使用

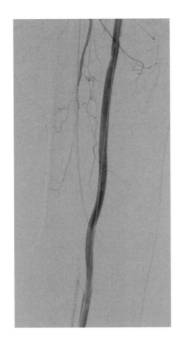

图 S62-5　溶栓后 DSA 图像显示溶栓后中旁路血管血流通畅。
Minhaj S. Khaja 医师授权使用

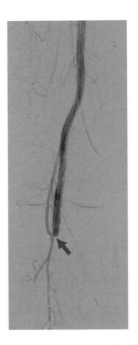

图 S62-6　溶栓后 DSA 图像显示远端旁路及血管吻合通畅
（红色箭头）。Minhaj S. Khaja 医师授权使用

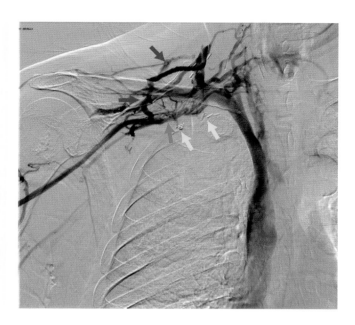

图 S63-1　右上肢静脉造影图像显示胸廓出口综合征患者的右腋静脉和锁骨下静脉的慢性闭塞（蓝色箭头）。有多个侧支（红色箭头），并且在被遮挡的区段中没有真正的充盈缺损。外科夹（黄色箭头）和没有第 1 肋骨表示先前的胸廓出口持续阻塞

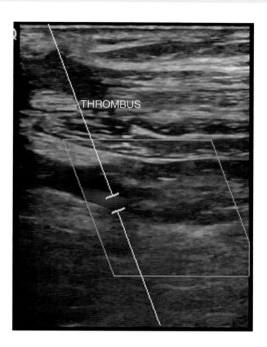

图 S63-2　来自同一患者的右上肢的彩色多普勒超声评估静止图像，显示右腋静脉中的闭塞性慢性血栓

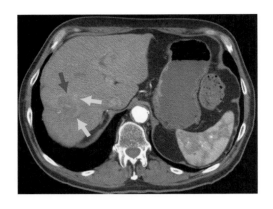

图 S64-1　动脉期轴位 CT 图像显示肝右叶内的低密度（红色箭头）、不均匀强化（黄色箭头）。随后的活组织检查证实了转移性结肠腺癌

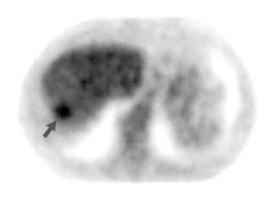

图 S64-2　PET 扫描的轴向图像显示肝右叶的高代谢病变（红色箭头）

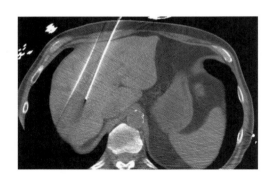

图 S64-3　PET 所识别的病灶的射频消融术中 CT 图像。将两个 RF 电极放置在肿块的上部，并将单个消融针放置在病变的下部

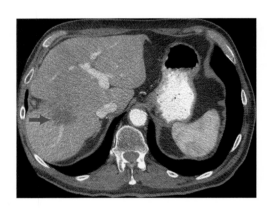

图 S64-4　动脉轴向相位 CT 图像示 2 个月后消融区域低密度（红色箭头），但没有边缘增强或局灶性病变

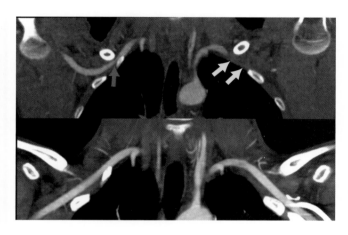

图 S65-1　对比增强的 CTA 最大密度投影，手臂外展过头部（上图）显示胸腔入口处右锁骨下动脉近端高度狭窄（红色箭头）和左锁骨下动脉完全闭塞（黄色箭头）。这些发现在中立位置消退（下方），显示双侧锁骨下动脉通畅。Lucia Flors Blasco 医师授权使用

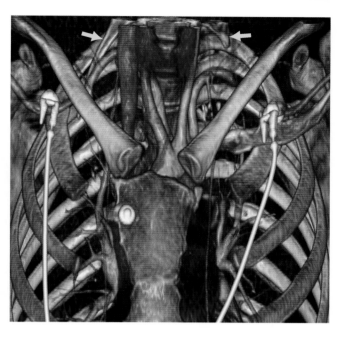

图 S65-2　上述同一患者的对比增强 CTA 的容积重建图显示存在双侧颈肋（箭头）。Lucia Flors Blasco 医师授权使用

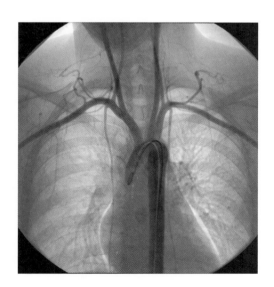

图 S65-3　不同患者的 DSA 图像，双臂外展下双侧锁骨下动脉通畅。J. Fritz Angle 医师授权使用

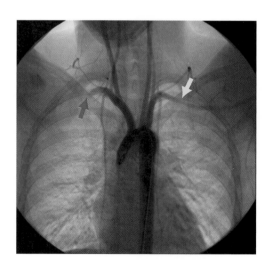

图 S65-4　手臂外展的 DSA 图像（与图 S65-3 相同的患者）显示右锁骨下动脉闭塞（红色箭头）和左锁骨下动脉轻度压迫（黄色箭头）。J. Fritz Angle 医师授权使用

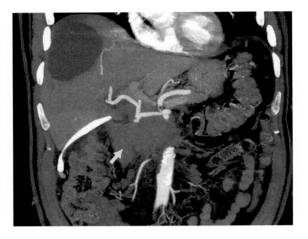

图 S66-1　来自 CTA 的冠状 MIP 图像显示来自 GDA 残端的局灶性假性动脉瘤（红色箭头）。还注意到围绕假性动脉瘤的大的异质血肿（黄色箭头）。Bill S. Majdalany 医师授权使用

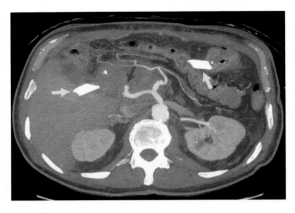

图 S66-2　来自 CTA 的轴向 MIP 图像显示假性动脉瘤（红色箭头）、血肿（蓝色箭头）和手术引流管（黄色箭头）。Bill S. Majdalany 医师授权使用

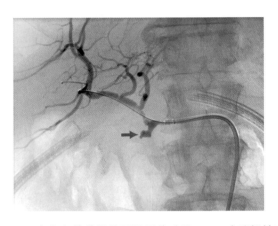

图 S66-3　来自血管造影的原始图像确认 GDA 残端假性动脉瘤（红色箭头）。Bill S. Majdalany 医师授权使用

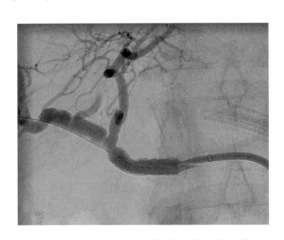

图 S66-4　覆膜支架置入后，血管造影的原始图像不再显示假性动脉瘤。Bill S. Majdalany 医师授权使用

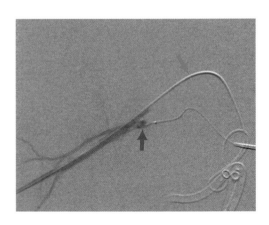

图 S66-5　另一肝右动脉分支受损患者行超选择性 DSA 造影示假性动脉瘤（红色箭头）。经导丝（蓝色箭头）移除胆管引流管以便显示假性动脉瘤。Bill S. Majdalany 医师授权使用

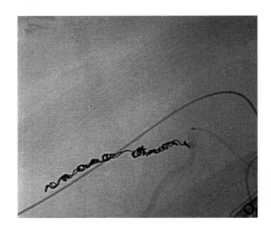

图 S66-6　超选择性肝右动脉分支动脉造影的原始图像（与图 S66-5 相同的患者）显示弹簧圈栓塞后，在损伤的远端和近端均可见展开的弹簧圈。Bill S. Majdalany 医师授权使用

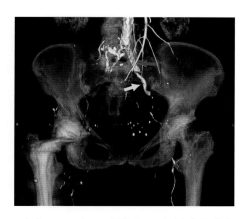

图 S67-1　来自 CTA 的 VR 图像显示右侧髂总动脉、髂外动脉和髂内动脉的闭塞。左侧髂总动脉（红色箭头）和髂内动脉（黄色箭头）通畅。左侧髂外动脉也被阻塞。Minhaj S. Khaja 医师授权使用

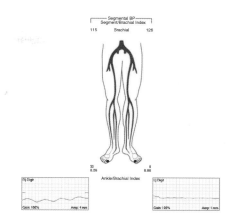

图 S67-2　下肢 ABI，左下肢没有血流，干预前右下肢严重肢体缺血。Minhaj S. Khaja 医师授权使用

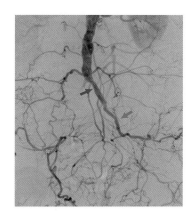

图 S67-3　主动脉造影的斜位 DSA 图像，确认与图 S67-1 相同的血管闭塞。左侧髂总动脉（红色箭头）和髂内动脉（蓝色箭头）通畅。可见多发侧支血管。Minhaj S. Khaja 医师授权使用

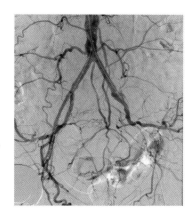

图 S67-4　血管成形术和溶栓后主动脉造影的 DSA 图像显示右侧髂总动脉、髂外动脉和髂内动脉内的血流重建。Minhaj S. Khaja 医师授权使用

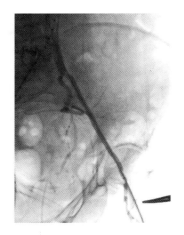

图 S67-5　血管成形术和溶栓后主动脉造影的原始图像显示左髂外动脉内的血流重建。Minhaj S. Khaja 医师授权使用

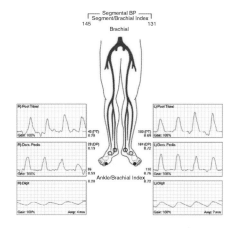

图 S67-6　干预后 1 天下肢 ABI，左下肢 ABI 显著改善，从 0 到 0.72。Minhaj S. Khaja 医师授权使用

433

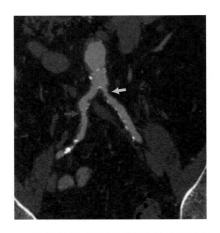

图 S68-1　CTA 冠状位重建显示双侧髂总动脉狭窄，左侧狭窄程度（黄色箭头）大于右侧（红色箭头）。Saher S. Sabri 医师授权使用

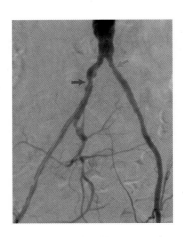

图 S68-2　来自盆腔主动脉造影的 DSA 图像证实双侧髂总动脉狭窄，左侧狭窄程度（蓝色箭头）大于右侧（红色箭头）。Saher S. Sabri 医师授权使用

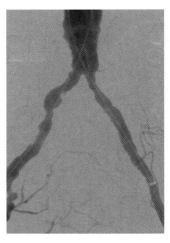

图 S68-3　经双侧股动脉鞘行盆腔血管造影，示支架置入前导丝交叉到位。Saher S. Sabri 医师授权使用

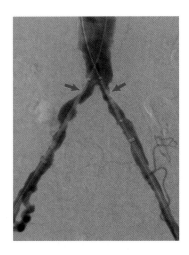

图 S68-4　经双侧股动脉鞘行盆腔血管造影，示支架在展开前到位（红色箭头）。Saher S. Sabri 医师授权使用

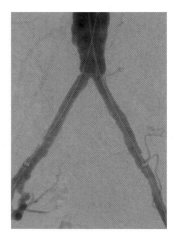

图 S68-5　经双侧股动脉鞘行盆腔血管造影，示对吻支架置入术后髂总动脉血流改善。Saher S. Sabri 医师授权使用

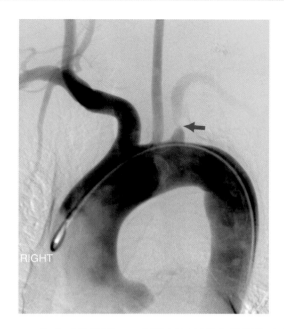

图 S69-1 胸主动脉造影 DSA 图像显示近端左锁骨下动脉的局灶性高度狭窄（红色箭头），远端显影不良。Wael E. Saad 医师授权使用

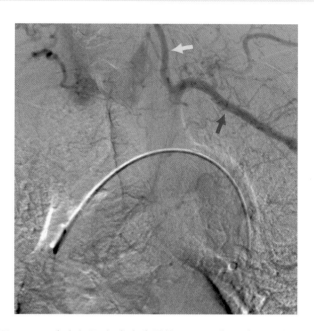

图 S69-2 来自相同主动脉造影的 DSA 图像，造影后期，左锁骨下动脉（红色箭头）通过左椎动脉（黄色箭头）逆流显影。Wael E. Saad 医师授权使用

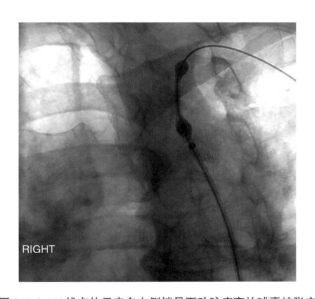

图 S69-3 X 线点片示来自左侧锁骨下动脉病变的球囊扩张支架展开。Wael E. Saad 医师授权使用

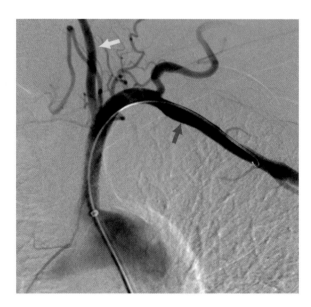

图 S69-4 支架展开后的 DSA 图像显示左锁骨下动脉（红色箭头）和椎动脉（黄色箭头）充盈良好。Wael E. Saad 医师授权使用

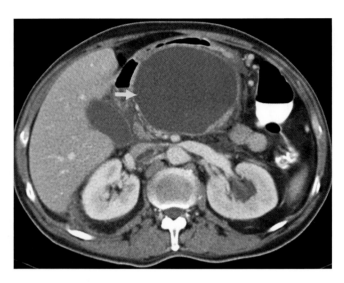

图 S70-1　轴向 CECT 图像显示胃后部见一大的胰腺假性囊肿（黄色箭头）

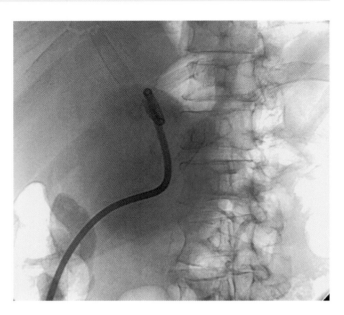

图 S70-2　X 线点透视图像确认猪尾导管位于胰腺假性囊肿内

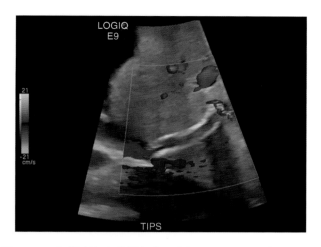

图 S71-1　肝的彩色多普勒超声图像提示 TIPS 支架内无血流

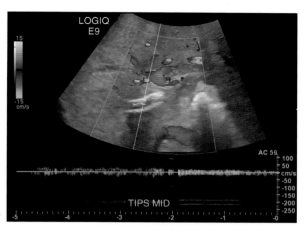

图 S71-2　彩色多普勒和频谱超声提示 TIPS 支架内血流极少

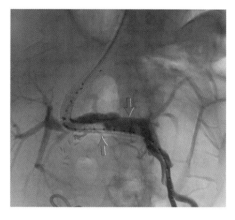

图 S71-3　TIPS 再通术后原始图像显示门静脉末端的血流（由裸金属支架延长）（红色箭头）。然而，支架的其余部分没有血流（蓝色箭头）。**Minhaj S. Khaja** 医师授权使用

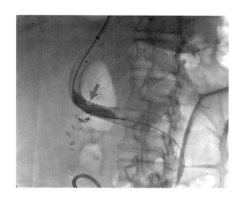

图 S71-4　TIPS 支架再通溶栓后（未示）显示球囊扩张术中残留的小血栓（红色箭头）。**Minhaj S. Khaja** 医师授权使用

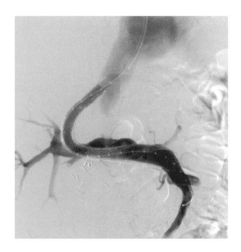

图 S71-5　TIPS 再通术后 DSA 图像显示药物机械溶栓和球囊扩张术后门静脉通畅。**Minhaj S. Khaja** 医师授权使用

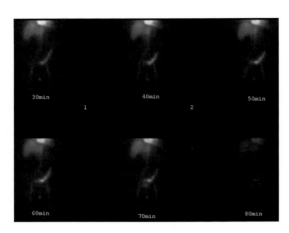

图 S72-1 ^{99m}Tc 标记的红细胞扫描显示放射性核素在左下腹（降结肠或乙状结肠的活动性出血部位）聚集

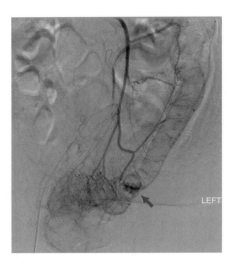

图 S72-2 选择性肠系膜下动脉血管造影的 DSA 图像显示肠系膜下动脉的乙状结肠分支（红色箭头）有活动性对比剂外渗

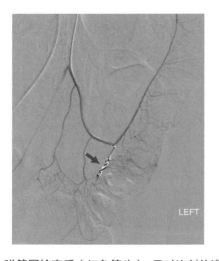

图 S72-3 弹簧圈栓塞后（红色箭头），无对比剂外渗征象

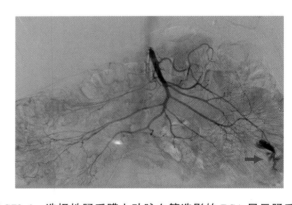

图 S72-4 选择性肠系膜上动脉血管造影的 DSA 显示肠系膜上动脉的空肠支（红色箭头）有活动性对比剂外渗

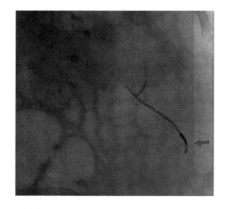

图 S72-5 弹簧圈栓塞后选择性肠系膜下动脉血管造影的透视图像（红色箭头）

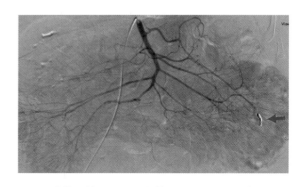

图 S72-6 弹簧圈栓塞后（红色箭头），无对比剂外渗征象

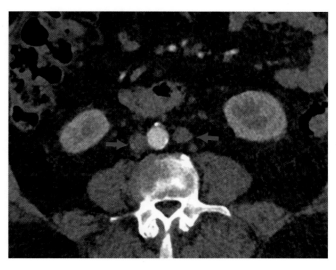

图 S73-1　腹部 CT 增强的横断位图像显示左、右下腔静脉无强化（箭头）。Lucia Flors Blasco 医师授权使用

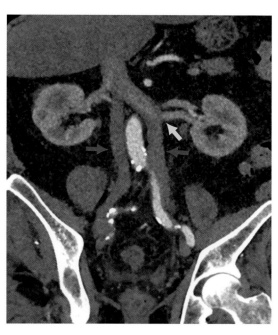

图 S73-2　同一患者的 CT 冠状位图像显示双腔静脉（红色箭头），左肾静脉引流至左腔静脉（黄色箭头）。Lucia Flors Blasco 医师授权使用

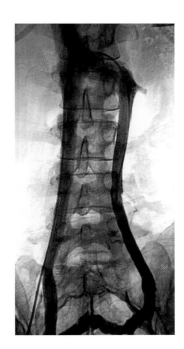

图 S73-3　不同患者的 DSA 图像显示重复下腔静脉

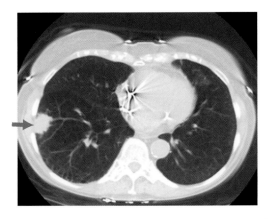

图 S74-1　胸部增强 **CT** 显示右肺下叶外周长径 **2.5 cm** 的肺结节（红色箭头）。肺内可见明显气肿样改变。还可见心脏起搏器导线，提示心脏病。**Bill S. Majdalany** 医师授权使用

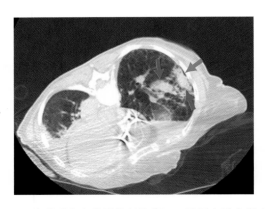

图 S74-2　消融后患者俯卧位的胸部 **CT** 显示右肺有微小气胸（蓝色箭头）和磨玻璃影（红色箭头），代表杀伤区边缘。**Bill S. Majdalany** 医师授权使用

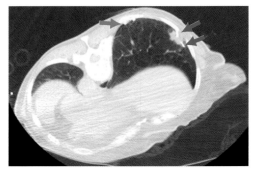

图 S74-3　放置冷冻消融探头后的轴向 **CT** 图像（红色箭头）。注意胸膜后间隙的胸管（蓝色箭头），在将探针置入周围性肿瘤期间，放置胸管以维持肺膨胀。**Bill S. Majdalany** 医师授权使用

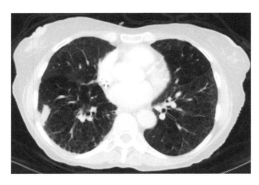

图 S74-4　**12** 个月后的轴位 **CT** 图像显示消融区消退，表明治疗成功。**Bill S. Majdalany** 医师授权使用

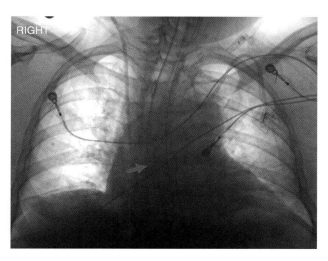

图 S75-1　胸部 X 线片显示食管支架位于中线（红色箭头）。多种生命支持设备在位

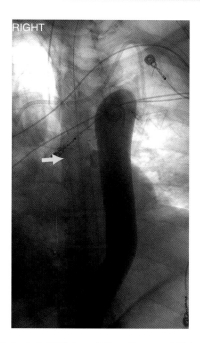

图 S75-2　胸主动脉造影显示食管支架近端（黄色箭头）旁的胸降主动脉假性动脉瘤（红色箭头）

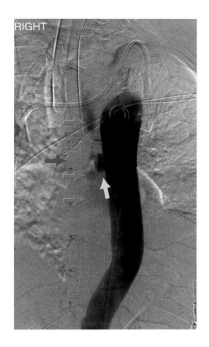

图 S75-3　胸降主动脉后段 DSA 图像示靠近食管支架近端（红色箭头）的胸降主动脉假性动脉瘤（黄色箭头），食管内可见对比剂（蓝色箭头）

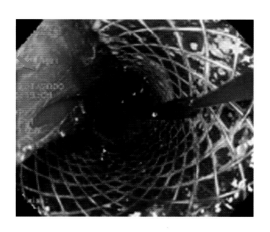

图 S75-4　内镜图像显示食管支架近端食管内的血流和血栓（蓝色箭头）

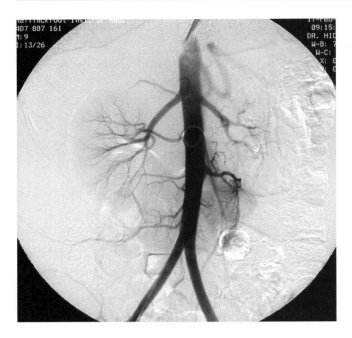

图 S76-1　主动脉造影显示肾异常旋转，朝内并在下端融合

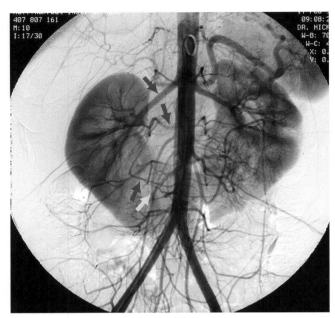

图 S76-2　主动脉延迟造影显示至少三条肾右动脉（红色箭头）、一条肾左动脉和至少一条动脉供应峡部（黄色箭头）

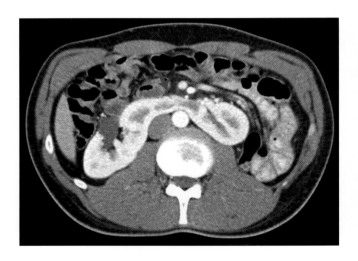

图 S76-3　另一位患者的 CT 图像显示了马蹄肾的典型外观，肾实质（箭头）或纤维性峡部穿过中线并在下端融合

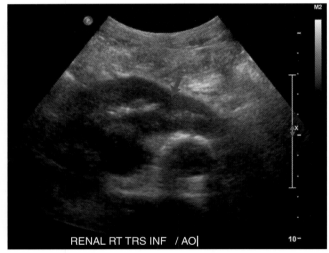

图 S76-4　肾超声图像显示中线峡部（箭头）

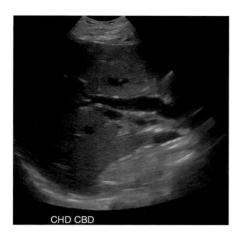

图 S77-1　肝的灰阶超声图像显示扩张的胆总管（红色箭头）和肝内胆管。James Shields 医师授权使用

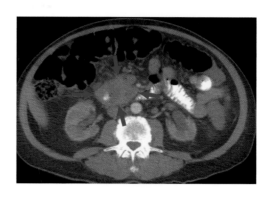

图 S77-2　腹部增强 CT 图像显示胰头内有密度不均肿块（红色箭头），并延伸至胰十二指肠沟。James Shields 医师授权使用

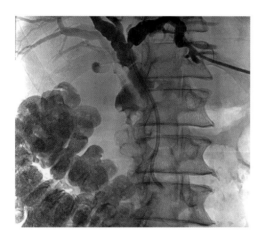

图 S77-3　胆管引流管置入术近结束时的胆管透视图示，胆总管远端梗阻，胆总管中段水平突然截断（红色箭头），伴中度上游胆管扩张。James Shields 医师授权使用

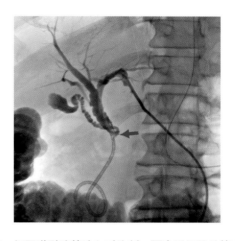

图 S77-4　经胆道引流管注入对比剂，再次显示胆总管中段骤停（红色箭头），远端胆总管不显影提示梗阻。肝内胆管扩张在放置 PTC 后相比图 S77-3 明显改善。James Shields 医师授权使用

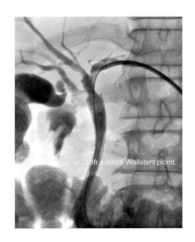

图 S77-5　透视图像示胆总管内 Wallstent 置入术后，对比剂可通过支架。James Shields 医师授权使用

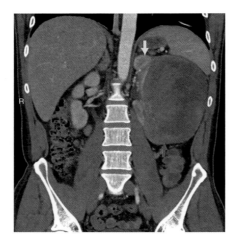

图 S78-1　CECT 冠状位重建示左侧大肾细胞癌（红色箭头），呈不均匀强化，内可见出血，压迫邻近正常肾实质（黄色箭头）。Luke R. Wilkins 医师授权使用

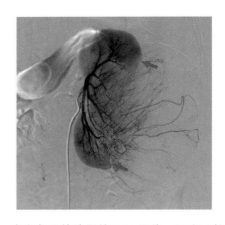

图 S78-2　来自肾血管造影的 DSA 图像，证实无数肿瘤新生动脉延伸至左肾肿块病变内。肾细胞癌出血时，正常肾实质（红色箭头）变形。Luke R. Wilkins 医师授权使用

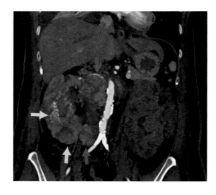

图 S78-3　不同患者 CTA 冠状位重建，示一不均匀强化的右肾巨大肿块（黄色箭头），突出于肾轮廓（红色箭头）。Luke R. Wilkins 医师授权使用

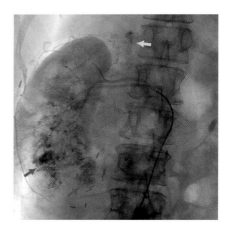

图 S78-4　肾血管造影原始图像（与图 S78-3 同一患者）显示右肾下极实质染色及扭曲变形（红色箭头）。另外值得注意的是肾轮廓之外的肿瘤染色（黄色箭头）。Luke R. Wilkins 医师授权使用

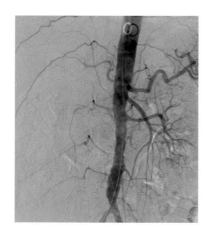

图 S78-5　右肾颗粒栓塞后主动脉造影 DSA 图像（与图 S78-3 同一患者）显示右肾内无血流。Luke R. Wilkins 医师授权使用

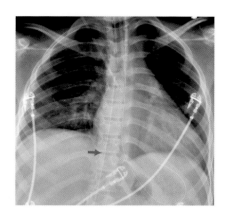

图 S79-1 胸部 X 线正位片显示导引导丝，该导丝尖端经右心房达腔静脉（红色箭头）

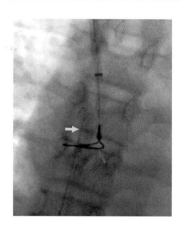

图 S79-2 透视图显示在导引导丝（黄色箭头）引入抓捕器（红色箭头）

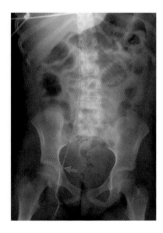

图 S79-3 腹部 X 线片显示导丝从胸部延伸至股静脉水平（红色箭头）

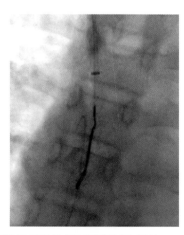

图 S79-4 透视图显示使用抓捕器抓取导丝

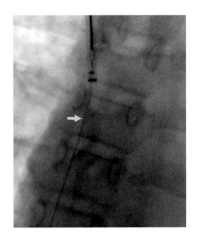

图 S79-5 透视图像确认通过抓捕器（红色箭头）成功抓取异物导丝（黄色箭头）；导丝通过鞘回收

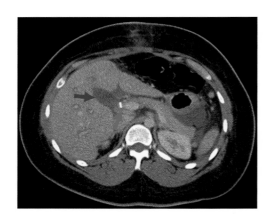

图 S80-1　轴位 CECT 图像显示与胆囊窝中的胆汁瘤有关的"假性胆囊"征（红色箭头）。在胆汁瘤附近可见手术夹（蓝色箭头）。Bill S. Majdalany 医师授权使用

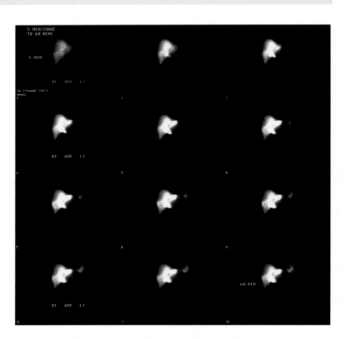

图 S80-2　^{99m}Tc HIDA 扫描显示肝外放射性示踪剂沿左肝下间隙和胆囊窝积聚，肠管不显影。Bill S. Majdalany 医师授权使用

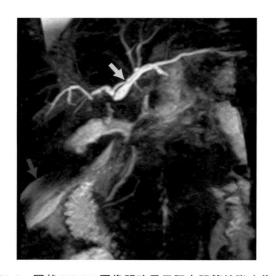

图 S80-3　冠状 MRCP 图像明确显示肝内胆管扩张（黄色箭头），肝总管突然截断，可见起自于该区域的 T2 高信号束，终止于肝下积液（红色箭头），符合胆漏。Bill S. Majdalany 医师授权使用

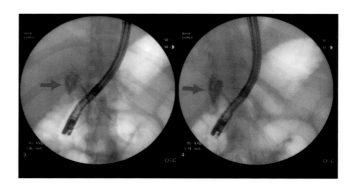

图 S80-4　ERCP 显示肝总管漏（红色箭头），无法通过内镜处理。Bill S. Majdalany 医师授权使用

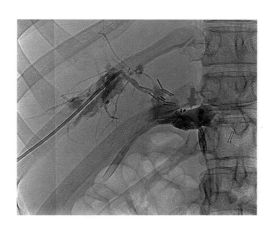

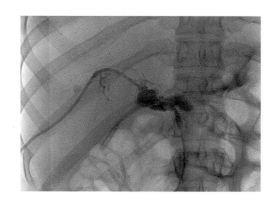

图 S80-5 PTC 显示了由肝总管漏入肝下间隙的对比剂（红色箭头）。**Bill S. Majdalany** 医师授权使用

图 S80-6 显示右肝管胆汁外漏。**Bill S. Majdalany** 医师授权使用

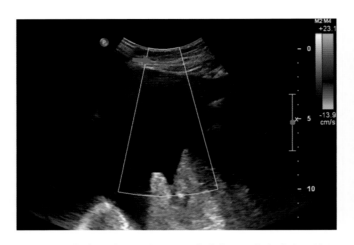

图 S81-1　超声图像显示大量无回声液体区，符合腹水。其上腹壁未见多普勒血流（箭头）。多普勒超声用于腹腔穿刺前评估侧支血管

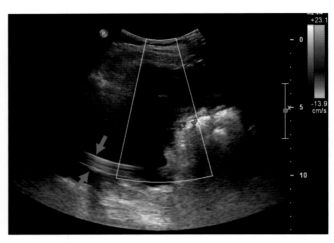

图 S81-2　术后摄片显示液体减少，导管位于腹水的深部（箭头）

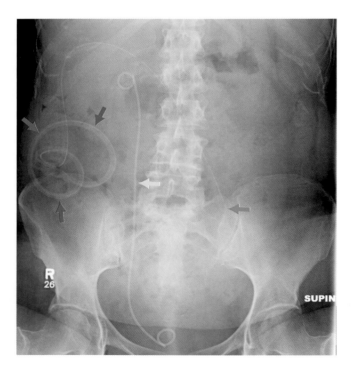

图 S81-3　术后平片显示左侧盆腔的经皮腹水引流管尖端（蓝色箭头），以及右下腹的卷曲的外引流管（红色箭头）。亦可见右侧 DJ 管（黄色箭头）

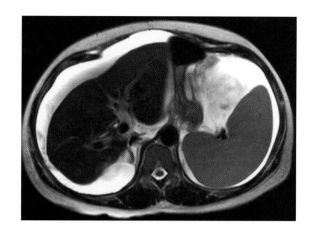

图 S82-1　T2 加权 MRI 图像显示肝内弥漫性低信号。高信号围绕肝，代表腹水

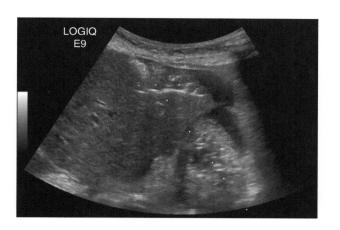

图 S82-2　超声显示开启穿刺引导装备的肝灰阶图像

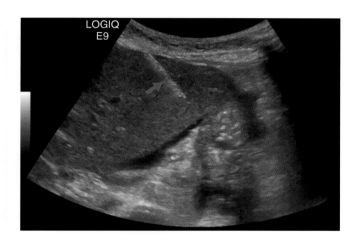

图 S82-3　肝灰阶超声图显示高回声活检针（红色箭头）

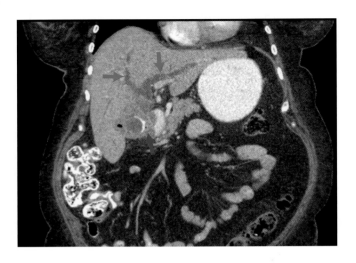

图 S83-1　冠状位重建增强 CT 显示弥漫性肝内胆管扩张（蓝色箭头）。胆囊区见一巨大肿块压迫胆总管（红色箭头）

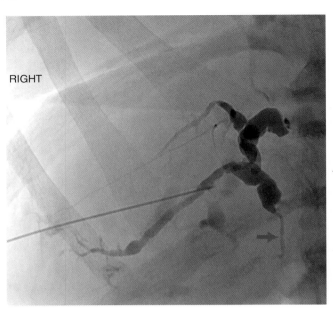

图 S83-2　胆管造影的图像示胆管显著扩张，肝总管细长且不规则狭窄（红色箭头）

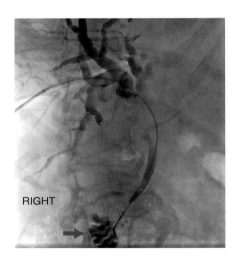

图 S83-3　胆管造影的图像显示经皮肝途径穿过胆管狭窄处的诊断性导管，十二指肠显影（红色箭头）

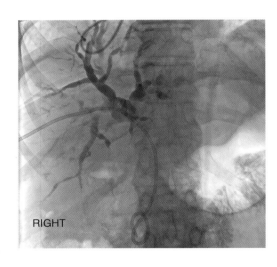

图 S83-4　内 / 外胆道引流导管经过狭窄部位，尖端位于十二指肠

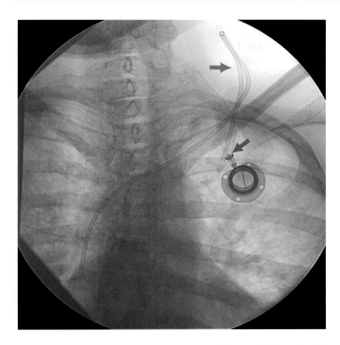

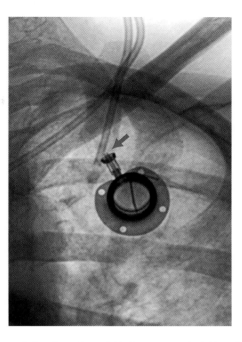

图 S84-1　透视图像显示左侧皮下置入输液港导管的两个连接组件分离（红色箭头）。另外，一端向头侧移位，可能部分位于血管外（蓝色箭头）

图 S84-2　放大透视图像更清楚地显示了两个连接组件的分离（红色箭头）

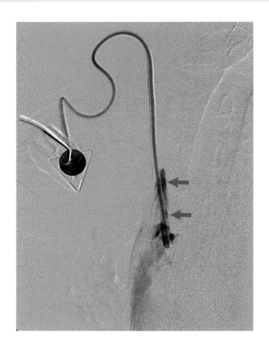

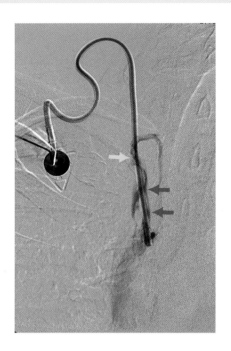

图 S85-1　通过输液港港体行静脉造影 DSA 显示对比剂沿尖端反流（箭头）

图 S85-2　注射期后期的图像重示导管和纤维鞘之间的对比剂反流（红色箭头），然后向上进入静脉（黄色箭头）

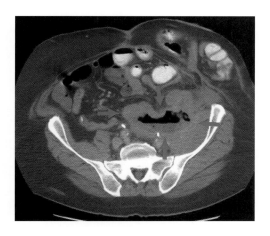

图 S86-1　轴位 CT 图像显示盆腔内中线区至左侧髂腰肌的巨大炎性软组织肿块，内见气液平面（红色箭头）

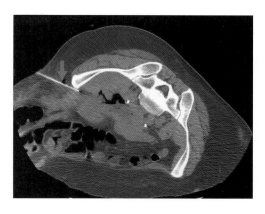

图 S86-2　右侧卧位患者的术中 CT 图像显示 18G Chiba 针头经腹穿入积液区（红色箭头）

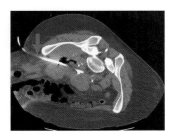

图 S86-3　右侧卧位患者的术中 CT 图像显示积液区内的 12F 导管位于积液内（红色箭头）。抽出 100 ml 的血性液体

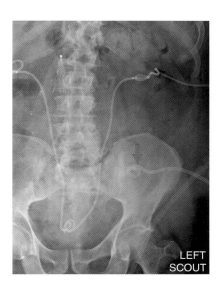

图 S86-4　腹部 X 线片确认盆腔引流管的位置（红色箭头）。同时显示了双侧肾输尿管支架

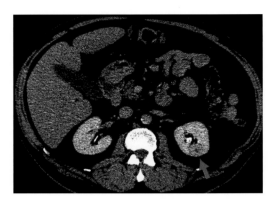

图 S87-1　增强 CT 显示左肾中后部的 2.3 cm 的强化肿块（箭头）。Shane A. Wells 医师授权使用

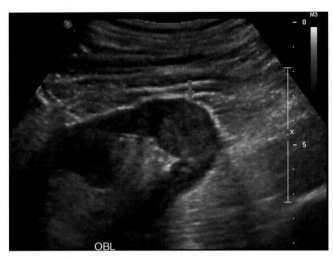

图 S87-2　术前超声确认了病变为实性（箭头），可以采用消融治疗。Shane A. Wells 医师授权使用

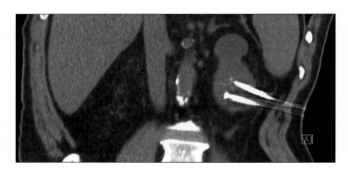

图 S87-3　消融治疗术中 CT 图像显示肾肿块内两根平行的冷冻消融针。Shane A. Wells 医师授权使用

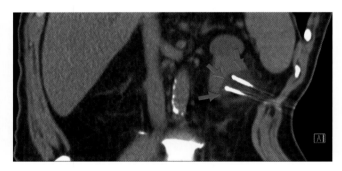

图 S87-4　消融后即刻行 CT 显示消融区内的均匀低密度（箭头）。Shane A. Wells 医师授权使用

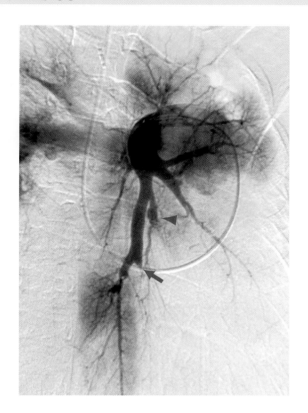 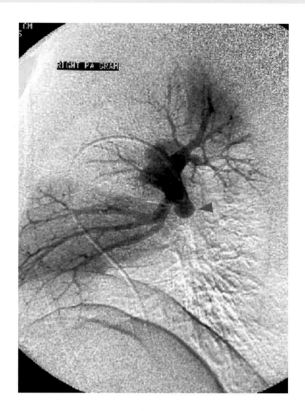

图 S88-1　左肺动脉造影的 DSA 图像显示肺动脉节段性闭塞（箭头）和膨隆（三角）。注意血管远端灌注减低

图 S88-2　右肺动脉造影的 DSA 图像显示右下肺动脉的闭塞（箭头）。再次注意多个灌注减低区域

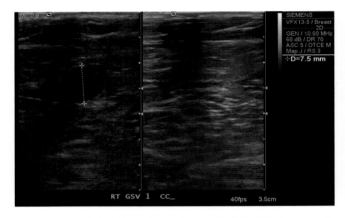

图 S89-1　压迫大隐静脉（左）和没有压迫大隐静脉（右）的灰阶超声。大隐静脉管径大于 5 cm 对反流具有高度的阳性预测值

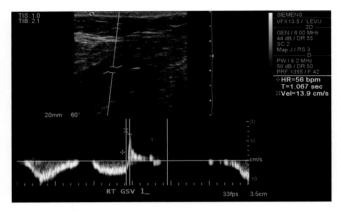

图 S89-2　大隐静脉的灰阶和频谱超声。频谱波形显示大隐静脉反流，瓣膜关闭时间超过 1 s。瓣膜关闭时间大于 0.5 s 通常被认为是异常反流

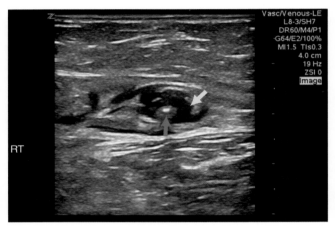

图 S89-3　局麻后的灰阶超声图像。环形低回声液体（黄色箭头）围绕大隐静脉。注意静脉内的高回声导管（红色箭头）。Minhaj S. Khaja 医师授权使用

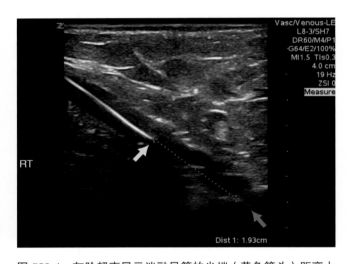

图 S89-4　灰阶超声显示消融导管的尖端（黄色箭头）距离大隐静脉 - 股静脉连接处 1.9 cm。红色箭头标出股静脉。Minhaj S. Khaja 医师授权使用

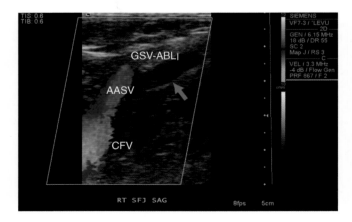

图 S89-5　消融后 1 周彩超图像显示大隐静脉内无血流信号，血液流入股总静脉（红色箭头）。Minhaj S. Khaja 医师授权使用

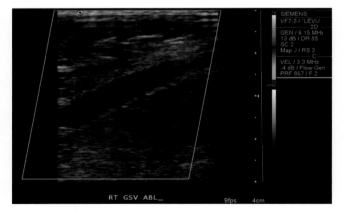

图 S89-6　消融后 1 周彩超图像显示大隐静脉内无血流信号。Minhaj S. Khaja 医师授权使用

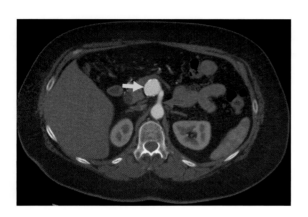

图 S90-1　轴向 CTA 图像显示一个边界清晰的强化血管结构，周围有不连续的钙化（黄色箭头），来自 SMA（红色箭头）。Wael E. Saad 医师授权使用

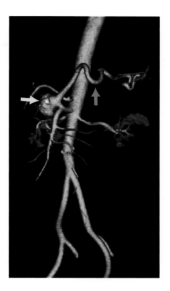

图 S90-2　来自 CTA 的三维容积重建图像显示一个起源于 SMA 的动脉瘤（黄色箭头），以及起源于近端 SMA 的异位脾动脉（蓝色箭头）。Wael E. Saad 医师授权使用

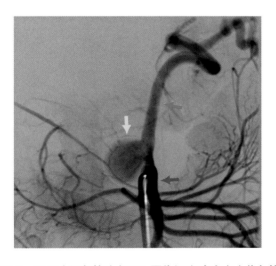

图 S90-3　SMA（红色箭头）DSA 图像证实动脉瘤（黄色箭头）和异位脾动脉起源（蓝色箭头）。Wael E. Saad 医师授权使用

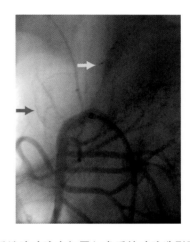

图 S90-4　近端脾动脉支架置入术后的动脉造影图像。注意动脉瘤周围的环形钙化（红色箭头）。还注意到脾动脉底部有一个血管栓（黄色箭头）。Wael E. Saad 医师授权使用

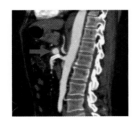

图 S90-5　支架置入术和栓塞后 1 个月 CTA 矢状位重建显示 SMA 动脉瘤持续充盈（红色箭头）。Wael E. Saad 医师授权使用

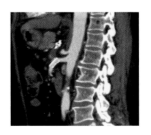

图 S90-6　抗凝药停药后 3 个月后 CTA 矢状位重建，确认动脉瘤形成血栓。Wael E. Saad 医师授权使用

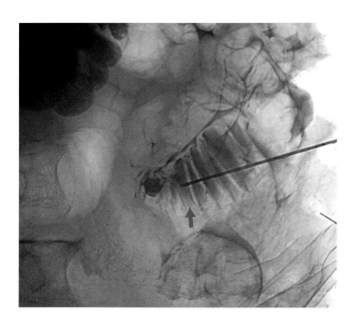

图 S91-1　腹部透视 X 线点片显示经皮穿刺入针，空肠袢显影，准备空肠造口置管（红色箭头）

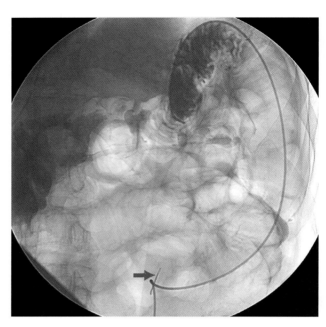

图 S91-2　X 线点片显示导丝进入已显影的空肠内，可见 t-fastener 固定器（红色箭头）

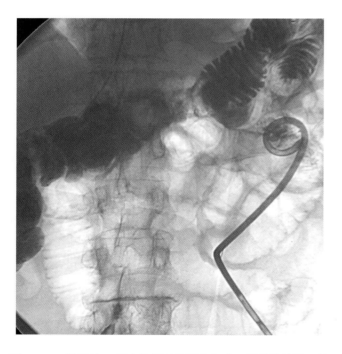

图 S91-3　最后的 X 线点片显示猪尾空肠造口导管的放置，并通过空肠进入远端肠管

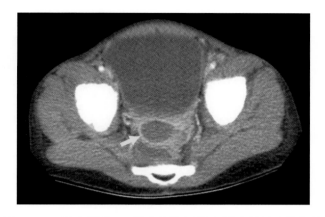

图 S92-1　骨盆增强 CT 轴位图像显示直肠小脓肿（黄色箭头）。Ranjith Vellody 医师授权使用

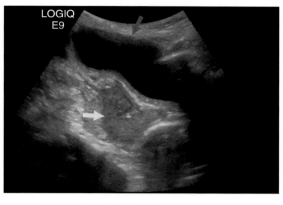

图 S92-2　经腹部灰阶超声图像证实膀胱后方（红色箭头）有不均一的高回声聚集（黄色箭头）。Ranjith Vellody 医师授权使用

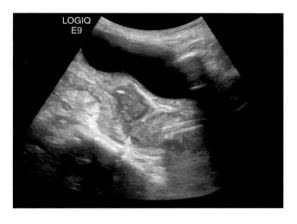

图 S92-3　经腹灰阶超声图像显示经一个针头引导穿过直肠（红色箭头）靠近液体聚集处（黄色箭头）。Ranjith Vellody 医师授权使用

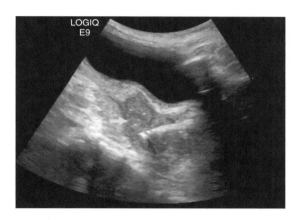

图 S92-4　经腹灰阶超声图像显示一个针头（红色箭头）进入液体聚集区（黄色箭头）。Ranjith Vellody 医师授权使用

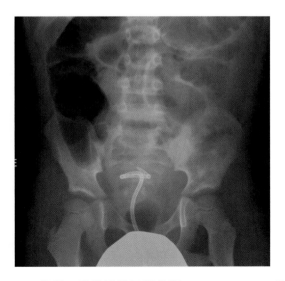

图 S92-5　腹部 X 线片确认导管位置。Ranjith Vellody 医师授权使用

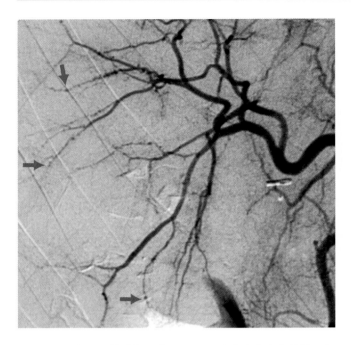

图 S93-1　右肝血管造影图像显示肝远端动脉分支多灶性不规则、狭窄、小动脉瘤（红色箭头）。**Daniel Brown** 医师授权使用

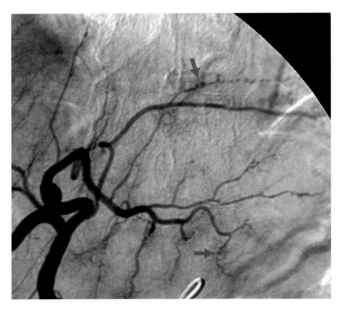

图 S93-2　左肝血管造影显示肝远端动脉分支多灶性不规则、狭窄、小动脉瘤（红色箭头）。**Daniel Brown** 医师授权使用

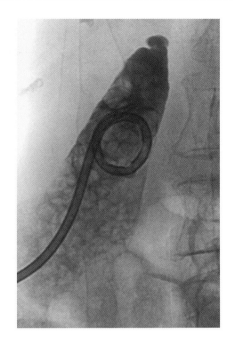

图 S94-1　胆管造影示导管位于胆管内，大量充盈缺损为胆结石

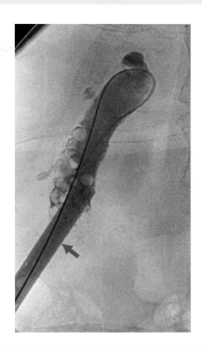

图 S94-2　经皮去除结石术中 X 线透视图像（红色箭头），可见导丝在位

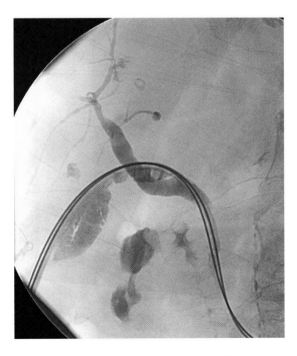

图 S94-3　结石清除后胆管造影

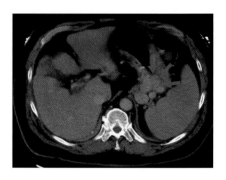

图 S95-1 轴位增强 CT 显示大的胃静脉曲张（箭头）。Wael E. Saad 医师授权使用

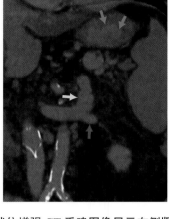

图 S95-2 冠状位增强 CT 重建图像显示左侧肾静脉（红色箭头）和相应的胃-肾分流（黄色箭头）导致大的胃静脉曲张（蓝色箭头）。Wael E. Saad 医师授权使用

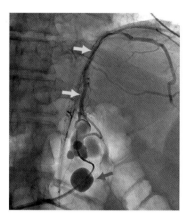

图 S95-3 血管造影图像显示在 CT 图像所看到的胃底静脉球囊闭塞（红色箭头），伴膈下静脉（黄色箭头）和腹膜后静脉减压。Wael E. Saad 医师授权使用

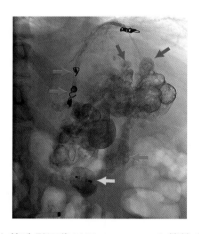

图 S95-4 血管造影图像显示 Amplatzer 血管栓（黄色箭头）代替闭塞的球囊。真正的静脉曲张见于左右顶部（红色箭头）。胃后静脉是胃的主要供血血管（蓝色箭头）。膈下引流静脉中有弹簧圈（绿色箭头）。Wael E. Saad 医师授权使用

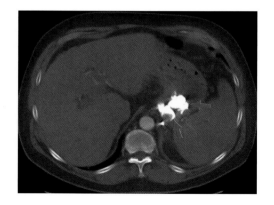

图 S95-5 经球囊导管阻塞下逆行闭塞静脉曲张术（BRTO）后，横断位增强 CT 显示原曲张的胃静脉硬化（箭头）。Wael E. Saad 医师授权使用

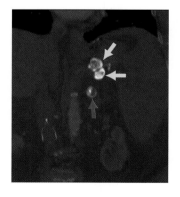

图 S95-6 BRTO 术后冠状位增强 CT 显示硬化性胃静脉曲张（黄色箭头）和 Amplatzer 装置（红色箭头）。Wael E. Saad 医师授权使用

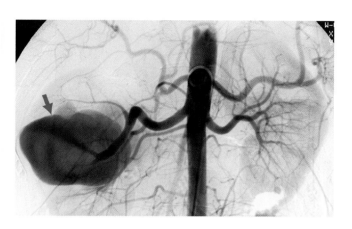

图 S96-1　主动脉造影显示右侧肾动脉扩大，远端分支动静脉畸形（红色箭头）

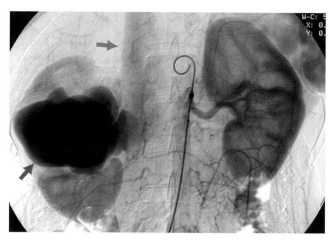

图 S96-2　晚期动脉相 DSA 图像显示动静脉畸形（红色箭头），其中 IVC 早显（蓝色箭头）

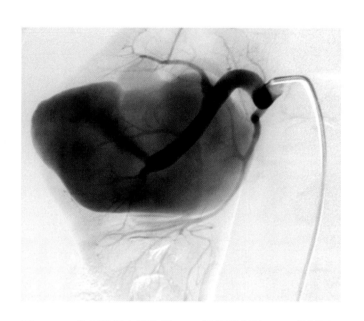

图 S96-3　选择性肾血管造影 DSA 图像证实肾 AVM 的起源

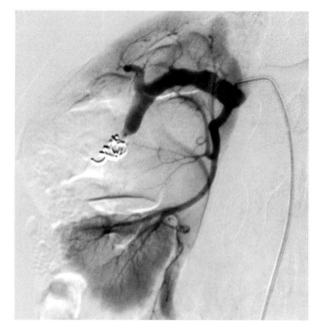

图 S96-4　选择性肾动静脉畸形栓塞术后的 DSA 图像

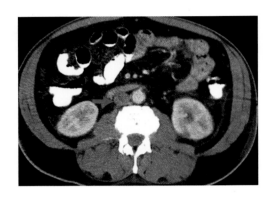

图 S97-1　CECT 轴位显示闭塞的下腔静脉（IVC）（红色箭头）。David M. Williams 医师授权使用

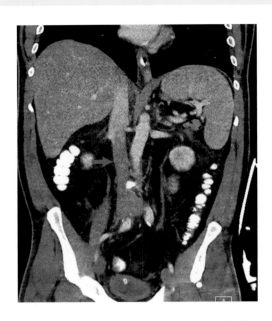

图 S97-2　CECT 冠状位重建图像显示向上达到肾静脉水平的 IVC 闭塞。David M. Williams 医师授权使用

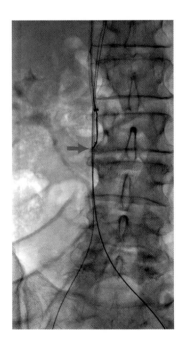

图 S97-3　IVC 再通原位图像显示双侧股静脉入路和右股静脉入路的导丝抓捕器（红色箭头）。David M. Williams 医师授权使用

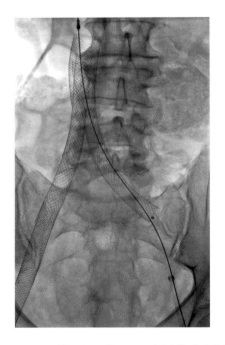

图 S97-4　IVC 再通的原位图像显示双侧髂静脉支架置入术后的改变。David M. Williams 医师授权使用

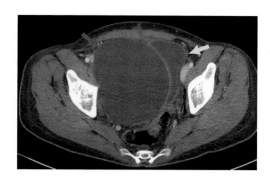

图 S98-1　轴位增强 CT 示骨盆内低密度液体积聚（红色箭头），压迫膀胱并使其移位（黄色箭头）。Bill S. Majdalany 医师授权使用

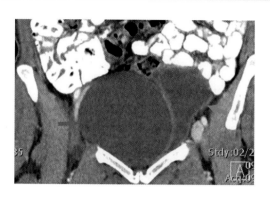

图 S98-2　增强 CT 冠状位重建图证实骨盆内大量液体积聚（红色箭头），压迫膀胱并使其移位（蓝色箭头）。Bill S. Majdalany 医师授权使用

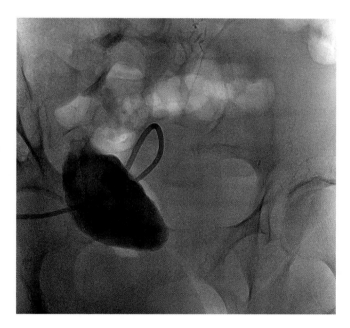

图 S98-3　透视下经引流管造影。将对比剂注入引流管，透视显示右侧盆腔内积液显影。Bill S. Majdalany 医师授权使用

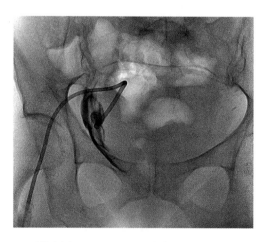

图 S98-4　硬化剂注入 2 周后透视成像。注射对比剂后成像显示囊状淋巴管瘤明显缩小。引流管随后被拔出（未显示）。Bill S. Majdalany 医师授权使用

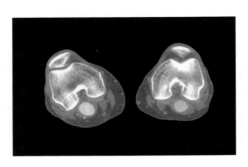

图 S99-1 下肢 CTA 的腘窝水平横断位图像显示双侧腘动脉的动脉瘤样扩张。没有明显的附壁血栓

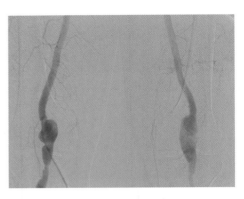

图 S99-2 双下肢造影的 DSA 成像证实双侧腘动脉瘤。由于造影图像只能显示通畅的动脉管腔，而腘动脉瘤通常有明显的附壁血栓，因此横断面成像对于显示动脉瘤的真实大小是必要的

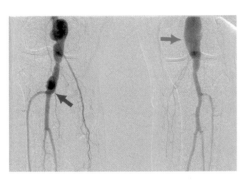

图 S99-3 更远端的血管成像显示左腘动脉瘤（蓝色箭头）在左腘动脉末端逐渐缩小至正常管腔大小，而右腘动脉（红色箭头）扩张至右胫前动脉开口处，以至血管内支架末端无锚定区

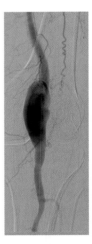

图 S99-4 左下肢血管的 DSA 成像进一步显示了左腘动脉瘤

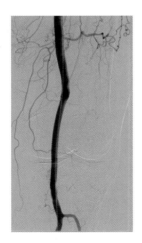

图 S99-5 覆膜支架置入后左下肢的 DSA 成像显示成功治疗了动脉瘤囊而没有持续充盈迹象

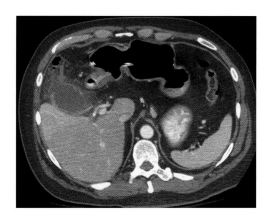

图 S100-1　横断位增强 CT 成像显示胆囊周围积液、脂肪浸润，胆囊底壁局灶性缺损（红色箭头），符合胆囊破裂

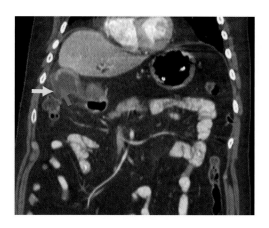

图 S100-2　冠状面重建图像显示胆囊壁增厚、胆囊周围积液，以及胆囊底壁的局灶性缺损（黄色箭头），符合胆囊破裂。并且邻近液体可见强化（红色箭头）

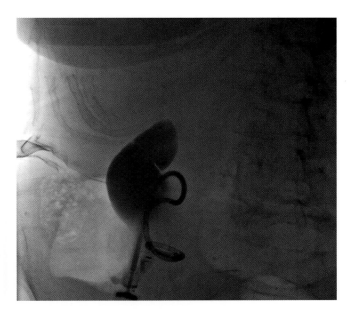

图 S100-3　置管并造影后的透视片。放置额外的侧孔以排出邻近的脓肿（未显示）

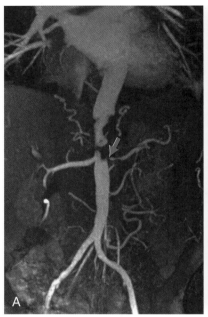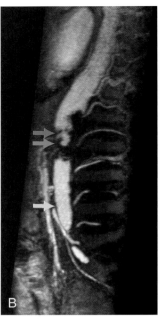

图 S101-1 增强 MR 血管成像，冠状位（A）和矢状位（B），显示由膈顶延伸至肾动脉的"珊瑚样"动脉粥样斑块引起的肾上腺水平腹主动脉严重狭窄（低信号代表钙化）。矢状位（B）示腹腔干（绿色箭头）、肠系膜上动脉（蓝色箭头）以及肠系膜下动脉（黄色箭头）近端闭塞。（A）示左肾动脉起始段严重狭窄（红色箭头）。Lucia Flors Blasco 医师授权使用

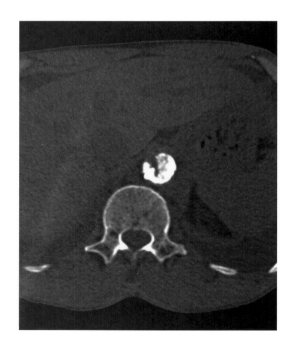

图 S101-2 腹部 CT 平扫示严重钙化的动脉粥样硬化引起腹主动脉几乎完全阻塞。可见双侧胸腔积液。Lucia Flors Blasco 医师授权使用

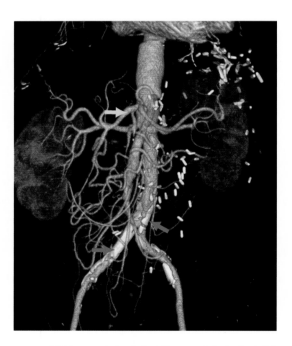

图 S101-3 增强 CTA 容积重建图像显示动脉内膜剥脱术后效果良好。可见多个外科夹以及远端腹主动脉和双侧髂总动脉的弥漫性钙化（箭头）。Lucia Flors Blasco 医师授权使用

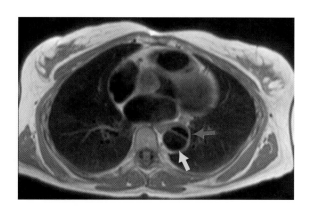

图 S102-1　矢状三维稳态自由进动电影图像显示从主动脉弓远段延伸到膈下主动脉的内膜片。内膜片未累及升主动脉（未显示）。较大的腔是假腔（黄色箭头），前方受压的较小的是真腔（红色箭头）。Peter Liu 医师授权使用

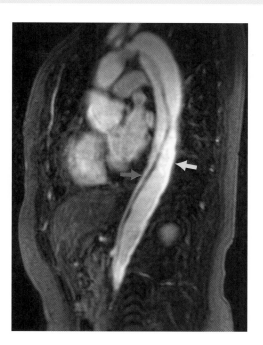

图 S102-2　横断位 T1 加权黑血图像显示降主动脉内的内膜片。较大的腔是假腔（黄色箭头），前部受压的较小的是真腔（红色箭头）。Peter Liu 医师授权使用

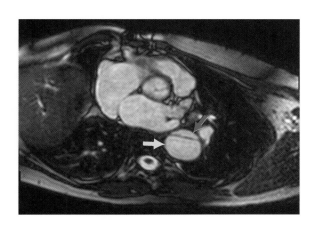

图 S102-3　主动脉根部的稳态自由进动图像显示降主动脉的内膜片。较大的腔是假腔（黄色箭头），前部受压的较小的是真腔（红色箭头）。Peter Liu 医师授权使用

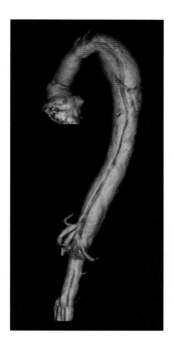

图 S102-4　3D 容积重建成像显示胸腹主动脉夹层。Peter Liu 医师授权使用

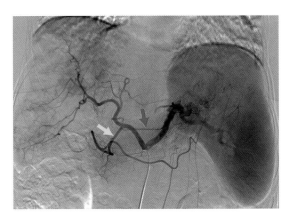

图 S103-1　来自腹腔动脉造影的 DSA 图像，显示常规肝动脉解剖结构。还显示了胃十二指肠动脉（黄色箭头）和胃右动脉（红色箭头）

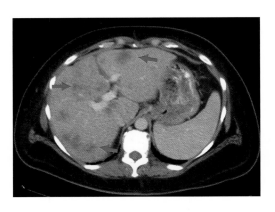

图 S103-2　术前增强 CT 显示肝内多发低密度病变（箭头）。肝外未见明显病变

图 S103-3　注射 ^{99m}Tc 多聚物白蛋白以评估肝外摄取。平面核医学成像显示胃肠道无显著摄取和较低的肺分流指数（< 10%）。在许多转移性病变中都有放射性示踪剂摄取

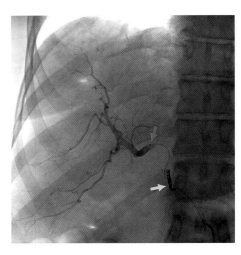

图 S103-4　治疗性血管造影显示成功用弹簧圈栓塞胃右动脉（黄色箭头）。使用微导管来超选肝右动脉（红色箭头）

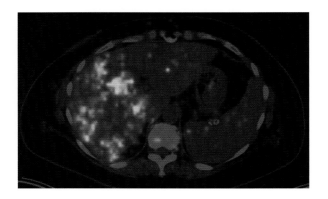

图 S103-5　治疗后 SPECT-CT 显示肝右叶的局灶性放射性浓聚。余示胸部和腹部未见明显的放射性浓聚（未显示）

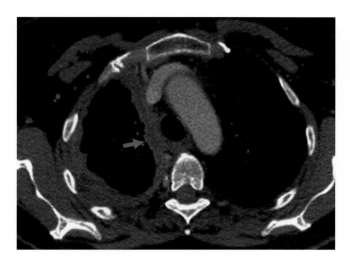

图 S104-1　胸部增强 CT 图像显示弥漫性胸膜增厚伴纵隔受累（箭头）。壁胸膜增厚，最厚处大于 1 cm。Lucia Flors Blasco 医师授权使用

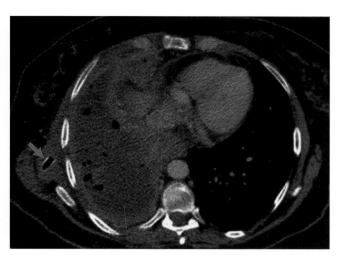

图 S104-2　下胸部层面增强 CT 显示右侧胸腔积液和气胸，与近期胸膜导管置入有关（箭头）。胸膜活检提示上皮间皮瘤。Lucia Flors Blasco 医师授权使用

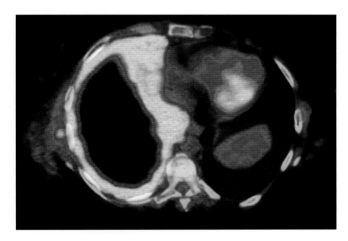

图 S104-3　PET/CT 融合图像显示增厚的胸膜弥漫性 FDG 高摄取（与图 S104-1 中相同的患者）。Lucia Flors Blasco 医师授权使用

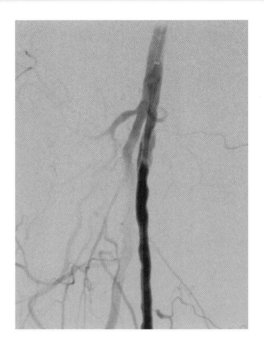

图 S105-1 RLE 血管造影 DSA 图像显示股浅动脉内的限流夹层，其远离来自股深动脉的分叉。Minhaj S. Khaja 医师授权使用

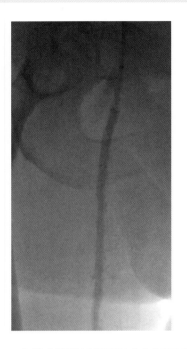

图 S105-2 RLE 血管造影的透视图示支架展开后未见夹层显示。Minhaj S. Khaja 提供

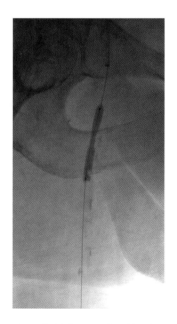

图 S105-3 SFA 夹层部位低压、长时间充盈球囊的原始图像。Minhaj S. Khaja 医师授权使用

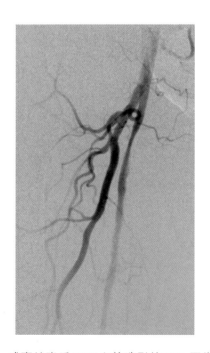

图 S105-4 球囊扩张后 RLE 血管造影的 DSA 图像显示近端 SFA 持续狭窄，需要放置支架。Minhaj S. Khaja 医师授权使用

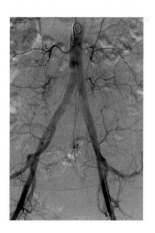

图 S106-1　腹主动脉 DSA 造影图像显示沿着主动脉右侧明显迂曲走行的卵巢动脉（红色箭头）。Wael E. Saad 医师授权使用

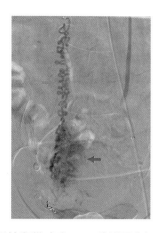

图 S106-2　选择性卵巢动脉 DSA 造影图像证实右侧卵巢动脉扩张（蓝色箭头）和子宫纤维瘤染色（红色箭头）。Wael E. Saad 医师授权使用

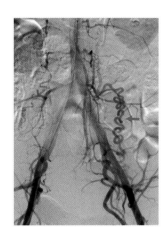

图 S106-3　另一名患者的主动脉 DSA 造影图像显示左侧卵巢动脉扩张（红色箭头）

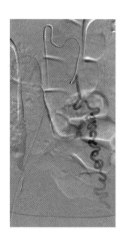

图 S106-4　与图 S106-3 同例患者的选择性左侧卵巢血管 DSA 造影图像证实左侧卵巢动脉扩张

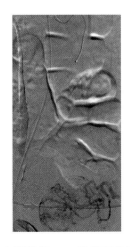

图 S106-5　选择性左侧卵巢 DSA 晚期图像显示左侧卵巢动脉的纤维瘤灌注（红色箭头）

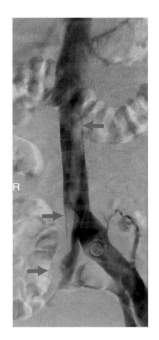

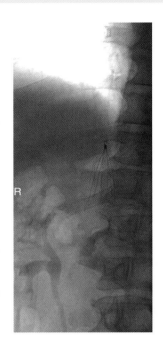

图 S107-1　下腔静脉 DSA 造影图像显示右髂静脉大的类圆形充盈缺损延伸到下腔静脉（红色箭头），符合大的急性活动性血栓

图 S107-2　同一患者的图像确认肾上型 IVC 滤器置入

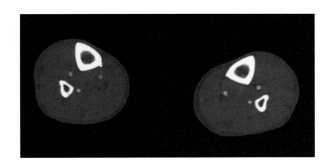

图 S108-1　CTA 轴向图像显示双侧高度钙化的胫骨血管。血管腔内评估因明显钙化而受限制。Narasimham L. Dasika 医师授权使用

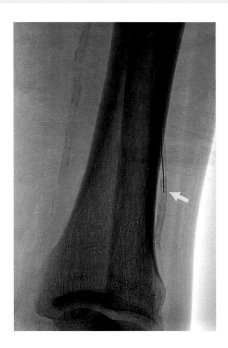

图 S108-2　血管造影 X 线点片显示高度钙化的胫后动脉（红色箭头）和胫前动脉，胫前动脉内导丝在位（黄色箭头）。Narasimham L. Dasika 医师授权使用

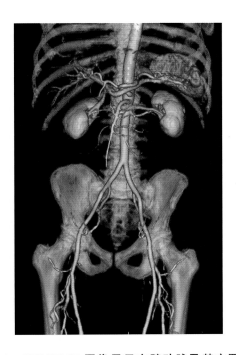

图 S108-3　CTA VR 3D 图像显示主髂动脉及其主要分支通畅，注意主动脉、髂动脉及股动脉未见明显动脉粥样硬化。Narasimham L. Dasika 医师授权使用

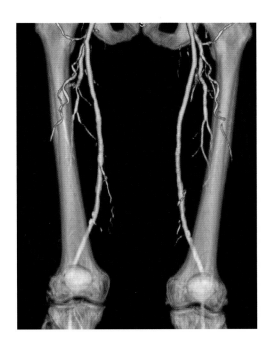

图 S108-4　CTA VR 3D 图像显示股－腘动脉到膝关节水平通畅。注意所显示的血管未见明显动脉粥样硬化。Narasimham L. Dasika 医师授权使用

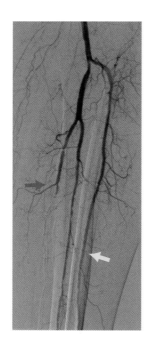

图 S108-5　介入治疗前左下肢 DSA 图像证实胫后动脉完全闭塞（红色箭头），腓动脉多灶性狭窄，以及胫前动脉显影不良（黄色箭头）。Narasimham L. Dasika 医师授权使用

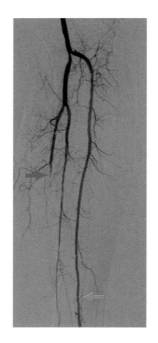

图 S108-6　介入治疗后左下肢血管 DSA 图像显示胫后动脉持续闭塞（红色箭头），腓动脉多灶性狭窄，而胫前动脉显影较前明显好转（蓝色箭头）。Narasimham L. Dasika 医师授权使用

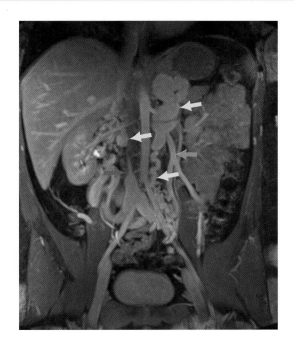

图 S109-1　T1 加权增强冠状位 MR 静脉造影图像示：慢性下腔静脉闭塞（红色箭头）、明显腹膜后侧支静脉（黄色箭头）、性腺静脉扩张（蓝色箭头）。下腔静脉肾下段逐渐变细，远端管腔尚通畅。**Lucia Flors Blasco** 医师授权使用

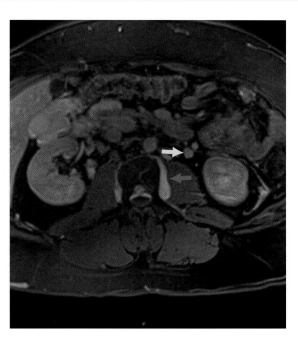

图 S109-2　T1 加权增强横断位脂肪抑制 MRI 图像示：椎旁静脉丛（红色箭头）和左侧性腺静脉曲张（黄色箭头）。**Lucia Flors Blasco** 医师授权使用

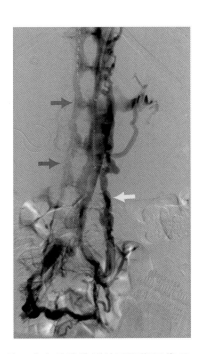

图 S109-3　另一患者静脉造影的延迟期图像示：椎旁静脉丛（红色箭头，如图 S109-2 所示）呈"阶梯样"，性腺静脉（黄色箭头）也可见扩张。**Minhaj S. Khaja** 医师授权使用

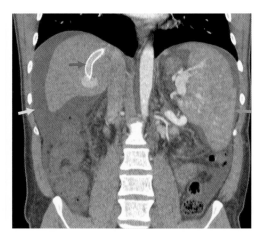

图 S110-1　增强 CT 的冠状位图像示：TIPS 支架（红色箭头）通畅，腹水（黄色箭头）和脾大（蓝色箭头）。Minhaj S. Khaja 医师授权使用

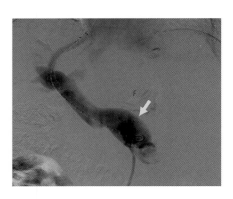

图 S110-2　门静脉造影的 DSA 图像证实脾静脉（黄色箭头）增粗，TIPS 支架（红色箭头）通畅。Minhaj S. Khaja 医师授权使用

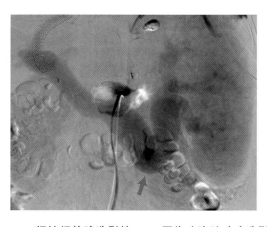

图 S110-3　间接门静脉造影的 DSA 图像（腹腔动脉造影的延迟期）证实脾静脉（红色箭头）迂曲增粗和脾大。Minhaj S. Khaja 医师授权使用

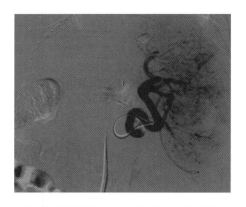

图 S110-4　腹腔动脉造影的 DSA 图像示：栓塞前，脾动脉迂曲、脾大。Minhaj S. Khaja 医师授权使用

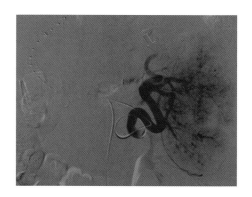

图 S110-5　脾上极动脉分支栓塞术后的腹腔动脉造影 DSA 图像（红色箭头）。Minhaj S. Khaja 医师授权使用

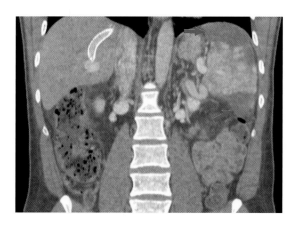

图 S110-6　栓塞术后 1 个月的增强 CT 冠状位重建图像示：脾局灶性梗死（红色箭头），TIPS 支架通畅，腹水消失。Minhaj S. Khaja 医师授权使用

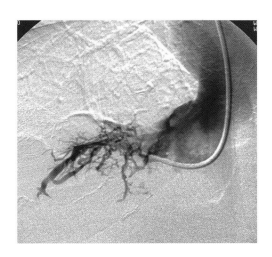

图 S111-1　静脉造影的 DSA 图像示：副肝右静脉呈"蜘蛛网样"。Daniel Brown 医师授权使用

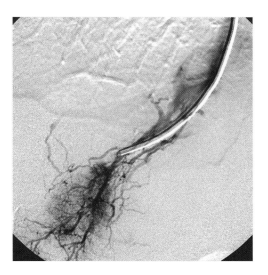

图 S111-2　同一患者静脉造影的 DSA 图像示：主肝右静脉呈"蜘蛛网样"。Daniel Brown 医师授权使用

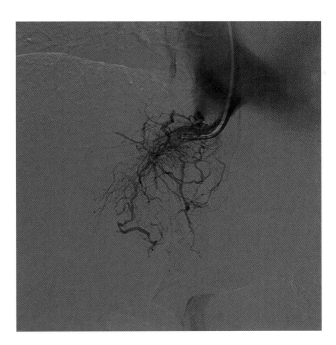

图 S111-3　另一患者静脉造影的 DSA 图像示：肝右静脉呈类似的"蜘蛛网样"表现。Wael E. Saad 医师授权使用

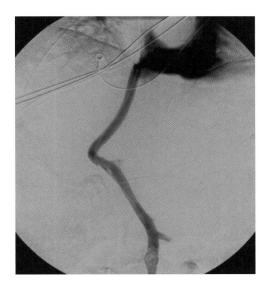

图 S111-4　图 S111-3 所示患者 TIPS 支架置入术后的门静脉造影 DSA 图像证实 TIPS 支架通畅。Wael E. Saad 医师授权使用

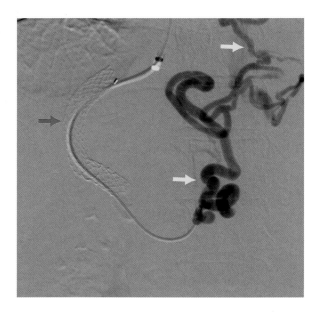

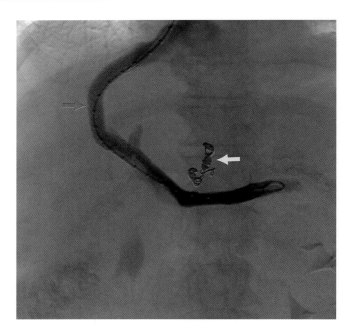

图 S112-1　食管静脉曲张（黄色箭头）TIPS 支架（红色箭头）置入术后的选择性 DSA 造影图像示：多发食管静脉曲张，TIPS 支架全段通畅。Bill S. Majdalany 医师授权使用

图 S112-2　门静脉造影的原始图像证实成功用弹簧圈（黄色箭头）栓塞曲张的食管静脉，TIPS 支架（红色箭头）全段通畅。Bill S. Majdalany 医师授权使用

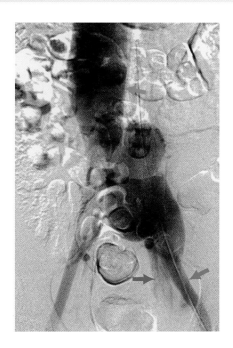

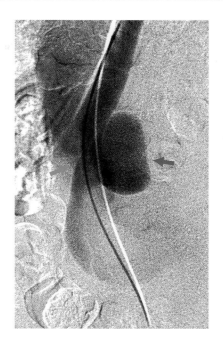

图 S113-1　盆腔主动脉造影可见主动脉－腔静脉瘘和主动脉假性动脉瘤。注意左侧髂总静脉（红色箭头）与左侧髂总动脉（绿色箭头）以及下腔静脉（蓝色箭头）相邻

图 S113-2　盆腔主动脉造影斜位 DSA 图像示主动脉假性动脉瘤（红色箭头），可见腔静脉通过瘘道早显（蓝色箭头）

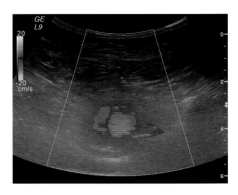

图 S114-1　彩色多普勒图像显示了瘤体内血液的往复流动（阴阳征）。结合病史，考虑为穿刺点假性动脉瘤。Minhaj S. Khaja 医师授权使用

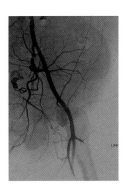

图 S114-2　左下肢血管造影显示假性动脉瘤（红色箭头）起源于左侧股总动脉近端。Minhaj S. Khaja 医师授权使用

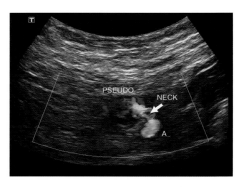

图 S114-3　彩色多普勒图像显示假性动脉瘤、瘤颈（箭头）和载瘤动脉。Minhaj S.Khaja 医师授权使用

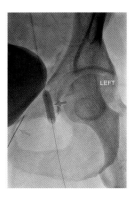

图 S114-4　左下肢血管造影图像显示一个充盈球囊盖过假性动脉瘤颈部（红色箭头）；经皮穿刺凝血酶注射治疗假性动脉瘤（蓝色箭头）。Minhaj S.Khaja 医师授权使用

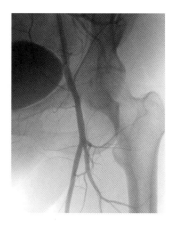

图 S114-5　左下肢血管造影证实球囊阻断假性动脉瘤内凝血酶注射后假性动脉瘤内无血流。足部血管造影未显示任何并发症（图中未显示）。Minhaj S. Khaja 医师授权使用

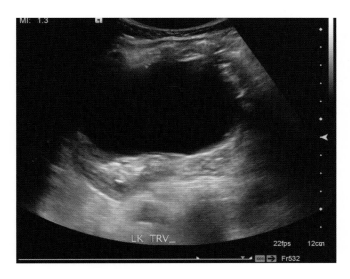

图 S115-1　左侧肾灰阶超声横切面图像显示一个巨大的无回声结构，为孤立肾囊肿。Ranjith Vellody 医师授权使用

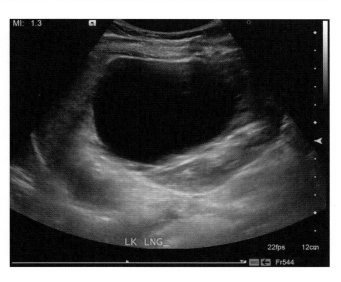

图 S115-2　左侧肾灰阶超声矢状位图像证实为孤立性肾囊肿。Ranjith Vellody 医师授权使用

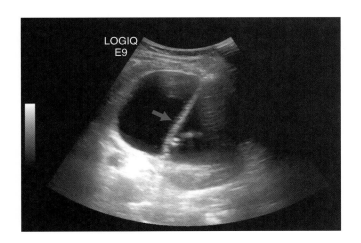

图 S115-3　介入治疗后的灰阶超声图像显示肾囊肿内的导管（红色箭头）。Ranjith Vellody 医师授权使用

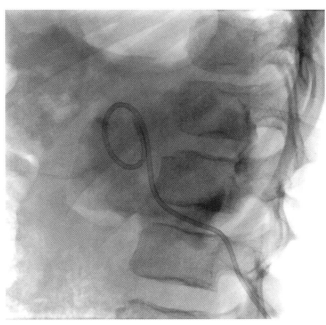

图 S115-4　置入引流管后的透视图，确定其位置。Ranjith Vellody 医师授权使用

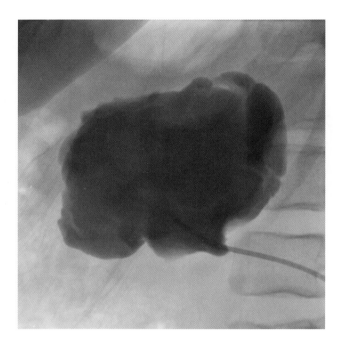

图 S115-5　囊肿硬化治疗过程：先注入对比剂测量囊肿体积，对比剂排出后使用无水乙醇灭活。Ranjith Vellody 医师授权使用

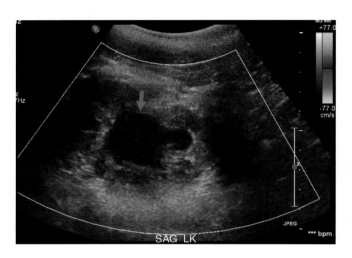

图 S115-6　左肾抽吸术后 1 个月彩色多普勒图像显示肾囊肿明显变小（红色箭头）。Ranjith Vellody 医师授权使用

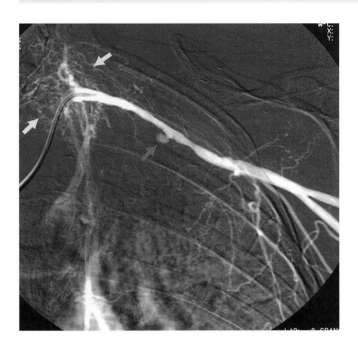

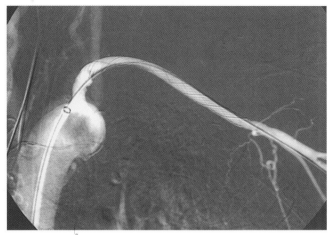

图 S116-1　左上肢 DSA 造影显示左锁骨下-腋动脉有一个小假性动脉瘤（红色箭头）。同样值得注意的是颈根部的富血供（黄色箭头），符合患者的转移瘤诊断

图 S116-2　血管内支架置入后的 DSA 造影示原锁骨下动脉和腋动脉假性动脉瘤消失

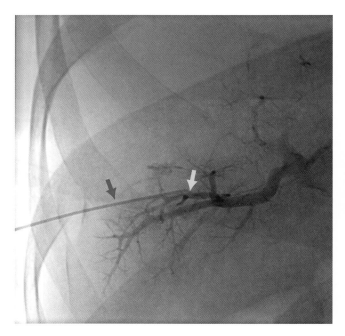

图 S117-1　透视下，经肝门静脉入路显示穿刺针（红色箭头）和门静脉入路（黄色箭头）。**Wael E. Saad** 医师授权使用

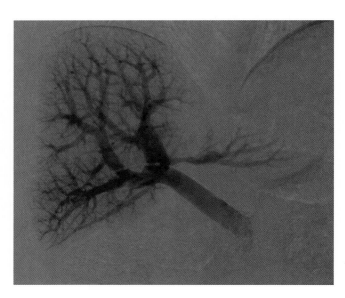

图 S117-2　门静脉造影显示门静脉系统及其远端分支。本例直接门静脉压力为 **5 mmHg**。**Wael E. Saad** 医师授权使用

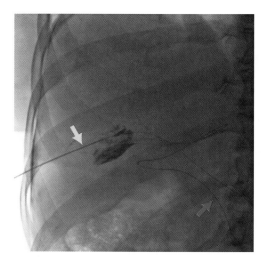

图 S117-3　导丝通过后的透视图像。导丝（红色箭头）的走行符合门静脉走行。同时可见穿刺针（黄色箭头）。肝实质部分显影。**Wael E. Saad** 医师授权使用

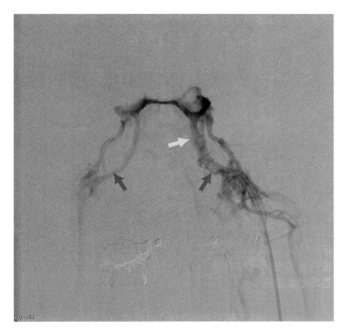

图 S118-1 导管位于双侧岩下窦的静脉造影图像（红色箭头）。左侧岩下窦静脉注射对比剂（黄色箭头），充盈同侧海绵窦和岩上窦，回流至对侧岩下窦静脉（蓝色箭头）和岩上窦静脉。**J. Fritz Angle** 医师授权使用

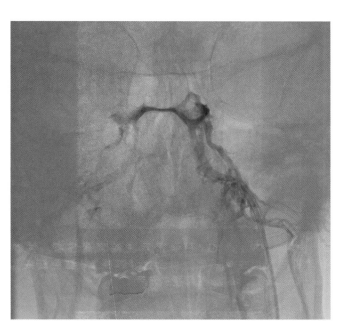

图 S118-2 同一次造影的图像突显了窦相对骨性标志的位置。**J. Fritz Angle** 医师授权使用

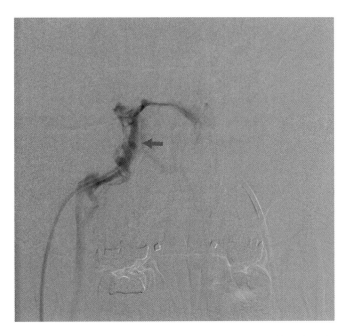

图 S118-3 静脉造影 DSA 图像显示对比剂注射到右侧岩下窦静脉（红色箭头），对比剂填充同侧海绵窦。**J. Fritz Angle** 医师授权使用

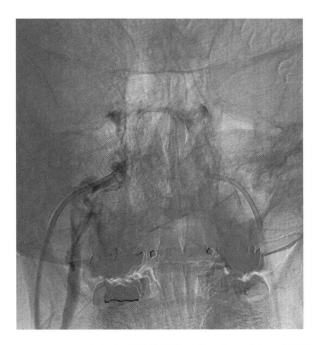

图 S118-4 同一次静脉造影的原始图像突显了窦相对骨性标志的位置。**J. Fritz Angle** 医师授权使用

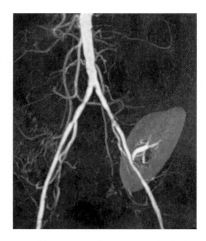

图 S119-1　MRA 的 MIP 图像显示左髂窝肾移植，供体肾动脉与受体左髂外动脉吻合处局部狭窄（红色箭头）。Narasimham L. Dasika 医师授权使用

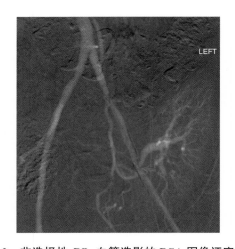

图 S119-2　非选择性 CO_2 血管造影的 DSA 图像证实了 MRA 显示的移植肾动脉狭窄（红色箭头）。Narasimham L. Dasik 医师授权使用

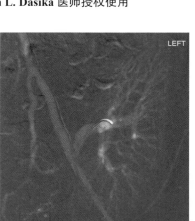

图 S119-3　选择性 CO_2 血管造影 DSA 图像显示吻合口狭窄。Narasimham L. Dasika 医师授权使用

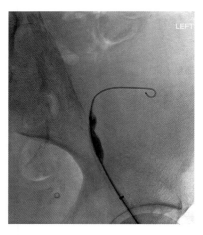

图 S119-4　透视下，狭窄段球囊扩张术中可见 "腰" 征。Narasimham L. Dasika 医师授权使用

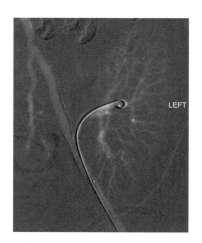

图 S119-5　血管成形术后 DSA 图像显示狭窄部位血流较前改善。Narasimham L. Dasika 医师授权使用

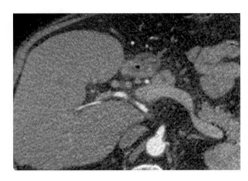

图 S120-1　CTA 横断位图像显示十二指肠第二段（红色箭头）内的高密度影。**Minhaj S. Khaja** 医师授权使用

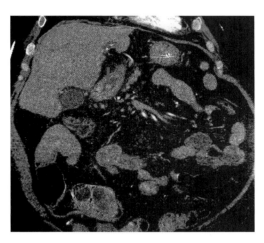

图 S120-2　CTA 冠状重建图像显示十二指肠中同样的高密度影（红色箭头）。**Minhaj S. Khaja** 医师授权使用

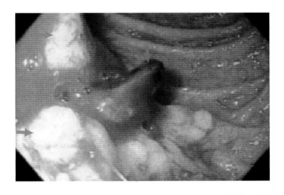

图 S120-3　EGD 图像证实十二指肠溃疡（蓝色箭头），可见血管和活动性出血（绿色箭头）。**Minhaj S. Khaja** 医师授权使用

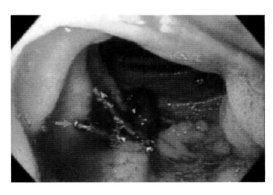

图 S120-4　EGD 图像显示内镜下放置的夹子在出血部位（蓝色箭头），这可能有助于指导栓塞。**Minhaj S. Khaja** 医师授权使用

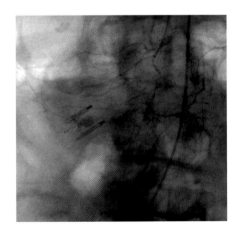

图 S120-5　血管造影突出显示该部位出血（红色箭头），位于内镜下放置的夹子中间，起源于胰十二指肠动脉分支。**Minhaj S. Khaja** 医师授权使用

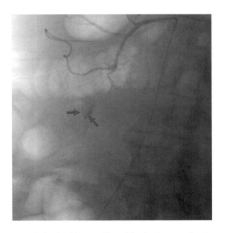

图 S120-6　明胶海绵栓塞后的血管造影，没有进一步出血的证据（红色箭头）。**Minhaj S. Khaja** 医师授权使用

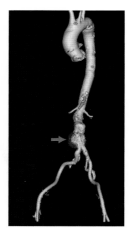

图 S121-1　CTA 的 VR 图像显示多叶状肾下腹主动脉瘤（红色箭头）。John E. Rectenwald 医师授权使用

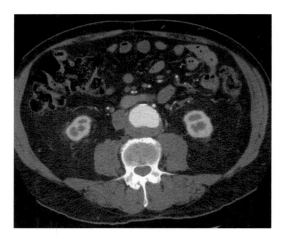

图 S121-2　CTA 轴位图像显示腹主动脉瘤并伴有附壁血栓（红色箭头）。John E. Rectenwald 医师授权使用

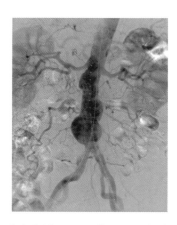

图 S121-3　主动脉造影 DSA 图像证实为多叶形腹主动脉瘤。John E. Rectenwald 医师授权使用

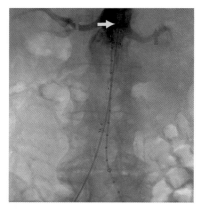

图 S121-4　主动脉造影显示肾动脉起源（红色箭头）。支架主体未展开但在位（黄色箭头）。John E. Rectenwald 医师授权使用

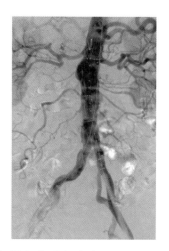

图 S121-5　支架置入术后主动脉弓及对侧上肢血管 DSA 图像，未见动脉瘤，未见内漏。John E. Rectenwald 医师授权使用

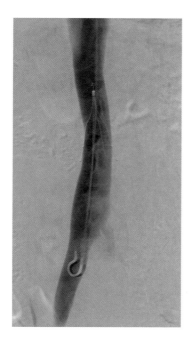

图 S122-1　来自下腔静脉造影的 DSA 图像显示 Gunther Tulip IVC 滤器到位。滤器内未见血栓。Minhaj S. Khaja 医师授权使用

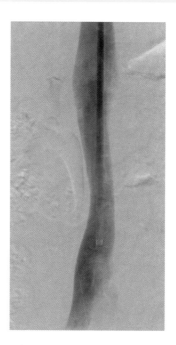

图 S122-2　IVC 滤器回收后行下腔静脉造影明确无下腔静脉损伤。Minhaj S. Khaja 医师授权使用

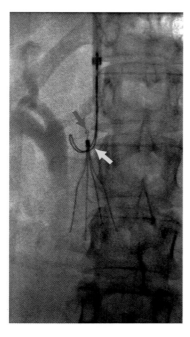

图 S122-3　经右颈内静脉通路的滤器回收透视图像显示抓捕器（黄色箭头）刚刚超出滤器的钩子（红色箭头）。Minhaj S. Khaja 医师授权使用

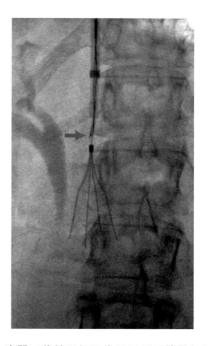

图 S122-4　滤器回收的透视图像显示了抓捕器紧扣滤器挂钩（红色箭头）。Minhaj S. Khaja 医师授权使用

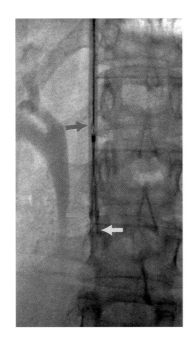

图 S122-5　透视图像显示通过抓捕器套住钩子（红色箭头）回收滤器。滤器支柱（黄色箭头）位于鞘尖端的远端（蓝色箭头）。**Minhaj S. Khaja** 医师授权使用

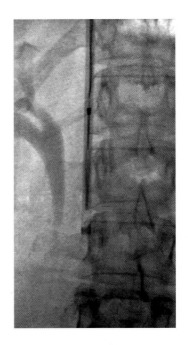

图 S122-6　透视图像显示滤器的进一步回收。滤器支柱（红色箭头）现在位于鞘内（蓝色箭头）。**Minhaj S. Khaja** 医师授权使用

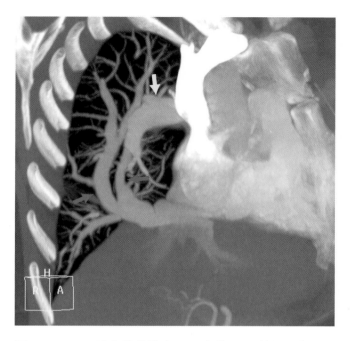

图 S123-1　CT 肺血管造影（CTPA）的 MIP 斜位图像显示两右下肺叶静脉（红色箭头）合并并流入 IVC 的近心端。另外还可见右肺动脉（黄色箭头）。符合心下型 PAPVR。Wael E. Saad 医师授权使用

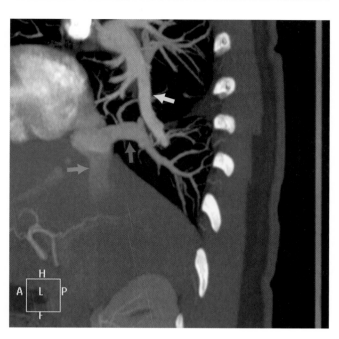

图 S123-2　CTPA 的 MIP 矢状斜位图像突出显示异常肺静脉（红色箭头），它流入 IVC（蓝色箭头）。同时可见相邻的肺动脉（黄色箭头）。Wael E. Saad 医师授权使用

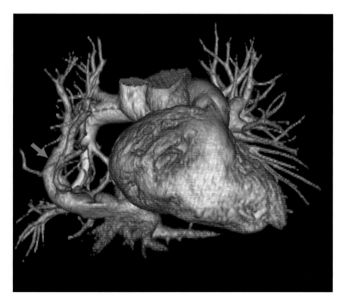

图 S123-3　与图 S123-1 和图 S123-2 同一患者的 3D VR 图像显示异常肺静脉（蓝色箭头）流入 IVC。Wael E. Saad 医师授权使用

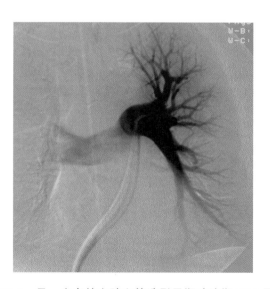

图 S123-4　另一患者的左肺血管造影早期动脉期 DSA 图像，没有明显特征。Wael E. Saad 医师授权使用

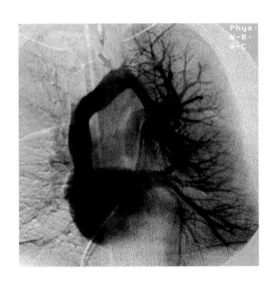

图 S123-5 肺血管造影静脉晚期的 DSA 图像显示一条异常的肺静脉（红色箭头）流入左侧头臂静脉（蓝色箭头）。符合心上型 PAPVR 表现。Wael E. Saad 医师授权使用

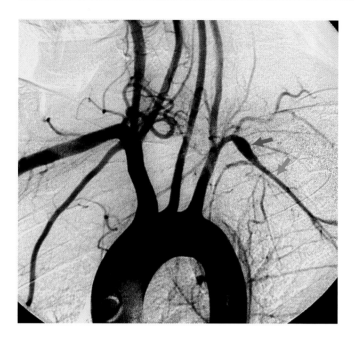

图 S124-1　胸主动脉造影的 DSA 图像显示左锁骨下动脉逐渐变窄（蓝色箭头）。还可见近端锁骨下动脉轻度扩张（红色箭头）。**Daniel Brown** 医师授权使用

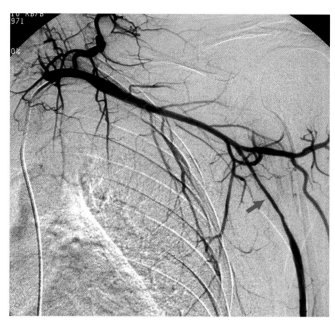

图 S124-2　左上肢血管造影的 DSA 图像显示左腋动脉狭窄段平滑、细长（红色箭头）。**Daniel Brown** 医师授权使用

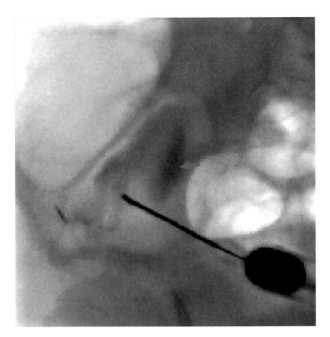

图 S125-1　术中透视显示经皮穿刺进入盲肠。注入对比剂以确定到位（红色箭头）。**Ranjith Vellody** 医师授权使用

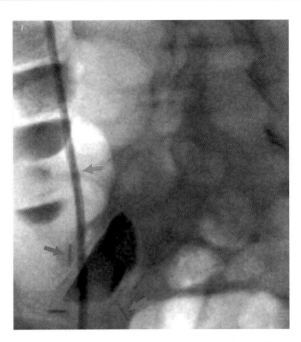

图 S125-2　透视图像显示细长的 **Chait Trapdoor** 导管和加固器（蓝色箭头）。可见缝合线将盲肠固定在腹壁上（红色箭头）。**Ranjith Vellody** 医师授权使用

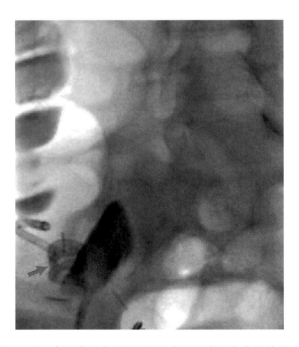

图 S125-3　盲肠造口术后的透视图像显示盲肠内盘绕的 **Chait Trapdoor** 导管（红色箭头）。**Ranjith Vellody** 医师授权使用

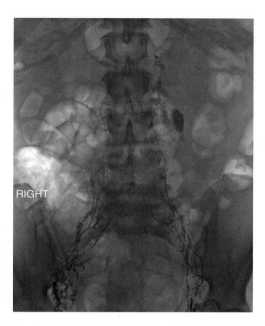

图 S126-1　淋巴管造影期间的骨盆 X 线摄片显示适宜的骨盆引流。可为乳糜池插管提供路径图。Bill S. Majdalany 医师授权使用

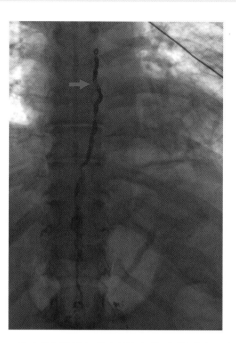

图 S126-2　胸部透视图示胸导管内的弹簧圈（红色箭头），残留的对比剂使远端淋巴引流管显影。Bill S. Majdalany 医师授权使用

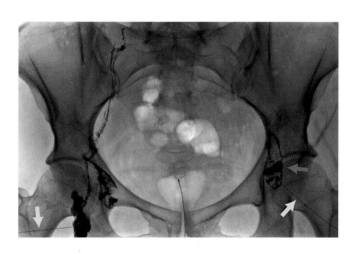

图 S126-3　淋巴结内缓慢注入碘油时行骨盆造影。显示穿刺针（黄色箭头）和淋巴结（红色箭头）。Bill S. Majdalany 医师授权使用

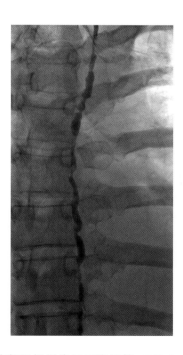

图 S126-4　胸部透视图像显示胸导管。Bill S. Majdalany 医师授权使用

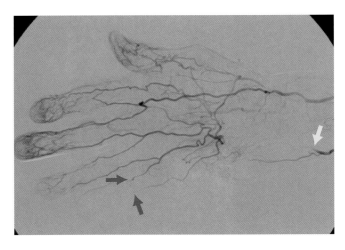

图 S127-1 上肢血管 DSA 示手腕处尺动脉未显影（黄色箭头）。DSA 示闭塞位于小指（红色箭头）

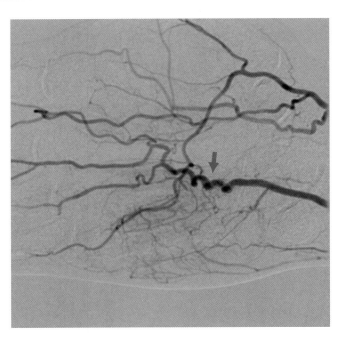

图 S127-2 同一患者溶栓后 DSA 示血管反复创伤部位尺动脉呈螺旋状（红色箭头）

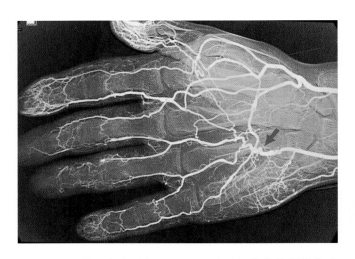

图 S127-3 另一患者手部 DSA 示尺动脉呈类似的螺旋状改变（红色箭头）。**Narasimham L. Dasika** 医师授权使用

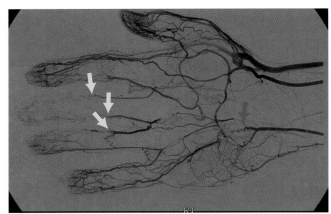

图 S127-4 另一患者手部 DSA 示尺动脉（红色箭头）呈类似的螺旋状改变，中指、环指远端血管闭塞（黄色箭头）。**Narasimham L. Dasika** 医师授权使用

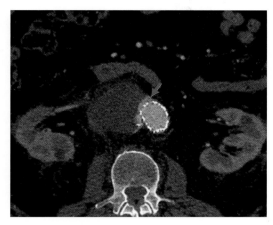

图 S128-1　CTA 横断面图像示在支架头端腔外见一动脉瘤（红色箭头），其内见对比剂。囊内主要为血栓。Alan H. Matsumoto 医师授权使用

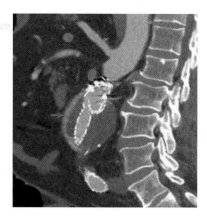

图 S128-2　CTA 矢状位图像示对比剂位于动脉瘤前缘（红色箭头）。Alan H. Matsumoto 医师授权使用

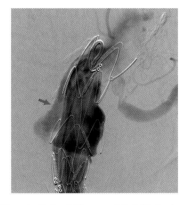

图 S128-3　另一患者主动脉 DSA 图确诊为 Ⅰ A 型内漏（红色箭头）。Alan H. Matsumoto 医师授权使用

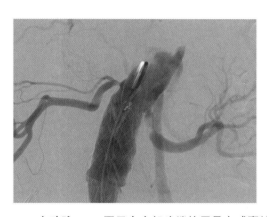

图 S128-4　主动脉 DSA 图示在支架头端使用具有球囊扩张支架修补内漏后。Alan H. Matsumoto 医师授权使用

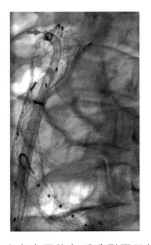

图 S128-5　另一患者内漏修复后造影图示使用螺旋锚固定位支架（Aptus Endosystems，Sunnyvale，California）。支架（红色箭头）上的锚定标记物（蓝色箭头）帮助支架定位。John E. Rectenwald 医师授权使用

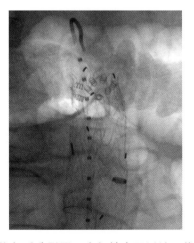

图 S128-6　修复后造影图示支架缝合区近端环绕放置 8 个螺旋锚。John E. Rectenwald 医师授权使用

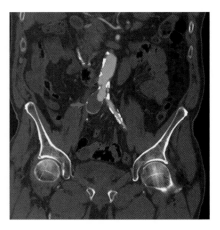

图 S129-1　CTA 冠状位重建示腹主动脉钙化，右髂总动脉完全闭塞、动脉瘤形成（红色箭头）。Luke R. Wilkins 医师授权使用

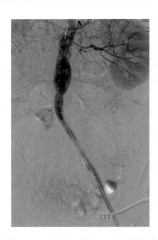

图 S129-2　主动脉 DSA 示主动脉-单侧髂动脉支架置入后，右髂总动脉未显影。Luke R. Wilkins 医师授权使用

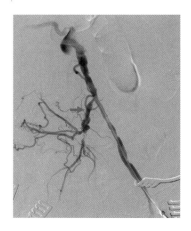

图 S129-3　左髂动脉 DSA 示左髂内动脉通畅伴局部扩张（红色箭头）。Luke R. Wilkins 医师授权使用

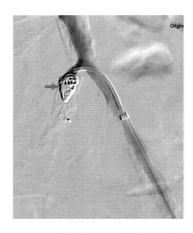

图 S129-4　导管引导下弹簧圈置入左侧髂内动脉后行左侧髂内动脉 DSA 造影（红色箭头）。Luke R. Wilkins 医师授权使用

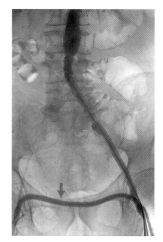

图 S129-5　腹主动脉 DSA 显示主动脉-单侧髂动脉支架、同侧髂内动脉的弹簧圈（蓝色箭头）和股-股动脉旁路移植（红色箭头）。Luke R. Wilkins 医师授权使用

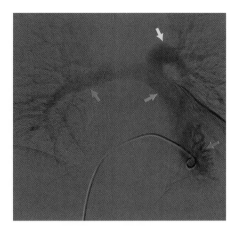

图 S130-1　DSA 肺动脉造影图像显示右心室（红色箭头）、肺动脉主干（蓝色箭头）、左肺动脉主干（黄色箭头）、右肺动脉主干（绿色箭头）。**Wael E. Saad** 医师授权使用

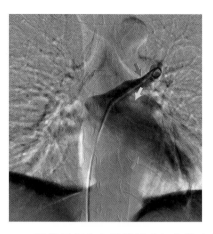

图 S130-2　DSA 图像显示左上肺静脉（红色箭头）、左心房（黄色箭头）和左心室（蓝色箭头）。**Wael E. Saad** 医师授权使用

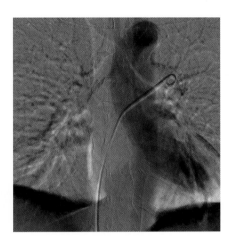

图 S130-3　DSA 图像延迟期显示胸主动脉（红色箭头）。**Wael E. Saad** 医师授权使用

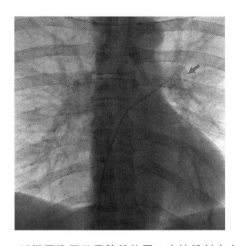

图 S130-4　透视图像显示导管的位置，直接投射在左肺动脉区（红色箭头）。其真实位置为左上肺静脉，如图 S130-2 所示。**Wael E. Saad** 医师授权使用

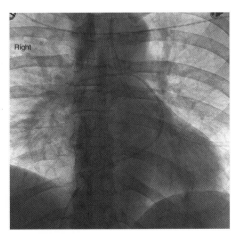

图 S130-5　透视图像显示右肺动脉的预期位置。随后的造影图像显示正常的右肺动脉解剖（未提供）。**Wael E. Saad** 医师授权使用

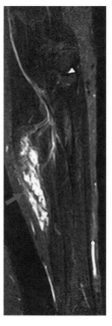

图 S131-1　上肢矢状位抑脂 T2 加权影像显示，在左前臂腹侧软组织中可见一个分叶状、有分隔的肿块，具有相当均匀的高信号（红色箭头）。**Auh Whan Park** 医师授权使用

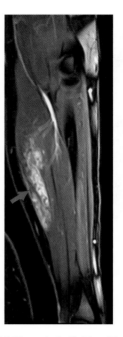

图 S131-2　矢状位增强 T1 加权像显示同一左前臂静脉血管团（红色箭头）。**Auh Whan Park** 医师授权使用

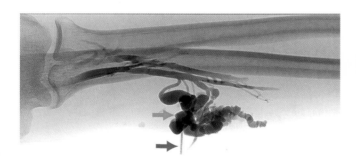

图 S131-3　术中透视图像证实广泛的软组织静脉畸形（蓝色箭头）。注意直接经皮穿刺的细针（红色箭头）。**Auh Whan Park** 医师授权使用

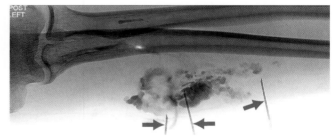

图 S131-4　硬化治疗后的透视图像显示病变内的对比剂滞留。注意到有多根穿刺针（红色箭头）。**Auh Whan Park** 医师授权使用

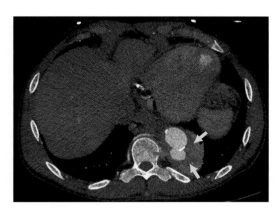

图 S132-1　CTA 的轴位图像显示位于胸主动脉后壁的假性主动脉瘤（红色箭头）和邻近的液体（黄色箭头）。David M. Williams 医师授权使用

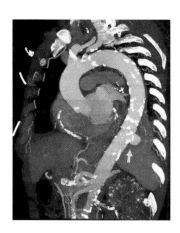

图 S132-2　斜旁矢状面的 MIP 的 CTA 图像显示假性动脉瘤（红色箭头），其被液体包绕（黄色箭头）。David M. Williams 医师授权使用

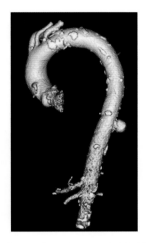

图 S132-3　胸主动脉三维重建显示后壁假性动脉瘤。假性动脉瘤周围没有钙化灶。David M. Williams 医师授权使用

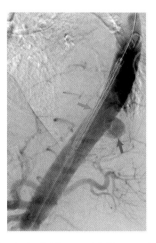

图 S132-4　胸主动脉造影 DSA 图像显示假性动脉瘤（红色箭头），置入的支架尚未展开（蓝色箭头）。David M. Williams 医师授权使用

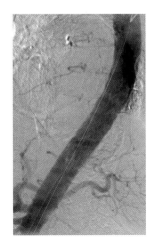

图 S132-5　置入支架展开后的 DSA 图像证实了假性动脉瘤消失。David M. Williams 医师授权使用

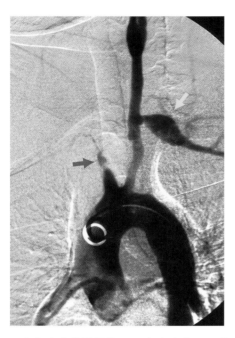

图 S133-1 胸主动脉造影图像显示头臂动脉开口附近有局部狭窄（红色箭头）。同时显示了先前有左颈总动脉旁人工血管（黄色箭头）

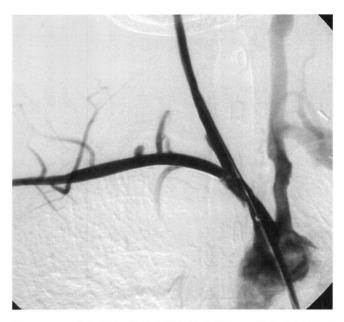

图 S133-2 支架置入术后头臂血管造影 DSA 图像分别显示头臂动脉、右侧颈总动脉和右侧锁骨下动脉通畅

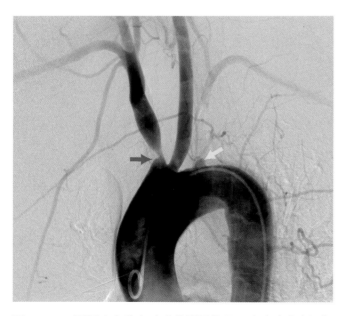

图 S133-3 不同患者胸主动脉造影图像显示头臂动脉（红色箭头）和锁骨下动脉（黄色箭头）开口处分别明显狭窄。注意患者有头臂动脉和左颈总动脉的共同起源

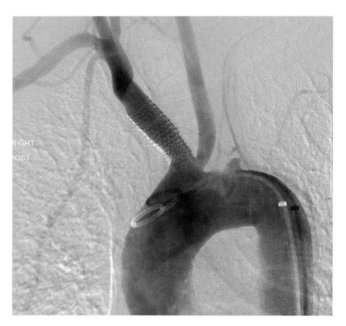

图 S133-4 头臂动脉支架置入术后的主动脉造影图像。此时左锁骨下动脉未得到治疗

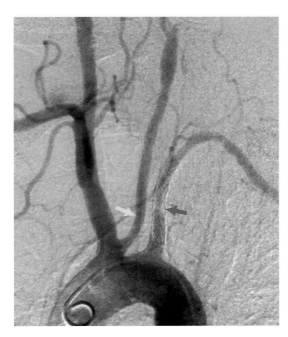

图 S134-1　胸主动脉造影的 DSA 图像显示左锁骨下动脉支架内狭窄（红色箭头）。另外左颈总动脉和头臂动脉共同起源（黄色箭头）。Wael E. Saad 医师授权使用

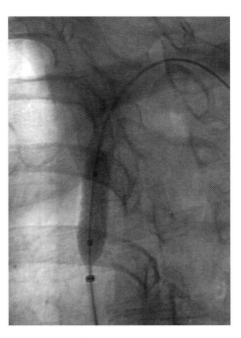

图 S134-2　术中透视图像显示病变段的球囊扩张术。Wael E. Saad 医师授权使用

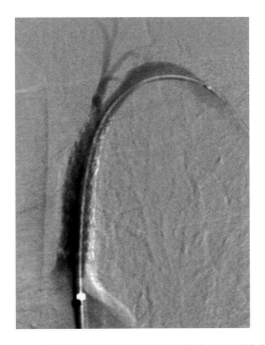

图 S134-3　左锁骨下动脉造影图像显示球囊扩张后的支架通畅。Wael E. Saad 医师授权使用

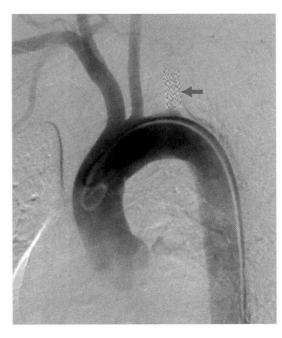

图 S134-4　另一患者胸主动脉造影的 DSA 图像，显示左锁骨下动脉支架闭塞（红色箭头）。Wael E. Saad 医师授权使用

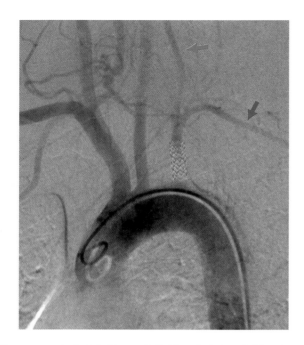

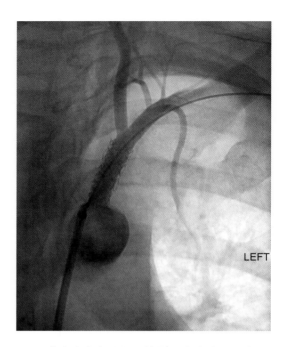

图 S134-5　主动脉造影显示左锁骨下动脉（红色箭头）经左侧椎动脉逆行充盈（蓝色箭头）。Wael E. Saad 医师授权使用

图 S134-6　球囊扩张术后左侧锁骨下动脉造影图像显示左锁骨下动脉支架通畅。Wael E. Saad 医师授权使用

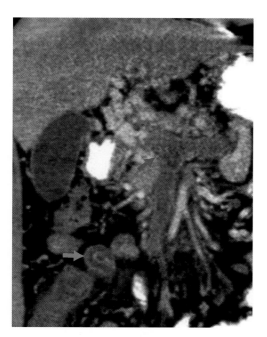

图 S135-1　增强 CT 冠状位重建图显示门静脉血栓形成（红色箭头）和小肠水肿（蓝色箭头）。**Wael E. Saad** 医师授权使用

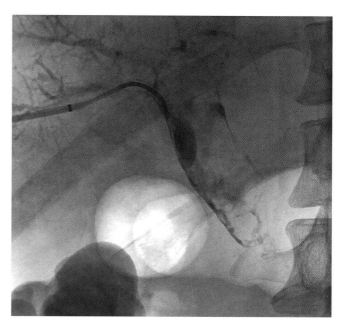

图 S135-2　经肝门静脉造影图像证实了门静脉内有大量栓子。**Wael E. Saad** 医师授权使用

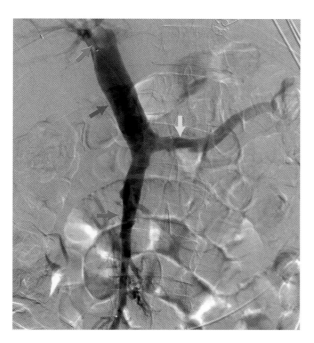

图 S135-3　溶栓后经肝门静脉造影的 DSA 图像显示门静脉主干（红色箭头）、肠系膜上静脉（绿色箭头）和脾静脉（黄色箭头）通畅性有显著改善，但门静脉分叉处仍可见残余栓子（蓝色箭头）。**Wael E. Saad** 医师授权使用

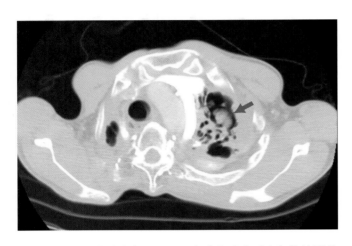

图 S136-1　治疗前胸部 CT 显示左肺上叶广泛支气管扩张伴胸膜增厚和空洞，内可见实性肿块（箭头）代表菌丝体

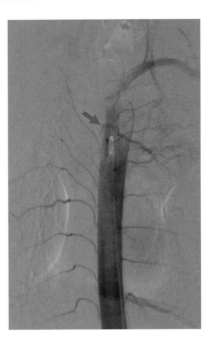

图 S136-2　主动脉造影显示增粗、迂曲的左支气管动脉（箭头）

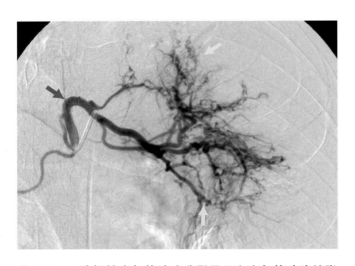

图 S136-3　选择性支气管动脉造影显示左支气管动脉扩张（红色箭头），远端分支呈螺旋状（黄色箭头）

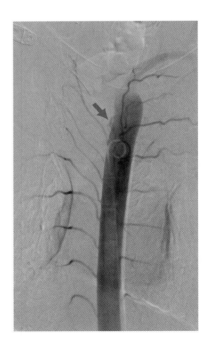

图 S136-4　显示左支气管动脉闭塞的治疗后主动脉造影（箭头标注起点）

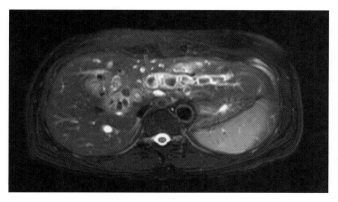

图 S137-1　T2WI 抑脂轴位像示胆管扩张，管腔内见与结石一致的低信号充盈缺损（红色箭头）。Narasimham L. Dasika 医师授权使用

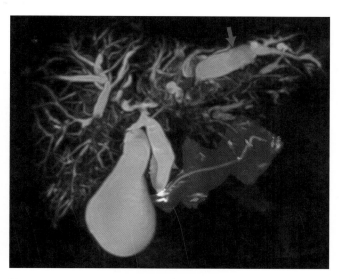

图 S137-2　MRCP 3D MIP 图像示由于结石梗阻，肝门区中央胆道未显示，左胆道系统扩张（红色箭头）。Narasimham L. Dasika 医师授权使用

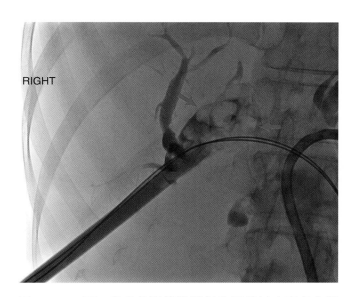

图 S137-3　同一患者的胆管造影证实胆管树内有多个透明充盈缺损（红色箭头）。同样，右胆道系统显示不佳。Narasimham L. Dasika 医师授权使用

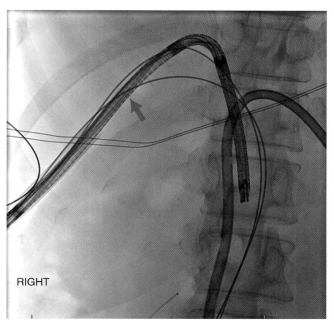

图 S137-4　透视像示胆道镜（红色箭头）插入胆管树中去除结石。Narasimham L. Dasika 医师授权使用

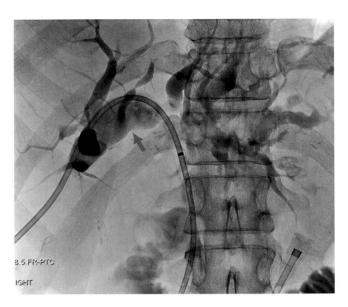

图 S137-5 去除结石 1 个月后胆管造影示胆管持续性扩张，但原右侧胆道系统内结石未显示（红色箭头）。Narasimham L. Dasika 医师授权使用

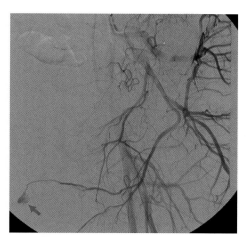

图 S138-1　左侧髂内动脉血管造影的斜位 DSA 像显示阴茎海绵体早期染色（红色箭头）。Narasimham L. Dasika 医师授权使用

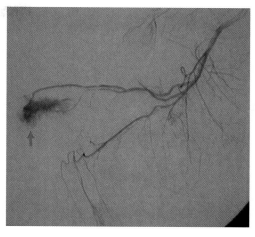

图 S138-2　左内阴部动脉选择性血管造影的 DSA 图像证实，阴茎海绵体（红色箭头）广泛染色，主要由阴茎背动脉延伸。Narasimham L. Dasika 医师授权使用

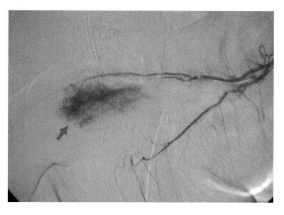

图 S138-3　栓塞前选择性固有阴茎动脉造影 DSA 图像再次显示动脉-海绵体分流（红色箭头）。Narasimham L. Dasika 医师授权使用

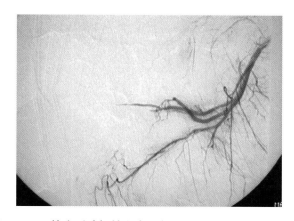

图 S138-4　栓塞后选择性左内阴部动脉造影 DSA 图像示先前所见分流停止流动。Narasimham L. Dasika 医师授权使用

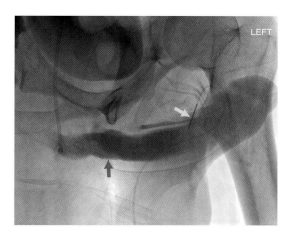

图 S138-5　另一患者的阴茎海绵体直接对比剂注射（黄色箭头）原始斜位像示阴茎海绵体内见对比剂池（红色箭头），表明低流量阴茎异常勃起。Narasimham L. Dasika 医师授权使用

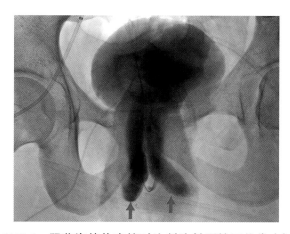

图 S138-6　阴茎海绵体直接对比剂注射原始正位像（与图 S138-5 为同一患者）突出显示阴茎海绵体内对比剂池，表明低流量阴茎异常勃起。Narasimham L. Dasika 医师授权使用

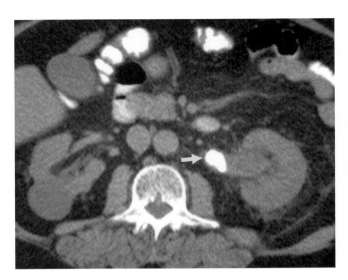

图 S139-1　CT 平扫轴位像示左侧肾盂输尿管连接处（UPJ）见一较大结石（黄色箭头），并左肾集合系统扩张（红色箭头）

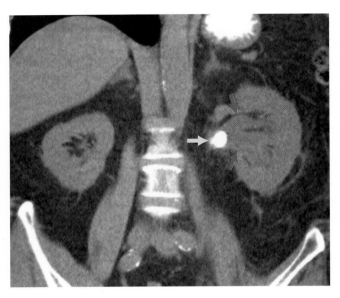

图 S139-2　CT 冠状重建图像示左侧 UPJ 大结石（黄色箭头），并左肾集合系统扩张（红色箭头）

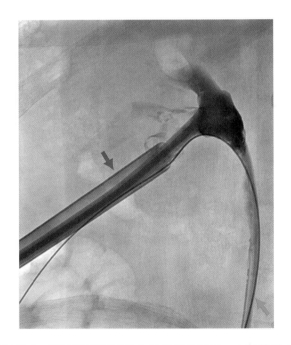

图 S139-3　经皮肾镜取石术中 X 线射片显示一大导管鞘（红色箭头），并左侧输尿管内导丝在位（蓝色箭头）

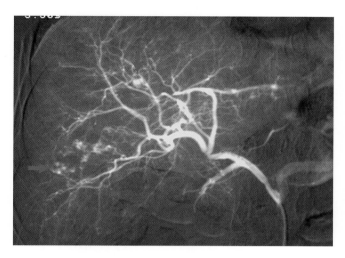

图 S140-1　肝动脉造影早期图像显示多个密集、离散、结节性对比剂高密度灶，散布于肝实质（红色箭头）

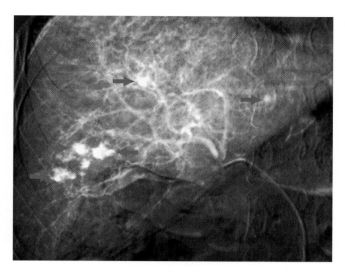

图 S140-2　晚期动脉 / 肝实质相血管造影图像显示上述病变的对比剂渐进向心填充（红色箭头）

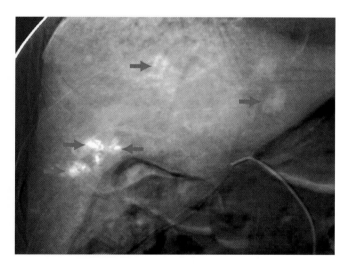

图 S140-3　静脉期血管造影图像显示病变的持续显影（红色箭头）

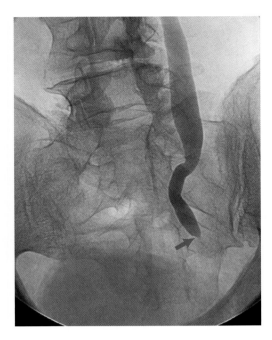

图 S141-1　顺行性肾盂造影示左侧输尿管在输尿管膀胱交界处（红色箭头）狭窄并输尿管积水。未见充盈缺损

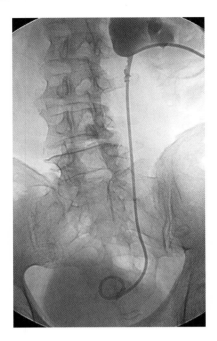

图 S141-2　支架放置后的透视图像显示肾输尿管支架成功穿过狭窄处，支架功能正常（膀胱内可见对比剂）

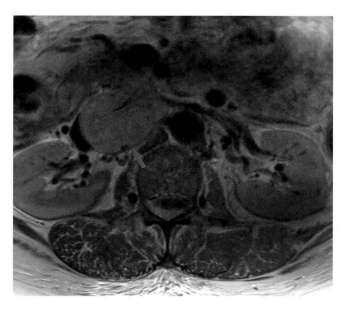

图 S142-1　轴向 T2 加权 MR 图像显示受压的 IVC 内的不均匀等高至高信号（红色箭头）。Wael E. Saad 医师授权使用

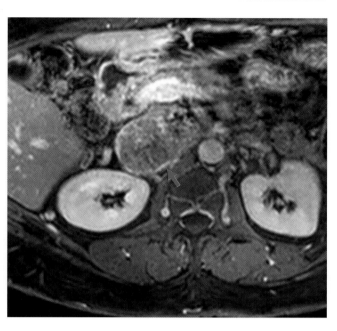

图 S142-2　T1 抑脂增强横断位图像示受压的 IVC 内见一不均匀强化肿物（红色箭头）。肾内未见肿物（未显示）。Wael E. Saad 医师授权使用

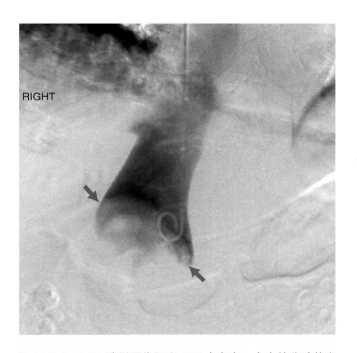

RIGHT

图 S142-3　DSA 造影图像证实 IVC 内存在一个大的分叶状充盈缺损（红色箭头）。Wael E. Saad 医师授权使用

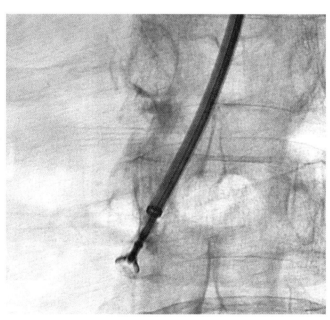

图 S142-4　术中透视显示张开活检钳进行血管内活检。Wael E. Saad 医师授权使用

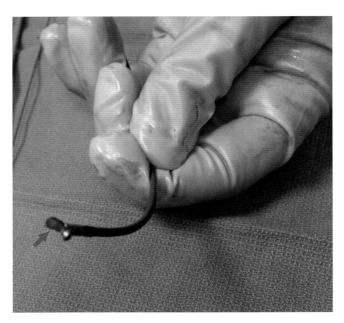

图 S142-5　活检钳的照片证实了钳内组织（红色箭头）。病理证实为 IVC 平滑肌肉瘤。Wael E. Saad 医师授权使用

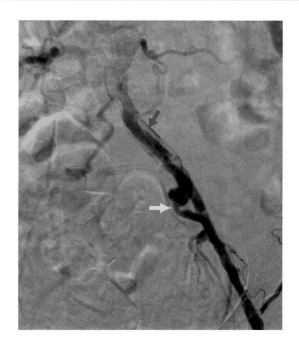

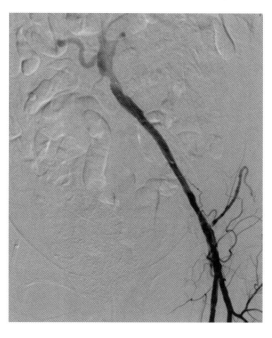

图 S143-1　左下肢血管造影 DSA 图像显示左侧髂总动脉线性缺损，两侧有不同程度增强，符合夹层，可能伴有血栓（红色箭头）。髂内动脉似发自真腔（黄色箭头）

图 S143-2　左下肢血管造影球囊扩张术和支架置入术后 DSA 图像，显示左侧髂总动脉（LCIA）直径正常。左侧髂内动脉不可见，提示治疗后改变。通过右髂内动脉侧支灌注（未显示）应确保患者不会因此产生明显症状

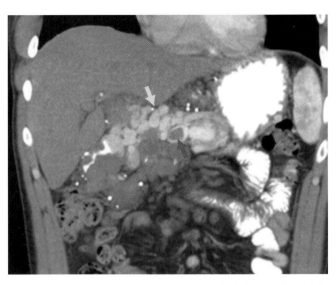

图 S144-1 CECT 冠状位重建显示肝门静脉期可见大量侧支静脉（黄色箭头）。还注意到在门静脉主干有血栓（红色箭头）。Wael E. Saad 医师授权使用

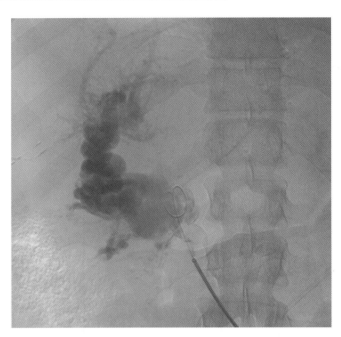

图 S144-2 通过手术和 SMV 直接入路获得的门静脉原始图像证实了肝门内的锯齿状侧支静脉。Wael E. Saad 医师授权使用

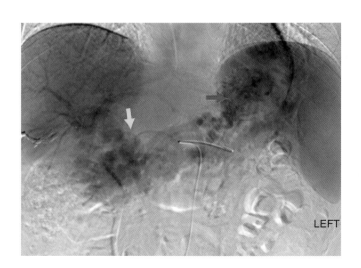

图 S144-3 同一患者脾血管造影门静脉期 DSA 图像显示肝门（黄色箭头）和脾门（红色箭头）侧支静脉迂曲。Wael E. Saad 医师授权使用

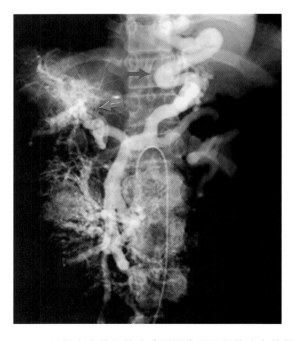

图 S144-4 不同患者的门静脉造影图像显示门静脉海绵样变（蓝色箭头），伴有胃食管静脉严重迂曲、扩张（红色箭头）。Wael E. Saad 医师授权使用

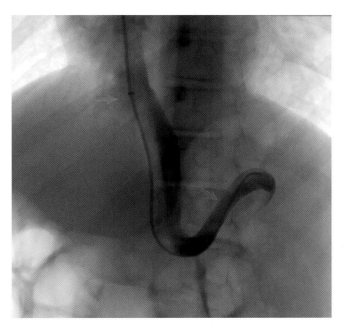

图 S145-1　经颈静脉入路脾静脉造影原始图像显示脾静脉（红色箭头）流入 IVC（蓝色箭头），门静脉未见显示。Ranjith Vellody 医师授权使用

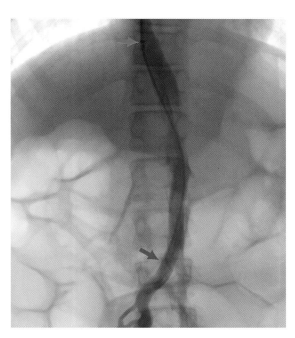

图 S145-2　经颈静脉造影显示 SMV（红色箭头）引流至 IVC（蓝色箭头），未见门静脉。Ranjith Vellody 医师授权使用

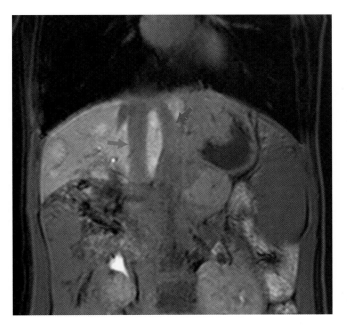

图 S145-3　增强 MRI 冠状位图像示 IVC（蓝色箭头）及 SMV 和脾静脉的共同引流通路（红色箭头）。Ranjith Vellody 医师授权使用

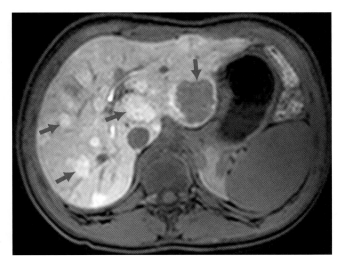

图 S145-4　横断位 T1 增强图像显示多发肝肿瘤（红色箭头）。Ranjith Vellody 医师授权使用

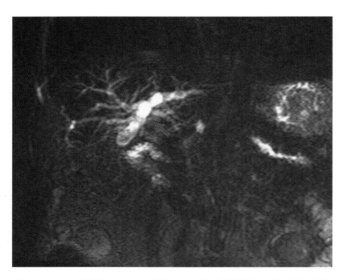

图 S146-1　冠状位 MRCP 图像显示肝内胆管中度弥漫性扩张至胆肠吻合口水平（红色箭头），此处突然终止，符合胆肠吻合口狭窄

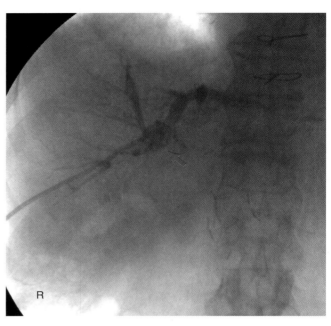

图 S146-2　胆管造影示肝内胆管中度弥漫性扩张，肝空肠吻合水平对比剂截断（红色箭头）。没有发现对比剂泄漏的证据

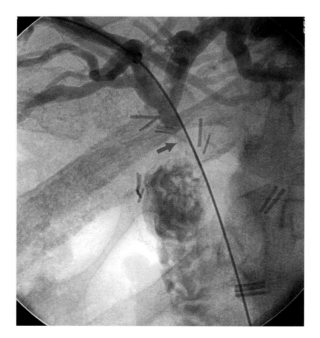

图 S146-3　另一患者术中胆管造影示吻合口狭窄（红色箭头）。Daniel Brown 医师授权使用

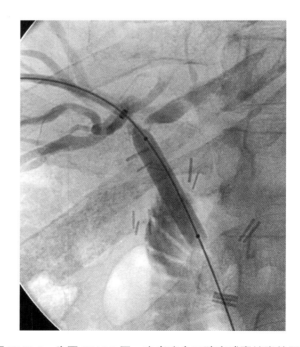

图 S146-4　为图 S146-3 同一患者吻合口狭窄球囊扩张的胆管造影透视图像。Daniel Brown 医师授权使用

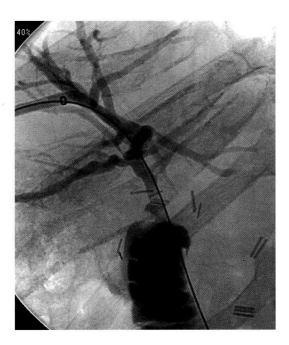

图 S146-5　与图 S146-3 同一患者的术中胆道造影可见管腔狭窄改善，血液流过之前狭窄处。**Daniel Brown** 医师授权使用

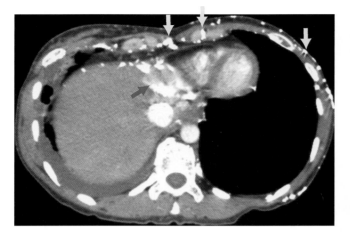

图 S147-1　CECT 轴位图像上（心脏基底部水平）显示许多胸壁 / 腹壁侧支（黄色箭头）和肝左叶（红色箭头）内的明显强化。Wael E. Saad 医师授权使用

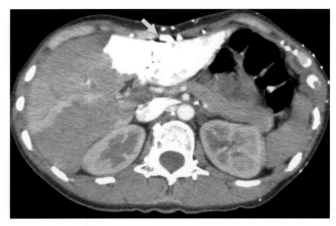

图 S147-2　CECT（肾中部水平）的轴向图像显示肝左叶的明显强化（红色箭头）和再通的脐旁静脉（黄色箭头）。Wael E. Saad 医师授权使用

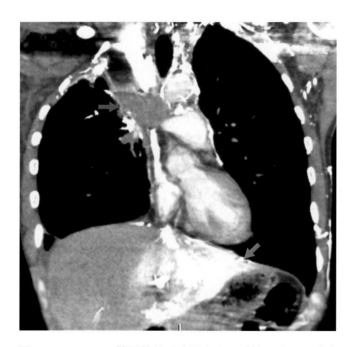

图 S147-3　CECT 的冠状位重建图上显示肿块压迫 SVC（蓝色箭头），肝左叶明显强化（红色箭头）。Wael E. Saad 医师授权使用

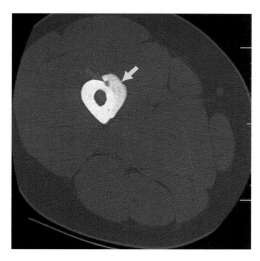

图 S148-1　来自 CT 平扫的轴向图像显示股骨皮质内的低密度区域（红色箭头），周围硬化（黄色箭头），符合骨样骨瘤病变。**Ranjith Vellody** 医师授权使用

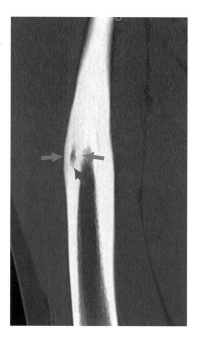

图 S148-2　CT 的冠状位重建图显示股骨皮质内的低密度区域（红色箭头）及周围硬化（蓝色箭头），符合骨样骨瘤病变。**Ranjith Vellody** 医师授权使用

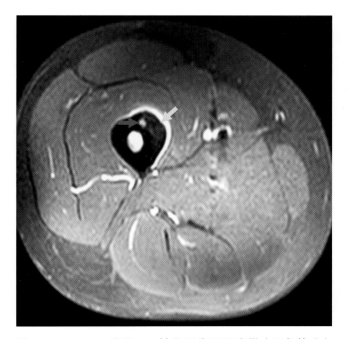

图 S148-3　**T1WI** 增强 MR 轴位图像可见瘤巢（红色箭头），伴周围轻度强化的硬化（黄色箭头）。**Ranjith Vellody** 医师授权使用

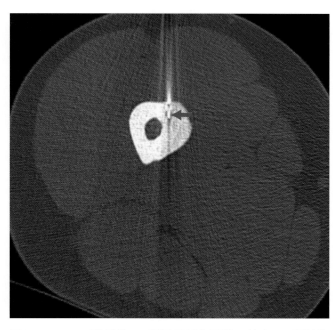

图 S148-4　CT 引导的 RF 消融的轴向图像，其中 RF 探针位于病变内（红色箭头）。**Ranjith Vellody** 医师授权使用

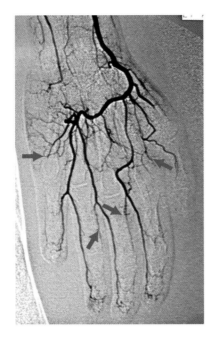

图 S149-1 手部血管造影的 DSA 图像显示数个指动脉狭窄或闭塞区域（红色箭头）

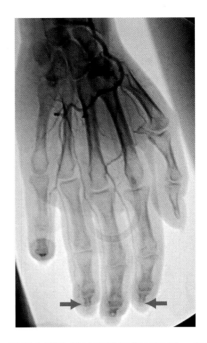

图 S149-2 手部血管造影的原始图像显示同一患者远端指骨的骨质吸收（红色箭头）

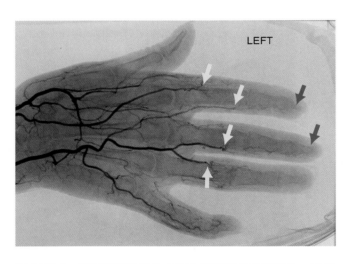

图 S149-3 来自不同患者的左手血管造影的原始图像，显示狭窄或闭塞的指动脉（黄色箭头）和肢端溶解（红色箭头）的几个区域。Narasimham L. Dasika 医师授权使用

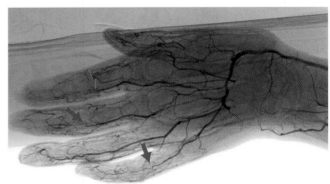

图 S149-4 同一患者右手血管造影的原始图像，如图 S149-3 所示，证实了双侧指动脉的多发狭窄或闭塞（红色箭头）。Narasimham L. Dasika 医师授权使用

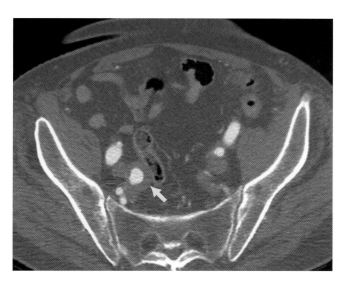

图 S150-1　CTA 的轴位图像显示右侧髂内动脉瘤（红色箭头）以及邻近的附壁血栓（黄色箭头）

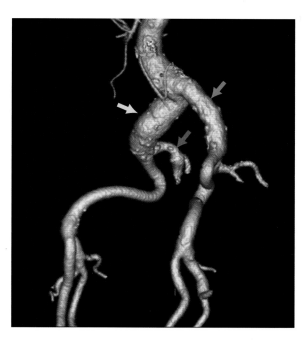

图 S150-2　CTA 的 VR 图像显示动脉瘤性右髂总动脉（黄色箭头）、右髂内动脉（红色箭头）和左髂总动脉（蓝色箭头）

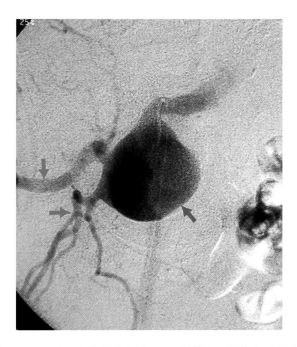

图 S150-3　另一患者盆腔血管 DSA 造影显示右髂内动脉呈局灶性梭形扩张（红色箭头），符合动脉瘤表现。同时也能看到周边的分支血管（蓝色箭头）

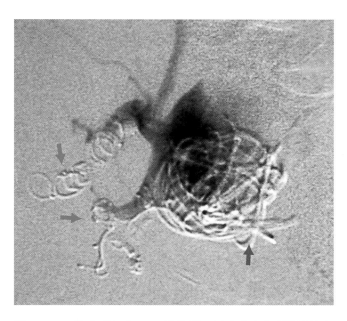

图 S150-4　栓塞后复查 DSA 图像显示原动脉瘤内弹簧圈栓塞（红色箭头），周边的分支血管内也有弹簧圈栓塞（蓝色箭头）

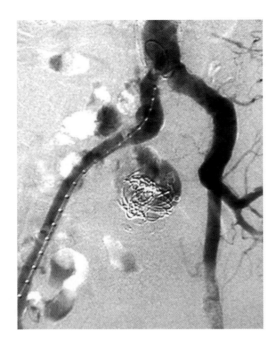

图 S150-5　盆腔血管造影栓塞后标记猪尾导管 DSA 图像，用于测量血管以确保支架跨过开口

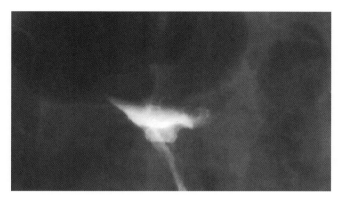

图 S151-1　非选择性子宫输卵管造影的透视图像显示双侧近端输卵管阻塞。**David Hovsepian** 医师授权使用

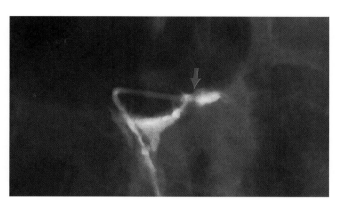

图 S151-2　术中图像显示左输卵管开口处插管（红色箭头）。**David Hovsepian** 医师授权使用

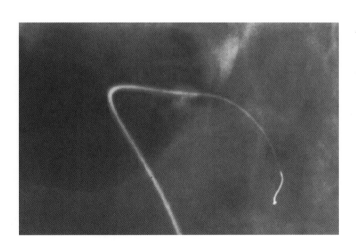

图 S151-3　透视图像显示了导丝在阻塞段内前进。**David Hovsepian** 医师授权使用

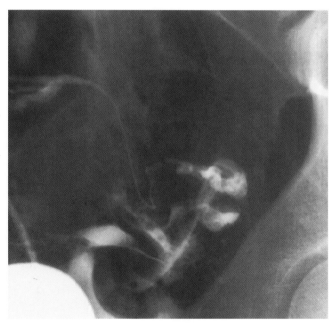

图 S151-4　输卵管造影的术中图像证实了在阻塞输卵管再通后对比剂进入腹膜腔内。**David Hovsepian** 医师授权使用

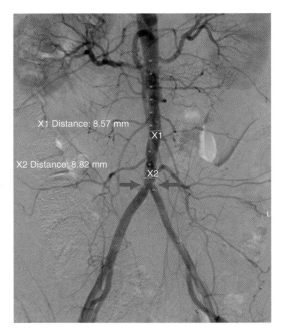

图 S152-1　主动脉造影的 DSA 图像显示主动脉远端显著狭窄（红色箭头），并延伸至双侧髂总动脉。Alan H. Matsumot 医师授权使用

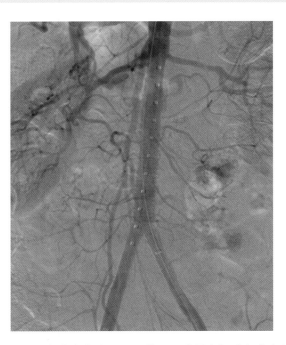

图 S152-2　主动脉造影 DSA 图像显示放置支架后主动脉血流量和通畅性得到了改善。Alan H. Matsumoto 医师授权使用

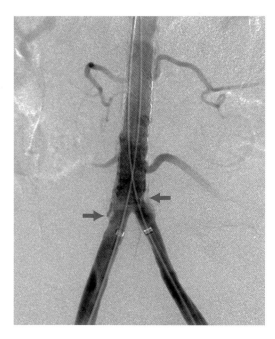

图 S152-3　远端主动脉支架置入术后主动脉造影的 DSA 图像显示髂总动脉起始处的动脉粥样硬化斑块（红色箭头）。Alan H. Matsumoto 医师授权使用

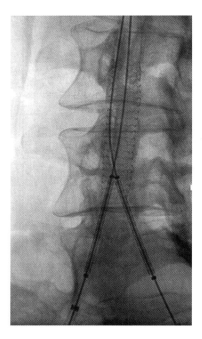

图 S152-4　术中 X 线片显示在展开前将对吻支架置于适当位置。Alan H. Matsumoto 医师授权使用

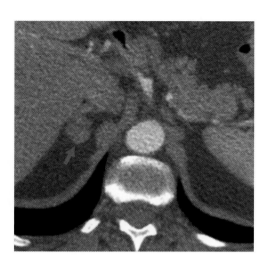

图 S153-1　轴位 CECT 图像可见右肾上腺肿块影（红色箭头），可能是肾上腺腺瘤。Kyung J. Cho 医师授权使用

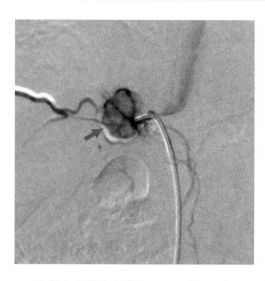

图 S153-2　右肾上腺静脉造影的 DSA 图像可见肾上腺的富血供肿块，符合右肾上腺腺瘤（红色箭头）。Kyung J. Cho 医师授权使用

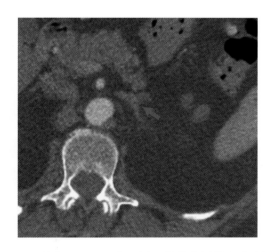

图 S153-3　轴位 CECT 图像可见正常的左侧肾上腺（红色箭头）。Kyung J. Cho 医师授权使用

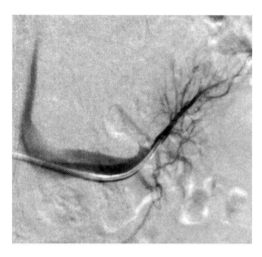

图 S153-4　左肾上腺静脉造影的 DSA 图像可见正常的左肾上腺。Kyung J. Cho 医师授权使用

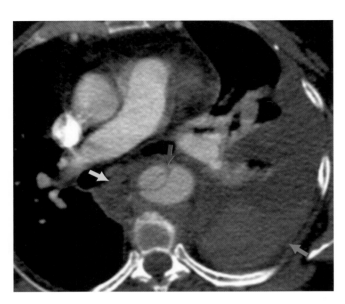

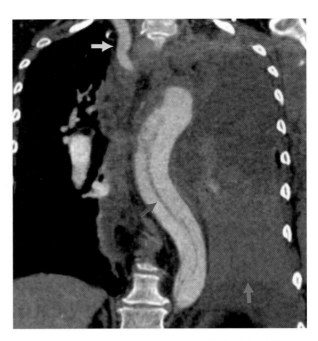

图 S154-1　轴位 CTA 图像可见胸降主动脉内的夹层内膜片（红色箭头）与左侧血胸（蓝色箭头）和纵隔血肿（黄色箭头），符合破裂。David M. Wiliams 医师授权使用

图 S154-2　冠状位重建图像可见明显的夹层内膜片（红色箭头）和左侧大量血胸（蓝色箭头）。另外，可以看到部分迷走的右锁骨下动脉（黄色箭头）。David M. Wiliams 医师授权使用

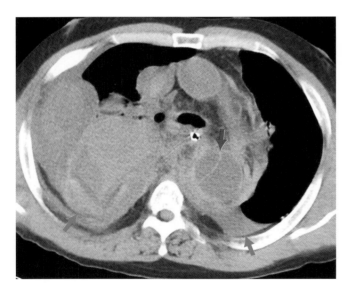

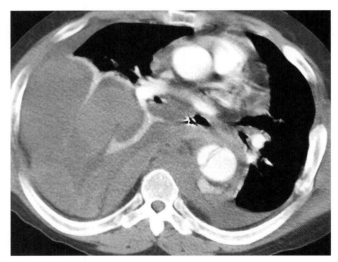

图 S154-3　另一个患者的轴位 CT 平扫图像可见胸降主动脉的夹层内膜片（红色箭头）合并双侧血胸（蓝色箭头）。Kyung Cho 医师授权使用

图 S154-4　与图 S154-3 相同患者的轴位 CTA 图像证实主动脉夹层破裂。Kyung Cho 医师授权使用

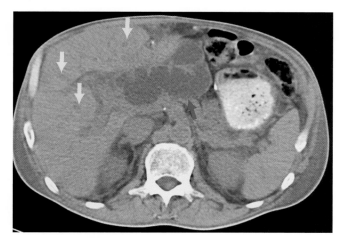

图 S155-1　轴位 CT 平扫可见双侧扩张的胆管（黄色箭头）和在中腹部横向走行的严重扩张的肠袢（红色箭头）

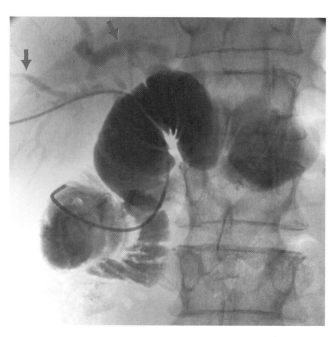

图 S155-2　腹部的透视图像可以看到经皮穿刺的引流导管位于扩张的输入肠袢内，其中导管尖端位于肠管的近端。也可以看到扩张的胆管（红色箭头）

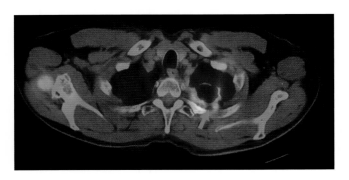

图 S156-1　轴位 PET / CT 图像可见高代谢和中心坏死的肺部肿块（蓝色箭头）。被证实是非小细胞肺癌，患者接受了左胸廓切开＋左肺上叶切除＋胸壁重建术。Bill S. Majdalany 医师授权使用

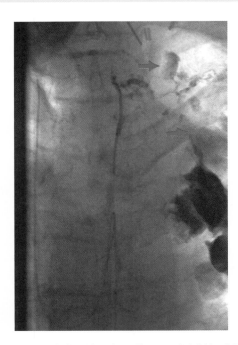

图 S156-2　淋巴管造影的透视图像可见对比剂经胸导管外溢至左侧胸膜腔和颈基底部（红色箭头），诊断为乳糜胸。Bill S. Majdalany 医师授权使用

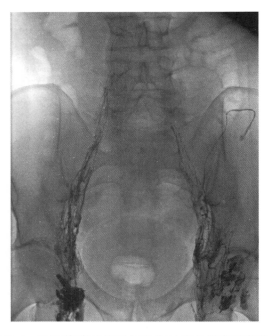

图 S156-3　淋巴管造影的透视图像可见双侧腹股沟淋巴结（注射靶点），其中多个淋巴管延伸至双侧骨盆，随后乳糜池和胸导管相继显影。Bill S. Majdalany 医师授权使用

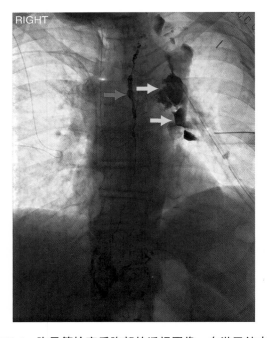

图 S156-4　胸导管栓塞后胸部的透视图像。在淋巴结内可见碘油（黄色箭头）。还可以注意到胸导管内的弹簧圈（红色箭头）。Bill S. Majdalany 医师授权使用

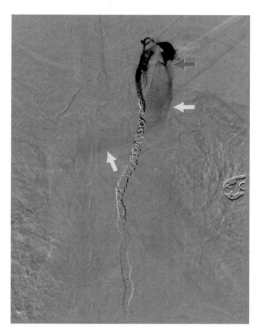

图 S156-5　DSA 图像来自于不同的淋巴管造影患者，显示 TDE 后导管汇入静脉角（红色箭头）和左头臂静脉显影（黄色箭头）。Bill S. Majdalany 医师授权使用

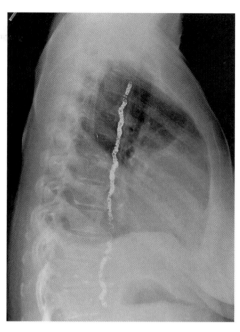

图 S156-6　侧位胸部 X 线片显示（与图 S156-5 同一患者）胸导管内弹簧圈。Bill S. Majdalany 医师授权使用

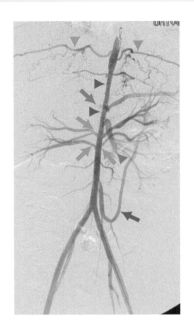

图 S157-1　动脉早期正位 DSA 主动脉图显示弥漫性主动脉狭窄伴肾上主动脉收缩（红色箭头）。也可见肋间动脉扩张（蓝色箭头）、IMA 扩张（红色箭头）、多根肾动脉狭窄（蓝色箭头）。肝动脉（绿色箭头）和 SMA（绿色箭头）显影差。Narasimham L. Dasika 医师授权使用

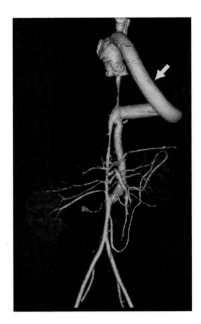

图 S157-2　显示了旁路移植术后的 3D VR 图像，示升主动脉至肾下主动脉旁路移植（黄色箭头）。Narasimham L. Dasika 医师授权使用

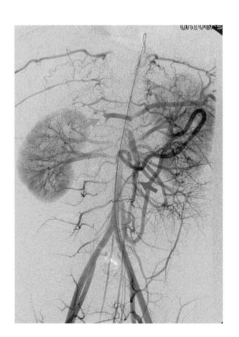

图 S157-3　腹主动脉晚期 DSA 图像显示肝动脉内无血流通过 GDA（蓝色箭头），但改善了经 IMA 流入 SMA 的延迟血流（红色箭头）。Narasimham L. Dasika 医师授权使用

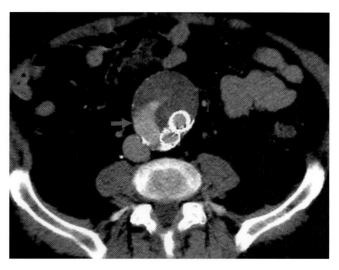

图 S158-1　CTA 晚期动脉相轴位图像显示 EVAR 术后患者动脉瘤囊内的对比剂（红色箭头）。Minhaj S. Khaja 医师授权使用

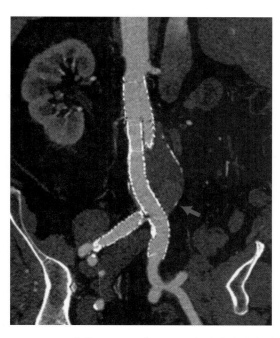

图 S158-2　CTA 曲线 MPR 图像显示沿右髂动脉分布的对比剂外漏，而非在支架覆盖区（红色箭头）。Minhaj S. Khaja 医师授权使用

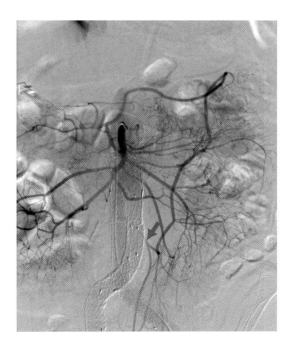

图 S158-3　SMA 血管造影 DSA 图像显示肠系膜下动脉通过 Riolan 动脉弓显影（红色箭头）。Minhaj S. Khaja 医师授权使用

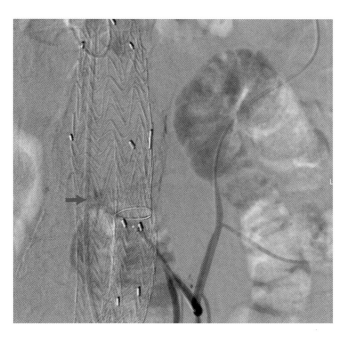

图 S158-4　经 SMA 侧支血管交通 IMA 血管造影 DSA 图像（Riolan 弓）证实了动脉瘤内的对比剂填充（红色箭头）。Minhaj S. Khaja 医师授权使用

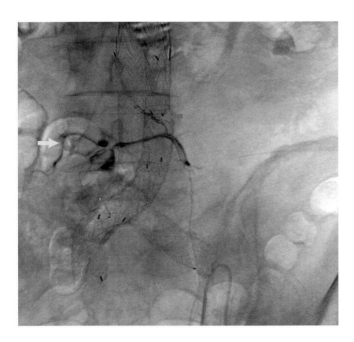

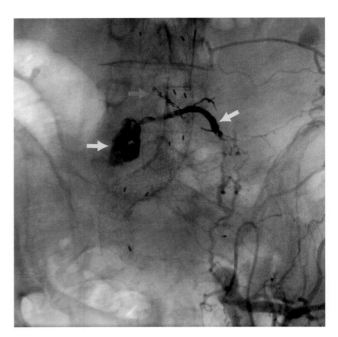

图 S158-5　经髂腰侧支动脉造影的腰动脉造影图像显示动脉瘤囊内对比剂充盈（蓝色箭头）及对比剂经对侧腰动脉（黄色箭头）流出。还应注意 IMA 开口内的弹簧圈（红色箭头）。**Minhaj S. Khaja** 医师授权使用

图 S158-6　髂腰动脉造影示乙烯－乙烯醇共聚物栓塞内漏（黄色箭头）和弹簧圈（红色箭头）栓塞侧支血管后，动脉瘤囊内无对比剂填充。**Minhaj S. Khaja** 医师授权使用

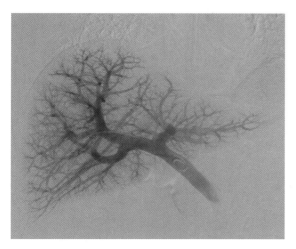

图 S159-1　经肝门静脉造影 DSA 图像示栓塞前通畅的门脉左右支系统。Wael E. Saad 医师授权使用

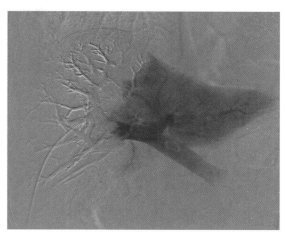

图 S159-2　门静脉右支栓塞术后门静脉造影的 DSA 图像示 *n*-BCA 胶形成铸型后右侧门静脉分支闭塞。Wael E. Saad 医师授权使用

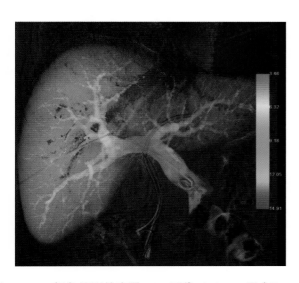

图 S159-3　颜色编码的定量 DSA 图像 s/p iFlow 图（Siemens AG）处理显示门静脉系统内的高强度灌注。肝静脉内的血流被编码为低强度，以蓝色显示。Wael E. Saad 医师授权使用

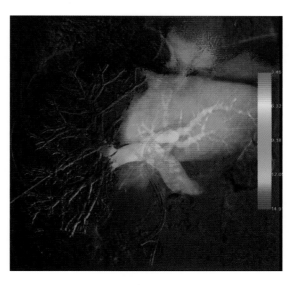

图 S159-4　右门静脉栓塞后 DSA 图像 s/p iFlow（Siemens AG）处理显示左门静脉系统内的高强度灌注。栓塞的右肝叶出现低强度蓝色。Wael E. Saad 医师授权使用

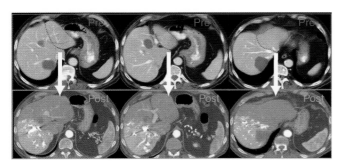

图 S159-5　栓塞前后 CECT 图像示右门静脉栓塞后左肝叶残余功能肝肥大。Wael E. Saad 医师授权使用

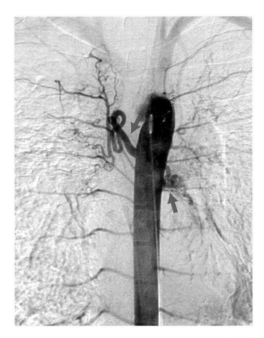

图 S160-1　一名咯血患者胸降主动脉的 DSA 图像示支气管动脉增粗（红色箭头），右侧大于左侧，血管增多。

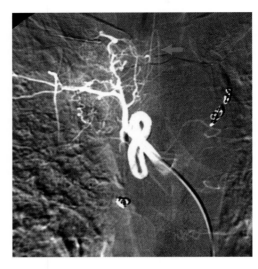

图 S160-2　选择性右支气管动脉造影的 DSA 图像显示迂曲的支气管动脉。重要的是，可以看到脊髓动脉起源于右支气管动脉的近端（红色箭头）。在进入椎管以供应脊髓之前，血管呈特征性的发夹形

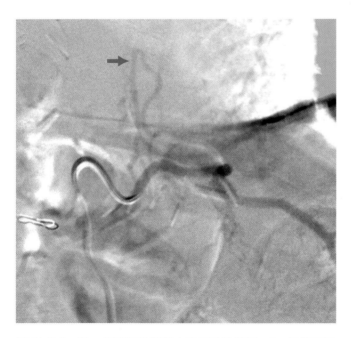

图 S160-3　另一患者的选择性左肋间动脉造影 DSA 图像显示由肋间动脉发出呈经典发夹形的节段性滋养动脉（红色箭头）

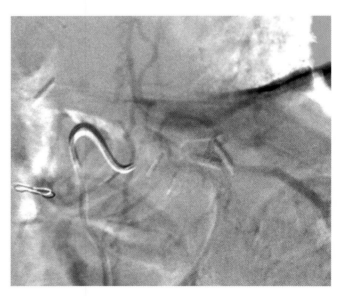

图 S160-4　后期 DSA 图像显示单次注射对比剂后血管的头尾范围

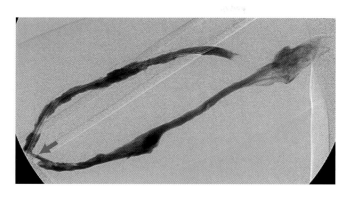

图 S161-1　支架血栓形成患者的瘘管造影（术中）的 DSA 图像示支架的顶点处狭窄（红色箭头），并有代表血栓的多发性充盈缺损

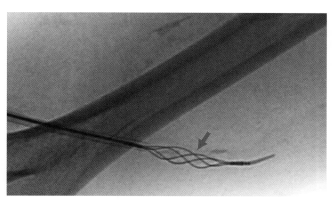

图 S161-2　去除血栓过程图像，示支架内的机械取栓装置（红色箭头）

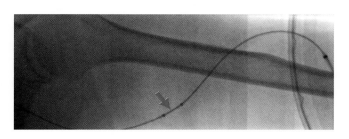

图 S161-3　来自不同患者的取栓术中图像，显示瘘管内的血液流变血栓切除装置（红色箭头）

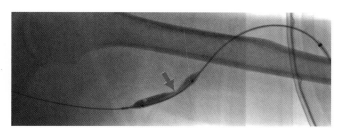

图 S161-4　来自与图 S161-3 相同患者的取栓原始图像，显示在狭窄部位具有"腰征"的球囊（红色箭头）

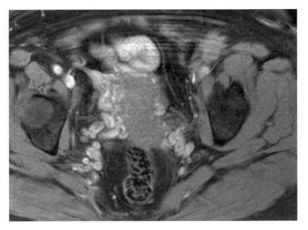

图 S162-1 轴向 T1 加权抑脂增强后图像示双侧迂曲的子宫旁血管（红色箭头）

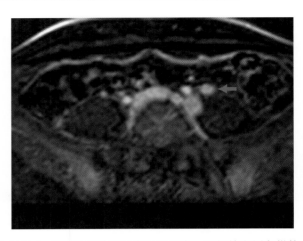

图 S162-2 MRV 的轴向图像显示扩张、通畅的左侧卵巢静脉（红色箭头）

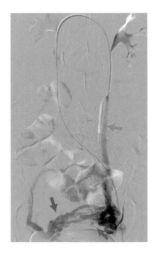

图 S162-3 数字减影静脉造影（DSV）图像确认左侧卵巢静脉扩张（蓝色箭头），伴跨骨盆侧支形成（红色箭头）

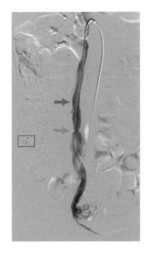

图 S162-4 静脉造影 DSV 图像示血流逆流入右侧卵巢静脉（红色箭头）。存在两个不同的静脉通道，在导管尖端附近分支（蓝色箭头）并向远端流入骨盆中的侧支血管

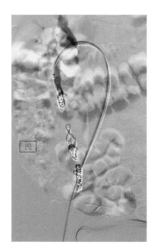

图 S162-5 右侧性腺静脉的 DSV 图像示双侧静脉通道行弹簧圈栓塞后无任何远端对比剂显影或侧支静脉

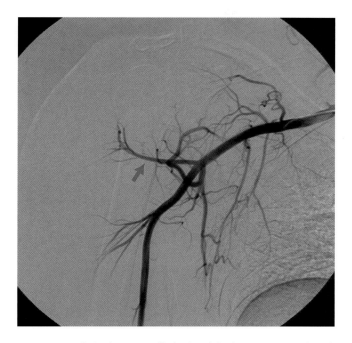

图 S163-1　右上肢 DSA 血管造影，肩部中立位，示旋肱后动脉通畅（红色箭头）

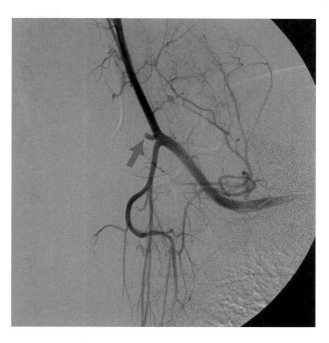

图 S163-2　血管造影 DSA 图像示手臂外展外旋时旋肱后动脉近端完全闭塞和无血流

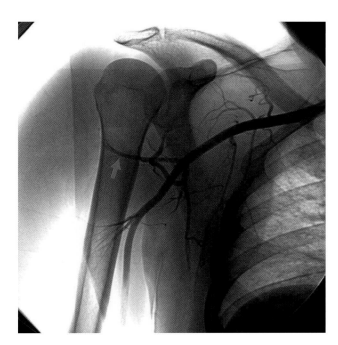

图 S163-3　右上肢血管造影原始图像，肩部中立位，显示旋肱后动脉通畅（红色箭头）

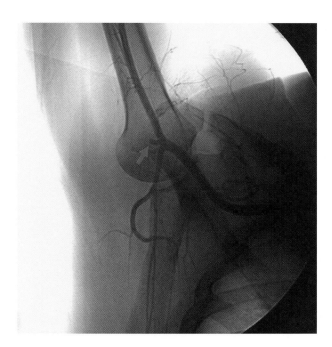

图 S163-4　血管造影图像显示在手臂外展外旋时，近端旋肱后动脉完全闭塞和无血流（红色箭头）

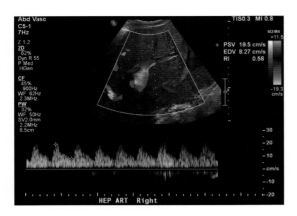

图 S164-1　肝彩色多普勒超声图像显示移植物功能障碍患者肝右动脉阻力指数为 0.58。Wael E. Saad 医师授权使用

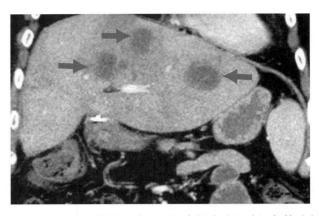

图 S164-2　CT 冠状位重建显示肝内低密度区（红色箭头），符合缺血性坏死和胆管瘤形成。Wael E. Saad 医师授权使用

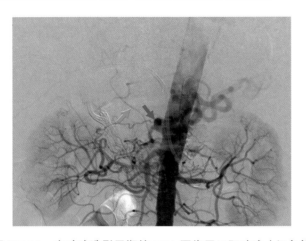

图 S164-3　主动脉造影早期的 DSA 图像显示肝动脉（红色箭头）和许多侧支闭塞，包括门静脉后动脉（蓝色箭头）。Wael E. Saad 医师授权使用

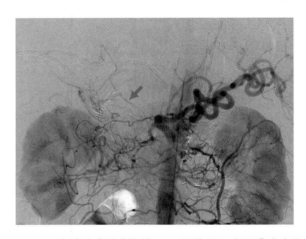

图 S164-4　主动脉造影中期的 DSA 图像显示大网膜动脉分支（蓝色箭头）和门静脉后动脉（红色箭头）。Wael E. Saad 医师授权使用

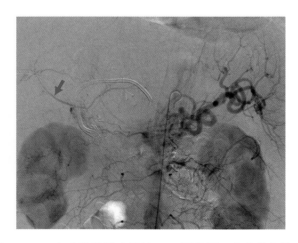

图 S164-5　主动脉造影晚期的 DSA 图像显示左（蓝色箭头）和右（红色箭头）肝动脉由先前看到的大网膜和门静脉后分支相沟通。Wael E. Saad 医师授权使用

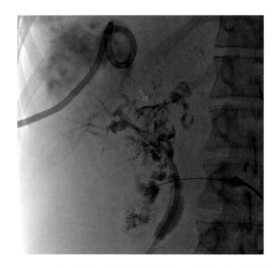

图 S164-6　来自不同患者胆管造影的 X 线片显示铸型胆管坏死（红色箭头）。这种现象被描述为"毛发性胆道坏死"（主编创造的术语）。Wael E. Saad 医师授权使用

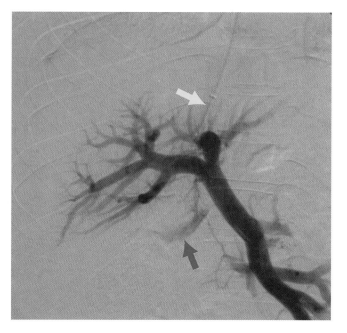

图 S165-1　TIPS 置入期间门静脉造影 DSA 图像显示沿肝尾缘的门静脉外渗（红色箭头）。可见经颈静脉 TIPS 入路（黄色箭头）。Wael E. Saad 医师授权使用

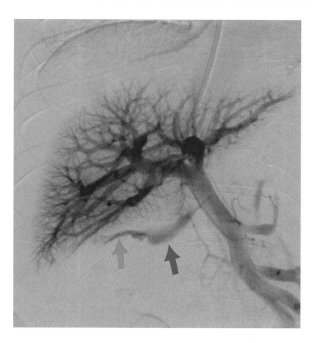

图 S165-2　TIPS 置入期间晚期 DSA 门静脉造影图像确认外渗（红色箭头）沿肝尾缘延伸（蓝色箭头）。Wael E. Saad 医师授权使用

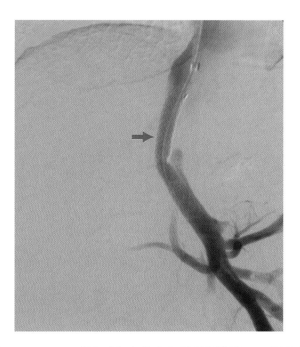

图 S165-3　TIPS 置入（红色箭头）后门脉造影 DSA 图像显示 TIPS 通畅，没有门静脉损伤外渗。Wael E. Saad 医师授权使用

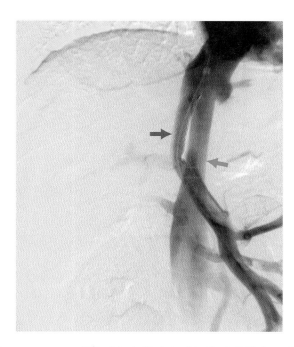

图 S165-4　TIPS 置入（红色箭头）后门静脉造影和下腔静脉 DSA 图像显示 TIPS 通畅及其相对于 IVC 的位置（蓝色箭头）。Wael E. Saad 医师授权使用

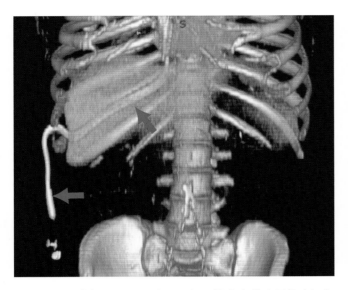

图 S166-1　腹部 CT 3D 重建显示经肝的中央静脉导管（红色箭头）横穿肝并终止于右心房

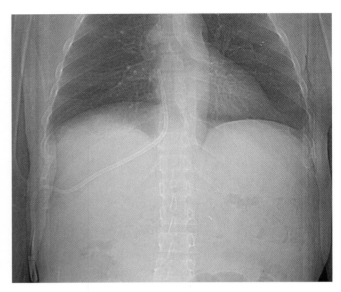

图 S166-2　在同一患者 X 线平片上显示中央静脉导管经肝的路径

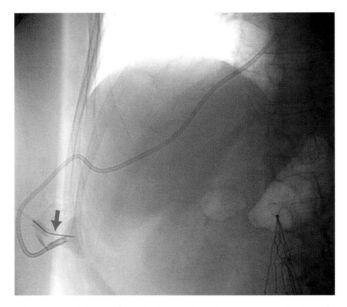

图 S166-3　另一个患者的透视图像示穿刺针经皮经肝入中央静脉导管（红色箭头）

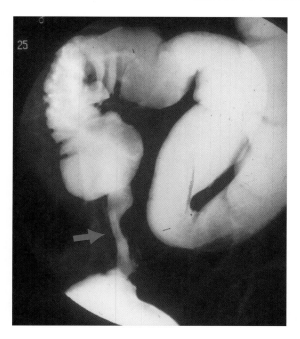

图 S167-1　钡灌肠前后位造影示直肠乙状结肠连接区局部狭窄，符合结直肠癌（红色箭头）。Narasimham L. Dasika 医师授权使用

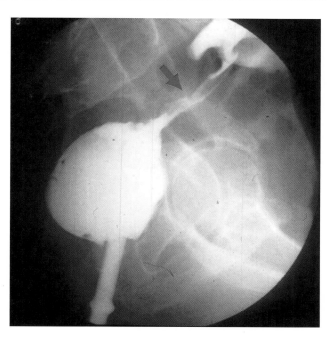

图 S167-2　钡灌肠侧位造影示直肠乙状结肠连接区局部狭窄，符合结直肠癌（红色箭头）。Narasimham L. Dasika 医师授权使用

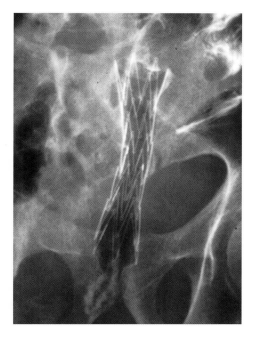

图 S167-3　结肠支架置入后的前后位透视图像确认其位置。Narasimham L. Dasika 医师授权使用

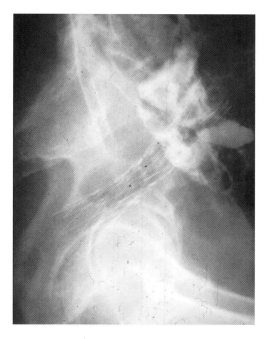

图 S167-4　结肠支架置入后的侧位透视图像确认其位置。Narasimham L. Dasika 医师授权使用

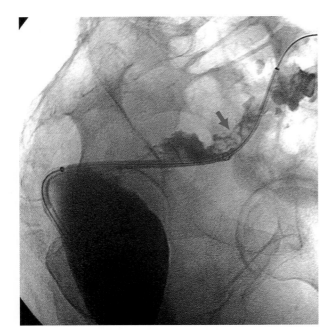

图 S167-5　来自不同患者的灌肠侧位透视图像显示在支架通过狭窄部位后再将其展开并扩张。造影显示对比剂从近端结肠穿过长段狭窄困难（红色箭头）。**James R. Duncan** 医师授权使用

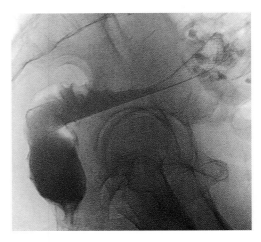

图 S167-6　支架置入后的侧位透视图像可见对比剂通过，梗阻缓解。**James R. Duncan** 医师授权使用

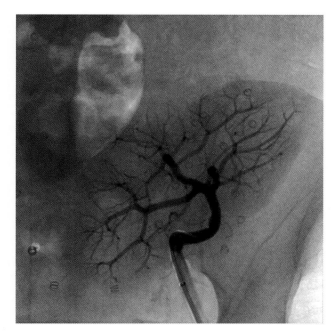

图 S168-1　移植肾血管造影图像显示整个肾的灌注。Minhaj S. Khaja 医师授权使用

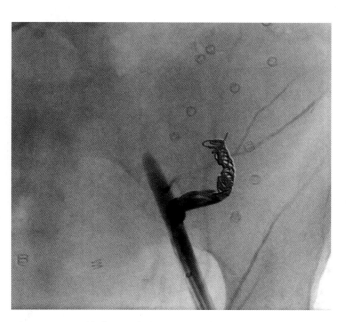

图 S168-2　血管造影图像确认用纯乙醇和弹簧圈栓塞 / 消融移植肾动脉。Minhaj S. Khaja 医师授权使用

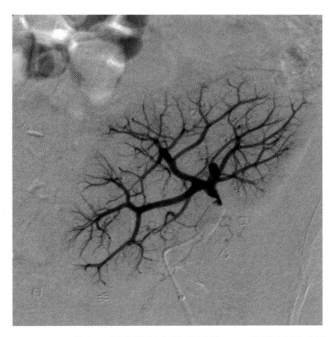

图 S168-3　球囊阻断移植肾血管造影的 DSA 图像显示动脉解剖结构。目的是确认球囊的膨胀量以避免乙醇反流，并计算填充远端动脉分支所需的乙醇量。Minhaj S. Khaja 医师授权使用

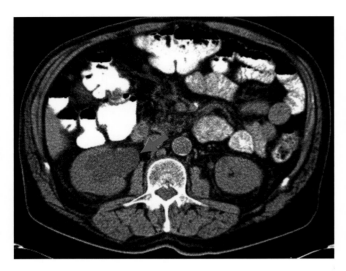

图 S169-1 轴向 CT 平扫图像显示右侧肾积水（红色箭头）

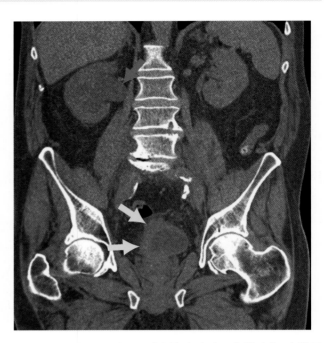

图 S169-2 冠状位重建显示右侧肾积水（红色箭头）。在输尿管插入的预期位置（黄色箭头）可见膀胱侧壁部分增厚。患者最终被诊断为伴有 UVJ 处输尿管梗阻的移行细胞癌

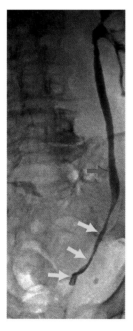

图 S169-3 肾盂造影图像证实输尿管扩张（红色箭头）。膀胱壁癌患者的 UVJ 远端输尿管明显狭窄（黄色箭头）

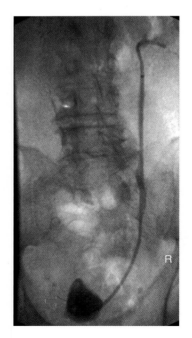

图 S169-4 输尿管置管术后，肾盂造影透视图像示对比剂穿过 UVJ 的局灶性狭窄部，进入膀胱远端（红色箭头）

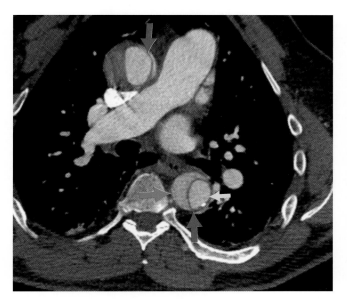

图 S170-1　轴位胸部 CTA 显示 A 型主动脉夹层，累及升主动脉和胸降主动脉。可见内膜片（红色箭头），在胸降主动脉段也可清楚地看到真腔（黄色箭头）和假腔（蓝色箭头）。David M. Williams 医师授权使用

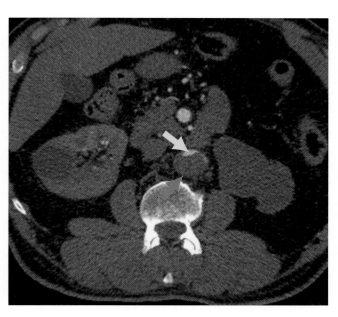

图 S170-2　轴位肾下段主动脉 CTA 显示增大的部分假腔（蓝色箭头）明显压迫真腔（黄色箭头）。David M. Williams 医师授权使用

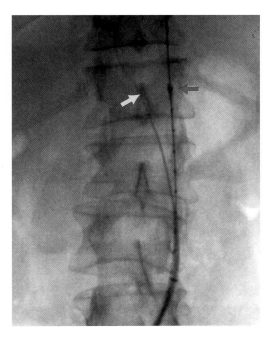

图 S170-3　主动脉开窗术中 X 线片显示真腔（红色箭头）内的血管内超声（IVUS）探头及开窗术后假腔（黄色箭头）中的导丝。David M. Williams 医师授权使用

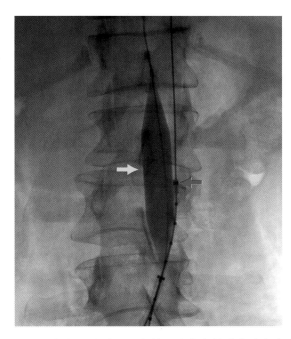

图 S170-4　术中 X 线片显示新的开窗术中的球囊扩张术（黄色箭头）。血管内超声探头再次在真腔内显示（红色箭头）。David M. Williams 医师授权使用

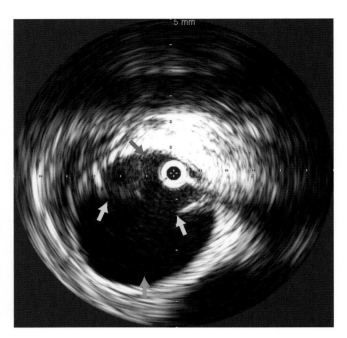

图 S170-5　球囊开窗术后的血管内超声突出显示真腔（红色箭头）、假腔（蓝色箭头）和开窗部位（黄色箭头之间）。**David M. Williams** 医师授权使用

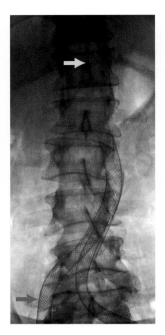

图 S170-6　支架置入后的术中 X 线片显示肾上段（黄色箭头）以及肾下段主－髂动脉支架（红色箭头）。**David M. Williams** 医师授权使用

1 肾积脓，3，349

2 腹主动脉闭塞，5，350

3 右位主动脉弓，7，351

4 解剖变异：左上腔静脉，9，352

5 股浅动脉闭塞，11，353

6 脾动脉瘤，13，354

7 驻波，15，356

8 中心静脉导管移位，17，357

9 急性深静脉血栓，19，358

10 外周动脉假性动脉瘤，21，359

11 透析人工血管狭窄，23，360

12 正常胫动脉解剖，25，361

13 创伤性脾动脉损伤，27，363

14 解剖变异：替代肝动脉，29，364

15 经皮胃造瘘术，31，365

16 股动静脉瘘，33，366

17 CT引导下肺活检，35，367

18 主动脉夹层，37，368

19 髂动脉狭窄，39，370

20 下腔静脉滤器，41，371

21 肾血管平滑肌脂肪瘤，43，373

22 正中弓状韧带综合征，45，374

23 经皮胆囊造口术，47，375

24 锁骨下静脉闭塞，49，377

25 纤维肌性发育不良伴肾动脉狭窄，51，378

26 急性创伤性主动脉损伤，53，379

27 股-股动脉旁路移植术，55，381

28 肺动静脉畸形，57，382

29 慢性肠系膜缺血，59，384

30 腹主动脉瘤，61，386

31 骨盆创伤伴活动性出血，63，387

32 经皮脓肿引流，65，388

33 解剖变异：主动脉弓，67，389

34 股浅动脉（SFA）狭窄，69，390

35 创伤性肝撕裂伤，71，391

36 解剖变异：多支肾动脉，73，392

37 血管发育不良，75，394

38 胆管癌（Klatskin瘤），77，395

39 上腔静脉梗阻（SVCO），79，397

40 创伤性肱动脉闭塞，81，399

41 TIPS：门静脉造影和网状支架，83，400

42 胸主动脉瘤，85，401

43 急性肺栓塞，87，403

44 栓塞性下肢动脉闭塞，89，405

45 经皮胃肠管放置术，91，406

46 男性精索静脉曲张，93，407

47 慢性深静脉血栓形成，95，409

48 股总动脉假性动脉瘤的凝血酶注射治疗，97，410

49 肝细胞癌，99，411

50 动脉粥样硬化性肾动脉狭窄，101，412

51 上肢纤维肌发育不良，103，413

52 TIPS，105，414

53 经颈静脉肝活检在弥漫性肝病中的应用，107，416

54 肠系膜上动脉栓塞，111，417

55 硬化性胆管炎，113，418

56 肝细胞癌：载药微球（DEB）经动脉化疗栓塞，115，419

57 子宫动脉栓塞治疗子宫肌瘤，117，420

58 解剖变异：高桡动脉起源，119，421

59 May-Thurner综合征，121，422

60 支气管动脉栓塞，123，424

61 脓胸，125，425

62 人工血管搭桥术后闭塞和溶栓，127，427

63 慢性锁骨下静脉闭塞，129，429

64 肝转移瘤的射频消融，131，430

65 动脉胸廓出口综合征，133，431

66 医源性假性动脉瘤，135，432

67 髂动脉闭塞，137，433

68 双侧髂总动脉狭窄（对吻支架），139，434

69 锁骨下动脉盗血综合征，141，435

70 经胃胰腺假性囊肿引流，143，436

71 TIPS：闭塞和溶栓，145，437

72 下消化道出血，147，438

73 解剖变异：双IVC，149，439

74 肺转移：消融疗法，151，440

75 主动脉肠瘘，153，441

76 马蹄肾，155，442

77 胆道金属支架置入，157，443

78 肾细胞癌血管造影，159，444

79 取出体内异物，161，445

80 肝总管断裂，163，446

81 大量腹水：隧道式腹腔引流置管术，165，448

82 经皮经腹肝活检，167，449

83 恶性胆总管狭窄，168，450

84 输液港组件分离，170，451

85 导管周围纤维蛋白鞘形成，173，452

86 盆腔深部脓肿的经皮引流术，175，453

87 肾细胞癌——冷冻消融，177，454

88 慢性血栓栓塞性肺动脉高压，179，455

89 静脉曲张的血管内消融治疗，181，456

90 复杂内脏动脉瘤的血管腔内治疗，183，457

91 直接经皮穿刺空肠造瘘术，185，458

92 直肠周围脓肿经直肠引流术，187，459

93 结节性多动脉炎，189，460

94 经皮胆石去除术，191，461

95 球囊阻断逆行静脉闭塞术治疗胃静脉曲张，193，462

96 肾动静脉畸形，195，463

97 IVC 血栓形成，197，464

98 盆腔淋巴囊肿，199，465

99 腘动脉瘤，201，466

100 胆囊破裂与胆囊周围脓肿，203，467

101 腹主动脉狭窄，205，468

102 主动脉夹层的磁共振影像，207，469

103 结直肠癌肝转移：放疗栓塞，209，470

104 恶性胸腔积液，211，471

105 医源性股浅动脉夹层，213，472

106 卵巢动脉栓塞术，215，473

107 下腔静脉漂浮血栓，217，474

108 糖尿病继发胫（前后）动脉粥样硬化，219，475

109 慢性下腔静脉闭塞，221，477

110 部分脾动脉栓塞术（PSE）治疗门脉高压，223，478

111 布-加综合征（BCS），225，479

112 TIPS 后静脉曲张栓塞，227，480

113 主动脉-腔静脉瘘，231，481

114 复杂入路假性动脉瘤管理，233，482

115 肾囊肿硬化，235，483

116 腋动脉覆膜支架——支架置入，237，485

117 经门静脉胰岛细胞移植，239，486

118 岩下窦静脉采样，241，487

119 移植肾动脉狭窄，243，488

120 出血性十二指肠溃疡，245，489

121 腹主动脉瘤腔内支架修复术，247，490

122 下腔静脉滤器取出，249，491

123 部分性肺静脉回流异常，251，493

124 高安动脉炎，253，495

125 盲肠造瘘管置入，255，496

126 淋巴管造影，257，497

127 小鱼际锤击综合征，259，498

128 Ⅰ型内漏，261，499

129 经股-股动脉旁路主动脉-髂动脉支架置入，263，500

130 卵圆孔未闭，265，501

131 静脉畸形，267，502

132 感染性动脉瘤，269，503

133 头臂动脉支架置入术，271，504

134 锁骨下动脉支架内狭窄，273，505

135 门静脉血栓，275，507

136 肺空洞性肿块栓塞，277，508

137 复杂胆石症的处理，279，509

138 阴茎异常勃起，281，511

139 经皮肾切开取石术，283，512

140 肝海绵状血管瘤，285，513

141 良性输尿管狭窄，287，514

142 下腔静脉肿瘤浸润和活检，289，515

143 髂动脉夹层支架置入术，291，517

144 门静脉海绵样变，293，518

145 Abernethy 畸形，295，519

146 胆肠吻合口狭窄，297，520

147 腔静脉阻塞伴侧支循环：明亮的肝信号，299，522

148 骨样骨瘤，301，523

149 Scleroderma，303，524

150 髂内动脉瘤，305，525

151 输卵管再通，307，527

152 经皮主动脉-髂动脉重建术，309，528

153 选择性肾上腺静脉采样，311，529

154 破裂的主动脉夹层，313，530

155 输入袢综合征，315，531

156 乳糜胸——胸导管栓塞术，317，532

157 中动脉综合征，319，534

158 Ⅱ型内漏栓塞术，321，535

159 门静脉栓塞术，323，537

160 脊髓动脉，325，538

161 透析人工血管血栓形成，327，539

162 盆腔淤血综合征，329，540

163 四边孔综合征，331，541

164 肝动脉血栓形成伴胆道狭窄，333，542

165 TIPS 中门静脉损伤，335，543

166 经肝中央静脉置管，337，544

167 结肠支架置入，339，545

168 肾消融治疗高血压 / 肾病综合征，341，547

169 恶性输尿管狭窄，343，548

170 经皮球囊开窗术治疗主动脉夹层，345，549

A

abdominal aorta，腹主动脉，74

abdominal aortic aneurysm（AAA），腹主动脉瘤，61-62，153-154，202，261-262

abdominal aortic occlusion，腹主动脉闭塞，5-6

abdominal aortic stenosis，腹主动脉狭窄，206

abdominal organ malperfusion，腹部器官灌注不良，207-208

abdominal pain，腹痛，235-236

aberrant obturator artery，闭孔动脉异常，63-64

ablation zone，消融区，151，178

abscess，脓肿，65-66，125-126，199-200

accessory artery，附属动脉，29-30

access-site pseudoaneurysm，穿刺点假性动脉瘤，233-234

acetaminophen，对乙酰氨基酚，177-178

acute aortic dissection，急性动脉夹层，112

acute deep venous thrombosis，急性深静脉血栓，19-20

acute embolic arterial occlusion，急性血栓性动脉闭塞，127

acute limb ischemia，急性肢体缺血，89-90

acute mesenteric ischemia，急性肠系膜缺血，60，112

acute occlusive arterial thromboembolic disease，急性闭塞性动脉血栓栓塞症，89-90

acute pulmonary embolism，急性肺栓塞，87-88，180

acute pyogenic cholecystitis，急性化脓性胆囊炎，47-48

acute thrombus，急性血栓，222

acute traumatic aortic injury，急性创伤性主动脉损伤，54

adenomyosis，子宫内膜异位症，117-118

adjunctive embolotherapy，辅助栓塞治疗，227-228

adrenal adenoma，肾上腺腺瘤，311-312

adrenal metastasis，肾上腺转移瘤，311-312

afferent loop syndrome，输入祥综合征，315-316

air embolism in CT-guided lung biopsy，CT引导肺穿刺活检的空气栓塞，35-36

albumin，白蛋白，165-166

alcoholic cirrhosis，酒精性肝硬化，107-108，115

ampullary neoplasms，壶腹肿瘤，158

anastomoses，吻合，56

anastomotic biliary ductal stricture，胆道吻合口狭窄，297-298

anastomotic stenosis，吻合口狭窄，128

anatomy aortic arch，解剖主动脉弓，68

aneurysm，动脉瘤 184

angiodysplasia，血管发育不良，75-76

angiography，血管造影术，135，180

angiomyolipoma，血管平滑肌脂肪瘤，159-160

angioplasty，血管成形术，142，291-292

angiosarcoma，血管肉瘤，285-286

ankle-brachial indices，肱踝指数，11-12，39-40，69-70，140

anterior tibial artery，胫前动脉，25-26

antibiotics，抗生素 125

anticoagulation，抗凝，198，221-222

aorta，主动脉，201

aortic dissection，主动脉夹层，37，38，207，208

aortic rupture，主动脉破裂，37-38

aortic stenosis，主动脉狭窄，205，206

aortic vascular procedures，主动脉血管手术，154

aortobifemoral bypass graft，主动脉-双股旁路移植术，5-6

aortocaval fistula，主动脉-腔静脉瘘，231-232

aortoenteric fistula，主动脉-肠瘘，154

aortofemoral bypass，主动脉-股动脉旁路，55-56，138，206

aortography，主动脉造影术，154

aortoiliac occlusive disease 主动脉闭塞性疾病，309-310

aortomesenteric bypass，主动脉-肠系膜动脉旁路，112

arterial thoracic outlet syndrome（TOS），动脉胸廓出口综合征，133-134

arterioportal shunting，动脉-门静脉分流，116

arteriovenous fistula，动静脉瘘，231-232

arteriovenous malformations（AVMs），动静脉畸形，147

arthralgias，关节痛，190

ascites，腹水，167，223-224

aspergillosis，曲霉菌病，123

aspiration，抽吸，32

atherosclerotic disease，动脉粥样硬化疾病，39-40，62，253-254

atherosclerotic renal artery stenosis，动脉粥样硬化性肾动脉狭窄，101-102

atherosclerotic stenosis，动脉粥样硬化性狭窄，112

automated biometric identifications（ABIs），自动化生物特征识别，137-138

autosomal dominant inheritance，常染色体显性遗传，58

autosomal dominant polycystic kidney disease，常染色体显性遗传性多囊肾，341-342

axillosubclavian thrombosis，锁骨下-腋静脉血栓形成，130

azygous systems，奇静脉系统，222

B

bacterial peritonitis，细菌性腹膜炎，165-166

balloon-expandable stents，球囊扩张支架，292

balloon-occlusion catheter，球囊阻塞导管，342

benign ureteral stricture，良性输尿管狭窄，287-288

beta blockers，β 受体阻滞剂，275-276

bilateral common iliac artery stenoses，双侧髂总动脉狭窄，140

bilateral external iliac artery occlusion，双侧髂外动脉闭塞，137-138

bile，胆汁，146

bile ducts，胆管，132

bile peritonitis，胆汁性腹膜炎，47-48

biliary adenocarcinoma，胆道腺癌，170

biliary fistula，胆瘘，297-298

biliary obstruction，胆道梗阻，78

biliary stent placement，胆管支架置入，158

biliary stones，胆管结石，192，279-280

biliary-enteric anastomotic stricture，胆-肠吻合口狭窄，298

biopsy biliary brush，活检胆道刷，170

bleeding duodenal ulcer，出血性十二指肠溃疡，246

bowel edema，肠道水肿，275-276

bowel ischemia，肠道缺血，148

bowel resection，肠道切除，112

brachial artery，肱动脉，120

brachial insufficiency，肱动脉功能不全，142

brachiocephalic artery，头臂干，68

bronchial artery embolization，支气管动脉栓塞，124

bronchogenic carcinoma，支气管肺癌，80

bronchoscopy，支气管镜，124

buttock claudication，臀部跛行 305-306

bypass graft femoropopliteal，股-髂动脉旁路移植术，70

C

calcifications，钙化，219-220

Caroli disease，卡罗利病（胆汁性肝硬变），77，78，114

carotid-subclavian artery bypass，颈-锁骨下动脉旁路，274

catheter angiography，导管血管造影，82

catheter-based venography，基于导管的静脉造影，329-330

catheter-directed thrombolysis，导管定向溶栓，121-122，127-128，198，225-226

caudal ectopia，尾部异位，156

caval obstruction，腔静脉阻塞，299-300

cavernous artery，海绵体动脉，281-282

cavernous hemangioma，海绵状血管瘤，285-286

cavernous transformation of portal vein，门静脉海绵样变，293-294

cavitary lung mass-embolization，空洞型肺肿块栓塞，278

cecostomy tube placement，盲肠造瘘管置入，255-256

celiac artery，髂动脉，46

celiac ganglion，腹腔神经节，46

cervical ribs，颈肋，134

chemical sclerotherapy，化学硬化疗法，212

chemoembolization，化疗栓塞，116

cholangiocarcinoma，胆管癌，77-78，113-114，158

cholangiogram，胆管造影，78

cholangitis，胆管炎，192，297-298

cholecystitis，胆囊炎，192

choledocholithiasis，胆总管结石，158

cholelithiasis，胆石症，77-78，191-192

chronic axillosubclavian vein occlusion，慢性腋-锁骨下静脉闭塞，130

chronic deep vein thrombosis，慢性深静脉血栓形成，95-96

chronic distal aortoiliac occlusive disease，慢性远端主-髂动脉闭塞症，309-310

chronic inferior vena cava occlusion，慢性下腔静脉闭塞，221-222

chronic mesenteric ischemia，慢性肠系膜动脉缺血，59-60

chronic postprandial abdominal pain，慢性餐后腹痛，59-60

chronic thromboembolic pulmonary hypertension，慢性血栓栓塞性肺动脉高压，180

chronic venous occlusion，慢性静脉阻塞，129-130

chylous effusion，乳糜渗出，317-318

cirrhosis，肝硬化，165，167-168

coil embolization，弹簧圈栓塞，13，14，27，28，337，338

colonic stent placement，结肠支架置入，340

colonoscopy，结肠镜，76

common bile duct，胆总管，48

common carotid arteries，颈总动脉，68

common femoral artery aneurysms，股总动脉瘤，202

common hepatic duct transection，胆总管横断术，163-164

common iliac artery，髂总动脉，291-292

complex visceral aneurysm，复杂内脏动脉瘤，184

computed tomography（CT）angiography，CT血管造影，207-208

corticosteroids，皮质类固醇，190

covered stent placement，覆膜支架置入，335-336

cryoablation zones，冷冻消融区，177

D

decompressive colonoscopy，减压结肠镜检查，255-256

deep pelvic abscess，深盆腔脓肿，176

deep vein thrombosis，深静脉血栓，42

diabetes-related tibial atherosclerosis，糖尿病相关胫动脉粥样硬化，220

diabetic gastroparesis，糖尿病性胃轻瘫，92

dialysis graft stenosis，透析移植物狭窄，23-24

digital subtraction angiography，数字减影血管造影，134

direct percutaneous jejunostomy，直接经皮空肠造口术，185-186

dissection，夹层，291-292

distal bowel obstruction，远端肠梗阻，184

distal embolization，远端栓塞，70，128

diuretics，利尿剂，166

diverticulosis，憩室病，147-148

duplicated inferior vena cava，重复下腔静脉，150

dysphagia，吞咽困难，80

dyspnea，呼吸困难，80，211-212

E

Eastern Cooperative Oncology Group（ECOG）东部肿瘤合作集团（ECOG），4，115-116

ectopic gas，异位气体，153-154

electromyography，肌电图，332

embolic lower extremity arterial occlusion，栓塞性下肢动脉闭塞，90

embolism acute pulmonary，急性肺栓塞，87-88

embolotherapy，栓塞治疗，148

emphysema，肺气肿，151-152

empyema，脓胸，125-126

endarterectomy，动脉内膜切除术，206

endoleak，内漏，261-262，321-322

endoscopic retrograde cholangiopancreatography（ERCP），内镜逆行胰胆管造影，78

endovascular aneurysm repair，血管内动脉瘤修复，61-62

endovascular balloon angioplasty，血管内球囊血管成形术，273-274

endovascular recanalization，血管内再通，138

endovascular stent，血管内支架，122

endovascular stent placement，血管内支架置入，79-80

endovascular stent-grafting，血管内支架移植，202

endovascular therapy，血管腔内治疗，122，140，184，196，221-222

esophageal varices，食管静脉曲张，227-228

esophagectomy，食管切除术，186，317-318

esophagogastrectomy，食管胃切除术，186

exploratory laparotomy，剖腹探查术，111-112

external beam radiation，外照射，152

external biliary drainage，胆汁外引流术，169-170

extravasation，外渗，123-124

F

fallopian tube recanalization，输卵管再通术，308

female infertility，女性不孕症，308

femoral arteriovenous fistula，股动静脉瘘，33-34

femoral-femoral bypass，股-股动脉分流术，263-264

femoropopliteal bypass graft，股-腘动脉旁路移植术，70

fibrin sheath，纤维蛋白鞘，173

fibrinolytics，纤溶剂，125-126

fibromuscular dysplasia（FMD），纤维肌性发育异常，74

filters inferior vena cava，下腔静脉滤器，42，150，217-218

fistula，瘘，65-66

flank pain，胁腹痛，235-236

fluoroscopy，透视检查，176

free-floating inferior vena cava thrombus，自由漂浮的下腔静脉血栓，217-218

functional constipation，功能性便秘，255-256

functional liver remnant/total liver volume（FLR/TLV）ratio，功能性肝残余/总肝体积比，323-324

G

gallbladder，胆囊，48，71-72，132

gastrectomy，胃切除术，186

gastric varices，胃静脉曲张，91-92，227-228

gastroduodenal artery pseudoaneurysm，胃十二指肠动脉假性动脉瘤，135-136

gastroesophageal reflux，胃食管反流，92

gastrointestinal bleeding，胃肠道出血，75-76

gelfoam，明胶海绵，63，64，71，72，216，337，338

giant cell arteritis，巨细胞动脉炎，253-254

glomerular filtration rate（GFR），肾小球滤过率，243-244

graft-enteric fistula，移植物-肠瘘，154

granuloma，肉芽肿，35-36

greater saphenous vein（GSV），大隐静脉，181-182

H

hamartomatous lesions，错构瘤病灶，44

hemangiopericytoma，血管外皮细胞瘤，267-268

hematemesis，呕血，154

hematochezia，便血，112

hematoma，血肿，199-200

hematuria，血尿，190，196，235-236

hemiazygous system，半奇静脉系统，222

hemobilia，胆道出血，136

hemoptysis，咯血，123-124，152，277-278

hemorrhagic shock，失血性休克，63-64

heparin，肝素，167-168

hepatic adenoma，肝腺瘤，115-116，285-286

hepatic cirrhosis，肝硬化，168，297-298

hepatic encephalopathy，肝性脑病，193-194

hepatic hilum，肝门，131-132

hepatic necrosis，肝坏死，193-194

hepatic tumors，肝肿瘤，295-296

hepaticojejunostomy，肝管空肠吻合术，114

hepatitis C-related cirrhosis，丙肝病毒相关的肝硬化，107-108

hepatobiliary scintigraphy，肝胆闪烁扫描法，297-298

hepatocellular carcinoma（HCC），肝细胞癌，99-100，115-116，131-132，168，209，285-286

hereditary hemorrhagic telangiectasia（HHT），遗传性出血性毛细血管扩张，58

high radial artery origin，高桡动脉起源，119-120

high-flow priapism，高血流量阴茎异常勃起，281-282

horseshoe kidney，马蹄肾，155-156

hydrodissection，水分离术，132

hydronephrosis，肾积水，3-4

hyperammonemia，高氨血症，295-296

hyperpigmentation，色素沉着，96

hypervascularity，血管增多，44

hypothenar hammer syndrome，小鱼际捶击综合征，

259-260

hysterectomy，子宫切除术，117-118

I

iatrogenic injury，医源性损伤，169-170

iatrogenic superficial femoral artery dissection，医源性股浅动脉夹层，214

iliac artery stenosis，髂动脉狭窄，39-40，139-140

iliac lesions，髂动脉病变，140

iliac vein compression，髂静脉压迫症，122

iliofemoral deep vein thrombosis，髂-股深静脉血栓，122

immunosuppressive agents，免疫抑制剂，190

infantile hemangioma，婴儿血管瘤，267-268

inferior petrosal sinuses（IPSs），岩下窦，241-242

inferior phrenic arteries，膈下动脉，73-74

intermittent lower extremity claudication，间歇性下肢跛行，309-310

internal iliac artery aneurysm，髂内动脉瘤，305-306

international normalized ratio（INR），国际标准化比率，167-168

interventional radiology，介入放射学，118

intrahepatic bile duct stones，肝内胆管结石，297-298

intra-luminal thrombus，腔内血栓，96

intranodal lymphangiography，鼻内淋巴管造影，257-258

ischemic bile duct injury，缺血性胆管损伤，297-298

ischemic limb，肢体缺血，138

J

jaundice，黄疸，170

jejunostomy，空肠造口术，186

K

kissing stents，对吻支架，140

Klatskin tumor，肝门胆管肿瘤，78

L

lactic acidosis，乳酸性酸中毒，112

laparoscopic adrenalectomy，腹腔镜下肾上腺切除术，312

laparoscopic cholecystectomy，腹腔镜胆囊切除术，191-192

laparoscopic cryoablation，腹腔镜冷冻消融，178

laser ablation，激光消融，182

left iliac artery total occlusion，左髂动脉完全闭塞，55-56

leiomyosarcoma，平滑肌肉瘤，289-290

liver metastasis，肝转移瘤，132

lobectomy，叶切除术，152

loop-snare technique，套圈技术，161-162

lower gastrointestinal（LGI）bleed，下消化道出血，148

lower gastrointestinal embolization，下消化道栓塞，148

lower-extremity atherosclerotic disease，下肢动脉粥样硬化疾病，70

lymphadenopathy，淋巴结病，158

lymphangiography，淋巴管造影术，258

lymphatic malformation，淋巴畸形，267-268

lymphoma，淋巴瘤，80

M

magnetic resonance cholangiopancreatography（MRCP），磁共振胰胆管造影，279-280

male varicocele，男性精索静脉曲张，93-94

malignant colonic obstruction，恶性结肠梗阻，339-340

malignant common bile duct stricture，恶性胆总管狭窄，170

malignant pleural effusion，恶性胸腔积液，212

malignant ureteric obstruction，恶性输尿管梗阻，287-288

Marfan syndrome，马方综合征，207-208

mechanical compression，机械压迫，127-128

median arcuate ligament syndrome，正中弓状韧带综合征，45，46

mesothelioma，间皮瘤，211-212

metallic biliary stent，金属胆道支架，169-170

metallic stents，金属支架，77-78

metastases，转移瘤，115-116

microspheres，微球，116

microvascular disease，微血管疾病，219-220

middle aortic syndrome（MAS），中间主动脉综合征（MAS），319-320

multifocal stenoses，多灶性狭窄，190

myalgias，肌痛，190

mycotic aneurysm，真菌性动脉瘤，21-22，270

myocardial steal syndrome，心肌盗血综合征，142

myomectomy，子宫肌瘤切除术，117-118

N

nephrectomy，肾切除术，196

nephron-sparing therapies，保留肾单位疗法，178

nephrotic syndrome，肾病综合征，341-342

nitinol stents，镍钛支架，339-340

nontarget embolization，非靶向栓塞，329-330

O

occluded superficial femoral artery，股浅动脉闭塞，11-12

optimal medical therapy，最佳药物治疗，69-70

Osler-Weber-Rendu syndrome，遗传性出血性毛细血管扩张症，57-58

osteomyelitis，骨髓炎，65-66

P

pain control，疼痛控制，283-284

pancoast tumor，肺上沟瘤，133-134

pancreatic adenocarcinoma，胰腺癌，157-158，170

pancreatic head carcinoma，胰头癌，158

pancreatic pseudocysts，胰腺假性囊肿，144

pancreatitis，胰腺炎，245-246

partial anomalous pulmonary venous return，肺静脉部分性回流异常，251-252

partial nephrectomy，肾部分切除术，178

patent foramen ovale，卵圆孔未闭，265-266

pectoralis minor tunnel，胸小肌隧道，134

pedal lymphangiography，足淋巴管造影，257-258

pelvic congestion syndrome，盆腔淤血综合征，329-330

pelvic infection，盆腔感染，307-308

pelvic inflammatory disease，盆腔炎症性疾病，307-308，329-330

pelvic lymph node dissection，盆腔淋巴结切除，199-200

pelvic lymphocele，盆腔淋巴结肿大，200

percutaneous ablation，经皮消融，301-302

percutaneous abscess drainage，经皮脓肿引流，66

percutaneous aortoiliac reconstruction，经皮主动脉-髂动脉重建术，309-310

percutaneous balloon angioplasty，经皮球囊血管成形术，205-206

percutaneous biliary drainage，经皮胆汁引流，114，279-280

percutaneous cholecystostomy，经皮胆囊切除术，47-48，204

percutaneous gallstone removal，经皮胆石取出，192

percutaneous gastrojejunostomy，经皮胃空肠吻合术，186

percutaneous gastrostomy placement，经皮胃造口术，32

percutaneous lung biopsy，经皮肺活检，36

percutaneous nephrostomy，经皮肾造瘘术，3-4

percutaneous revascularization，经皮血管再通术，69-70，101-102

percutaneous stone removal，经皮取石术，279-280

percutaneous transabdominal liver biopsy，经皮经腹肝活检，168

percutaneous transhepatic cholangiography，经皮肝胆道造影，78，163-164，170

percutaneous transluminal angioplasty（PTA），经皮经腔血管成形术，24，40，52，243-244

perinephric abscess，肾周脓肿，3-4

peripheral arterial disease（PAD），周围动脉疾病，138

phlegmasia cerulea dolens，股蓝肿，19-20，289-290

pleurodesis，胸膜固定术，212

pneumonectomy，肺切除术，152

pneumonia，肺炎，151

pneumothorax，气胸，152

polyarteritis nodosa，结节性多动脉炎，189-190，319-320

popliteal aneurysm thrombosis，腘动脉瘤血栓形成，201-202

port separation，输液港分离，172

portal thrombus，门静脉血栓，71-72

portal venous injury，门静脉损伤，335-336

portography，门静脉造影术，84

post-thrombotic syndrome（PTS），血栓后综合征，96

primary biliary cirrhosis，原发性胆汁性肝硬化，107-108

primary lung cancer，原发性肝癌，151

primary sclerosing cholangitis，原发性硬化性胆管炎，77，297-298

proximal brachiocephalic artery stenosis，近端头臂动脉狭窄，271-272

pulmonary arterial hypertension，肺动脉高压，179-180

pulmonary arteriovenous malformation，肺动静脉畸形，57-58

pulmonary edema，肺水肿，79-80

pulmonary embolism，肺栓塞，42，257-258

pulmonary endarterectomy，肺动脉内膜切除术，180

pyloric stenosis，幽门狭窄，92

pyonephrosis，肾积脓，3-4

Q

quadrilateral space syndrome，四边孔综合征，331-332

R

radiofrequency ablation，射频消融，152，182

Raynaud's disease，雷诺病，259-260

recanalization，血管再通，197-198

renal angiomyolipoma，肾血管平滑肌脂肪瘤，43-44

renal arteriovenous malformation，肾动静脉畸形，195-196

renal artery stenosis，肾动脉狭窄，243-244

renal calculi，肾结石，283-284

renal cell carcinoma，肾细胞癌，177-178，198

renal insufficiency，肾功能不全，235-236

retroperitoneal fibrosis，腹膜后纤维化，343-344

right common iliac artery occlusion，右髂总动脉闭塞，137-138

round atelectasis，圆形肺不张，151

S

scintigraphy，闪烁扫描法，94

scleroderma，硬皮病，304

sclerosing cholangitis，硬化性胆管炎，114

self-expandable stents，自膨支架，291-292

single-photon emission computerized tomography（SPECT）imaging，单光子发射计算机断层扫描成像，210

sonography，超声检查法，94

sphincterotomy，括约肌切开术，279-280

splenectomy，脾切除术，28

splenic artery aneurysms（SAAs），脾动脉瘤，13-14，183-184

splenic infarcts，脾梗塞，28

splenic pseudoaneurysm，脾假性动脉瘤，27-28

splenomegaly，脾大，223-224

stenotic lesions，狭窄病变，24

subclavian steal syndrome，锁骨下动脉盗血综合征，141-142

subclavian vein occlusion，锁骨下静脉闭塞，49-50

surgical bowel anastomosis，外科肠吻合术，176

systemic sclerosis，系统性硬化症，303-304

T

tetralogy of Fallot，法洛四联症，7-8

thoracic aortic aneurysm，胸主动脉瘤，85-86

thoracostomy，胸廓造瘘术，212

thrombectomy，血栓切除术，112，122

thrombin injection，凝血酶注射，97-98

thromboangiitis obliterans，血栓闭塞性脉管炎，259-260

thrombolytic therapy，血栓溶解疗法，89-90

thrombosed dialysis graft，血管透析移植，327-328

tibial arterial atherosclerotic disease，胫动脉粥样硬化性疾病，219-220

transjugular intrahepatic portosystemic shunt（TIPS），经颈静脉肝内门体静脉分流术，176

transarterial chemoembolization（TACE），经动脉化疗栓塞，99-100，132

transcatheter embolization，经导管栓塞术，14

transesophageal echocardiography（TEE），经食管超声心动图，207，208

transgluteal catheter placement，经臀导管植入术，175-176

transhepatic central venous access，经肝中央静脉通路，337-338

transhepatic central venous catheter，经肝中央静脉导管，338

transhepatic cholecystostomy，经肝胆囊造瘘术，203-204

transrectal drainage of perirectal abscess，经直肠周围脓肿引流，187-188

transvaginal access route，经阴道通路，176

traumatic hepatic laceration，创伤性肝撕裂伤，71-72

traumatic splenic artery injury，创伤性脾静脉损伤，28

tuberous sclerosis，结节性硬化症，43-44

U

ulcerative colitis，溃疡性结肠炎，113-114

ultrasound，超声，145-146，212

urolithiasis，尿石症，343-344

uterine artery embolization，子宫动脉栓塞，117，118，216

uterine fibroids，子宫肌瘤，117-118

V

variant anatomy aortic arch，主动脉弓解剖变异，68

variceal embolization，静脉曲张栓塞，227-228

varicocele，精索静脉曲张，93-94

vasopressin，血管加压素，76

vasospasm，血管痉挛，64，81-82

venography，静脉造影术，96

venous anastomosis，静脉吻合术，23-24

venous claudication，静脉性跛行，96

venous inflow，静脉流入，197-198

venous malformation，静脉畸形，267-268

ventricular septal defect，室间隔缺损，251-252

ventriculoperitoneal shunt，脑室-腹腔分流术，32

vertebrobasilar insufficiency，椎-基底动脉发育不良，142

vesicoureteral reflux，膀胱输尿管反流，156

visceral artery aneurysms（VAAs），内脏动脉瘤，184

W

wedge resection，楔形切除术，152